OBESIDAD, EVALUACIÓN Y TRATAMIENTO EN ATENCIÓN PRIMARIA

OBESIDAD. EVALUACIÓN Y TRATAMIENTO EN ATENCIÓN PRIMARIA

EDITORES

Robert F. Kushner, MD, MS
Professor, Medicine, Endocrinology Division
Professor, Medical Education
Northwestern University Feinberg School of Medicine

Daniel H. Bessesen, MD
Professor of Medicine
University of Colorado School of Medicine

Adam H. Gilden, MD, MSCE, FACP
Kaiser Permanente Colorado, Internal Medicine & Weight Management
Associate Professor, University of Colorado School of Medicine

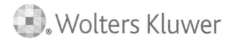 Wolters Kluwer

Philadelphia • Baltimore • New York • London
Buenos Aires • Hong Kong • Sydney • Tokyo

Av. Carrilet, 3, 9.ª planta, Edificio D
Ciutat de la Justícia
08902 L'Hospitalet de Llobregat
Barcelona (España)
Tel.: 93 344 47 18
Fax: 93 344 47 16
Correo electrónico: consultas@wolterskluwer.com

Revisión Científica:
Dra. María Magdalena Cavazos Quero
Médico Especialista en Cirugía General y Laparoscopia
Hospital General Regional 1 Dr. Carlos MacGregor Sánchez Navarro, IMSS
Miembro de la Asociación Mexicana de Cirugía General

Traducción: Dra. Silvia Esperanza Suárez Martínez

Dirección editorial: Carlos Mendoza
Editora de desarrollo: Cristina Segura Flores
Gerente de mercadotecnia: Simon Kears
Cuidado de la edición: Margarita del Carmen López Rojas
Maquetación: ZasaDesign / Alberto Sandoval
Adaptación de portada: Jesús Mendoza
Impresión: C&C Offset-China / Impreso en China

COLABORADORES

Vance L. Albaugh, MD, PhD
Assistant Professor of Metabolic Surgery
Pennington Biomedical Research Center at Louisiana
    State University
Bariatric & Metabolic Institute
Baton Rouge, Louisiana

Melanie K. Bean, PhD, LCP
Associate Professor
Co-Director, Healthy Lifestyles Center
Department of Pediatrics
Children's Hospital of Richmond at Virginia
    Commonwealth University
Richmond, VA

Peter N. Benotti, MD
Senior Clinical Investigator
Geisinger Obesity Institute
Geisinger Medical Center
Danville, PA

Daniel H. Bessesen, MD
Professor of Medicine
University of Colorado School of Medicine,
Aurora, CO

Jessica Briscoe, MD
Gastroenterology Fellow
Department of Medicine
Section of Gastroenterology and Hepatology
Lewis Katz School of Medicine at Temple University
Philadelphia, PA

Victoria A. Catenacci, MD
Associate Professor
Anschutz Health and Wellness Center
Division of Endocrinology, Metabolism, and Diabetes
University of Colorado Anschutz Medical Campus
Aurora, CO

Ariana M. Chao, PhD, CRNP
Assistant Professor
Department of Biobehavioral Health Sciences
University of Pennsylvania School of Nursing
Philadelphia, PA

Maria L. Collazo-Clavell, MD
Professor of Medicine
Division of Endocrinology, Diabetes, Metabolism &
    Nutrition
Mayo Clinic
Rochester, MN

Seth A. Creasy, PhD
Assistant Professor
Department of Medicine
University of Colorado Anschutz Medical Campus
Aurora, CO

Wayne J. English, MD
Associate Professor
Surgery
Vanderbilt University Medical Center
Nashville, TN

W. Timothy Garvey, MD
Charles E. Butterworth, Jr. Professor
Department of Nutrition Sciences
University of Alabama at Birmingham
Birmingham, AL

Adam H. Gilden, MD, MSCE, FACP
Kaiser Permanente Colorado, Internal Medicine &
    Weight Management
Associate Professor, University of Colorado School of
    Medicine,
Aurora, CO

Sharon J. Herring, MD, MPH
Associate Professor
Department of Medicine
Temple University
Philadelphia, PA
Staff Physician
Department of Medicine
Temple University Health System
Philadelphia, PA

Deborah Bade Horn, DO, MPH
Assistant Professor, Medical Director
Center for Obesity Medicine and Metabolic
    Performance
Department of Surgery
UT McGovern Medical School
Houston, TX

Keerthana Kesavarapu, DO
Fellow
Department of Gastroenterology and Hepatology
Temple University
Philadelphia, PA

Rekha Kumar, MD, MS
Assistant Professor of Medicine
Endocrinology, Diabetes, and Metabolism
Weill Cornell Medical College
New York, NY

Robert F. Kushner, MD, MS
Professor, Medicine, Endocrinology Division
Professor, Medical Education
Northwestern University Feinberg School of Medicine
Evanston, IL

Ethan A. Lazarus, MD
Senior Clinical Instructor
Aurora, Colorado
Family Medicine
University of Colorado Health Sciences Center
Clinical Nutrition Center
Physician/Owner
Greenwood Village, CO

Shannon Marie McShea, MSPAS, PA-C
Physician Assistant
Nutrition and Weight Management
Geisinger Medical Center
Danville, PA

Danielle Marie Ostendorf, PhD
Postdoctoral Fellow
Department of Medicine, Division of Endocrinology,
    Metabolism, and Diabetes
University of Colorado Anschutz Medical Campus
Anschutz Health and Wellness Center
Aurora, CO

Kerry M. Quigley, BA
Centre for Weight and Eating Disorders
Department of Psychiatry
University of Pennsylvania
Philadelphia, PA

Donna H. Ryan, MD
Professor Emerita
Pennington Biomedical Research Center
BatonRouge, LA

David R. Saxon, MD
Assistant Professor
Division of Endocrinology, Metabolism, and Diabetes
Department of Medicine
University of Colorado School of Medicine
Aurora, CO
Endocrinologist
Medicine
University of Colorado Hospital and Rocky Mountain
    VA Medical Center
Hospital or Institution
Aurora, CO

Christopher D. Still, DO
Professor of Medicine
Department of Medical Sciences
Geisinger Commonwealth School of Medicine
Scranton, PA
Medical Director
Department of Nutrition and Weight Management
Geisinger Health System
Danville, PA

Thomas A. Wadden, PhD
Albert J. Stunkard Professor of Psychology in Psychiatry
Perelman School of Medicine at the University of
    Pennsylvania
Philadelphia, Pennsylvania

Edmond Pryce Wickham III, MD, MPH
Associate Professor
Departments of Internal Medicine and Pediatrics
Virginia Commonwealth University
Richmond, VA

Fahad Zubair, MD
Medical Director, Obesity Medicine
Allegheny Health Network
Pittsburgh, PA

PREFACIO

Nos enfrentamos a un dilema desafiante en los servicios de salud. La oleada creciente de obesidad está provocando un incremento sin precedente de la prevalencia de enfermedades no comunicables (ENC), las cuales son la causa principal del aumento de años de vida ajustados por discapacidad en Estados Unidos y alrededor del mundo. La diabetes tipo 2, la enfermedad cardiovascular, la hepatopatía grasa no alcohólica, y algunas formas de cáncer, entre otras ENC, representan una amenaza económica y de salud significativa para la nación. En la actualidad, más de 40% de los adultos y 20% de los adolescentes estadounidenses tienen obesidad, con una prevalencia desproporcionadamente alta entre grupos de minorías raciales/étnicas, y aquellos con estado socioeconómico bajo. Algunos estudios epidemiológicos sugieren que la prevalencia y carga de la obesidad continuará empeorando en las décadas siguientes.

Pese a esta crisis de salud, las encuestas médicas informan de modo repetido una capacitación y autoeficacia insuficientes respecto al conocimiento, habilidades, actitudes y conductas necesarias para manejar de modo adecuado a pacientes con obesidad. Al momento de escribir esto, también nos encontramos en medio de la pandemia global viral por COVID-19, una enfermedad comunicable que incrementa el riesgo de las personas con obesidad para hospitalización, necesidad de soporte ventilatorio mecánico y muerte. Por tanto, más que nunca, necesitamos asegurarnos de que los profesionales de servicios de salud adquieran los conocimientos para evaluar y tratar pacientes con obesidad para reducir el riesgo global por ENC y enfermedades infecciosas por igual, y mejorar la calidad de vida. En resumen, hay demanda por un texto práctico y completo que satisfaga estas necesidades.

Escrito por los profesionales de servicios primarios de salud en mente, *Obesidad. Evaluación y tratamiento en atención primaria* presenta información práctica paso a paso basada en evidencias para la evaluación y tratamiento de pacientes que se presentan con sobrepeso u obesidad. Los autores de cada capítulo son expertos clínicos establecidos en su campo que utilizan su conocimiento, experiencia y perspicacia educativa para dar forma al contenido del capítulo. A diferencia de otros libros de texto acerca del tema, los editores utilizaron con meticulosidad un diseño educativo para todos los capítulos y así incluir características especiales uniformes para reforzar el aprendizaje. Cada capítulo comienza con un estudio de caso que ilustra el contexto clínico para la información que abarca. Las características especiales adicionales incluyen un párrafo breve, el cual bosqueja la importancia clínica, puntos clínicos relevantes y guías de cuándo referir, recursos prácticos y una serie de casos de estudio con discusión para explicar conceptos clave y matices de la atención del paciente. Cada capítulo incluye tablas instructivas y termina con referencias selectas y dos preguntas de opción múltiple basadas en casos con una discusión comentada.

Obesidad. Evaluación y tratamiento en atención primaria comienza con un capítulo introductorio que familiariza al lector con el reconocimiento de la obesidad como enfermedad, una consideración importante para los clínicos, pacientes, sistemas de salud y pagadores, así como para el público. Los temas esenciales de epidemiología; la biología del peso corporal y de la regulación del apetito; los factores determinantes genéticos, conductuales y ambientales de la ganancia ponderal; la respuesta fisiológica adaptativa por la pérdida ponderal; y la fisiopatología subyacente a la carga de obesidad se abarcan de manera sucinta para brindar los conocimientos fundamentales para la atención moderna de pacientes con obesidad.

Los siguientes tres capítulos explican el proceso de valoración clínica para obesidad, un primer paso esencial antes de iniciar tratamiento. Los elementos clave de cómo estructurar el encuentro clínico, hacer el diagnóstico, obtener una historia informada y completa del peso, hacer una exploración física enfocada en obesidad y utilizar técnicas de comunicación apropiada se encuentran en el capítulo 2. El capítulo 3 "afina" el proceso de valoración al explicar estrategias para identificar pacientes de alto riesgo mediante sistemas de estadificación, un nuevo modelo en la medicina de obesidad. Se explica el concepto de enfermedad crónica basada en adiposidad (ABCD), junto con los múltiples determinantes de la ganancia ponderal y la obesidad. Se presentan dos abordajes para los nuevos sistemas de estadificación —la estadificación de la enfermedad cardiometabólica y el sistema de Edmonton para estadificación de obesidad—, junto con aplicaciones prácticas. En el capítulo 4 damos atención a la evaluación, tratamiento y supervisión de las comorbilidades relacionadas con obesidad más comunes. Debido a que la mayoría de los pacientes con obesidad tienen enfermedades crónicas relacionadas, es importante que el profesional de servicios de salud maneje en conjunto estas afecciones. Se incluyen revisiones breves de afecciones selectas, que incluyen hipertensión, enfermedad cardiovascular, diabetes tipo 2, síndrome de ovario poliquístico, infertilidad e hipogonadismo, apnea del sueño y hepatopatía grasa no alcohólica, entre otras.

En los capítulos 5 a 10 se da atención al manejo del paciente con obesidad, comenzando por la asesoría del estilo de vida. La base del tratamiento —dieta, actividad física y terapia conductual— se explica en los capítulos 5 a 7. Se detallan los fundamentos, principios científicos, estudios clínicos, consejos basados en evidencias y recursos para cada componente terapéutico del estilo de vida. El objetivo de estos capítulos es permitir a los profesionales de servicios de salud brindar asesoría creíble, efectiva y eficiente del estilo de vida a sus pacientes. En el capítulo 8 de farmacoterapia se revisan los fundamentos, mecanismos de acción, indicaciones, efectos colaterales y uso de los medicamentos antiobesidad disponibles en la actualidad. Aunque desafortunadamente subutilizados, los fármacos para obesidad son una herramienta adyuvante efectiva y parte del tratamiento en la atención primaria. En los capítulos 9 y 10 se revisa la cirugía bariátrica y el manejo del paciente posquirúrgico bariátrico. La cirugía bariátrica es la estrategia terapéutica más efectiva y duradera para pacientes con obesidad grave, y debe ofrecerse cuando sea apropiado. En concordancia, los profesionales de servicios de salud deben familiarizarse con los procedimientos quirúrgicos ofrecidos y el proceso para elegir candidatos potenciales. Inclusive, debido a que los pacientes de cirugía bariátrica reciben seguimiento por el clínico de atención primaria a largo plazo, es importante conocer cómo supervisar y manejar médicamente a estos pacientes respecto a las complicaciones metabólicas y nutricionales que pueden surgir después de la cirugía.

El capítulo 11 está dedicado a la valoración y manejo integrales del paciente pediátrico. Ya sea que el profesional de servicios de salud cuide sólo de adultos o de la familia completa, es imperativo que esté informado del impacto que tiene el peso excesivo en el crecimiento y el desarrollo, los métodos utilizados para el diagnóstico y las estrategias utilizadas para su tratamiento.

Los capítulos 12 y 13 concluyen con un resumen de la gestión del consultorio, cuidado del equipo, referencias y recursos para la práctica que son pertinentes para el cuidado efectivo y eficiente de los pacientes con obesidad. Los temas específicos incluyen una descripción detallada de los papeles, credenciales y estructura de los miembros del equipo; modelos y ética en el cuidado; comunicación con el equipo; equipamiento del consultorio; protocolos y políticas; el papel de la promoción/defensa; y la importancia de eliminar el sesgo por peso.

Hemos utilizado deliberadamente el término profesional de servicios de salud en todo el libro para describir a la audiencia de médicos, practicantes de enfermería y asistentes médicos que practican en la atención primaria ambulatoria. Sin embargo, otros profesionales de salud que cuidan del paciente con obesidad, incluidos nutriólogos dietistas registrados, enfermeras, psicólogas clínicas y especialistas en ejercicio también podrían beneficiarse con la información práctica proporcionada.

Como editores de *Obesidad. Evaluación y tratamiento en atención primaria,* nos hemos esforzado por redactar un libro de texto informativo, práctico y atractivo que pueda beneficiar a los profesionales de servicios de salud y a los pacientes que sirven. Esperamos haber logrado este objetivo.

Robert F. Kushner
Daniel H. Bessesen
Adam H. Gilden

AGRADECIMIENTOS

Queremos agradecer a nuestras familias y colegas por su apoyo y motivación, y a nuestros pacientes, de quienes hemos aprendido mucho más que lo que nunca podríamos enseñar.

ABREVIATURAS

AACE	*American Association of Clinical Endocrinologists*
AAP	*American Academy of Pediatrics*
AASLD	*American Association for the Study of Liver Diseases*
ABCD	Enfermedad crónica basada en adiposidad
ACC	*American College of Cardiology*
ACO	Anticonceptivo oral
ACS	*American College of Surgeons*
ADA	*American Diabetes Association*
AF	Actividad física
AFMV	Actividad física moderada a vigorosa
AGB	Banda gástrica ajustable
AGL	Ácidos grasos libres
AgRP	Péptido relacionado con agouti
AHA	*American Heart Association*
AINE	Antiinflamatorios no esteroideos
ALT	Alanina aminotransferasa
AM	asistente médico
AMA	*American Medical Association*
AOS	Apnea obstructiva del sueño
ASMBS	*American Society of Metabolic and Bariatric Surgery*
AST	Aspartato aminotransferasa
BEA	Bebidas endulzadas con azúcar
BED	Trastorno por atracones
BiPAP	Presión positiva binivel de la vía aérea (con un componente ventilatorio reforzado)
BPA	Bisfenol A
BPD	Derivación biliopancreática
BPD/DS	Derivación biliopancreática con cruce duodenal
BRFSS	*Behavioral Risk Factor Surveillance System*
CAC	Calcio en arterias coronarias
CART	Transcrito relacionado con anfetamina y cocaína
CC	Cardiopatía coronaria
CCK	Colecistoquinina
CDC	*Centers for Disease Control and Prevention*

CDR	*Commission on Dietetic Registration*
CIE	Clasificación Internacional de Enfermedades
CMDS	Estadificación de la enfermedad cardiometabólica
CMS	*Centers for Medicare and Medicaid Services*
CPAP	Presión positiva continua de la vía aérea
CPT	Tecnología de procedimientos actuales
DASH	*Dietary Approaches to Stop Hypertension*
DCMPC	Dieta cetogénica con muy pocos carbohidratos
DGYR	Derivación gástrica en Y de Roux
DMT2	Diabetes mellitus tipo 2
DMG	Diabetes mellitus gestacional
DMPC	Dieta con muy pocas calorías
DPP	*Diabetes Prevention Program*
DPP-4	Dipeptidil peptidasa 4
DSE	Apoyo y educación para diabetes
DSM	Manual diagnóstico y estadístico
DXA	Absorciometría de rayos X de energía dual
EA	Efectos adversos
EAP	Enfermedad de arteria periférica
EASO	*European Association for the Study of Obesity*
ECAS	Evaluación casera para apnea del sueño
ECE	Expediente clínico electrónico
ECG	Electrocardiograma
ECV	Enfermedad cardiovascular
ECVAS	Enfermedad cardiovascular aterosclerótica
EFCD	Epífisis femoral capital deslizada
EHNA	Esteatohepatitis no alcohólica
EIM	*Exercise is Medicine*
eNOS	Sintasa de óxido nítrico endotelial
ERGE	Enfermedad por reflujo gastroesofágico
ESE	Escala de somnolencia de Epworth
ETA	Efecto térmico de la alimentación
FDA	*Food and Drug Administration*

FSH	Hormona foliculoestimulante	OMS	Organización Mundial de la Salud
FTO	Proteína relacionada con la masa grasa y obesidad	OPQRST	Mnemotecnia para obtener la historia sobre obesidad (en inglés)
GAA	Glucosa alterada en ayuno	PA	Presión arterial
GEAF	Gasto energético por actividad física	PAG	*Physical Activity Guidelines*
GEDT	Gasto energético diario total	PAP	Presión positiva de la vía aérea
GI	Gastrointestinal	PCR	Proteína C reactiva
GLP-1	Péptido similar a glucagón-1	PEI	Programa educativo individualizado
GPA	Glucosa plasmática en ayuno	PFH	Pruebas de función hepática
GVM	Gastrectomía vertical en manga	PHQ9	*Patient Health Questionnaire 9*
HbA1c	Hemoglobina A1c	PMS	Puntuación de madurez sexual
HDL-c	Colesterol de lipoproteína de alta densidad	POMC	Proopiomelanocortina
hGH	Hormona de crecimiento humano	PPA	Profesional de práctica avanzada
HGNA	Hepatopatía grasa no alcohólica	PSG	Polisomnografía
HGPD	Hipoglucemia posderivación	PSS	Profesional de servicios de salud
HPA	Historia del padecimiento actual	PTGO	Prueba de tolerancia a la glucosa oral
HTN	Hipertensión	PTH	Hormona paratiroidea
IAH	Índice apnea-hipopnea	PYY	Péptido YY
IBP	Inhibidor de la bomba de protones	RDC	Restricción calórica diaria
ICC	Insuficiencia cardiaca congestiva	RPE	Puntuación de ejercicio percibido
ILI	Intervención intensiva sobre el estilo de vida	RPS	Revisión por sistemas
		Rx	Radiografía de tórax
IMAO	Inhibidores de monoaminooxidasa	SBB	Síndrome de Bardet-Biedl
IMC	Índice de masa corporal	SGLT-2	Proteína transportadora de sodio-glucosa 2
ISRS	Inhibidor selectivo de la recaptura de serotonina	SHO	Síndrome de hipoventilación por obesidad
JNC	*Joint National Committee*	SMet	Síndrome metabólico
LDL-c	Colesterol de lipoproteína de baja densidad	SOPQ	Síndrome de ovario poliquístico
		SPW	Síndrome de Prader-Willi
LH	Hipotálamo lateral; hormona luteinizante	TANE	Termogénesis por actividad que no es ejercicio
Look AHEAD	*Action for Health in Diabetes*	TC	Tomografía computarizada
MAO	Medicamentos antiobesidad	TCC	Terapia cognitiva conductual
MBS	Cirugía bariátrica y metabólica	TCI	Tratamiento conductual intensivo
MBSAQIP	*Metabolic and Bariatric Surgery Accreditation and Quality Improvement Program*	TDM	Trastorno depresivo mayor
		TGA	Tolerancia a la glucosa alterada
		THDA	Trastorno de hiperactividad y déficit de atención
MC4R	Receptor de melanocortina 4		
MET	Equivalentes metabólicos	TMB	Tasa metabólica basal
MHO	Obesidad metabólicamente sana	TRE	Alimentación restringida por tiempo
NC	Nefropatía crónica	TZD	Tiazolidinediona
NDR	Nutriólogo dietista registrado	US FDA	*US Food and Drug Administration*
NFS	Puntuación de fibrosis para HGNA	USDA	*US Department of Agriculture*
NHANES	*National Health and Nutrition Examination Survey*	USPSTF	*US Preventive Services Task Force*
		VSR	Venta sin receta
NP	Practicante de enfermería	WLM	Mantenedores de la pérdida ponderal
NPY	Neuropéptido Y	WOMAC	*Western Ontario and McMasters Universities Osteoarthritis Index*
OA	Osteoartritis		

CONTENIDO

OBESIDAD COMO ENFERMEDAD

David R. Saxon, Daniel H. Bessesen

CASO DE ESTUDIO

Un hombre de 45 años de edad con obesidad (índice de masa corporal [IMC] 39 kg/m²) y prediabetes está frustrado por su peso y acude a la clínica en busca de ayuda. Él notó un aumento progresivo de peso de casi 22 kg los últimos 11 años. No había prestado atención a su dieta o actividad física hasta que fue diagnosticado con prediabetes hace 6 meses, con HbA1c de 6.0%. Desde entonces, informa tener una dieta estricta de 1 200 kcal/día y correr en caminadora 4 días/semana durante 30 minutos cada sesión. Aunque al inicio perdió 6.8 kg (5% de su peso inicial), su peso se estabilizó durante los últimos 3 meses pese a apegarse a la dieta y rutina de ejercicio. Tanto su madre como su padre tienen obesidad y diabetes tipo 2. Su mejor amigo del trabajo pesa casi lo mismo ahora y aun así "come lo que quiere y nunca hace ejercicio". Está frustrado y acude hoy para ver si tiene un problema metabólico. Quiere saber por qué es tan difícil para él perder peso. A la exploración, su presión arterial es 132/86, frecuencia cardiaca 88, e IMC 39 kg/m². El resto de la exploración no muestra datos patológicos.

IMPORTANCIA CLÍNICA

Con frecuencia, los pacientes, el público general e incluso los profesionales de servicios de salud (PSS) consideran a la obesidad de modo distinto que a la diabetes o a la hipertensión. La creencia tácita de que el problema es simplemente un resultado de malas elecciones del estilo de vida puede provocar sesgo ponderal y atención subóptima. Una mayor comprensión de la fisiología detrás de la regulación ponderal y las respuestas adaptativas a la pérdida ponderal que promueven la recuperación del peso perdido ayuda a los pacientes y PSS a tener un panorama más realista de la complejidad del problema y los desafíos del tratamiento. Aunque es útil considerar la obesidad como enfermedad, también hay limitaciones para esta denominación, que incluyen controversias acerca de la "obesidad

metabólicamente sana" y la "paradoja de la obesidad". Sin embargo, considerar la obesidad como un problema biológico que se maneja con diversos tratamientos, desde el estilo de vida, medicamentos y hasta la cirugía, es más productivo y eficaz tanto para PSS como para los pacientes.

EPIDEMIOLOGÍA

La obesidad se define como un IMC ≥ 30 kg/m², y la obesidad clase 3 como un IMC ≥ 40 kg/m². Se cuenta con dos conjuntos de datos que proporcionan información acerca de la prevalencia de obesidad en Estados Unidos. La *National Health* y la *Nutrition Examination Survey* (NHANES) miden directamente la estatura y peso cada año en una muestra representativa nacional de 5 000 personas de todas las edades. Debido a que las alturas y pesos se miden directamente, es el conjunto de datos más confiable para determinar la prevalencia de obesidad; no obstante, el tamaño limitado de la muestra no brinda información a nivel estatal. Los datos más recientes de la NHANES demuestran que la prevalencia de obesidad en adultos estadounidenses[3] de 20 años de edad y más aumentó de 26.4% en 2006 a 42.4% en 2018. El segundo conjunto de datos es el *Behavioral Risk Factor Surveillance System* (BRFSS), un sondeo anual de una muestra representativa nacional > 400 000 adultos por teléfono para obtener la estatura y peso autoinformados, entre otros datos de salud. Debido a que las personas tienden a informar mayor estatura y menor peso, los datos de este sondeo tienen probabilidad de subestimar las tasas de prevalencia reales. Empero, un análisis reciente utilizó una estrategia estadística para corregir los datos del BRFSS para las limitaciones de la estatura y peso autoinformados. Los resultados de este análisis predicen que para 2030, 48.9% de los adultos en Estados Unidos tendrá obesidad, y que 24.2% de estos mismos tendrá obesidad grave (fig. 1-1). Inclusive, este análisis predijo que la obesidad grave será la categoría de IMC más común (de cuatro: peso normal, sobrepeso, obesidad, obesidad grave) que afecte a las mujeres (27.6%), a los adultos

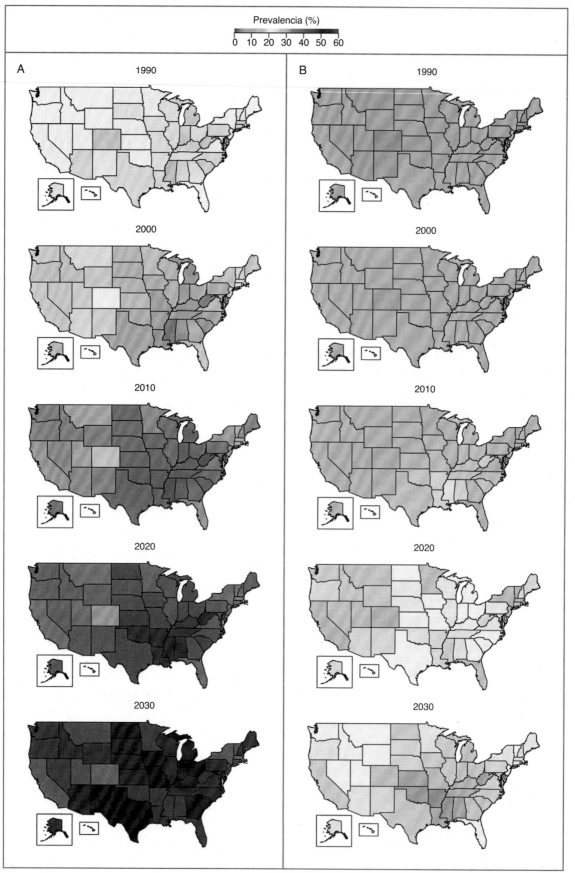

FIGURA 1-1 La prevalencia estimada de obesidad (IMC > 30 a 35 kg/m²): A) u obesidad grave (IMC > 35 kg/m²), B) en cada estado desde 1990 hasta 2030. IMC, índice de masa corporal. (Reimpresa de Ward ZJ, Bleich SN, Cradock AL, *et al.* Projected U.S. state-level prevalence of adult obesity and severe obesity. *N Engl J Med.* 2019;381:2440-2450.)

afrodescendientes no hispanos (31.7%), y a los adultos de pocos ingresos (31.7%), lo que demuestra los efectos importantes de la raza/etnicidad y del ingreso sobre la prevalencia de obesidad. La obesidad es común, con una prevalencia creciente, lo que la convierte en un problema importante a manejar en la atención primaria.

VALOR DE CONSIDERAR LA OBESIDAD COMO ENFERMEDAD

En 2013, la *American Medical Association* votó por reconocer a la obesidad como una enfermedad que requiere prevención y tratamiento. Un gran número de sociedades y organizaciones profesionales, incluida la Organización Mundial de la Salud, los *National Institutes of Health*, el *American College of Physicians*, la *American Academy of Family Physicians*, la *American Heart Association* y la *American Diabetes Association* (ADA), entre muchas otras, acordaron que la obesidad es una enfermedad. El propósito de reconocer a la obesidad como una enfermedad fue, en parte, para cambiar el estigma de que la obesidad se debe simplemente a fallas personales o ausencia de responsabilidad, al concepto moderno de que la obesidad es resultado de una compleja interacción entre múltiples factores, que incluyen la genética, biología, conducta y ambiente. Al hacerlo, la comunidad médica esperaba que se haría una mayor inversión para comprender las causas de la obesidad, lo cual, con el tiempo, produciría una mejor prevención y opciones terapéuticas. Reconocer que la obesidad es una enfermedad tiene implicaciones para los pacientes, clínicos y sistemas de salud.[1]

Para los pacientes

Desde la perspectiva del paciente, el valor de reconocer a la obesidad como una enfermedad es que permite que los pacientes acepten mejor la condición y busquen tratamiento que esté cubierto por su seguro. Una barrera principal para el tratamiento de la obesidad ha sido que algunos PSS estigmatizan a los pacientes con obesidad (de manera implícita y explícita) o no logran ofrecer un tratamiento para la misma dentro del entorno de su práctica habitual. Clasificar a la obesidad como enfermedad abre paso a la oportunidad de tratarla del mismo modo que otras enfermedades metabólicas comunes, como diabetes, hipertensión e hiperlipidemia. La falta de cobertura consistente por las aseguradoras para tratar la obesidad es una barrera adicional desde la perspectiva del paciente.

Para el profesional de servicios de salud

Desde la perspectiva del proveedor, reconocer a la obesidad como enfermedad abre la puerta al tratamiento de la condición dentro del contexto de la práctica clínica rutinaria. Para muchos PSS, esto es atractivo debido a que gran parte de las afecciones que tratan son una consecuencia directa del peso corporal elevado. Aunque históricamente se carecía de capacitación en manejo ponderal y nutrición para los médicos, se han desarrollado programas acerca de la obesidad para educación médica de pre y posgrado,[2] y hay un crecimiento exponencial de la cantidad de médicos que buscan certificación en Medicina de Obesidad (ABOM.org) al obtener créditos adicionales de educación médica continua (CME, *continuing medical education*) en contenido educativo relacionado con obesidad.[3] Con la obesidad reconocida como enfermedad, hay más clínicos disponibles con quienes los pacientes tienen conversaciones significativas acerca de su peso y de nuevas estrategias terapéuticas, como medicamentos antiobesidad y cirugía bariátrica. En concordancia, los lineamientos terapéuticos recientes de ADA comenzaron a cambiar hacia una estrategia más enfocada en la obesidad.[4] Esto incluye la priorización de medicamentos para diabetes, como agonistas del péptido similar a glucagón 1 (GLP-1) e inhibidores del cotransportador de sodio-glucosa 2 (SGLT-2), que promueven la pérdida ponderal, así como recomendaciones para discusiones frecuentes del manejo del estilo de vida y cirugía bariátrica (si está indicada) durante las consultas enfocadas al manejo de la diabetes.

Para el sistema de salud

Por último, desde una perspectiva del sistema de salud, el valor de identificar a la obesidad como una enfermedad es que promueve un mayor reembolso para el manejo ponderal. La mayor cobertura de los servicios para obesidad es benéfica dado su potencial para permitir que los sistemas movilicen y centralicen los recursos alrededor de la salud poblacional y atención clínica enfocada en la obesidad. Debido a que el manejo ponderal integral requiere una estrategia multidisciplinaria, el reembolso por manejo ponderal proporcional al recibido para el tratamiento de otras enfermedades crónicas permite que los sistemas se enfoquen en identificar recursos para construir equipos y clínicas que dirijan el manejo ponderal. En la actualidad, el sistema de salud de Estados Unidos no reembolsa de modo consistente el tratamiento para obesidad, creando obstáculos adicionales para PSS y sus pacientes.

LIMITACIONES DE ETIQUETAR A LA OBESIDAD COMO ENFERMEDAD

Estigmas

Algunos pacientes consideran estigmatizante la denominación de su peso como una "enfermedad". Aunque muchos de ellos quieren discutir el manejo ponderal con su PSS, con frecuencia no aprecian a un clínico "que le echa la culpa de todo a su peso". Para muchos, ser etiquetado como "una persona con obesidad" se toma como crítica.[5] Por ello, los clínicos deben ser sensibles y pedir permiso para discutir el peso con los pacientes y, en general, evitar el uso del término obesidad, y utilizar un término más neutral, como "peso". Además, debe tenerse precaución al etiquetar a 40% de la población estadounidense con una enfermedad crónica. No todos aquellos que tienen un IMC $\geq$ 30 kg/m^2 se considerarían a sí mismos con una enfermedad crónica si presentan buena salud general.

Obesidad metabólicamente sana

Etiquetar algo como una enfermedad sugiere que aquellos con la condición sufrirán invariablemente de consecuencias adversas. Si bien numerosas personas con obesidad sí desarrollarán comorbilidades, una minoría sustancial de personas con obesidad tendrá cifras normales de glucosa sanguínea y presión arterial, ninguna evidencia de enfermedad cardiovascular ni otros problemas atribuibles a su peso. Numerosos estudios han demostrado que estos individuos, referidos como con obesidad metabólicamente sana (MHO, *metabolically healthy obese*), tienen menor riesgo de mortalidad que quienes tienen un peso normal metabólicamente enfermos.[6] No obstante, el seguimiento a largo plazo de individuos MHO demostró que sí desarrollaron más enfermedades metabólicas que aquellos con peso normal que estaban metabólicamente sanos.[7] Puede ser que estos sujetos MHO tienen un mejor grado de aptitud cardiorrespiratoria que media un riesgo reducido de problemas de salud.[8] Estos datos destacan que los riesgos de la obesidad para la salud son variables, y que el IMC por sí solo no es un factor predictivo adecuado de quién desarrollará complicaciones y, como resultado, quién tiene mayor probabilidad de beneficiarse con el tratamiento de pérdida ponderal. El tema de la valoración y estratificación del riesgo se explica con mayor detalle en el capítulo 3.

La paradoja de la obesidad

Se ha hecho una gran cantidad de estudios para identificar la relación entre el IMC y consecuencias adversas para la salud. Estos estudios han demostrado, de modo consistente, que la obesidad se relaciona con un mayor riesgo de desarrollar hipertensión, cardiopatía coronaria, insuficiencia cardiaca y fibrilación auricular, entre otras enfermedades relacionadas con el peso. Sin embargo, al examinar la relación entre el IMC y mortalidad en individuos con cardiopatía establecida, los investigadores se sorprendieron al encontrar la relación opuesta: las personas con insuficiencia cardiaca establecida, cardiopatía coronaria, infarto agudo del miocardio, y aquellas con fibrilación auricular con obesidad tuvieron menor mortalidad que las que tienen un peso normal.[9,10] Este efecto protector de la obesidad, aunque contradictorio, se ha observado en numerosos estudios y confirmado en metaanálisis. Además de estas enfermedades cardiovasculares, se ha encontrado evidencia de una paradoja de la obesidad en la enfermedad renal en etapa terminal, diabetes, carcinoma de células renales, e incluso en la mortalidad relacionada con la UCI. ¿Cómo puede la obesidad ser una enfermedad si tener la condición disminuye el riesgo de mortalidad en pacientes con comorbilidades relacionadas? Esta área ha sido objeto de gran controversia, pero los datos emergentes sugieren que la paradoja de la obesidad es más relevante en individuos con aptitud cardiorrespiratoria disminuida.[10]

Envejecimiento y sarcopenia

Hay una relación curvilínea entre el IMC y la mortalidad. De manera específica, la mortalidad aumenta en personas con IMC bajo como alto, en comparación con quienes están en el intervalo medio de IMC. Esta relación curvilínea cambia a medida que la persona envejece, ya que los IMC bajos se relacionan con mayor riesgo, y los IMC altos tienen un incremento relativo más pequeño con la mortalidad en personas mayores de 65 años de edad.[11] Esto puede ser un reflejo parcial del hecho de que la composición corporal juega un papel importante para determinar la salud. Las personas con masa magra reducida o sarcopenia (que disminuye el IMC), en especial en sujetos de mayor edad, tienen mayor mortalidad, mientras que aquellos con mayor masa grasa y masa magra reducida tienen la mortalidad más alta.[12] Debido a que con frecuencia la pérdida ponderal provoca pérdida tanto de la masa grasa como de la masa magra y los riesgos de tener sobrepeso u obesidad son menores en personas de edad avanzada, los beneficios de la pérdida ponderal son menos claros en dicha población.

IDEAS EQUIVOCADAS COMUNES ACERCA DE LA OBESIDAD Y SU TRATAMIENTO

Cambiar la perspectiva de la obesidad desde un problema de elecciones de estilo de vida al de una enfermedad metabólica crónica, con frecuencia progresiva, produce cambios en la forma en que se habla acerca de su tratamiento. Al inicio, muchos de los pacientes buscaban hacer cambios dietéticos drásticos a corto plazo para perder peso sin comprender cuáles deben ser sostenibles y de largo plazo. Es importante que los clínicos enfaticen esto al discutir el tratamiento. Numerosas personas también creen que el ejercicio por sí solo es un método efectivo para perder peso. Aunque sin duda alguna un mayor grado de actividad física es bueno para la salud, considerar la cantidad de calorías que pueden quemarse con 30 a 60 minutos de ejercicio de intensidad moderada para alguien sin aptitud física dejará en claro cuán difícil es crear un déficit energético mediante el ejercicio solo. Este problema se explica con mayor detalle en el capítulo 6. Es importante señalar que la mayoría de las personas que busca tratamiento no es consciente de que el peso está regulado, de que hay una tendencia biológica a la ganancia ponderal progresiva durante la vida adulta, y que si alguien pierde peso, el cuerpo presenta respuestas adaptativas que promueven la recuperación del peso perdido. Asumen que si se mantiene la restricción calórica, el peso continuará disminuyendo. La idea de una "meseta ponderal" como un nuevo estado estacionario es un concepto que la mayoría de los pacientes no ha considerado. Una mayor comprensión de la naturaleza de la regulación del peso hace que se reconozca que los tratamientos deben ser continuos y considerar terapias más agresivas, como una estrategia estructurada de dieta, la prescripción de medicamentos antiobesidad o la cirugía como opciones terapéuticas potencialmente razonables.

PESO CORPORAL COMO UN PARÁMETRO REGULADO

Al inicio podría pensarse que una persona elige su peso al tomar decisiones voluntarias de la ingesta de alimentos y la actividad física. Al considerarlo más a fondo, y con cálculos simples, es claro que cada uno de nosotros ingiere alrededor de 6 800 a 11 300 kg de alimentos en nuestra vida adulta, durante la cual el peso cambia en promedio sólo 450 a 900 gramos/año. Al examinarlo durante periodos prolongados, el mantenimiento del equilibrio energético es extraordinariamente preciso pese a las variaciones drásticas de las cifras de ingesta y gasto energéticos del día a día. Es claro que mantener un balance energético a largo plazo, así como peso, masa grasa o cierto parámetro relacionado es el objetivo de un sistema regulador tan complejo.[13] No obstante, no es claro exactamente cuál parámetro está regulado. La biología observada sugiere que la regulación no se establece alrededor de un "punto de equilibrio", sino de una "trayectoria" de ganancia ponderal gradual durante la vida, con un decremento moderado del peso en los últimos años de vida. La tasa de ganancia ponderal tiende a ser mayor en individuos con una mayor propensión genética para obesidad, y menor en aquellos con delgadez constitucional. También varía dependiendo de las cualidades del entorno, que incluyen el acceso a alimentos muy palatables y las oportunidades para hacer actividad física.

El peso corporal está determinado, en gran medida, por la ecuación del balance energético, donde la moneda de cambio del ingreso y egreso energéticos está en forma de calorías. Si hay un desequilibrio entre ingesta y gasto de energía, el peso cambiará. La persona perderá peso (consumo de la energía contenida en las reservas grasas) o ganará peso (aumento de la energía contenida en las reservas grasas). ¿Cómo es que el cuerpo y el cerebro dirigen y responden a los cambios en el balance energético? Comprender esta regulación requiere considerar, a mayor detalle, los componentes del gasto energético y la regulación del balance energético por el cerebro.

Gasto energético (la quema de calorías)

El gasto energético diario total (GEDT) es la cantidad de calorías que el cuerpo quema por día, y es una cifra importante debido a que equivale a la cantidad de calorías por día que una persona debe consumir para mantener su peso. Para perder peso, una persona debe consumir menos calorías que el GEDT. Los componentes del GEDT se ilustran en la figura 1-2. La tasa metabólica basal (TMB) es la energía necesaria para mantener las funciones corporales básicas: función cardiaca y renal, temperatura corporal, funcionamiento cerebral basal y gradientes iónicos en las células. La TMB comprende

Componentes del gasto energético

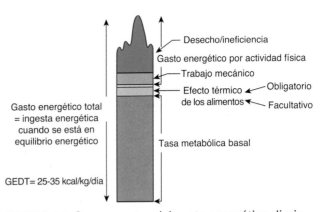

FIGURA 1-2 Componentes del gasto energético diario total (GEDT). La altura de la barra representa una estimación de qué fracción del GEDT está compuesta por cada componente.

alrededor de 65 a 75% del GEDT, puede estimarse con fórmulas como la ecuación de Mifflin-St. Jeor, que toma en cuenta sexo, edad, estatura y peso (https://www.calculator.net/bmr-calculator.html). El efecto térmico de la alimentación (ETA) es el requisito de energía para la digestión y metabolismo de los alimentos, y comprende casi 8% del GEDT. El tercer componente, y más variable, de GEDT es el gasto energético por actividad física (GEAF). Éste es la energía gastada en el ejercicio planeado o en la denominada termogénesis por actividad que no es ejercicio (las calorías quemadas por los movimientos corporales diarios). Debido a que el músculo esquelético y los órganos vitales son los mayores consumidores de energía del cuerpo, el GEDT tiene una relación lineal con la masa corporal magra (fig. 1-3), aunque hay cierta variabilidad interindividual en esta relación. Las mujeres tienen menos requerimientos energéticos que los hombres, y el GEDT disminuye en todos mientras envejecemos, alrededor de 5 cal/año. Aunque esto puede parecer una cifra pequeña, durante 40 a 50 años implica una reducción de GEDT de varios cientos de calorías. El GEDT se estima al multiplicar la TMB calculada por un factor de actividad de 1.2 a 1.5, con base en la cantidad de GEAF que lleva a cabo una persona.

La naturaleza lineal de la relación entre gasto energético y masa corporal magra significa que las personas con obesidad consumen más energía que las personas delgadas. Numerosas personas que batallan con su peso informan comer muy poco y no perder peso. En un estudio clásico por Lichtman se midió el gasto energético y la ingesta de energía en un grupo de dichas personas.[14] No se encontró evidencia de "eficiencia metabólica" como causa de la obesidad. En su lugar, se halló fuerte evidencia de informe deficiente de la ingesta de alimentos en todos los sujetos estudiados, así como un informe excesivo del grado de actividad física. ¿Qué debe hacer un clínico con esta información? Puede ser que cuando las personas obesas informan pocas cantidades de ingesta energética, no perciben de manera correcta cuánto están comiendo o presentan "sesgo de respuesta" (sienten la presión por dar

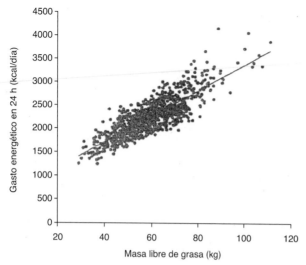

FIGURA 1-3 Relación entre gasto energético diario total (GEDT) y masa corporal magra. Cada punto en esta figura proviene de la medición del gasto energético en 24 h mediante calorimetría indirecta en una persona. La figura demuestra tanto la relación lineal de GEDT con la masa corporal magra como la variabilidad interindividual en esta relación. (Reimpresa de Weyer C, Snitker S, Rising R, Bogardus C, Ravussin E. Determinants of energy expenditure and fuel utilization in man: effects of body composition, age, sex, ethnicity and glucose tolerance in 916 subjects. *Int J Obes Relat Metab Disord.* 1999;23(7):715-722.)

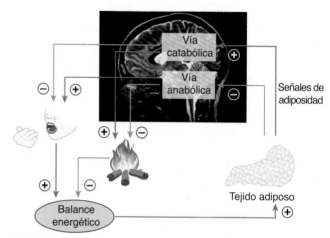

Resumen de la homeostasis energética

FIGURA 1-4 Resumen de la regulación homeostásica del balance energético por el cerebro. El hipotálamo del cerebro contiene vías neurales paralelas que promueven la ingesta de alimentos y reducen el gasto energético (vías anabólicas) o lo opuesto (vías catabólicas). Estas vías reciben información de las reservas grasas a través de señales de adiposidad mediante insulina y leptina.

respuestas que sean socialmente aceptables o deseables). También es posible que la densidad energética tenga un papel en el informe deficiente (infrainforme) de la ingesta calórica. De manera específica, los pacientes con obesidad no ingieren grandes volúmenes de alimentos, sino que los alimentos que consumen tienen abundante densidad energética (más alimentos fritos y procesados/aperitivos, menos vegetales). Por lo general, no es útil intentar convencer a una persona de que en realidad está comiendo más de lo que cree o que está mintiendo. En su lugar, es típico que sea más útil discutir cuán difícil es saber qué comemos, a menos que vigilemos de manera consciente la ingesta de alimentos con un registro dietético. En lugar de desafiar la percepción de la persona de su ingesta de alimentos, el PSS puede enfocarse en el valor del esfuerzo actual de la persona para perder peso, discutir las opciones terapéuticas disponibles y enfatizar que será necesaria una medida nueva si la persona en verdad perderá peso.

Regulación del apetito

El otro lado de la ecuación del balance energético es la ingesta de alimentos. Se ha hecho un gran progreso en los últimos 20 años acerca del papel que varias regiones cerebrales tienen en la regulación del balance energético.[15] El hipotálamo ha sido un tema de estudio particular desde el descubrimiento de la leptina, en 1994. El núcleo arcuato del hipotálamo tiene un papel central en la percepción del balance energético a través de varias hormonas, que incluyen insulina, leptina y grelina. Esta

región cerebral funciona como un sistema de retroalimentación clásica al percibir el balance energético y, en presencia de un balance energético positivo, activa los sistemas neurales que disminuyen la ingesta de alimentos y aumentan el gasto energético (vías catabólicas). Lo contrario ocurre en presencia de un balance energético negativo, donde la activación de las vías neurales provoca el aumento de la ingesta de alimentos y un gasto energético reducido (vías anabólicas, fig. 1-4). En presencia de un balance energético positivo sostenido, la masa grasa se expande y la leptina, que se secreta del tejido adiposo en proporción con la masa de tejido adiposo, aumenta junto con las cifras circulantes crecientes de insulina. Estas dos hormonas actúan en dos poblaciones de neuronas en el núcleo arcuato del hipotálamo para regular el balance energético. Se identificaron numerosos neurotransmisores en el hipotálamo que están implicados en las vías catabólicas y anabólicas. De manera específica, el neuropéptido Y, y el péptido relacionado con agouti incrementan la ingesta de alimentos y disminuyen el gasto energético (fig. 1-5). En cambio, la proopiomelanocortina (POMC) y el transcrito relacionado con cocaína y anfetamina reducen la ingesta de alimentos y aumentan el gasto energético. Cuando se pierde peso, disminuyen las cifras de leptina e insulina, y la actividad de estas vías cambia de tal modo que promueve la ingesta de alimentos y reduce el gasto energético.

Aunque se esperaba que el descubrimiento de la leptina diera paso a nuevos tratamientos que funcionaran en estos sistemas neuronales hipotalámicos, esta esperanza no se cumplió. Esto se debe a que la obesidad humana típica no se debe a una deficiencia de leptina, sino a una resistencia a ésta. En la obesidad humana típica, los mecanismos de señalización celular que median las acciones de

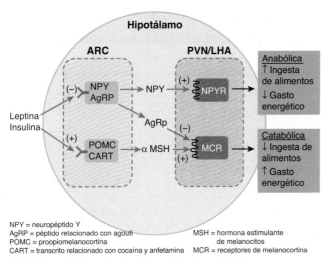

NPY = neuropéptido Y
AgRP = péptido relacionado con agouti
POMC = proopiomelanocortina
CART = transcrito relacionado con cocaína y anfetamina
MSH = hormona estimulante de melanocitos
MCR = receptores de melanocortina

FIGURA 1-5 Regulación hipotalámica del balance energético. Las vías centrales para regular el balance energético están en el núcleo arcuato del hipotálamo, donde hay dos conjuntos de neuronas, uno que contiene los neuropéptidos neuropéptido Y/péptido relacionado con agouti (NPY/AgRP), y otro que contiene proopiomelanocortina/transcrito relacionado con cocaína y anfetamina (POMC/CART), forman el circuito central de las vías anabólicas y catabólicas paralelas. Estas células tienen receptores y responden a las señales de adiposidad de leptina e insulina. El NPY liberado de las neuronas del arcuato se une a los receptores de NPY en las neuronas de regulación descendente en el núcleo paraventricular y el área hipotalámica lateral (PVN/LHA). La hormona estimulante de melanocitos alfa (melanocortina o α-MSH) señaliza a través de los receptores de melanocortina (MCR) en las neuronas de PVN/LHA.

leptina para reducir el apetito y aumentar el gasto energético no funcionan de manera normal. También se han descubierto otras hormonas que se secretan por el tracto gastrointestinal (GI), e interactúan con estos núcleos hipotalámicos y otras regiones cerebrales para regular la ingesta de alimentos. Éstas incluyen a la "hormona del hambre" grelina, que se secreta por el estómago y funciona en las mismas neuronas del núcleo arcuato que la insulina y la leptina, pero de manera opuesta, estimulando la ingesta de alimentos. Las hormonas GI colecistoquinina, péptido YY (PYY), y GLP-1 son hormonas de saciedad que reducen la ingesta de alimentos. El nervio vago también tiene un papel importante al brindar información desde el tracto GI al sistema nervioso central sobre sabor, distensión gástrica y disponibilidad de nutrientes. Se piensa que los cambios en las hormonas GI después de la cirugía bariátrica están implicados en la eficacia de este tratamiento de pérdida ponderal.

Otras áreas del cerebro, como el estriado ventral, median las cualidades de recompensa de la ingesta de alimento. Cuando una persona pierde peso, el alimento se vuelve un estímulo más fuerte y atractivo para el cerebro.[16] La corteza prefrontal tiene un papel importante al ejercer control en los impulsos para perseguir estímulos gratificantes a corto plazo. Éste es un proceso clave de

cómo un individuo mantiene una dieta con restricción calórica pese a las fuerzas biológicas que promueven la recuperación del peso perdido. Por último, la corteza cerebral está implicada en la toma de decisiones complejas y la interpretación de datos complejos. La ingesta de alimento y la actividad física tienen un significado social poderoso, y los factores sociales tienen un papel importante, básicamente al determinar estas conductas del estilo de vida. Es claro que los factores sociales, emocionales y psicológicos tienen un papel importante al determinar la ingesta de alimento al actuar a través de numerosas regiones cerebrales. Todos estos sistemas funcionan en concierto para controlar cuándo y qué comemos, en lugar de cómo y por qué lo hacemos. Por ejemplo, los sistemas hipotalámicos perciben el balance energético y afectan las regiones cerebrales que regulan el atractivo y placer relacionados con la comida. Los factores sociales los interpreta la corteza cerebral y funcionan a través de la corteza prefrontal para limitar la ingesta de alimento pese a las consecuencias adversas para la salud o los estigmas sociales. Las áreas del cerebro que están implicadas en la ingesta de alimentos se listan en la tabla 1-1.

Efectos de la pérdida ponderal en el apetito y el gasto energético

Si se regula el peso, no es de sorprender que la pérdida ponderal induzca respuestas adaptativas que funcionan para promover la recuperación del peso perdido. Éstas incluyen aumento del apetito y del deseo por obtener alimentos, reducción del gasto energético y cambios en el metabolismo que favorecen el almacenamiento de nutrientes (tabla 1-2). Después de la pérdida ponderal, las cifras de leptina, insulina y PYY disminuyen, y aumentan las de grelina.[17] Estos cambios en las hormonas relacionadas con el apetito podrían predecirse para promover una mayor ingesta de alimento. Estudios experimentales han demostrado que estos cambios hormonales y el aumento relacionado del apetito persisten por lo menos durante el año siguiente a la pérdida ponderal. El GEDT

TABLA 1-1 Regiones cerebrales que regulan la ingesta de alimentos

REGIÓN CEREBRAL	FUNCIONES
Hipotálamo	Mantenimiento de la homeostasis energética
Estriado ventral	Aspectos gratificantes de la ingesta de alimentos
Corteza frontal y prefrontal	Impulsividad, función ejecutiva
Tallo cerebral, nervio vago	Comunicación con el tracto gastrointestinal
Corteza	Significado social de la comida

TABLA 1-2 Respuestas adaptivas a la pérdida ponderal que promueven la recuperación del peso perdido

DOMINIO	PARÁMETRO	RESPUESTA A LA PÉRDIDA PONDERAL
Apetito	Experiencia subjetiva Hormonas y neurotransmisores Propiedades gratificantes (recompensa) de la comida	Aumenta el hambre Decae la saciedad Disminuye la leptina Se incrementa la grelina Aumenta el neuropéptido Y Actividad cerebral incrementada en áreas relacionadas con la recompensa y la atención
Gasto energético	Gasto energético total Gasto energético en reposo Actividad física	Se reduce debido al decremento de cada componente: gasto energético en reposo, actividad física y efecto térmico de los alimentos Masa magra disminuida Reducción de la hormona tiroidea Cifras disminuidas de catecolaminas Carga de trabajo reducida debido al peso disminuido Aumento de la eficiencia con la misma carga de trabajo Posible decremento de la actividad física espontánea
Metabolismo	Sensibilidad a insulina Metabolismo de grasas Tejido adiposo	La sensibilidad aumentada a insulina favorece el almacenamiento de grasa Lipólisis (liberación de grasa) disminuida Lipoproteína lipasa del tejido adiposo incrementada (almacenamiento de triglicéridos en la grasa) Oxidación lipídica reducida Mayor cantidad de adipocitos

se reduce con la pérdida ponderal, en parte porque la masa corporal magra disminuye. Sin embargo, el decremento de GEDT es mayor de lo que pudiese predecirse por la pérdida ponderal sola, lo cual sugiere un incremento de la eficiencia energética. El GEAF disminuye debido a la disminución de peso, y provoca menor trabajo mecánico para el mismo grado de ejercicio (un individuo pesa 90.7 kg y gasta menos energía caminando 1.6 km que alguien con un peso de 136 kg, simplemente porque pesa menos). Sin embargo, de nuevo, la reducción del GEAF, relacionado con el ejercicio, se reduce más de lo previsto por la pérdida ponderal sola,[18] lo cual sugiere que la eficiencia mecánica también aumenta con la pérdida ponderal. Estos cambios en el gasto energético se relacionan con y pueden ser causados por reducciones de leptina, hormonas tiroideas y catecolaminas. Estas modificaciones en el gasto energético también parecen persistir durante por lo menos un año después de la pérdida ponderal, quizá de modo indefinido y tienen importancia clínica. Por ejemplo, una mujer de 90.7 kg pierde 9 a 13.5 kg, presenta una reducción de 350 kcal/día de GEDT como resultado de la pérdida ponderal. Este decremento de GEDT es la explicación para la meseta experimentada por los pacientes a medida que pierden peso. El cuerpo entra a un nuevo estado estacionario donde se requieren menos calorías para mantener el nuevo peso reducido. Si la persona aumenta la ingesta de alimentos sin incrementar la actividad física en este punto, recuperarán el peso perdido. Con tantos cambios fisiológicos, no es de sorprender que

sea tan difícil para la mayoría de las personas mantener un estado de peso reducido sólo con medidas del estilo de vida.

Por fortuna, los humanos poseen una habilidad extraordinaria para aprender nuevas conductas, y la pérdida ponderal y el mantenimiento del peso se consiguen al adoptar ciertas modificaciones al estilo de vida. El *National Weight Control Registry* es un grupo de personas que usaron sólo el estilo de vida para mantener una pérdida ponderal mínima de 13.6 kg durante por lo menos 1 año, aunque la pérdida ponderal promedio real de este grupo fue de 31.8 kg, que se mantuvo durante un promedio de 5.7 años. Estos individuos demuestran que mantener la pérdida ponderal es posible, obtuvieron éxito al emplear diversas estrategias, que incluyen la autovigilancia del peso y la ingesta de alimentos, y mantener grados elevados de actividad física (por lo general 60-70 minutos/día).[19,20] Estas personas utilizan estrategias cognitivas y aprendieron conductas para contrarrestar las fuerzas biológicas que promueven la recuperación del peso perdido.

FACTORES IMPLICADOS EN EL DESARROLLO DE LA OBESIDAD

¿Cuál es la causa del incremento drástico de la prevalencia de obesidad durante los últimos 60 años? Pese a la gran cantidad de estudios, no se cuenta con una respuesta clara, y en conjunto, la evidencia sugiere múltiples factores implicados. Algunos factores contribuyentes incluyen cambios en la dieta y la actividad física.

Dieta

Los estudios señalan ciertos factores dietéticos que tienen una relación consistente con la ganancia ponderal y el desarrollo de obesidad. Éstos incluyen una mayor ingesta de grasa dietética, jarabe de maíz de alta fructosa y grasa saturada junto con una ingesta reducida de granos enteros, fibra, fruta, leguminosas y vegetales. Algunos datos de calidad moderada apoyan la idea de que una mayor ingesta de alimentos con alto índice glucémico y alimentos altamente procesados (definidos como los alimentos sometidos a múltiples procesos físicos, biológicos o químicos que se relacionan con la producción industrial en lugar de la producción de alimentos culinarios y con un contenido típico de aditivos alimenticios) también es deletérea. El incremento de la ingesta de alimentos específicos se relaciona con ganancia ponderal (aperitivos fritos, papas fritas, carnes procesadas, carne roja, dulces/postres) o protección contra la ganancia ponderal (yogur, fruta, granos enteros, frutos secos, vegetales).[21] El *US Department of Agriculture* (USDA) da seguimiento al consumo de alimentos a partir de datos de producción de los mismos. Estos datos muestran que el consumo global de alimentos aumentó entre 1970 y 2014, aunque tienen limitaciones debido a las dificultades para estimar el desperdicio de alimentos. Esta información del USDA sugiere que los estadounidenses comen más grasa, azúcar, proteínas y granos que alimentos recomendados por los lineamientos, y menos fruta, vegetales y lácteos que lo indicado.

Actividad física

La cantidad disminuida de actividad física también parece haber jugado un papel importante en la prevalencia incrementada de obesidad. Los Amish, quienes tienen un estilo de vida tradicional y una baja prevalencia de obesidad, dan 14 000 a 16 000 pasos por día, en comparación con el estadounidense promedio, que da 5 000 a 6 000 pasos. Esto produce una diferencia energética de 400 a 600 kcal/día. La fuerza laboral de Estados Unidos ha tenido una transición gradual de una donde casi 50% de los trabajadores era moderadamente activo en el trabajo en 1960, a una donde > 70% de los empleados era sedentario o sólo tenía una carga laboral ligera en 2010. Se estima que el efecto de estos cambios en el ambiente laboral es responsable de un decremento promedio del gasto energético relacionado con el trabajo de 140 kcal/día en hombres y 120 kcal/día en mujeres, una cifra que matemáticamente podría ser un impulsor potente del aumento de la prevalencia de obesidad.[22] En un estudio se comparó la actividad física y la ingesta de alimentos en indios Pima que vivían un estilo de vida agrario tradicional en el norte de México, los cuales tenían una prevalencia baja de obesidad en comparación con las personas Pima genéticamente relacionadas que vivían en Arizona, de las que casi 80% tenía obesidad. La principal diferencia entre los dos grupos no fue una mayor ingesta de alimentos en las personas Pima que vivían en Arizona, sino cantidades mucho mayores de actividad física en las personas Pima que radicaban en México.[23] Estos resultados enfatizan que la cantidad reducida de actividad física posiblemente tiene un papel importante en las tasas incrementadas de obesidad observadas en los últimos 20 años.

Genética

Los estudios de peso en pares de gemelos criados juntos o separados sugiere que la contribución genética al IMC es de 40 a 70%.[24] En la era de la "medicina personalizada" se espera que los esfuerzos de prevención y tratamiento se individualicen al identificar a aquellos con genes que predicen el riesgo y dirigir la terapia a los procesos patógenos identificados por tamizaje genético. Los estudios de asociación de genoma amplio han reconocido cerca de 100 *loci* genéticos que se relacionan con la obesidad. Es desafortunado que todos estos genes juntos sólo comprendan 3 a 5% de la variación individual del peso. Como resultado, el tamizaje genético no es útil para el diagnóstico ni el tratamiento en las formas comunes de obesidad en la actualidad. La anomalía genética más común relacionada con el peso elevado es un polimorfismo en la "proteína relacionada con la masa grasa y obesidad" o gen FTO. El producto génico parece afectar las respuestas de apetito y el desarrollo de "grasa beige", un tipo de tejido graso que quema grasa, genera calor y se piensa que protege contra la ganancia ponderal.[25] Sin embargo, el efecto es pequeño, ya que los que poseen el alelo en riesgo pesan, en promedio, unos cuantos kilos más que los del alelo de bajo riesgo.

Las mutaciones raras en algunos genes se han relacionado con obesidad grave, la cual se desarrolla en la infancia temprana. Las más comunes de ellas son el síndrome de Prader-Willi y la deficiencia de receptor de melanocortina 4. Otras maneras monogénicas de obesidad que provocan obesidad grave de inicio temprano incluyen la deficiencia de leptina, la deficiencia de receptor de leptina y la deficiencia de POMC.[26] Es típico que estas maneras inusuales de obesidad se presenten con otros signos y síntomas que incluyen disfunción reproductiva, discapacidad intelectual, pigmentación alterada, rasgos faciales singulares, entre otros. Los perfiles genéticos ahora están disponibles para detectar estas mutaciones génicas raras en el ámbito clínico de la obesidad grave de inicio temprano. El tema de obesidad monogénica también se explica en el capítulo 3.

Otras causas

El mundo moderno es bastante diferente que el ambiente en el que evolucionamos. El aumento de la prevalencia de obesidad ha correlacionado con una gran variedad de factores que también cambiaron durante los últimos 60 años, los cuales incluyen modificaciones en el ambiente edificado que favorece una menor actividad física, cambios socioeconómicos, en la disponibilidad y mercadotecnia de alimentos, mayores grados de estrés, cambios en el microbioma intestinal, que incluyen los efectos de la exposición a antibióticos en personas o ganado comercial, el aumento de la exposición a diversos químicos disruptores endocrinos como bisfenol A y compuestos químicos perfluorados, menores tasas de tabaquismo (los fumadores pesan menos que los no fumadores), el uso creciente de medicamentos psicotrópicos, modificaciones en las normas sociales y redes sociales, y el promedio creciente de la temperatura de casa, por nombrar sólo algunos de los factores potenciales.[15] Sin embargo, las correlaciones no necesariamente indican causalidad, por ello, se requieren estudios mecanísticos y clínicos controlados para develar si estas relaciones son válidas.

El tiempo acortado de sueño y la denominada desalineación circadiana se han propuesto como factores causales potenciales del incremento reciente de la prevalencia de obesidad.[27] La duración promedio del sueño disminuyó en Estados Unidos durante los últimos 60 años, y la cantidad de personas que trabajan durante el turno nocturno aumentó. Los estudios epidemiológicos muestran una relación fuerte, clara y consistente, entre un tiempo de sueño acortado, trabajo en turno nocturno y el desarrollo de obesidad, resistencia a insulina y diabetes tipo 2. Estudios experimentales demuestran que los individuos con tiempo de sueño acortado o un turno nocturno dedican más tiempo a actividades sedentarias y menos tiempo a actividad física moderada y vigorosa, en comparación con las personas con un horario de sueño normal. Estos cambios han provocado una reducción del GEDT. Algunas investigaciones también han demostrado que la ingesta medida de alimentos se incrementa con la restricción del sueño, en particular la ingesta de alimentos ricos en grasa. Las cifras de las hormonas de saciedad disminuyen y las cifras de grelina son mayores después de la restricción del sueño.[28]

Otra área que ha recibido mucha atención como causa potencial de la epidemia de obesidad es el papel de factores fetales y de la infancia temprana.[29] Estudios epidemiológicos muestran una relación estrecha entre desnutrición y obesidad maternas, con el riesgo de obesidad en el recién nacido. La entrega aumentada de nutrientes al feto parece promover una mayor adiposidad al nacimiento en el recién nacido, y favorece el desarrollo de sistemas neurales que controlan la ingesta de alimento, de tal modo que promueve la ganancia ponderal. Debido a que, en la actualidad, más mujeres en edad reproductiva tienen obesidad, en comparación con hace 60 años, es probable que parte del incremento de la obesidad infantil se deba a la obesidad materna y a la diabetes gestacional.

Causas secundarias

En tanto numerosos pacientes acuden al médico preguntando si tienen un problema hormonal que cause su ganancia ponderal, es raro que pueda encontrarse una causa endocrina, y es típico que no sea productivo embarcarse en una búsqueda extensa de causas médicas de la obesidad en el paciente habitual. El hipotiroidismo es una enfermedad endocrina común y es razonable verificar la

hormona estimulante de tiroides en la consulta inicial si no se ha analizado durante el último año. Sin embargo, es típico que el hipotiroidismo cause ganancia ponderal moderada y es usual que la terapia de reemplazo de T4 no produzca una pérdida ponderal drástica. La ganancia ponderal y la adiposidad central son componentes comunes del hipercortisolismo patológico o síndrome de Cushing. No obstante, es usual que haya otras características, que incluyen debilidad muscular proximal, equimosis fácil y estrías violáceas amplias. La hipertensión, el hirsutismo, la menstruación irregular, la intolerancia a la glucosa y la osteoporosis son cualidades que indican hipercortisolismo. La evaluación de causas secundarias de obesidad se explica en el capítulo 3.

PESO Y SALUD

Enfermedades relacionadas con el peso

La obesidad se define como un grado de peso excesivo que se relaciona con riesgo incrementado de comorbilidades o mayor mortalidad.[30] La obesidad se relaciona con una amplia gama de enfermedades que implican virtualmente a todo órgano en el cuerpo (fig. 1-6). Un ejemplo de la relación entre el IMC y riesgo de desarrollar diabetes tipo 2 se ilustra en la figura 1-7. Debido a que el riesgo de enfermedad comienza a aumentar a partir de un IMC de 25 kg/m², e incrementa en mayor grado por arriba de un IMC de 30 kg/m² en adultos caucásicos, éstos se eligen como puntos de corte entre un peso saludable, sobrepeso y obesidad. Dado que la obesidad visceral es un factor de riesgo para complicaciones metabólicas de la obesidad y que la circunferencia de cintura es una medida que brinda información acerca de la grasa visceral, el IMC y la circunferencia de cintura deben utilizarse juntos para llevar a cabo una valoración inicial de los riesgos de salud relacionados con el peso (fig. 1-8). La relación entre el IMC y mortalidad es curvilínea, con mayor mortalidad con un IMC muy bajo, y en definitiva mayor mortalidad por arriba de 35 kg/m². Hace poco, el IMC vinculado con la menor mortalidad

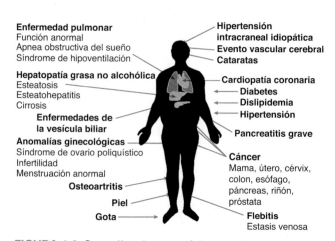

FIGURA 1-6 Complicaciones médicas de la obesidad.

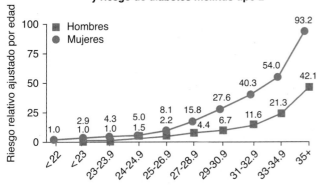

Relación entre IMC y riesgo de diabetes mellitus tipo 2

FIGURA 1-7 Relación entre índice de masa corporal (IMC) y riesgo de diabetes mellitus tipo 2. El incremento del riesgo relativo ajustado por edad para desarrollar diabetes tipo 2 se muestra como una función del IMC creciente en hombres y mujeres. (Adaptada de Chan JM, Rimm EB, Colditz GA, Stampfer MJ, Willett WC. Obesity, fat distribution, and weight gain as risk factors for clinical diabetes in men. *Diabetes Care*. 1994;17(9):961-969 and Colditz GA, Willett WC, Rotnitzky A, Manson JE. Weight gain as a risk factor for clinical diabetes mellitus in women. *Ann Intern Med*. 1995;122(7):481-486.)

ha sido objeto de cierta controversia. La mayor parte de la evidencia sugiere que el IMC relacionado con la menor mortalidad se encuentra entre 25 y 30 kg/m², pero esto depende de las características de la población estudiada.[31]

Evaluación de la obesidad: IMC, circunferencia de cintura y riesgo de enfermedad

Categoría	IMC	Riesgo de enfermedad respecto al peso y la circunferencia de cintura normales, medida en pulgadas	
		Hombres ≤ 40 Mujeres ≤ 35	Hombres > 40 Mujeres > 35
Peso bajo	< 18.5	—	—
Normal	18.5-24.9	—	—
Sobrepeso	25.0-29.9	Aumentado	Alto
Obesidad	30.0-34.9	Alto	Muy alto
	35.0-39.9	Muy alto	Muy alto
Obesidad extrema	≥ 40	Extremadamente alto	Extremadamente alto

FIGURA 1-8 Uso del índice de masa corporal (IMC) y la circunferencia de cintura para diagnosticar obesidad. (Adaptada de Jensen MD, Ryan DH, Apovian CM, *et al.*; American College of Cardiology/American Heart Association Task Force on Practice Guidelines; Obesity Society. 2013 AHA/ACC/TOS guideline for the management of overweight and obesity in adults: a report of the American College of Cardiology/American Heart Association Task Force on Practice Guidelines and the Obesity Society. *Circulation*. 2014;129(25 suppl 2):S102-S138.)

¿Cómo causa enfermedad la obesidad?

La obesidad se relaciona con una amplia gama de comorbilidades.[30] Algunas de éstas se deben sólo al peso excesivo y a la acumulación de tejido graso en regiones específicas. La osteoartritis se debe al estrés mecánico aumentado en las articulaciones, que puede exacerbarse por la inflamación sistémica que acompaña a la obesidad. Aunque el daño articular existente no mejora con la pérdida ponderal, la capacidad funcional suele mejorar. La incontinencia urinaria y el reflujo gastroesofágico se exacerban por el aumento de la presión intraabdominal que acompaña a la acumulación de grasa visceral. La apnea obstructiva del sueño se debe, en parte, a la reducción de las dimensiones de las vías respiratorias que se produce por la acumulación de grasas en la retrofaringe. La masa grasa aumentada altera el metabolismo de estrógeno y testosterona, provocando cambios en la función reproductiva. El aumento lipídico en el hígado y músculo esquelético suele provocar resistencia a insulina, que predispone a diabetes tipo 2. La hiperinsulinemia resultante llega a predisponer a diversos cánceres. Los cambios en la apariencia física que acompañan a la adiposidad excesiva son notorios y provocan estigmatización social y sesgo por peso. Estos estigmas sociales y sesgo por peso llegan a provocar ansiedad, aislamiento social y depresión. Estos temas se explican con mayor detalle en los capítulos 4 y 5.

Beneficios de la pérdida ponderal para la salud

Sería natural que si la obesidad es una enfermedad, tratar la "enfermedad" debería producir una mejor salud. Entre las múltiples comorbilidades relacionadas con la obesidad, la más estudiada ha sido la diabetes. Se cuenta con fuerte evidencia de los beneficios de la pérdida ponderal en el metabolismo de la glucosa. El estudio por *Diabetes Prevention Program*, y otros similares, como *Finnish Diabetes Prevention Study* y *Da Qing Diabetes Prevention Study* demostraron que una pérdida ponderal moderada podría prevenir o retrasar el desarrollo de diabetes tipo 2 en individuos con prediabetes o mujeres con antecedentes de diabetes gestacional.[32] Varios estudios recientes de pérdida ponderal mediante cirugía bariátrica demostraron mejorías importantes de las cifras de glucosa, e incluso remisión en personas con diabetes tipo 2. El estudio Look AHEAD acerca de un programa de pérdida ponderal mediante cambios de estilo de vida y conducta en personas con diabetes tipo 2 demostró que la pérdida ponderal mejoró el control glucémico, la presión arterial, las cifras de lípidos y la apnea del sueño. Los estudios de asignación aleatoria de terapia médica o cirugía bariátrica muestran que la mayor pérdida ponderal proporcionada por la cirugía bariátrica tiene beneficios más extensos para la mayoría de las comorbilidades relacionadas con el peso.[33,34] Estudios mecanísticos detallados recientes, como el llevado a cabo por Klein y cols. confirman que una pérdida ponderal de 5% tiene beneficios mesurables acerca del metabolismo de la glucosa con más beneficios provistos por una mayor pérdida ponderal.[35] El seguimiento a 30 años de los participantes del estudio Da Qing brindó evidencia de que la pérdida ponderal secundaria a un programa de estilo de vida reduciría la mortalidad a largo plazo.[36] Estudios epidemiológicos y prospectivos, controlados sin asignación aleatoria de individuos sometidos a cirugía bariátrica, proporcionaron evidencia de que la pérdida ponderal reduce la mortalidad a largo plazo como resultado tanto de la reducción de la muerte por enfermedad cardiovascular como por menores tasas de cáncer, en especial en mujeres. Estos resultados apoyan la idea de que la obesidad es una causa del desarrollo de diabetes, enfermedad cardiovascular y cáncer. Los detalles de cómo tratar la obesidad se explican de modo extenso en los capítulos 5 a 9 de este libro.

Limitaciones de la evidencia existente

La evidencia de los beneficios de la pérdida ponderal para la salud, empero, no es por completo positiva. Estudios epidemiológicos de personas que pierden peso muestran que episodios repetidos de pérdida ponderal, seguidos por recuperación del peso perdido, el denominado ciclado del peso o dietas yo-yo, se relacionan con mayor mortalidad. Debido a que la mayoría de las personas que pierden peso lo recuperan, estos datos preocupan acerca de la recomendación de promover la pérdida ponderal. Sin embargo, las investigaciones que demostraron esta relación tienen varios problemas metodológicos. Por ejemplo, los sujetos en algunos de estos estudios tenían peso normal al inicio, y se desconocen los detalles de cómo y por qué perdieron y recuperaron peso, por lo que es posible que alguna enfermedad pudiese ser la causa tanto de la pérdida ponderal como de la mayor mortalidad. En conjunto, hasta ahora, no se cuenta con evidencia definitiva de que el ciclado del peso tenga efectos deletéreos.

El estudio Look AHEAD fue un estudio controlado, de asignación aleatoria de más de 5 000 sujetos, diseñado para evaluar la hipótesis de que la pérdida ponderal, producto de un programa de estilo de vida, reduce la mortalidad en personas con diabetes tipo 2. Los individuos en el estudio sí perdieron peso y, como se señaló, presentaron diversos beneficios para la salud. No obstante, el estudio no demostró una reducción de la mortalidad. El estudio fue negativo en gran parte debido a que la tasa observada de eventos cardiovasculares fue marcadamente menor que la proyectada, lo que brindó poca potencia al estudio para demostrar un beneficio. Es importante señalar que, como requisito para el protocolo, aquellos que participaron en este estudio se apegaron a los cuidados, recibieron con frecuencia estatinas e inhibidores de la enzima convertidora de angiotensina (ECA), y eran capaces de llevar a cabo actividad física regular. Un análisis ulterior por subgrupos demostró que aquellos que perdieron > 10% de su peso basal tuvieron 21% menor riesgo de enfermedad cardiovascular, en comparación con quienes mantuvieron un peso estable o recuperaron peso.[37] La moraleja de este estudio es que la pérdida ponderal moderada no es una intervención poderosa para prevenir la enfermedad cardiovascular, en comparación con los medicamentos, como estatinas, inhibidores de ECA e hipoglucemiantes en personas con diabetes tipo 2 establecida. Además, mientras que la pérdida ponderal moderada es útil para alterar el metabolismo de la glucosa y los marcadores bioquímicos de salud, se requiere una pérdida ponderal mayor de 10% para lograr un impacto significativo en las tasas de mortalidad.

RESUMEN

Catalogar la obesidad como una enfermedad es reconocer que hay una base biológica para la condición y que el peso es un parámetro regulado, tal como la presión arterial o la glucosa sanguínea. La obesidad es un trastorno de la regulación del peso corporal. Al igual que en la hipertensión y la diabetes, las elecciones del estilo de vida están implicadas en el desarrollo de estos padecimientos metabólicos, pero nadie elige tener diabetes, hipertensión u obesidad. No consideramos que el paciente "tiene la culpa" al desarrollar hipertensión o diabetes, y debemos extender el mismo razonamiento a aquellos que luchan con su peso. No todos los individuos con presión arterial o glucosa sanguínea altas padecerán complicaciones, ni todos requerirán tratamiento, y lo mismo es cierto para los pacientes con obesidad. Los tratamientos del estilo de vida sólo son importantes para la hipertensión y la diabetes, pero tienen eficacia limitada debido a los procesos biológicos poderosos que sustentan estas afecciones. Estos principios también son aplicables a la evaluación y tratamiento de la obesidad. Los médicos están acostumbrados a discutir los riesgos y beneficios de diversas estrategias para tratar la hipertensión y la diabetes. Los PSS suelen utilizar las mismas habilidades para cuidar de sus pacientes con obesidad. Reconocen las diversas causas, la variabilidad de los riesgos para complicaciones, y los peligros y beneficios del tratamiento. Pueden utilizar los lineamientos autorizados junto con un buen juicio clínico y habilidades de comunicación para individualizar las estrategias diagnósticas y terapéuticas para cada persona, de tal manera que les sean útiles.

CASO DE ESTUDIO
Discusión

El paciente está frustrado porque no pierde tanto peso como cree que debería con base en su percepción acerca de cuán restringida es su dieta y cuánto se está ejercitando. Ha tenido cierto éxito al cambiar sus hábitos de estilo de vida y lograr una pérdida ponderal de 5%. Esta pérdida ponderal podría provocar una reducción de su GEDT a tal grado que sería menor que el de su amigo con peso similar, pero que no ha perdido peso. Esto se debe al decremento de TMB, ETA y energía gastada en actividad física, que es mayor que lo predicho con base sólo en el cambio de peso. Ésta es parte de la explicación por la cual cree que necesita comer menos que su amigo para mantener el peso. Sin embargo, debido a que el GEDT se relaciona con la masa corporal magra, aún requiere mucho más que 1 200 kcal/día para mantener su nuevo peso. Su dificultad también se debe al aumento de las señales de hambre que ocurren como resultado de la pérdida ponderal exitosa. Estudios en individuos como él muestran que es habitual que informen una menor ingesta calórica y una mayor actividad física a las reales. El PSS podría calcular las necesidades energéticas y proporcionar una prescripción calórica con base en este cálculo, pero no es usual que sea útil, ya que él piensa que come una dieta de 1 200 kcal/día, la cual podría predecirse que produzca una pérdida ponderal continua. Aunque en esta situación el PSS siente la presión por explicar la situación o hacer más estudios, la mejor estrategia es reconocer cuán desafiante es la pérdida ponderal debido a la naturaleza biológica de la regulación del peso, brindar reforzamiento positivo para el trabajo que ya está haciendo y ofrecer ayuda si quiere llevar a cabo cambios ulteriores. Las opciones terapéuticas específicas se explicarán en los siguientes capítulos, pero se ofrece una conversación muestra que indica el apoyo motivacional para el paciente en la entrevista y abre la puerta a discutir otras opciones terapéuticas.

Ejemplo de conversación acerca de la regulación del peso corporal

Pte: No lo entiendo; casi no como y no pierdo peso. Estoy listo para darme por vencido.

PSS: Debe ser increíblemente frustrante. Parece que está trabajando tan duro como puede para seguir su dieta y comer menos, y aun así no ve los resultados que esperaba.

Pte: Así es. Debo tener algún problema con mi metabolismo o con mi tiroides.

PSS: ¿Espera que pueda ayudarle a hacer un diagnóstico de por qué tiene problemas para perder peso al hacer un estudio de sangre?

Pte: Lo que sí sé es que hay algo mal porque estoy haciendo todo bien, pero mi peso no cambia. No tiene sentido.

PSS: Su frustración es comprensible. Créame, mi único objetivo es dar lo mejor de mí para ayudarle a lograr que pierda peso. Si pudiera hacer una prueba que explicara por qué está en esta situación, la haría. Desafortunadamente, nuestra comprensión de la biología de cómo se regula el peso no es tan buena como quisiéramos. Lo que sí sabemos es que el peso se regula de modo parecido al de la presión arterial o la glucosa sanguínea. Nadie elige tener presión arterial alta ni diabetes, y nadie elige tener exceso de peso. Algunos de nosotros tenemos antecedentes genéticos por los que nuestros cuerpos quieren tener más peso.

Pte: Sí, mi padre era obeso y desarrolló diabetes. No quiero que me suceda.

PSS: Veo que le preocupa que su ganancia de peso le provoque diabetes e intenta hacer todo lo que pueda para prevenirlo.

Pte: Sí, pero no está funcionando.

PSS: La investigación dice que la mayoría de las personas tienden a ganar peso de manera gradual durante la vida adulta. Una persona puede restringir las calorías y ejercitarse más, y esto producirá la pérdida ponderal. Sin embargo, el cuerpo luchará contra dichos esfuerzos porque quiere mantener la trayectoria de ganancia ponderal gradual. Los esfuerzos necesarios para restringir la ingesta de alimentos y aumentar la actividad física deben mantenerse o se recuperará el peso perdido. Muchos de mis pacientes piensan que el peso es como una infección de la vejiga: tratarla por un tiempo hará que desaparezca. Los problemas de peso se parecen más a la hipertensión o la diabetes, son tratamientos a largo plazo.

Pte: Pero sólo como 1 200 cal/día, ¡debería estar perdiendo peso! Antes comía comida chatarra cinco veces a la semana y bebía tres latas de cerveza por día. Dejé de hacerlo.

PSS: Parece que está trabajando duro con su dieta. Muchas felicidades. ¿Cuánto cree que debería pesar hoy si estuviera comiendo como lo hacía?

Pte: (ríe) ¡El cielo es el límite!

PSS: La verdad es que sí está teniendo mucho éxito, porque pesaría mucho más si no hubiera hecho los cambios que ya hizo. Parece que no se está dando el crédito que merece por los esfuerzos realizados. Es probable que se deba a que no ha alcanzado su peso meta. Con muchos de mis pacientes he visto que enfocarse demasiado en un objetivo de peso resulta frustrante y provoca que la persona tire la toalla y arroje por la borda lo que ya está haciendo que sí les ha dado beneficios. Me suena a que le gustaría perder más peso, ¿quisiera hablar de otras opciones?

Pte: Necesito algo porque no puedo vivir así.

PSS: Estoy aquí para ayudarle en este proceso. Es importante pensar qué controlar y qué no. No eligió tener un problema de peso y no es su culpa. Dicho esto, sí tiene opciones. Intente cambiar su dieta y sus hábitos de ejercicio más de lo que lo ha hecho para crear más que un déficit de energía para perder más peso, pruebe un medicamento para pérdida ponderal o incluso considere la cirugía para perder peso. Cualquier cosa que haga sólo funcionará mientras la haga, y desafortunadamente su cuerpo luchará contra sus esfuerzos por perder peso debido a que tiene sus propias ideas de lo que quiere pesar, pero creo que es genial que esté interesado en explorar estas opciones para mejorar su salud y estoy aquí para ayudarlo en todo lo que pueda. ¿Qué cree que le sea más útil? ¿Hablar sobre su dieta, su rutina de ejercicio, medicamentos o cirugía?

PUNTOS CLÍNICOS RELEVANTES

- El peso corporal es el producto de un sistema regulador complejo que funciona para equilibrar la ingesta de energía con el gasto energético en el tiempo.
- La obesidad es una enfermedad de la regulación del peso corporal en la cual, con el tiempo, la ingesta de energía excede su gasto, provocando la acumulación de tejido adiposo excesivo, que luego provoca diversos problemas de salud.
- Considerar la obesidad como enfermedad reconoce la base biológica de la condición, reduce la culpa y los estigmas, y abre la puerta a una comunicación más efectiva acerca de la afección y un tratamiento más eficaz.
- Numerosos factores están implicados en la mayor prevalencia de obesidad, que incluyen cambios en los patrones dietéticos habituales, la reducción de la actividad física usual y modificaciones en los patrones de sueño. Los factores genéticos y el ambiente fetal también tienen papeles importantes.
- Aunque los riesgos de la obesidad para la salud no son los mismos para todos, en general, una mayor adiposidad se relaciona con mayor riesgo de una amplia gama de otras enfermedades, y la pérdida ponderal reduce muchas de estas comorbilidades.
- Debido a que el peso corporal está regulado, cuando las personas pierden peso, se reclutan varias respuestas adaptativas, que incluyen la reducción del gasto energético, el aumento del apetito y cambios en el metabolismo que promueven la recuperación del peso perdido.
- Dado que las respuestas adaptativas a la pérdida ponderal son biológicas, por lo cual persisten con el tiempo, cualquier tratamiento para perder peso sólo funcionará en tanto la persona se apegue al tratamiento.

PREGUNTAS DE EXAMEN

1. MJ es un hombre de 60 años de edad que acude a consulta por subir de peso. Ha tenido una ganancia ponderal progresiva y estable durante los últimos 40 años. Es ingeniero y dice que come exactamente igual que hace 40 años y sus hábitos de ejercicio (caminar 3.2 km, 5 días a la semana) no han cambiado en todo este tiempo. Comenta que su ganancia ponderal debe ser por algún problema metabólico.

   ¿Cuál de las siguientes es la causa más probable de su ganancia ponderal progresiva?

   A. En realidad ha estado comiendo más y más calorías por día durante su vida y está infrarreportando su ingesta de alimento.

   B. Su tasa metabólica basal (TMB) disminuyó de manera gradual mientras envejece, lo cual produce un balance energético positivo debido a que aún ingiere la misma cantidad de calorías al día.

   C. Sus hábitos de ejercicio se redujeron con los años, y está infrarreportando su actividad física.

   D. A medida que envejece presenta más resistencia a la insulina, y ésta es la causa de su ganancia ponderal.

   Respuesta: B. *La ganancia ponderal ocurre cuando la ingesta energética excede al gasto energético. Para que esta persona gane peso, debe haber estado consumiendo más calorías que las que quemaba con el tiempo (ingesta energética > gasto energético diario total [GEDT]). Aunque es posible que haya infrainformado su ingesta de alimento o sobreinformado su actividad física, ninguno de éstos es necesario para explicar su ganancia ponderal progresiva. La ecuación de Mifflin-St. Jeor puede utilizarse para estimar la TMB, que de manera típica comprende 75% de GEDT. La fórmula considera los efectos del sexo, edad, estatura y peso. Esto se debe a que la TMB es menor para mujeres que para hombres del mismo tamaño, mayor para individuos más grandes y disminuye con el envejecimiento. Por ello las mujeres deben comer menos que los hombres del mismo tamaño corporal para mantener el peso, y las personas más pequeñas deben comer menos calorías al día, en comparación con las personas más grandes para mantener el balance energético y el peso. El factor que debe utilizarse para la edad en esta fórmula es −5 × edad. Es decir, que entre los 20 y 60 años de edad, la TMB disminuye 5 × 40 = 200 calorías. Esto significa que si todo lo demás es igual, una persona necesitará disminuir gradualmente su ingesta de alimentos 200 cal/día entre los 20 y 60 años de edad para mantener el balance energético. Aunque es probable que la energía consumida en la actividad física disminuya con la edad debido al cambio de hábitos, también es posible que aumente la ingesta de alimentos; la pregunta enfatiza el impacto tan sólo del envejecimiento en el balance energético. Pese a que la ganancia ponderal se relaciona con resistencia a la insulina, la resistencia a la insulina sola no causa aumento ponderal. La ganancia ponderal requiere que la ingesta de energía sea mayor que el GEDT.*

2. DJ es una mujer de 47 años de edad que acude a revisión rutinaria de salud. Considera que su salud es buena y no tiene molestias. Informa tener una dieta estilo mediterráneo y ejercitarse con intensidad moderada durante 40 minutos, 5 días a la semana. También lleva a cabo actividades de fortalecimiento muscular 3 días a la semana. No tiene antecedentes familiares de diabetes, hipertensión ni enfermedad

cardiovascular. A la exploración, su IMC es 32 kg/m², circunferencia de cintura 86.4 cm y presión arterial 122/74 mm Hg. Las pruebas de laboratorio muestran una glucosa en ayuno de 85 mg/dL, HbA1c 5.3%, triglicéridos 98 mg/dL, colesterol HDL 52 mg/dL, y colesterol LDL 93 mg/dL.

¿Cuál de los siguientes describe mejor su riesgo futuro para desarrollar complicaciones metabólicas de obesidad, como diabetes tipo 2 o enfermedad cardiovascular?

A. Su riesgo es el mismo que para otras personas con un IMC de 30 a 35 kg/m², ya que el peso es el principal generador de estas comorbilidades.

B. Su riesgo es el mismo que para una persona cuyo peso es normal, con hipertensión, hiperlipidemia y prediabetes.

C. Su riesgo es el mismo que para una persona con peso normal, cuyas cifras de lípidos, glucosa y presión arterial son normales, ya que estos marcadores son los precursores de futuras comorbilidades.

D. Su riesgo es mayor que el de una persona con peso normal con marcadores metabólicos normales, pero menor que para una persona con peso normal que tiene marcadores metabólicos anormales.

Respuesta: D. *La obesidad es un trastorno de la regulación del peso corporal que con frecuencia, pero no siempre, provoca otros problemas de salud como resultado de la presencia de cantidades excesivas de tejido adiposo (osteoartritis, reflujo gastroesofágico, apnea obstructiva del sueño, por ejemplo) o alteraciones metabólicas que derivan del exceso de lípidos en diversos tejidos y provoca resistencia a insulina e hiperinsulinemia (diabetes tipo 2, hiperlipidemia, enfermedad cardiovascular, tasas aumentadas de ciertos cánceres, por ejemplo). Sin embargo, no todos aquellos clasificados con obesidad con base en los criterios de IMC presentarán una de estas consecuencias. Aunque estos sujetos referidos como con obesidad metabólicamente sana (MHO, metabolically healthy obese) que tienen cifras normales de presión arterial, glucosa y lípidos comprenden sólo 20 a 30% de todas las personas con obesidad, no tienen el mismo riesgo para complicaciones metabólicas que aquellas que tienen los incrementos de estos parámetros observados con mayor frecuencia. Los pacientes como ella se encuentran en la práctica clínica y la pregunta es: ¿qué tan preocupado debería estar el profesional de servicios de salud (PSS) acerca de la salud futura de estos individuos? Varios estudios han examinado la historia natural de los MHO. Estos estudios muestran que, mientras estos individuos están en sustancialmente menor riesgo de complicaciones metabólicas que sus contrapartes con peso saludable o con obesidad y marcadores metabólicos anormales, sí están en mayor riesgo de complicaciones metabólicas que los individuos con peso saludable con marcadores metabólicos normales. Cierta parte de la protección contra complicaciones de salud en personas MHO puede relacionarse con los hábitos del estilo de vida, como lo demuestra DJ. Los pacientes con MHO aún están en riesgo de las complicaciones mecánicas de la obesidad, y ésta es la razón para aconsejar tratamiento. Al igual que todos los pacientes con obesidad, el objetivo del PSS es comunicar con precisión los riesgos futuros para la salud relacionados con la obesidad y ayudar a la persona a decidir las acciones a tomar que concuerden con sus metas. El tema de la valoración del riesgo del paciente con obesidad se explica con mayor detalle en el capítulo 3.*

REFERENCIAS

1. Upadhyay J, Farr O, Perakakis N, Ghaly W, Mantzoros C. Obesity as a disease. *Med Clin North Am.* 2018;102(1):13-33.

2. Kushner RF, Horn DB, Butsch WS, *et al.* Development of obesity competencies for medical education: a report from the Obesity Medicine Education Collaborative. *Obesity (Silver Spring).* 2019;27(7):1063-1067.

3. Kushner RF, Brittan D, Cleek J, *et al.*; ABOM Board of Directors. The American Board of Obesity Medicine: five-year report. *Obesity (Silver Spring).* 2017;25(6):982-984.

4. American Diabetes Association. 1. Improving care and promoting health in populations: Standards of Medical Care in Diabetes-2020. *Diabetes Care.* 2020;43(suppl 1):S7-s13.

5. Phelan SM, Burgess DJ, Yeazel MW, Hellerstedt WL, Griffin JM, van Ryn M. Impact of weight bias and stigma on quality of care and outcomes for patients with obesity. *Obes Rev.* 2015;16(4):319-326.

6. Kramer CK, Zinman B, Retnakaran R. Are metabolically healthy overweight and obesity benign conditions?: a systematic review and meta-analysis. *Ann Intern Med.* 2013;159(11):758-769.

7. Hansen L, Netterstrøm MK, Johansen NB, *et al.* Metabolically healthy obesity and ischemic heart disease: a 10-year follow-up of the Inter99 study. *J Clin Endocrinol Metab.* 2017;102(6):1934-1942.

8. Ortega FB, Cadenas-Sanchez C, Migueles JH, *et al.* Role of physical activity and fitness in the characterization and prognosis of the metabolically healthy obesity phenotype: a systematic review and meta-analysis. *Prog Cardiovasc Dis.* 2018;61(2):190-205.

9. Antonopoulos AS, Oikonomou EK, Antoniades C, Tousoulis D. From the BMI paradox to the obesity paradox: the obesity-mortality association in coronary heart disease. *Obes Rev.* 2016;17(10):989-1000.

10. Lavie CJ, De Schutter A, Parto P, *et al.* Obesity and prevalence of cardiovascular diseases and prognosis-the obesity paradox updated. *Prog Cardiovasc Dis.* 2016;58(5):537-547.

11. Winter JE, MacInnis RJ, Nowson CA. The influence of age the BMI and all-cause mortality association: a meta-analysis. *J Nutr Health Aging.* 2017;21(10):1254-1258.

12. Atkins JL, Whincup PH, Morris RW, Lennon LT, Papacosta O, Wannamethee SG. Sarcopenic obesity and risk of cardiovascular disease and mortality: a population-based cohort study of older men. *J Am Geriatr Soc.* 2014;62(2):253-260.

13. Bessesen DH. Regulation of body weight: what is the regulated parameter? *Physiol Behav.* 2011;104(4):599-607.

14. Lichtman SW, Pisarska K, Berman ER, *et al.* Discrepancy between self-reported and actual caloric intake and exercise in obese subjects. *N Engl J Med.* 1992;327(27):1893-1898.

15. Schwartz MW, Seeley RJ, Zeltser LM, *et al.* Obesity pathogenesis: an endocrine society scientific statement. *Endocr Rev.* 2017;38(4):267-296.

16. Cornier MA, Von Kaenel SS, Bessesen DH, Tregellas JR. Effects of overfeeding on the neuronal response to visual food cues. *Am J Clin Nutr.* 2007;86(4):965-971.

17. Sumithran P, Prendergast LA, Delbridge E, *et al.* Long-term persistence of hormonal adaptations to weight loss. *N Engl J Med.* 2011;365(17):1597-1604.

18. Leibel RL, Rosenbaum M, Hirsch J. Changes in energy expenditure resulting from altered body weight. *N Engl J Med.* 1995;332(10):621-628.

19. Catenacci VA, Grunwald GK, Ingebrigtsen JP, *et al.* Physical activity patterns using accelerometry in the National Weight Control Registry. *Obesity (Silver Spring).* 2011;19(6):1163-1170.

20. Catenacci VA, Odgen L, Phelan S, *et al.* Dietary habits and weight maintenance success in high versus low exercisers in the National Weight Control Registry. *J Phys Act Health.* 2014;11(8):1540-1548.

21. Mozaffarian D, Hao T, Rimm EB, Willett WC, Hu FB. Changes in diet and lifestyle and long-term weight gain in women and men. *N Engl J Med.* 2011;364(25):2392-2404.

22. Church TS, Thomas DM, Tudor-Locke C, *et al.* Trends over 5 decades in U.S. occupation-related physical activity and their associations with obesity. *PLoS One.* 2011;6(5):e19657.

23. Schulz LO, Bennett PH, Ravussin E, *et al.* Effects of traditional and western environments on prevalence of type 2 diabetes in Pima Indians in Mexico and the U.S. *Diabetes Care.* 2006;29(8):1866-1871.

24. Farooqi IS, O'Rahilly S. The genetics of obesity in humans. In: Feingold KR, Anawalt B, Boyce A, *et al.*, eds. *Endotext.* MDText.com, Inc.; 2000.

25. Claussnitzer M, Dankel SN, Kim KH, *et al.* FTO obesity variant circuitry and adipocyte browning in humans. *N Engl J Med.* 2015;373(10):895-907.

26. Farooqi S. Insights from the genetics of severe childhood obesity. *Horm Res.* 2007;68(suppl 5):5-7.

27. McHill AW, Wright KP Jr. Role of sleep and circadian disruption on energy expenditure and in metabolic predisposition to human obesity and metabolic disease. *Obes Rev.* 2017;18(suppl 1):15-24.

28. Spiegel K, Tasali E, Leproult R, Scherberg N, Van Cauter E. Twenty-four-hour profiles of acylated and total ghrelin: relationship with glucose levels and impact of time of day and sleep. *J Clin Endocrinol Metab.* 2011;96(2): 486-493.

29. Fernandez-Twinn DS, Hjort L, Novakovic B, Ozanne SE, Saffery R. Intrauterine programming of obesity and type 2 diabetes. *Diabetologia.* 2019;62(10):1789-1801.

30. Bray GA, Heisel WE, Afshin A, *et al.* The science of obesity management: an endocrine society scientific statement. *Endocr Rev.* 2018;39(2):79-132.

31. Flegal KM, Kit BK, Orpana H, Graubard BI. Association of all-cause mortality with overweight and obesity using standard body mass index categories: a systematic review and meta-analysis. *J Am Med Assoc.* 2013;309(1):71-82.

32. Ackermann RT, O'Brien MJ. Evidence and challenges for translation and population impact of the Diabetes Prevention Program. *Curr Diab Rep.* 2020;20(3):9.

33. Sjöström L. Bariatric surgery and reduction in morbidity and mortality: experiences from the SOS study. *Int J Obes (Lond).* 2008;32(suppl 7):S93-S97.

34. Arterburn DE, Olsen MK, Smith VA, *et al.* Association between bariatric surgery and long-term survival. *J Am Med Assoc.* 2015;313(1):62-70.

35. Magkos F, Fraterrigo G, Yoshino J, *et al.* Effects of moderate and subsequent progressive weight loss on metabolic function and adipose tissue biology in humans with obesity. *Cell Metab.* 2016;23(4):591-601.

36. Gong Q, Zhang P, Wang J, *et al.*; Da Qing Diabetes Prevention Study Group. Morbidity and mortality after lifestyle intervention for people with impaired glucose tolerance: 30-year results of the Da Qing Diabetes Prevention Outcome Study. *Lancet Diabetes Endocrinol.* 2019;7(6):452-461.

37. Look AHEAD Research Group; Gregg EW, Jakicic JM, Blackburn G, *et al.* Association of the magnitude of weight loss and changes in physical fitness with long-term cardiovascular disease outcomes in overweight or obese people with type 2 diabetes: a post-hoc analysis of the Look AHEAD randomised clinical trial. *Lancet Diabetes Endocrinol.* 2016;4(11):913-921.

CONSULTA POR OBESIDAD

Robert F. Kushner

Un hombre soltero de 42 años de edad acude para consulta de primera vez después de mudarse al área por un nuevo trabajo. Sus problemas médicos incluyen hipertensión, dislipidemia, enfermedad por reflujo gastroesofágico (ERGE), artritis de las rodillas y ganancia ponderal de 9 kg durante los últimos 10 años. Atribuye su ganancia ponderal a comer fuera con mayor frecuencia, tiempos de traslado en automóvil más prolongados y menos actividad física. Sus medicamentos incluyen succinato de metoprolol ER 50 mg/día, omeprazol 20 mg/día y diclofenaco sódico 100 mg ER/día. Sus antecedentes familiares destacan por hipertensión, diabetes tipo 2 y obesidad. Su dieta no está planeada ni estructurada, y consume la mayoría de los alimentos en restaurantes o por servicio a domicilio. Su actividad física se limita a caminar. Bebe alrededor de 10 cervezas por semana y no fuma tabaco.

A la exploración física, mide 1.78 m, pesa 107.5 kg, presión arterial 134/88 mm Hg, frecuencia cardiaca 92 lpm, índice de masa corporal (IMC) 34 kg/m², y circunferencia de cintura 102 cm. El resto de la exploración destaca por acantosis nigricans alrededor del cuello, estrías color carne, sin bocio, equimosis ni debilidad muscular proximal, reflejos normales, panículo abdominal y crepitación palpable de ambas rodillas. Las pruebas de laboratorio indican glucosa en ayuno 110 mg/dL, HbA1c 6.0%, colesterol total 220 mg/dL, triglicéridos 170 mg/dL, colesterol de lipoproteína de baja densidad (LDL) 148 mg/dL, colesterol de lipoproteína de alta densidad (HDL) 38 mg/dL, y hormona estimulante de tiroides (TSH) 2.25 mUI/L.

IMPORTANCIA CLÍNICA

La obesidad es una de las afecciones médicas más comunes encontradas en la atención primaria que afecta a casi 40% de los adultos y 18% de los niños y adolescentes.[1] La obesidad perjudica todos los sistemas orgánicos y se relaciona con los problemas médicos más prevalentes y costosos vistos en la práctica diaria. No obstante, pese a su elevada tasa de ocurrencia, problemas médicos relacionados e impacto en el funcionamiento diario y calidad de vida, es raro que los pacientes se presenten a los servicios de salud con "obesidad" como su padecimiento actual. Por esta razón, es común que el profesional de servicios de salud (PSS) sea proactivo y traiga a colación el tema del manejo del peso, incluso si el paciente no aborda el problema. Dependiendo de la disposición del paciente para hablar de su peso, el PSS debe ser capaz de llevar a cabo una valoración detallada, la cual incluya la obtención de una historia clínica completa, una exploración física, y solicite los estudios diagnósticos pertinentes. Esta información se asimila para desarrollar un plan terapéutico personalizado. Este capítulo está enfocado en los elementos del encuentro clínico que comprende una valoración integral enfocada en la obesidad.

DIAGNÓSTICO

Medición del índice de masa corporal

Aunque la definición de obesidad es "una acumulación anormal o excesiva de grasa que representa un riesgo para la salud",[2] en la práctica clínica, es habitual que se evalúe al medir el IMC, un cálculo antropométrico del peso corporal (kg) dividido por la estatura al cuadrado (m²). Los lineamientos actuales de valoración y manejo recomiendan medir la estatura y peso del paciente para calcular el IMC en consultas anuales o con mayor frecuencia, dependiendo de los factores de riesgo del paciente.[3] El US *Preventive Services Task Force* también recomienda el tamizaje para obesidad en todos los adultos.[4] Debido a que el IMC se muestra de modo automático y rutinario en el expediente clínico electrónico, está disponible como referencia en todos los expedientes de los pacientes. El IMC es útil debido a su simplicidad y practicidad en el entorno ambulatorio, su eficacia para evaluar la mortalidad basada en la población y la morbilidad específica por enfermedad, y su estrecha correlación con la grasa corporal (adiposidad) excesiva.

Aunque el IMC se ha adaptado para detección universal de obesidad, hay cuatro limitaciones principales que el PSS debe conocer al usarlo para diagnosticar obesidad: 1) evaluación imprecisa de la grasa corporal, 2) incapacidad para medir la distribución de la grasa corporal, 3) ausencia de valoración del estado de salud del individuo, y 4) necesidad de interpretar según las diferencias étnicas y raciales.

Evaluación imprecisa de la grasa corporal

El IMC no distingue entre el peso relacionado con músculo y el asociado con grasa, la variabilidad de la corpulencia entre poblaciones con diversidad étnica y racial, y los cambios en la composición corporal que ocurren con el envejecimiento. Lo anterior es más preocupante respecto a la población de edad avanzada, la cual se clasifica de modo erróneo como un IMC saludable, pero con una masa corporal magra reducida. Dado que el envejecimiento se asocia, con frecuencia, con pérdida de masa y función del músculo esquelético (fuerza o rendimiento), y la masa grasa se conserva o incluso aumenta, el IMC puede estar en el intervalo normal. Esta condición se ha denominado obesidad sarcopénica, la cual es un diagnóstico clínico (no tiene criterios diagnósticos específicos). Empero, pese a la poca sensibilidad para identificar la grasa corporal, se ha demostrado que el IMC es un factor predictivo potente de mortalidad por enfermedad cardiovascular y morbilidad por enfermedad específica.[5]

Incapacidad para distinguir la distribución de la grasa corporal

Medir la distribución grasa ayuda a identificar individuos en mayor riesgo debido a que la grasa abdominal (visceral) aumentada predice el desarrollo de síndrome metabólico, diabetes tipo 2 y el riesgo de mortalidad total y cardiovascular mejor que la grasa corporal total.[6] Desde un punto de vista práctico, si dos pacientes tienen el mismo género, edad, estatura y peso (y por ello, el mismo IMC), el sujeto que tiene grasa corporal superior "con forma de manzana" u obesidad androide tendrá mayor riesgo de enfermedades metabólicas, en comparación con el que tiene grasa corporal inferior "con forma de pera" u obesidad ginoide (fig. 2-1). La distribución de la grasa corporal se estima con diversas técnicas; sin embargo, para propósitos prácticos, la circunferencia de cintura se utiliza como medida sustituta de la grasa visceral (la medición de la circunferencia de cintura se explica con mayor detalle en la sección de exploración física). Aunque las mujeres buscan tratamiento para obesidad con mayor frecuencia, es más común que los hombres tengan obesidad "con forma de manzana" y estén en mayor riesgo de las complicaciones metabólicas de la obesidad.

No evalúa el estado del riesgo individual

El IMC no evalúa la falta de inclusión de factores determinantes individuales y sociales de la salud, como factores

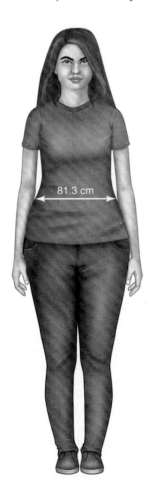
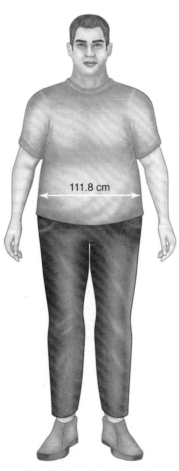

Obesidad corporal inferior   **Obesidad corporal superior**

81.3 cm

111.8 cm

FIGURA 2-1 Distribución de la grasa corporal. La localización de la grasa corporal como distribución grasa inferior (ginoide) o superior (androide) tiene una relación independiente del riesgo de síndrome metabólico, diabetes tipo 2, hipertensión y enfermedad cardiovascular. El índice de masa corporal (IMC) no mide la distribución de la grasa corporal y debe evaluarse además de la estatura y el peso en personas con IMC < 35 kg/m². En pacientes con IMC ≥ 35 kg/m², casi todos tienen una circunferencia de cintura aumentada, por lo que la medición de la cintura no es de ayuda en la valoración del riesgo.

genéticos, biológicos, conductuales, sociales, ambientales, raciales o médicos. Las decisiones terapéuticas no deben basarse sólo en el IMC. En su lugar, éste debe interpretarse como una herramienta de tamizaje para identificar pacientes que están en riesgo de complicaciones relacionadas con obesidad. Los sistemas de estadificación de la obesidad que ayudan a la estratificación del riesgo y facilitan las decisiones acerca de en qué pacientes con obesidad se justifica un tratamiento más intensivo se explican en el capítulo 3.

Necesidad de interpretación según diferencias étnicas y raciales

Aunque el cálculo del IMC se utiliza universalmente para evaluar la obesidad, su interpretación en categorías o clases de riesgo varía según la raza y la etnicidad. Los puntos de corte del IMC para sobrepeso y obesidad mostrados en la tabla 2-1 se generaron principalmente a partir de poblaciones caucásicas. Sin embargo, las poblaciones asiáticas están en mayor riesgo de diabetes, hipertensión arterial y cifras altas de colesterol con umbrales más bajos de IMC.[7] Usar las definiciones estándar de IMC para sobrepeso y obesidad en asiáticos americanos no identifica personas en mayor riesgo cardiovascular. Por esta razón, la Organización Mundial de la Salud sugiere usar puntos de corte más bajos de ≥ 23 kg/m^2 para sobrepeso y ≥ 27.5 kg/m^2 para obesidad en esta población.[7]

Debido a las limitaciones de usar el IMC solo, un uso clínico más apropiado de esta medida antropométrica es ayudar a identificar pacientes que se presentan con complicaciones relacionadas con el peso. Esto es consistente con una estrategia de atención a obesidad centrada en las complicaciones, como la promovida por la *American Association of Clinical Endocrinologists*.[8]

TRAER A COLACIÓN EL TEMA DE OBESIDAD

Es raro que los pacientes se presenten a los proveedores de servicios de salud por "obesidad" como su padecimiento principal. Por tanto, corresponde al proveedor de atención médica abordar el tema de manera proactiva si se considera que el exceso de peso u obesidad es un factor que contribuyen a la salud general del paciente. Sin embargo, es común que haya barreras y demandas

que compitan y eviten traer a colación el tema de la obesidad. La falta de tiempo y problemas/preocupaciones más importantes a discutir durante el encuentro clínico son las dos razones más comunes para que el PSS no inicie una discusión del peso con sus pacientes.[9] Éste es un dilema, ya que datos convincentes de la *National Health and Nutrition Examination Survey* (NHANES) muestran que los pacientes, cuyo problema de peso se diagnosticó y a quienes el PSS informó acerca de su estado ponderal, tuvieron una probabilidad significativamente mayor de percibirse a sí mismos con sobrepeso, intentaron perder peso,[10] e informaron una pérdida ponderal de 5% durante el año siguiente.[11]

No hay un método claramente establecido para mencionar el tema del peso con los pacientes; sin embargo, debido a su sensibilidad, las palabras son importantes (tabla 2-2). La estrategia que utilice el PSS para hablar de este tema potencialmente sensible influye en la manera en que el paciente reacciona a nivel cognitivo y emocional a la discusión y consejos proporcionados.[12] El lenguaje utilizado por el proveedor establece el escenario para la interacción. La razón para esta preocupación es que la palabra "obesidad" es un término con una gran carga emotiva. Tiene un significado peyorativo significativo para muchos pacientes, dejándolos con la sensación de ser juzgados y culpados cuando se les considera como tal. Éste no es el caso cuando se les dice a los pacientes que tienen otras enfermedades crónicas como diabetes o hipertensión. Los pacientes prefieren que los médicos utilicen palabras más neutras como "peso, peso excesivo, IMC o peso no saludable", en comparación con términos más estigmatizantes como "obesidad, obesidad mórbida o gordura". Se recomienda pedir permiso para tener la plática como la primera "A" en la estrategia modificada de las 5 A para asesoría dirigida a obesidad (la estrategia de las 5 A se explica con mayor detalle en el capítulo 7).

CÓMO ESTRUCTURAR EL ENCUENTRO

Obtención de la historia enfocada en la obesidad

De modo similar a cualquier problema de presentación, la "historia del padecimiento actual" (HPA) es una sección importante y necesaria de la historia clínica al evaluar la obesidad como un problema médico distintivo. La HPA incluye lo siguiente:

- Los cambios en la salud que llevaron al paciente a buscar atención médica, incluida una explicación cronológica y clara de sus síntomas.
- Información relevante para el padecimiento principal, que incluya respuestas a las preguntas *qué, cuándo, cómo, dónde, cuál, quién* y *por qué*.
- Información del desarrollo secuencial del proceso patológico subyacente.

No obstante, no es tradicional que el proveedor aprenda cómo elaborar una HPA enfocada en la obesidad. Las dos características dominantes de una historia de obesidad son obtener una *perspectiva a lo largo de la vida* y una *estrategia centrada en el paciente*. La *perspectiva a lo largo de la vida*

TABLA 2-1 Clasificación del índice de masa corporal (IMC)	
Peso corporal saludable	18.5-24.9 kg/m^2
Sobrepeso	25.9-29.9 kg/m^2
Obesidad	≥ 30 kg/m^2
Obesidad clase 1	30.0-34.9 kg/m^2
Obesidad clase 2	35.0-39.9 kg/m^2
Obesidad clase 3	≥ 40 kg/m^2

TABLA 2-2 Cómo abordar el tema de la obesidad: estructurar la conversación

Las siguientes frases son ejemplos de un diálogo con el proveedor:

- *Me preocupa su peso y quisiera platicar con usted acerca de él. ¿Le parece bien?*
  - Pedir permiso demuestra respeto por el paciente y fomentará una relación paciente-proveedor más terapéutica.
- *Monitorear su peso es tan importante como medir su presión arterial y frecuencia cardiaca. He notado que su peso ha aumentado este último año. ¿Es buen momento para que platiquemos de su peso? ¿Ha sucedido algo que haya contribuido a que suba de peso?*
  - Identificar el peso corporal como un marcador clínico similar a otras medidas familiares y rutinarias pone al peso en el contexto médico.
- *Creo que algunas de sus preocupaciones médicas (p.ej., dificultad para respirar, dolor de rodilla, agruras, diabetes, hipertensión, problemas para dormir) se relacionan con su peso. ¿Qué opina?*
  - Esta observación asocia los problemas de salud actuales del paciente con su peso y valora su percepción del problema.
- *¿Sabe algo acerca de los riesgos de tener sobrepeso? ¿Cree que su peso contribuye a sus problemas de salud?*
  - Las preguntas abiertas averiguan la comprensión del paciente sobre los problemas médicos que se relacionan con la obesidad.

Las preguntas de seguimiento para evaluar la motivación, disposición y barreras para iniciar un programa de manejo ponderal, y una historia más detallada del peso pueden seguir a estos comentarios de abordaje. Algunas preguntas adicionales pueden incluir:

- *¿De cuáles aspectos de su peso le gustaría hablar?*
- *¿Hay algo que le dificulte manejar su peso?*
- *¿Cómo le afecta su peso?*
- *¿Le interesaría hablar acerca de las opciones para trabajar en su peso?*
- *¿Hay algo que quisiera hacer para tratar su peso?*
- *¿Puedo ayudarle de algún modo en cómo quisiera trabajar con su peso?*
- *¿Qué tan motivado se siente (0-10) para hacer cambios a largo plazo en su dieta y actividad física?*

Si el paciente no está interesado o listo para hablar de su peso, el profesional de servicios de salud puede sondear con delicadeza las razones o reconocer la respuesta del paciente o no ampliar más el tema durante este encuentro. Sin embargo, si está indicado clínicamente, es importante reconsiderar el peso en una consulta de seguimiento.

Adaptada de American Medical Association. Talking about weight with your patients. *Accessed February 28, 2020. https://northwestern.cloud-cme.com/assets/northwestern/pdf/Obesity%202018%20talking-about-weight-kushner.pdf*

sugiere que varios factores biológicos, psicosociales y cognitivos en el transcurso de la vida influyen en la salud y el riesgo de enfermedad.[13] Esta perspectiva es consistente con la naturaleza compleja de la obesidad. La *estrategia centrada en el paciente* se define como "proporcionar atención respetuosa en respuesta a las preferencias, necesidades y valores individuales del paciente, y asegurar que los valores del paciente guíen todas las decisiones clínicas".[14] La información de la historia debe responder las siguientes seis preguntas generales:

1. *¿Qué factores contribuyen a la obesidad del paciente?*
2. *¿Cómo afecta la obesidad la salud del paciente?*
3. *¿Cuál es el grado de riesgo del paciente respecto a la obesidad?*
4. *¿Cuáles son los objetivos y expectativas del paciente?*
5. *¿El paciente tiene la motivación y compromiso para entrar a un programa de manejo ponderal?*
6. *¿Qué tipo de ayuda necesita y desea el paciente?*

Historia del peso

Muchos de los elementos de una historia enfocada en la obesidad se incluyen en una historia social ampliada, que comprende dieta, actividad física, hábitos de sueño, estrés, etc., y la sección Revisión de sistemas. Sin embargo, la habilidad para obtener una historia del peso y cómo

utilizarla para desarrollar planes individualizados es nueva para gran parte de los proveedores. La mnemotecnia "OPQRST" se utiliza para evaluar el padecimiento principal del paciente y la HPA, y se puede adaptar para obtener una historia del peso. La mnemotecnia abarca o*nset* (inicio), *precipitating events* (eventos precipitantes), *quality of life/health* (calidad de vida/salud), r*emedy* (remedio), s*etting* (circunstancias), y t*emporal pattern* (patrón temporal).[15] En la tabla 2-3 se muestran ejemplos de preguntas que pueden emplearse para explorar estos aspectos.

Estas seis áreas de sondeo proporcionan una comprensión contextual de cómo y cuándo el paciente ganó peso, qué esfuerzos de manejo se emplearon y el impacto del peso corporal en su salud. La mnemotecnia no tiene el propósito de utilizarse en un orden específico de preguntas, sino que se desarrolló como una técnica para impulsar la recuperación de información importante para cubrir durante la historia. Un método más eficiente para obtener gran parte de esta información es pedir al paciente que complete un cuestionario preconsulta que puede revisarse durante el encuentro. Un ejemplo de un cuestionario autocompletado se muestra en la figura 2-2. Desde un punto de vista práctico, se puede dar un cuestionario al paciente al final de la consulta de rutina para completar en casa antes de la consulta de seguimiento, en el cual la

TABLA 2-3 Uso de la mnemotecnia "OPQRST" para obtener la historia del peso	
	PREGUNTAS MUESTRA
O*nset* **(inicio)**	"¿Cuándo comenzó a subir de peso?" "¿Ha batallado con su peso desde la infancia?" "¿Recuerda cuánto pesaba en el bachillerato, la universidad, cuando tenía 20, 30, 40 años?" "¿La ganancia de peso comenzó cuando empezó a tomar un nuevo medicamento?"
P*recipitating* **(factores precipitantes)**	"¿Qué eventos importantes provocaron que aumentara de peso, p.ej., universidad, traslados prolongados, matrimonio, divorcio, pérdida económica, depresión, enfermedad, etc.?" "¿Cuánto peso aumentó con el embarazo?" "¿Cuánto peso aumentó cuando dejó de fumar?" "¿Cuánto peso aumentó cuando comenzó a usar insulina?"
Q*uality* **of life (calidad de vida)**	"¿Con qué peso se ha sentido mejor?" "¿Qué le cuesta llevar a cabo con su peso actual?" "¿Cómo afecta su peso en la manera en cómo se siente y funciona?"
R*emedy* **(remedio)**	"¿Qué ha hecho o intentado antes para controlar su peso?" "¿Ha hecho algún cambio en su dieta?" "¿Ha hecho algún cambio en su actividad física?" "¿Ha tomado algún medicamento para ayudar a controlar su peso?" "¿Cuál ha sido la estrategia más exitosa que ha intentado para perder peso?" "¿A qué atribuye la pérdida de peso?" "¿Qué provocó que recuperara el peso?" "¿Cuáles son los mayores desafíos para mantener su peso?"
S*etting* **(circunstancias)**	"¿Qué sucedía en su vida la última vez que sintió que controlaba su peso?" "¿Qué sucedió cuando subió de peso?" "¿Qué papel juega el estrés en su ganancia de peso?" "¿Qué tan importante es el apoyo social o tener un compañero que le ayude?" "¿En la actualidad tiene apoyo social de su familia y amigos para ayudarle a manejar su peso?"
T*emporal pattern* **(patrón temporal)**	"¿Cuál es el patrón de su ganancia de peso?" "¿Subió de peso de manera gradual, o es más cíclico (yo-yo)?" "¿Su peso tiene subidas y bajadas? De ser así, ¿cuál es el cambio de peso?" "¿Cuánto ha sido su peso mínimo y máximo como adulto?"

Reimpresa de Kushner RF, Batsis JA, Butsch WS, et al. *Weight history in clinical practice: The state of the science and future directions.* Obesity. *2020;28:9-17.*

obesidad será el tema central. Al hacer que los pacientes reflexionen estos temas se ahorra tiempo y se facilita una consulta más productiva y terapéutica para el paciente.

Una técnica adicional es pedir al paciente que haga una gráfica de sus cambios de peso con el tiempo, inserte eventos vitales o tratamientos que considere que tienen una relación temporal con los cambios ponderales[16] (fig. 2-3). Luego se le sugiere que reflexione y discuta su travesía ponderal. Esta actividad brinda a los pacientes una oportunidad para expresar cualquier carga, frustración, lucha, estigma o vergüenza que se relacione con intentar manejar el peso corporal. De modo similar al cuestionario preconsulta, este ejercicio es más útil si se logra antes de la visita dedicada al cuidado de la obesidad. Si la historia de peso se lleva a cabo de manera adecuada, los pacientes se sentirán validados y reconocidos respecto a su travesía ponderal, mientras que el clínico debe sentirse más empático e informado para brindar un tratamiento significativo y práctico centrado en el paciente.

Historia de la medicación

Siempre se debe obtener un historial de medicamentos completo para descubrir un aumento de peso inducido por fármacos, así como aquellos que interfieren con la pérdida ponderal. A esto se le denomina ganancia ponderal iatrogénica. En la tabla 2-4 se muestra una lista de

medicamentos relacionados con la ganancia de grasa corporal. Los fármacos siempre deben considerarse cuando hay un cambio en la trayectoria del peso corporal coincidente con el inicio de uno nuevo. Los más comunes son los neurolépticos, antidiabéticos, esteroides y antidepresivos.[17] En la sección de Farmacoterapia del capítulo 8 se encuentra una lista de medicamentos que promueven la ganancia ponderal, junto con alternativas.

Obtención de una historia social completa

Además de obtener una historia del peso, otros elementos de la historia social que son importantes para comprender la causa de la ganancia ponderal incluyen la dieta, actividad física, patrones de sueño y estrés. Esta información se obtiene, en gran parte, al aplicar un cuestionario estándar al paciente para evaluar los factores determinantes sociales de la salud, relacionados con el peso o al hacerle una entrevista estructurada. En los capítulos 5 y 6 se presenta más información acerca de dieta y actividad física.

Historia de la dieta

Es importante revisar los hábitos alimenticios del paciente —qué, cuándo y dónde comen; quién compra y cocina para la casa; los tamaños de las porciones; bocados;

1. ¿Cuál ha sido su menor peso como adulto (a partir de los 21 años de edad)? _____

2. ¿Cuál ha sido su mayor peso como adulto, sin incluir el embarazo (a partir de los 21 años de edad? _____

3. ¿A qué edades ha tenido sobrepeso? *(Marque todos los que sean aplicables.)*

   ☐ Infancia (menos de 12 años de edad). ☐ Adultez media (40 a 65 años de edad).

   ☐ Adolescencia (12 a 18 años de edad). ☐ Adultez tardía (a partir de los 65 años de edad).

   ☐ Adultez temprana (18 a 40 años de edad).

4. ¿Cuál fue la causa de que aumentara de peso? *(Marque todos los que sean aplicables.)*

   ☐ Genética. ☐ Menopausia.

   ☐ Dieta no saludable. ☐ Dejar de fumar.

   ☐ Actividad física insuficiente. ☐ Medicamentos.

   ☐ Embarazo. ☐ Depresión/duelo/estrés.

   ☐ Problemas médicos. ☐ No lo sé.

5. ¿Qué le preocupa acerca de su exceso de peso?

   _____

   _____

6. ¿Qué métodos ha intentado para perder peso? *(Marque todos los que sean aplicables.)*

   ☐ Nada. ☐ Programas dietéticos comerciales.

   ☐ Registrar los alimentos que como. ☐ Consulta continua con un dietista registrado.

   ☐ Contar calorías. ☐ Medicamento para perder peso.

   ☐ Ejercicio. ☐ Cirugía para perder peso (bariátrica).

   ☐ Planes alimenticios específicos
   (Atkins/ceto, South Beach, Zone, etcétera).

7. ¿Cuál fue la mayor cantidad de peso que ha perdido, y qué estrategias usó esa vez?

   _____

   _____

8. ¿Cuáles son las barreras que le impiden perder peso o mantener el peso perdido?

   _____

   _____

9. Por favor, liste lo que come y bebe típicamente en las comidas y entre comidas. Sea tan detallado como pueda (tamaño de la porción, método de preparación, etcétera).

Comida	Alimentos y bebidas que ingiere de manera habitual
Desayuno	
Refrigerio	
Comida	
Refrigerio	
Cena	
Refrigerio	

FIGURA 2.2 (Continúa)

10. Por lo general, ¿planea sus comidas y colaciones? *Marque* **SÍ** *o* **NO.**

11. Por favor, marque el recuadro sobre la frecuencia con la que come o bebe lo siguiente.

	Nunca	Una vez por semana	Varias veces por semana	Diario
Comida rápida				
Frutas y verduras				
Cualquier bebida azucarada (refresco, jugo, té endulzado, bebidas deportivas)				

12. ¿Cómo podemos ayudarle a manejar su peso y hábitos alimenticios? *(Marque todos los que sean aplicables.)*

☐ Educación de dieta y nutrición. ☐ Educación de ingesta inducida por estrés.

☐ Educación de control de porciones. ☐ Educación de comilonas.

☐ Educación de planeación de comidas. ☐ Educación de preparación de alimentos.

¿Cuántas horas pasa sentado al día? _____

13. ¿Lleva un registro de su actividad o su total de calorías quemadas en un dispositivo? *Marque* **SÍ** *o* **NO.**

En caso de ser **SÍ**, ¿cuál es su grado de actividad diaria habitual (pasos, minutos, distancia)?

_____

14. ¿Cuántos minutos por semana hace actividad física (como caminata enérgica)?

_____

15. ¿Se ejercita (nadar, andar en bicicleta, correr o usar una máquina de cardio)? *Marque* **SÍ** *o* **NO.**

SÍ, ¿qué hace y con qué frecuencia?

_____

_____

16. ¿Hace entrenamiento de fuerza? *Marque* **SÍ** *o* **NO.**

SÍ, ¿cuántas veces por semana? _____

17. ¿Qué barreras le impiden aumentar su actividad física? *(Marque todos los que sean aplicables.)*

☐ Tiempo limitado. ☐ Acceso a equipo o entorno seguro.

☐ No lo disfruto. ☐ Falta de apoyo de iguales o familia.

☐ Limitaciones físicas. ☐ No lo sé.

18. ¿Le interesa alguna de las siguientes opciones de asistencia? *(Marque todos los que sean aplicables.)*

☐ Folletos/libros de pérdida ponderal. ☐ Consulta con un psicólogo clínico.

☐ Sitios en Internet de pérdida ponderal. ☐ Medicamento para perder peso.

☐ Programa de pérdida ponderal comercial. ☐ Cirugía bariátrica.

☐ Consulta con un dietista registrado. ☐ No estoy listo para hacerlo en esta ocasión.

19. En caso de interesarse en la asistencia, ¿cuál método de apoyo prefiere? *(Marque todos los que sean aplicables.)*

☐ Consulta presencial. ☐ Clases presenciales.

☐ Consulta telefónica. ☐ Seminarios en línea.

FIGURA 2-2 Cuestionario preconsulta para manejo ponderal.

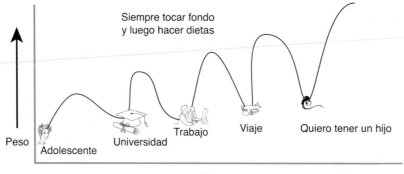

FIGURA 2-3 Gráfica de eventos vitales e historia del peso. Utilizando un diagrama de peso (línea vertical) y tiempo (línea horizontal), se pide al paciente que grafique su peso en el tiempo y anote cualquier evento vital o tratamientos que pudieran tener impacto en el peso. El paciente también puede incluir su peso (kg) en el eje vertical. En este ejemplo, el paciente anotó varios hitos vitales que provocaron e interrumpieron múltiples intentos de dieta. Su interés en perder peso es lograr un embarazo saludable.

ingesta de bebidas; etc.—. Esta información brinda una perspectiva de la ingesta dietética general y conocimientos nutricionales que se utilizan para tratar conductas dietéticas específicas.

TABLA 2-4 Medicamentos que promueven la ganancia ponderal	
CATEGORÍA	**MEDICAMENTO**
Neurolépticos	Tioridazina, haloperidol, olanzapina, quetiapina, risperidona, clozapina
Antidiabéticos	Insulina, sulfonilureas, tiazolidinedionas
Hormonas esteroideas	Glucocorticoides, esteroides progestacionales y anticonceptivos
Antidepresivos tricíclicos	Amitriptilina, nortriptilina, imipramina, doxepina
Inhibidores de monoaminooxidasa	Fenelzina
Inhibidores selectivos de la recaptura de serotonina	Paroxetina
Otros antidepresivos	Mirtazapina, duloxetina
Anticonvulsivos	Valproato, carbamacepina, gabapentina, pregabalina, vigabatrina
Antihistamínicos	Ciproheptadina
Bloqueadores β y bloqueadores α	Propranolol, doxazosina

Adaptada de Apovian CM, Aronne LJ, Bessesen DH, et al. Pharmacological management of obesity: an Endocrine Society clinical practice guideline. J Clin Endocrinol Metab. 2015;100(2):342-362.

Una historia dietética se obtiene al pedir al paciente que llene un pequeño cuestionario mientras está en la sala de espera o evaluarla como parte de la entrevista con el mismo. Una técnica útil y conveniente es pedirle que describa un día típico. Para obtener una percepción completa de la ingesta dietética en las últimas 24 horas, es útil revisar el informe del paciente y luego confirmar que no hubo otras fuentes de calorías (p. ej., bebidas, alimentos entre comidas).

Asumiendo que ayer fue un día típico para usted, lo mejor que pueda, dígame qué comió y bebió desde la medianoche del día antes de ayer hasta la medianoche de ayer:
Si ayer no fue un día típico, ¿podría decirme qué comió los días típicos durante los últimos 3 días?

Estas preguntas abiertas sin crítica permiten al paciente describir su patrón dietético sin culpa, vergüenza o remordimiento.

Búsqueda de trastornos de la alimentación

El tamizaje para trastornos de la alimentación debe ser parte de la valoración de obesidad debido a que permite al proveedor elaborar las referencias apropiadas y tiene un impacto acerca de las decisiones terapéuticas. Los criterios diagnósticos de DSM para el trastorno más común —trastorno por atracones (BED, *binge eating disorder*)— se muestran en la tabla 2.5. Las comilonas ocurren en cerca de 3% de la población general, pero se han encontrado en casi 5 a 30% de las personas con obesidad.[19] Las siguientes dos preguntas pueden utilizarse para detectar BED en la atención primaria:

¿Consume una gran cantidad de alimentos sustancialmente mayor que lo que otros comerían bajo circunstancias comparables dentro de cierto tiempo?
¿Tiene la sensación de perder el control cuando come durante dichos momentos?

Los pacientes que avalan síntomas o criterios para BED (u otros trastornos de la alimentación) deben considerarse para referencia a un PSS mental y hacer una toma de decisiones compartida.

TABLA 2-5 Criterios según DSM-5 para el diagnóstico de trastorno por atracones (DSM-5)

A. Episodios recurrentes de atracones. Un episodio de atracón se caracteriza por los dos puntos siguientes:

1. Ingerir, en un periodo determinado (p. ej., en un lapso de 2 horas), una cantidad de alimento que es definitivamente mayor a la que la mayoría de las personas comería durante un tiempo similar bajo circunstancias semejantes.

2. Sensación de falta de control de la ingesta durante el episodio (p.ej., de no poder dejar de comer o controlar qué o cuánto está comiendo).

B. Los episodios de atracones se relacionan con tres (o más) de lo siguiente:

1. Comer mucho más rápido de lo normal.

2. Comer hasta sentirse incómodamente lleno.

3. Comer grandes cantidades de alimento cuando no se siente físicamente hambriento.

4. Comer solo debido al sentimiento de vergüenza por cuánto se está comiendo.

5. Sentirse a disgusto consigo mismo, deprimido o muy culpable después.

C. Angustia marcada respecto al atracón.

D. El atracón ocurre, en promedio, por lo menos una vez por semana durante 3 meses.

E. El atracón no se relaciona con el uso recurrente de una conducta compensatoria inapropiada, como en la bulimia nerviosa, y no ocurre exclusivamente durante el transcurso de la bulimia nerviosa o anorexia nerviosa.

Especifique si:

En remisión parcial: Después de satisfacer todos los criterios para trastorno por atracones, ocurre un atracón con una frecuencia promedio menor a un episodio por semana durante un periodo prolongado.

En remisión completa: Después de satisfacer todos los criterios para trastorno por atracones, ninguno de los criterios se ha satisfecho durante un periodo prolongado.

Especifique la gravedad actual:

El nivel mínimo de gravedad se basa en la frecuencia de los episodios de atracones (véase más adelante). El nivel de gravedad aumenta para reflejar otros síntomas y el grado de discapacidad funcional.

Leve: 1-3 episodios de atracones por semana.

Moderado: 4-7 episodios de atracones por semana.

Grave: 8-13 episodios de atracones por semana.

Extremo: 14 o más episodios de atracones por semana.

TABLA 2-6 Valoración práctica de la actividad física

- ¿Cuál es la mayor actividad física que hace durante el día? (Por ejemplo, caminar lo necesario, pasear al perro, subir escaleras, arreglar la casa o el jardín, ejercitarse).
- ¿Qué hace durante su tiempo de descanso y en su día laboral?
- ¿Qué tipos de actividad física disfruta? ¿Con qué frecuencia los lleva a cabo?
- ¿Cuántas horas ve televisión al día? ¿Cuántas horas pasa frente a la computadora o sentado frente al escritorio al día?
- En la actualidad, ¿se ejercita con regularidad?
- Si la respuesta es sí (pregunte lo siguiente):
  - ¿Cuántos días a la semana se ejercita?
  - ¿Cuánto dura su sesión de ejercicio?
  - ¿Qué tipo de actividad hace?
  - ¿Cuál es la intensidad de su ejercicio? Leve, moderada o vigorosa.
- Si la respuesta es no (pregunte lo siguiente):
  - ¿Cómo se siente/hacer alguna actividad física?
  - ¿Cuáles son las barreras que le impiden hacer alguna actividad física (acceso al gimnasio, acceso a un entorno seguro, lesiones o limitaciones físicas)?
  - ¿Cuáles serían los beneficios de la actividad física para usted?
  - Describa sus experiencias previas con el ejercicio.
- ¿Tiene algún sentimiento negativo acerca del ejercicio o ha tenido alguna mala experiencia con él?
- ¿Cuenta con un sistema de apoyo que le motive a ejercitarse o que se ejercite con usted?
- ¿Cuánto tiempo es capaz de comprometerse a ejercitarse?

Actividad física

La valoración del grado actual y previo de actividad física se logra al formular un conjunto de preguntas, como se muestra en la tabla 2-6. Esta preguntas brindan información acerca de qué tan activo es el paciente al llevar a cabo movimientos diarios, el grado de sedentarismo, si hace alguna forma de ejercicio y las barreras percibidas. La información se emplea para formular un plan terapéutico. Como alternativa, la iniciativa *Exercise is Medicine* (El ejercicio es medicina en https://exerciseismedicine.org/) recomienda dos preguntas de "signos vitales" que deberían utilizarse en todos los pacientes que acuden a atención primaria:

1. En promedio, ¿cuántos días por semana lleva a cabo ejercicio moderado a vigoroso (como una caminata enérgica)? __ días.

2. En promedio, ¿cuántos minutos hace ejercicio a este grado? __ minutos.

Minutos totales por semana de actividad física (multiplicar #1 por #2) __ minutos por semana.

En el capítulo 6 hay información más amplia acerca de la actividad física como modalidad de tratamiento.

TABLA 2-7 Valoración práctica del sueño

- ¿Cuál es su hora habitual para irse a dormir?
- ¿Cuál es su hora habitual para despertar por la mañana?
- ¿Se queda dormido en los siguientes 30 minutos de estar en la cama?
- ¿Cuántas veces despierta por la noche?
- ¿Cuál es la razón por la que despierta por la noche?
- ¿Se siente descansado en la mañana?
- ¿Cuántas veces ha utilizado remedios para dormir en el último mes?

Patrones de sueño

Datos recientes demuestran que, en comparación con el sueño normal, una duración breve de sueño (< 6 horas) se relaciona con un incremento significativo de muerte debido a todas las causas,[20] y un incremento absoluto de 37% para diabetes, 17% para hipertensión, 16% para enfermedad cardiovascular, y 38% para obesidad. Aunque los mecanismos son inciertos, la restricción del sueño se relaciona con alteraciones de la regulación del apetito, actividad excesiva del sistema nervioso simpático, sensibilidad a insulina y cambios en los ritmos circadianos.[21] Con base en estos datos, la "salud del sueño" ha surgido como un nuevo concepto que contiene múltiples dominios de características del sueño, los cuales incluyen regularidad, duración, momento, eficiencia y satisfacción.[22] En una muestra nacional aleatoria de 2018, de 1 010 adultos estadounidenses, el sueño ocupó el cuarto lugar entre los cinco elementos principales que eran más importantes para los que respondieron.[23] Los primeros tres fueron la aptitud física/nutrición, el trabajo y los pasatiempos/ intereses. El sueño puede evaluarse al formular las preguntas en la tabla 2-7.

La valoración del sueño en pacientes con obesidad también debe incluir un tamizaje para apnea obstructiva del sueño (explicada en el capítulo 4). Una herramienta simple para esto es el tamizaje *STOP-BANG* (en inglés) listado a continuación. Cualquier paciente con tres de ocho criterios listados a continuación, debe someterse a una evaluación para apnea del sueño. Cualquier paciente con cinco de ocho criterios se considera en alto riesgo de apnea del sueño.

S = *snoring* (roncar; lo suficientemente alto para ser escuchado a través de puertas cerradas).

T = *tiredness* (cansancio; somnolencia diurna patológica que "¿se quedaría dormido como copiloto en un automóvil hasta 1 hora?").

O = *observed* apneas (apneas observadas; el compañero de cama observa el cese de la respiración durante el sueño).

P = *blood* pressure (presión arterial; diagnóstico de hipertensión).

B = BMI (IMC; $\geq 35 \text{ kg/m}^2$).

A = *age* (edad; ≥ 50 años).

N = *neck* circumference (circunferencia del cuello; alto riesgo: ≥ 43 cm para hombres y ≥ 40.6 cm para mujeres).

G = *gender* (género; masculino).

Estrés

El estrés es una experiencia común en la vida diaria moderna. En Gallup 2019 *Global Emotions Report*, la mayoría de los estadounidenses (55%) dijo presentar estrés gran parte del día, y casi la mitad (45%) comentó sentirse muy preocupada.[24] En la encuesta 2019 *Stress in America*,[25] alrededor de 6 de 10 adultos identificaron al trabajo (64%) y al dinero (60%) como fuentes significativas de estrés, haciéndolos los factores estresantes personales mencionados con más frecuencia. El estrés contribuye a la obesidad, en parte, debido a la activación del eje hipotálamo/hipófisis/suprarrenales, que provoca cifras elevadas de cortisol. Es común que los pacientes también informen "ingesta emocional o por estrés" como una respuesta de afrontamiento aprendida.[26] La escala de estrés percibido de 10 elementos (10-item *Perceived Stress Scale*) es uno de los instrumentos mejor validados para detección, pero debido a su duración, la escala abreviada de estrés percibido 4 (*Perceived Stress Scale*-4) es una mejor alternativa para el ámbito clínico[27] (tabla 2-8). La identificación de un alto grado de estrés puede provocar una evaluación más detallada de los trastornos del estado de ánimo o la referencia a un profesional de la salud mental.

Revisión por sistemas

Debido a que la obesidad puede afectar todos los órganos del cuerpo, la sección de revisión por sistemas de la historia clínica debe ser completa. En la tabla 2-9 se

---

TABLA 2-8 Valoración práctica del estrés

ESCALA DE ESTRÉS PERCIBIDO 4

Para cada una de las cuatro preguntas, las calificaciones asignadas se basan desde 0 = nunca, hasta 4 = muy frecuente. Invierta las puntuaciones para las preguntas 2 y 3 de este modo: 0 = 4, 1 = 3, 2 = 2, 3 = 1, 4 = 0.

Ahora agregue las puntuaciones para cada elemento para obtener una calificación total que varíe entre 0 y 16. Puntuaciones mayores indican un mayor estrés percibido.

_____ 1. Durante el último mes, ¿con cuánta frecuencia ha sentido que es incapaz de controlar las cosas importantes en su vida?

_____ 2. Durante el último mes, ¿con cuánta frecuencia se ha sentido confiado en su habilidad para manejar sus problemas personales?

_____ 3. Durante el último mes, ¿con cuánta frecuencia ha sentido que las cosas marchaban como usted quiere?

_____ 4. Durante el último mes, ¿con cuánta frecuencia ha sentido que las dificultades se acumulan tanto que no puede superarlas?

Modificada de Cohen S, Kamarck T, Mermelstein R. A global measure of perceived stress. J Health Soc Behav. *1983;24:385-396.*

muestra una lista de enfermedades o afecciones relacionadas con la obesidad. Con excepción del hipotiroidismo, el síndrome de ovario poliquístico (SOPQ), y el síndrome de Cushing, que pueden considerarse causas secundarias de la obesidad, todas las condiciones listadas en la tabla representan manifestaciones de la carga patológica de la obesidad. La evaluación de muchas de estas afecciones se explicará en el capítulo 4.

TABLA 2-9 Revisión por aparatos y sistemas relacionada con obesidad

Cardiovascular	Respiratorio
Hipertensión	Disnea/desacondicionamiento
Insuficiencia cardiaca congestiva	Apnea obstructiva del sueño
Cor pulmonar	
Venas varicosas	Síndrome de hipoventilación por obesidad, también conocido como síndrome de Pickwick
Embolia pulmonar	Asma
Cardiopatía coronaria Fibrilación auricular	**Gastrointestinal**
Endocrino	Enfermedad por reflujo gastroesofágico
Síndrome metabólico	Hepatopatía grasa no alcohólica
Diabetes tipo 2	Colelitiasis
Dislipidemia	Hernias
Síndrome de ovario poliquístico	Cáncer de colon
Síndrome de Cushing	
Hipogonadismo/disfunción eréctil	
Musculoesquelético	**Genitourinario**
Hiperuricemia y gota	Incontinencia urinaria por esfuerzo
Inmovilidad	Glomerulopatía relacionada con obesidad
Osteoartritis (rodillas y caderas)	Cáncer mamario y uterino
Dolor en la región inferior de la espalda	Complicaciones del embarazo
Síndrome de túnel del carpo	
Psicológico	**Neurológico**
Depresión/autoestima baja	Evento vascular cerebral
Alteración de la imagen corporal	Hipertensión intracraneal idiopática
Estigmatización interna	Meralgia parestésica

TABLA 2-9 Revisión por aparatos y sistemas relacionada con obesidad   (Continuación)

Tegumentario	Demencia
Estrías por distensión	
Pigmentación por estasis en las piernas	
Linfedema	
Celulitis	
Intertrigo, forúnculos	
Acantosis nigricans	
Acrocordones (fibromas)	
Hidradenitis supurativa	

EXPLORACIÓN FÍSICA

El proceso de la exploración física para pacientes con obesidad debe enfocarse en varios aspectos especiales listados en la tabla 2-10.[28]

La mayoría de estos elementos se lleva a cabo de manera rutinaria al hacer una exploración física completa en el adulto, con excepción de medir la circunferencia de la cintura. Además del IMC, que se utiliza para detectar y clasificar la obesidad, el riesgo de sobrepeso y obesidad tiene una relación independiente con el exceso de grasa abdominal (visceral). Los lineamientos actuales recomiendan medir la circunferencia de cintura en pacientes con un IMC de 25 kg/m^2 a $< 35 \text{ kg/m}^2$.[3] Medir la cintura abdominal no es un procedimiento difícil y sólo tarda unos cuantos segundos (fig. 2-6). El umbral para grasa abdominal excesiva se define por clínicamente como una circunferencia de cintura ≥ 102 cm (≥ 40 pulgadas) en hombres, y ≥ 88 cm (≥ 35 pulgadas) en mujeres. De modo similar al IMC, hay diferencias étnicas y raciales para estos umbrales y son menores para poblaciones asiáticas[29] (tabla 2-11). A las personas con circunferencias de cintura que excedan estos límites debe recomendarse que busquen la pérdida ponderal, ya que aumenta categóricamente el riesgo de enfermedad por cada clase de IMC para desarrollar hipertensión, diabetes tipo 2, cardiopatía coronaria, evento vascular cerebral y mortalidad total. Dichos individuos pueden tener síndrome metabólico, un nombre para el grupo de factores de riesgo cardiometabólico (presión arterial, glucosa y lípidos), y aumentan el riesgo para estas afecciones respectivas.

Medición de la presión arterial

Otra característica de la exploración, que es importante considerar para pacientes con obesidad, es utilizar un mango apropiado para tomar la presión arterial y evitar mediciones equivocadas por el mango (*miscuffing*). Un mango que no es del ancho apropiado para la circunferencia del brazo del paciente provocará un error sistemático en la medición de la presión arterial. El error en la medición de la presión arterial es mayor cuando el mango es demasiado pequeño respecto a la circunferencia del brazo del paciente, que cuando es demasiado grande —una situación encontrada con frecuencia en pacientes con obesidad—. Se ha demostrado que el error más frecuente al medir la presión arterial

TABLA 2-10 Exploración física del paciente con obesidad: dominios de especial interés

DOMINIO	QUÉ ESPERAR	QUÉ HACER
Signos vitales	El índice de masa corporal (IMC) requiere una medición precisa del peso y la estatura. Usar un mango inadecuado en circunferencias de brazo grandes provoca lecturas equivocadas de la presión arterial.	Tener básculas con base amplia y límite de peso > 160 kg; use un estadímetro montado a la pared, si es posible. Disponga de mangos para presión arterial grandes.
Cabeza y cuello	Una orofaringe abultada sugiere apnea obstructiva del sueño. Los pacientes pueden tener resistencia a insulina.	Utilice la puntuación de Mallampati de I a IV (fig. 2-4) para describir la faringe. Examine el cuello y axilas en busca de acantosis nigricans (fig. 2-5).
Abdomen	La distribución de grasa en la parte superior del cuerpo significa riesgo incrementado para síndrome metabólico.	Disponga de una cinta métrica de papel o plástico para obtener la circunferencia de cintura (si el IMC está entre 25 y < 35 kg/m²). Explore la piel abdominal.
Cardiovascular	Los pacientes pueden tener edema periférico y estasis venosa de las extremidades inferiores.	Busque edema con fóvea y examine las extremidades inferiores sin calcetines.
Piel	Los pacientes con pliegues cutáneos excesivos son propensos a desarrollar forúnculos, abscesos e infecciones micóticas. La equimosis fácil y las estrías purpúreas > 1 cm pueden significar síndrome de Cushing.	Examine todos los pliegues cutáneos, en particular debajo de las mamas y el panículo abdominal.

Adaptada de Silk AW, McTigue KM. Reexamining the physical examination for obese patients. J Am Med Assoc. *2011;305:193-194.*

es el uso de mango equivocado (*miscuffing*), un mango más pequeño en brazos grandes, y representa 84% de estos errores.[30] El mango ideal debe tener una longitud de mango que sea 80% y un ancho que sea por lo menos 40% la circunferencia del brazo (razón longitud:anchura 2:1). Por tanto, debe elegirse un mango grande para adultos (16 × 36 cm) en pacientes con obesidad leve a moderada (o una circunferencia de brazo de 35.5 a 43 cm), mientras que será necesario un mango estrecho para adulto (16 × 42 cm) para pacientes cuya circunferencia de brazo sea mayor de 43 cm. En pacientes que tienen circunferencias muy grandes con una longitud corta de la región superior del brazo, la presión arterial se mide con un mango colocado en el antebrazo y al escuchar los sonidos en la arteria radial (aunque esto sobreestima la presión arterial sistólica, mientras disminuye la presión diastólica).

Medición de la grasa corporal

Aunque es probable que sea ventajoso medir la masa grasa corporal directamente debido a que la obesidad se define como "una acumulación anormal o excesiva de grasa que

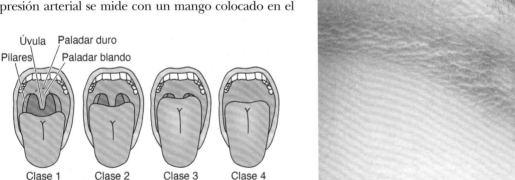

FIGURA 2-4 Sistema de puntuación de Mallampati. La vía aérea se clasifica según las estructuras observadas, como sigue: clase I, paladar blando, fauces, úvula, pilares; clase II, paladar blando, fauces, úvula; clase III, paladar blando, base de la úvula; clase IV, el paladar blando no es visible. (Reimpresa de Dimick JB, Upchurch GB Jr, Sonnenday CJ, Kao LS. *Clinical Scenarios in Surgery.* 2nd ed. Wolters Kluwer; 2018.)

FIGURA 2-5 Acantosis nigricans es una condición cutánea caracterizada por áreas de coloración oscura aterciopelada en los pliegues y arrugas cutáneos que afecta el cuello, axilas, ingles, ombligo, frente y otras áreas. La piel afectada puede estar engrosada. Es común que se relacione con resistencia a insulina. (Reimpresa de Baranoski S, Ayello EA. *Wound Care Essentials.* 5th ed. Wolters Kluwer; 2020.)

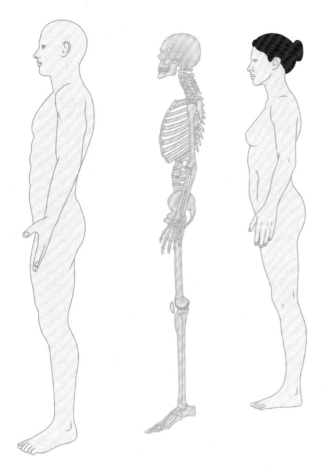

FIGURA 2-6 Medición de la circunferencia de cintura. Para medir la circunferencia de cintura, localice la cadera y la parte superior de la cresta iliaca derecha. Coloque la cinta métrica en un plano horizontal alrededor del abdomen a la altura de la cresta iliaca. Antes de leer la cinta métrica, asegúrese de que la cinta esté ceñida, pero no apriete la piel, y sea paralela al piso. La medición se hace al final de una espiración normal. Adaptada de *NHLBI Obesity Education Initiative Expert Panel on the Identification, Evaluation, and Treatment of Obesity in Adults (US). Clinical Guidelines on the Identification, Evaluation, and Treatment of Overweight and Obesity in Adults: The Evidence Report.* Bethesda, MD: National Heart, Lung, and Blood Institute; 1998.

representa un riesgo para la salud",[2] esto no se lleva a cabo de manera rutinaria en el consultorio debido al costo y la inviabilidad. Los dos métodos más precisos utilizados con frecuencia para propósitos de investigación son la absorciometría de rayos X de energía dual, o DXA, y la pletismografía de desplazamiento de aire utilizando un dispositivo BodPod.[31] El DXA es un estudio no invasivo, solicitado con mayor frecuencia para medir la densidad mineral ósea para valorar osteoporosis. Al utilizar un programa computarizado, DXA también se utiliza para medir la composición corporal, determinando el porcentaje de grasa corporal total, la masa grasa total y la masa libre de grasa. El BodPod emplea densitometría de cuerpo completo para determinar la grasa corporal y la masa libre de grasa. Esta técnica ha reemplazado el método tradicional del pesaje acuático. En contraste con estos métodos, el análisis de impedancia bioeléctrica (BIA, *bioelectrical impedance analysis*) es un dispositivo más económico, portátil y práctico para

TABLA 2-11 Valores étnicos específicos para la circunferencia de cintura (cm)

REGIÓN/GRUPO ÉTNICO	HOMBRES	MUJERES
Norteamericanos	≥ 102 cm	≥ 88 cm
Europeos	≥ 94 cm	≥ 80 cm
Sur de Asia/China	≥ 90 cm	≥ 80 cm
Japón	≥ 85 cm	≥ 90 cm
Étnico de Centroamérica y Sudamérica	Usar las recomendaciones para el Sur de Asia	Usar las recomendaciones para el Sur de Asia
África Subsahariana	Utilizar datos para Europa	Emplear datos para Europa
Este del Mediterráneo y Oriente Medio (poblaciones árabes)	Emplear datos para Europa	Utilizar datos para Europa

Modificada de Alberti KG, Zimmet P, Shaw J. Metabolic syndrome —A new world-wide definition. A Consensus Statement from the International Diabetes Federation. Diabet Med. *2006;23:469-480.*

el consultorio. Sin embargo, es menos preciso que los otros métodos. El BIA utiliza una corriente eléctrica alternante débil que fluye a través del cuerpo y el voltaje se mide para calcular la impedancia (resistencia eléctrica) del cuerpo. Después de ingresar la estatura y peso del paciente, una ecuación de predicción estima el volumen del agua corporal total rica en electrólitos, y así, la grasa corporal y la masa magra. Si se utiliza BIA como parte del proceso de valoración, es importante emplear el protocolo de medición estándar del fabricante, que incluye instrucciones para el paciente, ya que el estado de hidratación, ejercicio, temperatura corporal y horario de comidas influyen en las lecturas de impedancia. Aunque los intervalos de referencia varían según la edad, raza y etnicidad, un intervalo saludable de grasa corporal para hombres se define de manera típica como 8 a 19%, mientras que un intervalo saludable para mujeres está entre 21 y 33%.

VALORACIÓN POR LABORATORIO

La valoración por laboratorio debe basarse en el riesgo del paciente y ser consistente con los lineamientos de tamizaje actuales para otras enfermedades médicas. Estas pruebas representan una medición objetiva que complementa la obtención de la historia clínica y la exploración física.[32] Un perfil de tamizaje razonable (idealmente en ayuno, para la detección de diabetes y tamizaje para triglicéridos) para todos los pacientes consiste en lo siguiente:

- Química sanguínea, la cual incluya glucosa y pruebas de función hepática y renal.
- Pruebas de función tiroidea (TSH).
- Perfil de lípidos.

Los estudios adicionales a obtener si están clínicamente indicados incluyen hemoglobina glucosilada (HbA1c), ácido úrico, biometría hemática completa, índice de inflamación (hs-CRP), y 25-hidroxivitamina D. Los procedimientos de diagnóstico adicionales dependerán de la historia clínica, y comprenden un estudio del sueño para la evaluación de apnea obstructiva del sueño, electrocardiograma o prueba de esfuerzo cardiaco, en busca de enfermedad cardiovascular subyacente, investigaciones endocrinas para el síndrome de Cushing (en presencia de equimosis fácil, estrías púrpuras amplias, debilidad muscular proximal, osteoporosis inesperada, en especial en hombres, acné de inicio reciente y cambios en la apariencia facial), SOPQ o FibroScan para evaluar fibrosis hepática (véase el capítulo 4 para una evaluación adicional de las comorbilidades médicas).

EVALUACIÓN DE LA DISPOSICIÓN DEL PACIENTE PARA CAMBIAR DE CONDUCTA

Después de completar la historia clínica y la exploración física, la siguiente parte esencial de la evaluación inicial es determinar el interés y disposición del paciente para comprometerse al manejo ponderal. Comenzar un cambio cuando el paciente no está listo, con frecuencia provoca frustración y llega a obstaculizar futuros esfuerzos. Los pacientes que están listos y han pensado en los beneficios y dificultades del manejo ponderal tienen mayor probabilidad de tener éxito.

Los lineamientos de práctica de NHLBI para disposición del paciente recomiendan que el PSS evalúe la motivación y apoyo del paciente, eventos vitales estresantes, estado psiquiátrico, disponibilidad de tiempo y limitaciones, así como la pertinencia y expectativas para ayudar a establecer la probabilidad del cambio de estilo de vida.[33] No es suficiente simplemente preguntarle al paciente: "*¿Está listo para perder peso?*" Inquirir en la disposición requiere una valoración más profunda del paciente y su entorno. La disposición se considera como el equilibrio entre dos fuerzas contrarias: motivación, o deseo del paciente de cambiar, y resistencia, o la resistencia del paciente al cambio.[34] Es importante recordar que la mayoría de los pacientes son ambivalentes acerca de cambiar conductas de estilo de vida de larga evolución, temiendo que será difícil, incómodo o con privaciones. Un método útil para comenzar la valoración de la buena disposición es "anclar" el interés y confianza del paciente para cambiar en una escala numérica. Para medir esto, sólo pregúntele: "*En una escala de 0 a 10, donde 0 indica que no es importante y 10 muy importante, ¿cuán significativo es para usted perder peso en este momento?*", y "*También en una escala de 0 a 10, donde 0 es nada confiado y 10 es muy confiado, ¿cuán confiado está de que puede perder peso en este momento?*"[35] Éste es un ejercicio muy útil para iniciar un diálogo como: "*¿Qué falta para aumentar su puntuación de confianza de 4 a 7?*" Esta técnica de anclaje es un elemento clave de la entrevista motivacional.[35]

El modelo transteórico o de etapas de cambio (*Transtheoretical or Stages of Change Model*) propone que en cualquier momento específico, los pacientes están en una de seis etapas discretas de cambio: precontemplación, contemplación, preparación, acción, mantenimiento y recaída.[36] Evaluar en cuál etapa de cambio se encuentra el paciente ayuda a individualizar la asesoría e intensidad de la intervención. Por ejemplo, si el paciente está en la etapa de precontemplación respecto al control de peso (*En verdad no estoy interesado en perder peso en este momento.*), la acción apropiada sería brindar información de los riesgos y beneficios de salud de la pérdida ponderal y motivar a hacer algo cuando esté listo. Una respuesta razonable sería: *¿Le gustaría leer alguna información acerca de los aspectos de salud de la obesidad?* En contraste, si el paciente está en la etapa de contemplación (*Necesito perder peso, pero con todo lo que está pasando en mi vida ahora, no estoy seguro de que pueda*), una acción razonable sería ayudar a resolver la ambivalencia y discutir las barreras. Aquí, el PSS puede responder: *Consideremos los beneficios de la pérdida ponderal, así como lo que usted necesite cambiar.*

Hay factores determinantes conocidos acerca de si un paciente tiene probabilidad de instaurar cambios conductuales. Whitlock y cols.[37] definen ciertos atributos predisponentes al cambio que de manera típica provocan conductas que promueven la pérdida ponderal. Evaluar estas cualidades durante la entrevista del paciente ayuda a determinar un candidato listo para la modificación del estilo de vida. Aunque es poco probable que todos los pacientes presenten las siete cualidades, brindan un punto de referencia útil para la valoración. Estos pacientes:

- Quieren y pretenden encarecidamente cambiar por razones personales claras.
- Enfrentan un mínimo de obstáculos para cambiar.
- Tienen las habilidades y autoconfianza requeridas para hacer un cambio.
- Se sienten positivos del cambio y creen que producirá un beneficio significativo.
- Perciben el cambio como congruente con su autoimagen y normas de su grupo social.
- Reciben motivación y apoyo para cambiar de personas que valoran.

Estas características específicas del paciente se evalúan al asimilar la información recopilada durante el encuentro o preguntando directamente al paciente.

RESUMEN

La obesidad puede ser el problema médico más significativo al que se enfrentarán los proveedores de servicios de salud en las próximas décadas. El clínico debe manejar con agresividad esta enfermedad crónica, al proporcionar tanto atención preventiva como terapéutica. Llevar a cabo una valoración inicial detallada, que incluya una historia clínica, una exploración física y estudios de laboratorio y de diagnóstico enfocados en la obesidad, es fundamental para el proceso de atención.

- Aunque la obesidad se define clínicamente como un IMC $\geq$ 30 kg/m², éste no mide de manera directa la grasa corporal ni evalúa la presencia de complicaciones relacionadas con el peso. Los pacientes no deben tratarse sólo con base en su IMC. En su lugar, deben evaluarse y tratarse según su riesgo global, una valoración que se completa al hacer una historia clínica y exploración física completas.
- Con frecuencia, traer a colación el tema de la obesidad con los pacientes es el primer paso en el proceso de evaluación. A diferencia de otras afecciones crónicas como diabetes, hipertensión o artritis, utilizar la palabra "obesidad" por lo regular tiene connotaciones negativas de apatía, falta de voluntad o pereza. Emplear términos neutrales empáticos como "exceso de peso, peso no saludable, o peso" en la conversación fomenta un diálogo más terapéutico.
- Debido a las múltiples vías fisiopatológicas, la carga de enfermedad de la obesidad llega a afectar cada sistema orgánico. Debe hacerse una *revisión por sistemas* completa en todos los pacientes que se presentan con obesidad para descubrir cualquier síntoma, enfermedad o condición que se relacione con el exceso de adiposidad. Compartir esta información con el paciente es una técnica educativa útil para discutir el vínculo entre peso excesivo y problemas médicos, así como la importancia de comprometerse con el manejo ponderal.
- La exploración física del paciente con obesidad comprende varias características adicionales que son importantes en el diagnóstico y valoración de la carga de enfermedad. Medir el peso, la estatura y circunferencia de cintura (para pacientes con un IMC entre 25 y < 35 kg/m²) es importante para clasificar la enfermedad. El uso de un mango apropiado para presión arterial es necesario para evitar la toma equivocada que produzca una medida equivocada de la presión arterial. La exploración cuidadosa de los pliegues cutáneos es importante para buscar áreas de infección.

¿CUÁNDO REFERIR?

- El paciente requiere una evaluación más profunda de la obesidad y de la carga médica relacionada. Refiera a un especialista en medicina de obesidad.
- El paciente tiene un trastorno de la alimentación o una enfermedad psiquiátrica, y necesita evaluación y tratamiento adicionales. Refiera a un proveedor de servicios de salud mental.
- Después de evaluar y aconsejar acerca de la necesidad de tratamiento, contar con la opción de referir a un profesional intensivo o un programa de manejo ponderal comercial si está indicado.
- El paciente desea educación y asesoría dietética adicional. Refiera a un nutriólogo dietista registrado.

CASOS DE ESTUDIO

Discusión del caso de estudio 1

Utilizando una estrategia centrada en la obesidad, los problemas médicos del paciente con hipertensión, dislipidemia, ERGE y artritis de rodillas pueden considerarse comorbilidades de la obesidad y de la ganancia ponderal. Una comorbilidad adicional diagnosticada por laboratorio es la prediabetes. Junto con una circunferencia de cintura elevada medida en la exploración física, satisface los cinco componentes del síndrome metabólico, lo cual lo coloca en mayor riesgo de desarrollar diabetes tipo 2 y enfermedad cardiovascular. Con base en su peso y estatura, su IMC calculado es 34.4 kg/m², el cual se considera obesidad clase I. Los factores que colaboraron a su ganancia ponderal incluyen la ingesta calórica excesiva, una actividad física disminuida, antecedentes familiares de obesidad y quizás uso a largo plazo de un betabloqueador. El tema de exceso de peso debe abordarse con el paciente, comenzando por pedirle permiso para tener la plática y evaluar su comprensión de la obesidad y su interés por comprometerse con el manejo ponderal. Los pasos siguientes y recomendaciones terapéuticas se basarán en su disposición para cambiar.

CASO DE ESTUDIO 2

Se le pidió a una mujer de 38 años de edad que acudiera a una consulta de seguimiento dedicada a evaluar su obesidad. En la última consulta comentó: *"Estoy harta de ser gorda. Necesito más ayuda. He subido 6.8 kg en el último año y esto debe parar"*. Se le solicitó que completara un cuestionario preconsulta y una historia y gráfica de peso —eventos vitales antes de regresar a la consulta enfocada sólo en su peso—. La historia clínica es relevante para hipotiroidismo y depresión. La paciente está divorciada y se hace cargo de su hija de 17 años de edad. Trabaja de tiempo completo como asistente legal. Sus antecedentes familiares indican que su madre sufre de demencia y tiene un hermano con trastorno bipolar. Sus medicamentos son levotiroxina 75 µg/día y duloxetina 30 mg/día.

A la exploración física, mide 167.6 cm, pesa 90.7 kg, presión arterial 130/86 mm Hg, frecuencia cardiaca 88 lpm, IMC 32.6 kg/m² y circunferencia de cintura 95 cm. El resto de la exploración no presenta datos patológicos. Los estudios de laboratorio señalan glucosa en ayuno 98 mg/dL, colesterol total 200 mg/dL, triglicéridos 150 mg/dL, colesterol LDL 122 mg/dL, colesterol HDL 48 mg/dL y TSH 1.02 mUI/L.

Discusión del caso de estudio 2

Revise el cuestionario completado antes de la consulta y la gráfica de peso corporal-eventos vitales para guiar la historia del peso.

Cuestionario preconsulta para manejo ponderal

1. ¿Cuál ha sido su menor peso como adulto (a partir de los 21 años de edad)? <u>59 kg.</u>

2. ¿Cuál ha sido su mayor peso como adulto, sin incluir el embarazo (a partir de los 21 años de edad? <u>90.7 kg.</u>

3. ¿A qué edades ha tenido sobrepeso? *(Marque todos los que sean aplicables.)*

    ☐ Infancia (menos de 12 años de edad).   ☐ Adultez media (40 a 65 años de edad).

    ☐ Adolescencia (12 a 18 años de edad).   ☐ Adultez tardía (a partir de los 65 años de edad).

    ☑ Adultez temprana (18 a 40 años de edad).

4. ¿Cuál fue la causa de que aumentara de peso? *(Marque todos los que sean aplicables.)*

    ☐ Genética.   ☐ Menopausia.

    ☑ Dieta no saludable.   ☐ Dejar de fumar.

    ☑ Actividad física insuficiente.   ☐ Medicamentos.

    ☑ Embarazo.   ☑ Depresión/duelo/estrés.

    ☐ Problemas médicos.   ☐ No lo sé.

5. ¿Qué le preocupa de su exceso de peso?

    <u>No me gusta cómo se ve mi cuerpo. Estoy enojada conmigo misma por no poder ser capaz de</u>
    <u>mantenerme delgada.</u>

6. ¿Qué métodos ha intentado para perder peso? *(Marque todos los que sean aplicables.)*

    ☐ Nada.   ☑ Programas dietéticos comerciales.

    ☑ Registrar los alimentos que como.   ☐ Consulta continua con un dietista registrado.

    ☐ Contar calorías.   ☐ Medicamento para perder peso.

    ☑ Ejercicio.   ☐ Cirugía para perder peso (bariátrica).

    ☑ Planes alimenticios específicos
       (Atkins/ceto, South Beach, Zone, etcétera).

7. ¿Cuál es la mayor cantidad de peso que ha perdido, y qué estrategias usó para lograr su meta?

    <u>Perdí 13.6 kg con *Weight Watchers.*</u>

8. ¿Cuáles son las barreras que le impiden perder peso o mantener el peso perdido?

    <u>Tratar de lidiar entre cuidar a mi madre con demencia, trabajar a tiempo completo y educar a mi hija.</u>
    <u>Estoy estresada y acudo a la comida para sentirme mejor.</u>

9. Por favor, liste lo que come y bebe típicamente en las comidas y entre comidas. Sea tan detallado como pueda (tamaño de la porción, método de preparación, etcétera).

Comida	Alimentos y bebidas que ingiere de manera habitual
Desayuno	Omitido
Refrigerio	Dona y café en la oficina (cafetería)
Comida	Emparedado de pavo con papitas y refresco de dieta
Refrigerio	Unas cuantas galletas o dulces
Cena	Espagueti con salsa de tomate, o comida para llevar
Refrigerio	Helado

10. Por lo general, ¿planea sus comidas y colaciones? *Marque* **SÍ** *o* ✓ **NO.**

11. Por favor, marque el recuadro de la frecuencia con la que come o bebe lo siguiente.

	Nunca	Una vez por semana	Varias veces por semana	Diario
Comida rápida			✓	
Frutas y verduras		✓		
Cualquier bebida azucarada (refresco, jugo, té endulzado, bebidas deportivas).				✓

12. ¿Cómo podemos ayudarle a manejar su peso y hábitos alimenticios? *(Marque todos los que sean aplicables.)*

☑ Educación de dieta y nutrición. ☑ Educación de ingesta inducida por estrés.

☐ Educación de control de porciones. ☐ Educación de comilonas.

☐ Educación de planeación de comidas. ☐ Educación de preparación de alimentos.

¿Cuántas horas pasa sentado al día? 6

13. ¿Lleva un registro de su actividad o su total de calorías quemadas en un dispositivo? *Marque* **SÍ** *o* ✓ **NO.**

En caso de ser **SÍ**, ¿cuál es su grado de actividad diaria habitual (pasos, minutos, distancia)?

_____

14. ¿Cuántos minutos por semana hace actividad física (como caminata enérgica)?
    70.

15. ¿Se ejercita (nadar, andar en bicicleta, correr o usar una máquina de cardio)? *Marque* **SÍ** *o* ✓ **NO.**

SÍ, ¿qué hace y con qué frecuencia?

_____

_____

16. ¿Hace entrenamiento de fuerza? *Marque* **SÍ** *o* ✓ **NO.**

SÍ, ¿cuántas veces por semana? _____

17. ¿Qué barreras le impiden aumentar su actividad física? *(Marque todos los que sean aplicables.)*

☑ Tiempo limitado. ☐ Acceso a equipo o entorno seguro.

☑ No lo disfruto. ☐ Falta de apoyo de iguales o familia.

☐ Limitaciones físicas. ☐ No lo sé.

18. ¿Le interesa alguna de las siguientes opciones de asistencia? *(Marque todos los que sean aplicables.)*

☐ Folletos/libros de pérdida ponderal. ☑ Consulta con un psicólogo clínico.

☐ Sitios en Internet de pérdida ponderal. ☑ Medicamento para perder peso.

☐ Programa de pérdida ponderal comercial. ☐ Cirugía bariátrica.

☐ Consulta con un dietista registrado. ☐ No estoy listo para hacerlo en esta ocasión.

19. En caso de interesarse en la asistencia, ¿cuál método de apoyo prefiere? *(Marque todos los que sean aplicables.)*

☑ Consulta presencial. ☐ Clases presenciales.

☐ Consulta telefónica. ☐ Seminarios en línea.

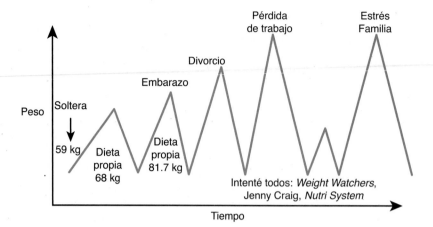

Usted nota que ella está experimentando un patrón de ciclado de peso progresivo debido a varios eventos vitales, como embarazo, divorcio, pérdida laboral y, en fecha más reciente, estrés por su familia. También ha participado en múltiples programas de manejo ponderal comerciales, perdiendo hasta 13.6 kg después de *Weight Watchers*. Su peso actual de 90.7 kg es su peso corporal máximo. Atribuye su ganancia ponderal a una dieta no saludable, actividad física limitada y estrés. Este último factor, junto con su tiempo limitado, es un problema importante. Su dieta actual se caracteriza como no estructurada, no planeada y densa en calorías. Tiene una ingesta limitada de frutas y verduras. Hace poca actividad física y es sedentaria durante 6 horas/día. Considera que una visita a un dietista registrado y un psicólogo clínico podría ser benéfica y tiene preguntas acerca del uso de medicamentos antiobesidad. Usted la clasifica con obesidad leve clase I, con distribución superior de la grasa corporal con base en su circunferencia de cintura aumentada. Ella está lista para comprometerse con el manejo ponderal y busca asistencia adicional.

Toda esta información se obtuvo y revisó durante los primeros 10 minutos de la consulta. El resto del tiempo se puede utilizar para brindar asesoría motivadora, como: "*Gracias por ser tan abierta acerca de su historia de peso. Le aseguro que los problemas con los que está lidiando son frecuentes y puedo ver por qué le ha costado mantener un peso saludable. Referirla a un dietista y un psicólogo clínico para indicar una alimentación saludable, planear y preparar los alimentos con rapidez y tratar la ingesta por estrés es bastante lógico. Puedo referirla con mis colegas*". También sería benéfico pedir a la paciente que comience a registrar su dieta para autosupervisión, involucrarse en la toma de decisiones compartidas de sus ideas de refrigerios más saludables y opciones de comidas, y sugerir un objetivo calórico de 1 200 a 1 500 kcal/día como anticipación antes de ver al dietista. También sugiérale que se levante cada hora durante el trabajo para reducir el tiempo de sedentarismo y aumentar su tiempo diario de caminata. Por último, revise las indicaciones y beneficios de utilizar medicamentos antiobesidad y evaluar su interés (la farmacoterapia para obesidad se revisa en el capítulo 8).

PREGUNTAS DE EXAMEN

1. Una mujer de 36 años de edad acude a consulta como nueva paciente. Está preocupada por aumentar 15 lb (6.8 kg) en los últimos 10 años. Con la historia, se entera de que ha tenido varios eventos vitales importantes durante este periodo, que incluyen matrimonio, dos embarazos, mudanza a los suburbios y comenzó con paroxetina para la depresión. También indica que su madre y hermana tienen obesidad. A la exploración, su índice de masa corporal es 31 kg/m². El resto de la exploración no tiene datos patológicos. ¿Cuál es el mejor paso a seguir?

   A. Educarla acerca de los riesgos de salud de la ganancia ponderal y de la obesidad.
   B. Recomendarle suspender el medicamento antidepresivo, ya que es probable que le provoque la ganancia ponderal.
   C. Inquirir acerca del peso de sus dos hijos, ya que la obesidad tiene una contribución genética.
   D. Preguntarle qué piensa que pudo haber contribuido a su ganancia ponderal.
   E. Proporcionar asesoría dietética y de actividad física.

   Respuesta: D. *Aunque las respuestas A y D son razonables, es más importante evaluar primero las percepciones y comprensión de la paciente de su ganancia ponderal. La respuesta E no sería apropiada en este momento, ya que primero debería obtenerse una historia de la dieta y actividad física.*

2. Durante la exploración física de un hombre de 48 años de edad con obesidad clase II (índice de masa corporal 36.5 kg/m²) y distribución superior de la grasa corporal (circunferencia de cintura 106.7 cm), se obtiene una medición de presión arterial de 146/94 mm Hg en el brazo derecho utilizando un mango de tamaño adulto. Ha estado sentado durante 5 minutos y ambos pies descansan sobre el suelo. Él no tiene antecedentes de hipertensión. ¿Qué puede estimar respecto a su presión arterial y cuál es el paso apropiado a seguir?

   A. Es precisa, pero debe repetirse en el brazo derecho.

   B. Resultado bastante equivocado, y debe repetirse con un mango adulto grande.

   C. Resultado bastante equivocado, y debe repetirse a la altura de la muñeca.

   D. Imprecisa y necesita repetirse después de otros 5 minutos de reposo.

   E. Precisa y debe agregarse un nuevo diagnóstico de hipertensión a la lista de problemas.

   Respuesta: B. *Un mango que no tiene la anchura apropiada para la circunferencia del brazo del paciente puede causar un error sistemático en la medición de la presión arterial. En inglés, esto se denomina miscuffing. Debe elegirse un mango adulto grande (16 × 36 cm) para pacientes con obesidad leve a moderada (o una circunferencia de brazo de 35.6 a 43 cm).*

REFERENCIAS

1. Hales CM, Fryar CD, Carroll MD, *et al*. Trends in obesity and severe obesity prevalence in US youth and adults by sex and age. 2007-2008 to 2015-2016. *J Am Med Assoc*. 2018;319(16):1723-1725.

2. World Health Organization. *Obesity*. https://www.who.int/topics/obesity/en/

3. Jensen MD, Ryan DH, Apovian CM, *et al*. 2013 AHA/ACC/TOS guidelines for the management of overweight and obesity is adults: a report of the American College of Cardiology/American Heart Association Task Force on practice guidelines and the Obesity Society. *Circulation*. 2014;129(25 suppl 2):S102-S138.

4. Mayer VA. Screening for and management of obesity in adults: U.S. Preventive Services Task Force recommendation statement. *Ann Intern Med*. 2012;157:373-378.

5. Di Angelantonio E, Bhupathiraju SN, Wormser D, *et al*.; The Global Mortality Collaboration. Body-mass index and all-cause mortality: individual-participant-data meta-analysis of 239 prospective studies in four continents. *Lancet*. 2016;388:776-786.

6. Ross R, Neeland IJ, Yamashita S, *et al*. Waist circumference as a vital sign in clinical practice: a consensus statement from the IAS and ICCR working group on visceral obesity. *Nat Rev Endocrinol*. 2020;16(3):177-189.

7. WHO Expert Consultation. Appropriate body-mass index for Asian populations and its implications for policy and intervention strategies. *Lancet*. 2004;363(9403):157-163.

8. Garvey WT, Mechanick JI, Brett EM, *et al*. American Association of Clinical Endocrinologists and American College of Endocrinology comprehensive clinical practice guidelines for medical care of patients with obesity. *Endocr Pract*. 2016;22(7):842-884.

9. Kaplan LM, Golden A, Jinnett K, *et al*. Perceptions of barriers to effective obesity care: results from the national ACTION study. *Obesity*. 2018;26:61-69.

10. Post RE, Mainous AG, Gregorie SH, *et al*. The influence of physician acknowledgement of patients' weight status on patient perceptions of overweight and obesity in the United States. *Arch Intern Med* 2011;171:316-321.

11. Pool AC, Kraschnewski JL, Cover LA, *et al*. The impact of physician weight discussion on weight loss in US adults. *Obes Res Clin Pract*. 2014;8:e131-e139.

12. *Talking about weight with your patients*. Americal Medical Association. Accessed February 28, 2020. https://northwestern.cloud-cme.com/assets/northwestern/pdf/Obesity%202018%20talking-about-weight-kushner.pdf

13. Kuh D, Ben-Shlomo Y, LynchJ, Hallqvist J, Power C. Life course epidemiology. *J Epidemiol Community Health*. 2003;57(10):778-783.

14. Institute of Medicine (US) Committee on Quality of Health Care in America. *Crossing the quality chasm: a new health system for the 21st century*. National Academies Press (US); 2001.

15. Kushner RF, Batsis JA, Butsch WS, *et al*. Weight history in clinical practice: the state of the science and future directions. *Obesity* 2020;28:9-17.

16. Kushner RF, Ryan DH. Assessment and lifestyle management of patients with obesity. Clinical recommendations from systematic reviews. *J Am Med Assoc*. 2014;312(9):943-952.

17. Apovian CM, Aronne LJ, Bessesen DH, *et al*. Pharmacological management of obesity: an endocrine Society clinical practice guideline. *J Clin Endocrinol Metab*. 2015;100(2):342-362.

18. *Diagnostic and Statistical Manual of Mental Disorders, Fifth Education*, American Psychiatric Association; 2013.

19. Brownley KA, Berkman ND, Peat CM, *et al*. Binge-eating disorder in adults: a systematic review and meta-analysis. *Ann Intern Med*. 2016;165:409-420.

20. Itani O, Jike M, Watanabe N, Kaneita Y. Short sleep duration and health outcome: a systematic review, meta-analysis, and meta-regression. *Sleep Med* 2017;32:246-256.

21. Reutrakul S, Van Cauter E. Sleep influences on obesity, insulin resistance, and risk of type 2 diabetes. *Metabolism*. 2018;84:56-66.

22. Hale L, Troxel W, Buysse DJ. Sleep health: an opportunity for public health to address health equity. *Annu Rev Public Health*. 2020;41:81-99.

23. *2018 Sleep in America Poll*. National Sleep Foundation. Accessed January 19, 2020. https://www.sleepfoundation.org/press-release/national-sleep-foundations-2018-sleep-americar-poll-shows-americans-failing

24. *Gallop poll stress*. Accessed March 4, 2020. https://news.gallup.com/poll/249098/americans-stress-worry-anger-intensified-2018.aspx

25. American Psychological Association. *Stress in America: Stress and Current Events.* Stress in America™ Survey; 2019. Accessed January 19, 2020. https://www.apa.org/news/press/releases/stress/2019/stress-america-2019.pdf

26. McEwen BS, Wingfield JC. The concept of allostasis in biology and biomedicine. *Horm Behav.* 2003;43:2-15.

27. Cohen S, Kamarck T, Mermelstein R. A global measure of perceived stress. *J Health Soc Behav.* 1983;24:385-396.

28. Silk AW, McTigue KM. Reexamining the physical examination for obese patients. *J Am Med Assoc.* 2011;305:193-194.

29. Alberti KG, Zimmet P, Shaw J. Metabolic syndrome – A new world-wide definition. A Consensus statement from the international diabetes federation. *Diabet Med.* 2006;23:469-480.

30. Pickering TG, Hall JE, Apple LJ, *et al.* Recommendations for blood pressure measurement in humans and experimental animals. Part 1: blood pressure measurement in humans. A statement for professionals from the subcommittee of professional and public education of the American Heart association council on high blood pressure research. *Circulation.* 2005;111(5):697-716.

31. Lemos T, Gallagher D. Current body composition measurement techniques. *Curr Opin Endocrinol Diabetes Obes.* 2017;24(5):310-314.

32. Schutz DD, Busetto L, Dicker D, *et al.* European practical and patient-centred guidelines for adult obesity management in primary care. *Obes Facts.* 2019;12:40-66.

33. National Heart, Lung, and Blood Institute (NHLBI), North American Association for the Study of Obesity (NAASO). *Practical Guide to on the Identification, Evaluation, and Treatment of Overweight and Obesity in Adults.* National Institutes of Health; 2000. NIH Publication number 00-4084.

34. Katz DL. Behavior modification in primary care: the pressure system model. *Prev Med.* 2001;32:66-72.

35. Britt E, Hudson SM, Blampied NM. Motivational interviewing in health settings: a review. *Patient Educ Couns.* 2004;53:147-155.

36. Prochaska JO, Velicer WF. The transtheoretical model of health behavior change. *Am J Health Promot.* 1997;12(1):38-48.

37. Whitlock EP, Orleans CT, Pender N, Allan J. Evaluating primary care behavioral counseling intervention: an evidence-based approach. *Am J Prev Med.* 2002;22(4):267-284.

VALORACIÓN Y ESTADIFICACIÓN: IDENTIFICACIÓN Y EVALUACIÓN DEL PACIENTE DE ALTO RIESGO

W. Timothy Garvey

CASO DE ESTUDIO

Una mujer de 55 años de edad hace cita después de enterarse de que su glucosa en ayuno estaba elevada en una prueba de detección laboral. En fecha reciente notó mayor dificultad para respirar al hacer ejercicio, letargo diurno y dolor en la región baja de la espalda. Los antecedentes personales indican hipertensión, hipercolesterolemia, depresión y obesidad. Sus medicamentos incluyen enalapril 20 mg/día, atenolol 100 mg/día, atorvastatina 40 mg/día y paroxetina 40 mg/día.

Es soltera, vive sola y le gusta trabajar como asistente jurídica, pero es cautelosa en el ámbito social debido a su peso. En el bachillerato pesaba 47.6 kg. Perdió a su prometido en un accidente de automóvil cuando tenía 26 años de edad, dejó de ejercitarse, comenzó a comer de más y a mostrar signos de depresión. Su peso aumentó de modo progresivo hasta que buscó ayuda con el programa *Weight Watchers* a los 50 años de edad, y perdió 4.5 kg. Sin embargo, recuperó el peso debido a su incapacidad para cambiar su estilo de vida. Considera que la paroxetina le ayuda con su depresión, pero aún no confía en su habilidad para perder peso al cambiar de estilo de vida. En particular, le da hambre por la noche y toma refrigerios en exceso mientras ve televisión. Su alimentación habitual es comida rápida y pasa por algo para cenar camino a casa. No hace ejercicio regular, pero sí disfruta pasear a su perro.

A la exploración, su peso = 103.4 kg, estatura = 162.5 cm, índice de masa corporal (IMC) = 39.1 kg/m^2, circunferencia de cintura = 96.5 cm, presión arterial (PA) = 144/91 mm Hg, frecuencia cardiaca (FC) = 88 lpm. El resto de la exploración no muestra datos patológicos. Las pruebas de laboratorio presentan glucosa en ayuno = 118 mg/dL, HbA1c = 6.2%; lípidos (mg/dL): colesterol total = 189, colesterol de lipoproteína de baja densidad (LDL-c, *low-density lipoprotein cholesterol*) = 105, colesterol de lipoproteína de alta densidad (HDL-c, *high-density lipoprotein cholesterol*) = 42, triglicéridos 194; alanina aminotransferasa (ALT) = 95 U/L, aspartato aminotransferasa (AST) = 34 U/L; la biometría hemática completa (BHC), creatinina y electrocardiograma (ECG) son normales. La polisomnografía para evaluar el letargo diurno muestra un índice apnea-hipopnea (AHI, *apnea-hypopnea index*) de 25.

IMPORTANCIA CLÍNICA

La atención óptima para obesidad requiere planes de valoración y tratamiento individualizados, un equipo multidisciplinario, recursos para terapia de estilo de vida, acceso a medicamentos y procedimientos quirúrgicos, y manejo a largo plazo. Sin embargo, el impacto del exceso de adiposidad en la salud varía en gran medida, y no todos los pacientes requieren intervenciones intensivas. Al igual que otras enfermedades crónicas, las complicaciones de la obesidad son responsables de alterar la salud y calidad de vida. La presencia y gravedad de las complicaciones varían en gran medida entre pacientes, y esto requiere una evaluación de las complicaciones como una guía para desarrollar planes de manejo y objetivos terapéuticos.[1,2] La evaluación del riesgo y la estadificación de la enfermedad permiten al clínico ajustar la agresividad de las intervenciones según la intensidad de la enfermedad, por lo que hay que utilizar tratamientos más agresivos en aquellos con mayor riesgo, de manera que se optimice la eficacia, seguridad, los beneficios de salud y el costo-efectividad.

Un aspecto adicional subraya la necesidad de individualizar el plan terapéutico en lugar de utilizar una estrategia "unitalla" para todos. La terapia óptima implica un cambio de conducta respecto a la ingesta calórica y la actividad física. Por tanto, un plan terapéutico personalizado considera la capacidad de apego de cada paciente a una intervención de estilo de vida con base en las preferencias personales y culturales, así como los factores psicológicos, sociales y ambientales. Las intervenciones que no toman en cuenta estos factores tienen probabilidad de producir un resultado más deficiente. En concordancia, la evaluación diagnóstica de la obesidad debe brindar datos clínicos para manejar los factores psicosociales, conductuales y ambientales, además de la presencia de complicaciones y su impacto en la calidad de vida. El diagnóstico de sobrepeso y obesidad, así como la estratificación del riesgo y la determinación de cuáles estrategias terapéuticas son apropiadas, se han basado históricamente en los lineamientos de la *American Heart Association* (AHA) y de la Organización Mundial de la Salud (OMS), que emplean de modo exclusivo el IMC y la circunferencia de la cintura. El uso de nuevos sistemas de estadificación clínica que consideran otras características además de sólo el IMC proporciona la oportunidad para que los profesionales de servicios de salud (PSS) prioricen y ajusten los tratamientos para cada individuo con obesidad, dependiendo de la gravedad y complicaciones de su enfermedad.

COMPONENTES CLAVE DE LA EVALUACIÓN DEL PACIENTE Y VISIÓN GENERAL

La figura 3-1 ilustra los hallazgos clínicos y consideraciones necesarias para reconocer pacientes de alto riesgo con obesidad. Estas valoraciones evalúan el impacto de la enfermedad en la salud, e identifican factores que colocan a los pacientes en riesgo de una evolución clínica deficiente. De importancia crítica son los hallazgos pertinentes al riesgo, presencia y gravedad de las complicaciones relacionadas con obesidad, ya que éstas confieren morbimortalidad e indican que la obesidad tiene un impacto adverso sobre la salud.

La obesidad es una enfermedad crónica con oportunidades para prevención primaria, secundaria y terciaria. La prevención primaria evita el desarrollo de la obesidad en primer lugar, e implica educación en salud y cambios del ambiente construido. Con el desarrollo de un exceso de adiposidad, pero previo a la aparición de complicaciones, los médicos están en modo terapéutico de prevención secundaria con el objetivo de prevenir una mayor ganancia ponderal y el surgimiento de complicaciones. Una vez presentes los problemas

de la obesidad, significa que el grado de adiposidad, sin importar el IMC, es suficiente para alterar la salud del paciente. Así, los PSS están en modo de prevención terciaria cuando la terapia de pérdida ponderal debe ser suficiente para prevenir un deterioro patológico más extenso y tratar las complicaciones. Por esta razón se hace énfasis en las complicaciones que pueden prevenirse o aminorarse con la pérdida ponderal. Dado que el propósito del tratamiento es mejorar la salud y calidad de vida del paciente, el objetivo de la terapia de pérdida ponderal es lograr una pérdida ponderal suficiente para producir mejorías clínicamente significativas de las complicaciones o reducir el riesgo de complicaciones. Hay varias estrategias directas y útiles para estadificar la gravedad de la obesidad con base en la presencia y gravedad de las complicaciones explicadas a continuación.[1,3] En su mayoría, estas estrategias utilizan criterios clínicos objetivos para el diagnóstico de complicaciones y la valoración de la intensidad de las complicaciones.

Además de la valoración clínica objetiva de las complicaciones de la obesidad, es importante evaluar el grado de formación de síntomas y la alteración funcional respecto a las complicaciones, así como el grado al cual estos síntomas empeoran la calidad de vida. Los pacientes con osteoartritis degenerativa que tienen cambios similares en las radiografías de rodilla presentan diferencias marcadas en la gravedad de los síntomas como consecuencia de esta complicación. Por ello, es importante evaluar la gravedad subjetiva de los síntomas y el grado de impacto de éstos en la función y la calidad de vida. Estas consideraciones son análogas a los desenlaces informados por los pacientes e indican la gravedad de la complicación según la experiencia del paciente.

Por último, los PSS deben evaluar los factores agravantes que colocan al paciente en riesgo de una mala evolución. Éstos pueden incluir medicamentos prescritos para varios propósitos que promueven la ganancia ponderal, así como la "superposición psicológica" que incluye la estigmatización, la baja autoestima, depresión o trastorno por atracones, que pueden predominar como causas de una calidad de vida reducida. En muchos pacientes, estos factores deben incorporarse a una estrategia terapéutica personalizada o manejarse de modo específico para que la intervención de pérdida ponderal sea exitosa. Los factores determinantes sociales y ambientales de la obesidad también son obstáculos para el tratamiento efectivo y deben atenderse en un plan de atención individualizada. Es importante considerar factores como las preferencias personales y culturales respecto a alimentos y actividad

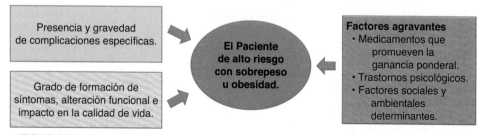

FIGURA 3-1 Identificación del paciente de alto riesgo con sobrepeso u obesidad.

física, el ambiente construido con acceso a alimentos no procesados o instalaciones para ejercicio, sistemas de apoyo y conocimientos de salud para desarrollar prescripciones efectivas del estilo de vida.

Estos aspectos de la evaluación del paciente se describirán con mayor detalle; sin embargo, sobresalen dos puntos. Primero, aunque estas evaluaciones son necesarias para identificar pacientes de alto riesgo, es importante comprender que esto es parte de la valoración clínica de todos los pacientes al tratar la obesidad como enfermedad. Debe examinarse a todos los pacientes en busca de complicaciones, el impacto de éstas en el estilo de vida y factores agravantes al diseñar planes terapéuticos personalizados y efectivos. Segundo, es claro que esto no conlleva un esfuerzo extraordinario por parte de los PSS, además de hacer una evaluación estándar consistente en una historia enfocada en la obesidad, revisión por sistemas (RPS), exploración física y estudios de laboratorio apropiados. Al igual que la diabetes, la obesidad es una enfermedad metabólica que afecta de modo sistemático múltiples sistemas orgánicos e implica cambios conductuales y del estilo de vida como componentes de la terapia. La evaluación debe considerarse el estándar de atención para el manejo médico de la obesidad. La evaluación es necesaria para estadificar a todos los pacientes a través del espectro completo del riesgo y gravedad de la enfermedad, y proporciona la base para la selección racional de la modalidad e intensidad terapéuticas, así como para establecer objetivos y desenlaces terapéuticos deseados.

EVALUACIÓN DIAGNÓSTICA DE OBESIDAD

Componentes antropométricos y clínicos del diagnóstico

La evaluación inicial de los pacientes con obesidad se explicó en el capítulo 2. Los componentes clave de la valoración se revisan aquí con un enfoque en la estadificación de la gravedad de la obesidad y la administración de cuidados individualizados.

Componente antropométrico

La identificación del paciente de alto riesgo con obesidad comienza con la evaluación diagnóstica, que tiene componentes antropométricos y clínicos,[4] como se muestra en la figura 3-2. El componente antropométrico se satisface en gran medida por el IMC, como se indica en los lineamientos de la AHA. El componente antropométrico del diagnóstico de "obesidad" es aplicable a adultos con IMC ≥ 30 kg/m² y "sobrepeso" con IMC de 25 a 29.9 kg/m², mientras que los datos epidemiológicos justifican los puntos de corte mínimos del IMC de 23 a 24.9 kg/m² como sobrepeso e IMC ≥ 25 kg/m² como definición de obesidad en numerosas poblaciones del sur de Asia.[5] La medición de la circunferencia de la cintura brinda información adicional respecto a la distribución de grasa y el riesgo de enfermedad cardiometabólica, así como una medida simple para vigilar el progreso de pérdida ponderal que debe compartirse con los pacientes.

Las limitaciones del IMC como una medida de la grasa corporal se describieron en el capítulo 2. Otras tecnologías que pueden utilizarse para medir de modo práctico la masa de tejido adiposo y el porcentaje de grasa corporal incluyen la pletismografía de impedancia bioeléctrica, la pletismografía de desplazamiento de aire y la absorciometría de rayos X de energía dual (DEXA), aunque por lo general no se utilizan en la atención primaria. Se han propuesto puntos de corte de grasa corporal para obesidad como 25 y 35% para hombres y mujeres, respectivamente.[6] En la mayoría de los pacientes será suficiente un IMC elevado con confirmación clínica de adiposidad excesiva.

Componente clínico

Mientras que el uso de categorías del IMC para estadificar pacientes con sobrepeso y obesidad ha sido útil, una desventaja importante de enfocarse exclusivamente en el IMC y la circunferencia de la cintura es que estas medidas no brindan información suficiente acerca del impacto de la adiposidad excesiva en la salud del paciente. Al igual que para cualquier enfermedad crónica, las complicaciones confieren morbimortalidad y tienen efectos adversos para la salud. Por esta razón, la evaluación diagnóstica de

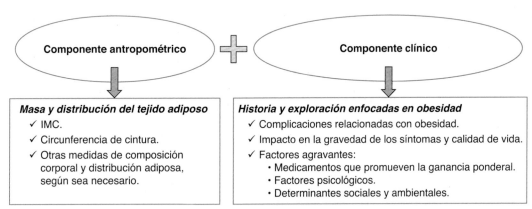

FIGURA 3-2 La evaluación diagnóstica de pacientes con obesidad tiene tanto componentes antropométricos como clínicos. IMC, índice de masa corporal.

la obesidad se extiende más allá de la medición antropométrica del IMC para incluir un componente clínico. El componente clínico del diagnóstico implica una historia clínica y exploración física completas que evalúen el riesgo, la presencia y gravedad de las complicaciones, y establezcan el grado al cual un incremento de la masa adiposa afecta la salud del paciente. El desarrollo de complicaciones relacionadas con el peso varía en gran medida entre pacientes en cualquier IMC dado.[1] Mientras que, por lo general, la probabilidad de complicaciones aumenta en función de la obesidad progresiva, puede haber poca correlación entre IMC y complicaciones. Los pacientes con obesidad no necesariamente tienen complicaciones relacionadas con el peso, y pueden estar libres de riesgo incrementado para cierta morbimortalidad relacionada con la enfermedad. Por otra parte, los pacientes con grados comparables de tejido adiposo excesivo llegan a desarrollar múltiples complicaciones cardiometabólicas y biomecánicas de una manera independiente del IMC incrementado. Así, la evaluación clínica puede ser la base para identificar al paciente de alto riesgo y estadificar la enfermedad. Dado que la pérdida ponderal disminuirá o evitará complicaciones relacionadas con el peso, el componente clínico del diagnóstico también ayuda a guiar la intensidad y modalidad del tratamiento, además de ayudar a informar los objetivos de la terapia.

Enfermedad crónica basada en adiposidad

El diagnóstico de obesidad basado sólo en el IMC ha provocado confusión entre el público lego y los profesionales de servicios de salud respecto a la importancia de la obesidad y la apreciación de ésta como una enfermedad crónica.[4] Esto se debe, principalmente, a que el IMC aporta poca información acerca de las complicaciones relacionadas con la adiposidad excesiva que tiene efectos adversos en la salud. Inclusive, el término obesidad conlleva un estigma que llega a generar percepciones negativas en el carácter personal de los pacientes, ocasionando culpa, depresión y remordimiento. El sesgo e incertidumbre respecto a las implicaciones de salud ayudan a perpetuar factores que limitan el acceso de los pacientes a la terapia efectiva. La enfermedad crónica basada en adiposidad (ABCD, a*diposity*-b*ased* c*hronic* d*isease*) se ha propuesto como un término diagnóstico que conceptualiza a la obesidad como una enfermedad crónica relacionada con complicaciones, considera la base fisiopatológica de la enfermedad y evita los estigmas, ambigüedad, uso diferencial y múltiples significados del término obesidad.[7,8] Este término alude a lo que estamos tratando y por qué lo estamos haciendo. Como se ilustra en la figura 3-3, la frase "basada en adiposidad" se utiliza porque la enfermedad se debe principalmente a anomalías en la masa, distribución o función del tejido adiposo. La frase "enfermedad crónica" es pertinente debido a que la enfermedad es duradera, relacionada con complicaciones que confieren morbimortalidad y tiene una historia natural que ofrece oportunidades para prevención primaria, secundaria y terciaria. Las anomalías en la masa de tejido adiposo predisponen a complicaciones biomecánicas y defectos de la función y distribución del tejido adiposo que provocan complicaciones por enfermedad cardiometabólica, así como otros problemas de salud. El nuevo término diagnóstico proporciona una base conceptual que puede ayudar a informar y estructurar la evaluación y diagnóstico de pacientes con obesidad, así como identificar pacientes de alto riesgo que sufren complicaciones de la enfermedad. El término ABCD subraya el principio de que la evaluación diagnóstica de la obesidad como enfermedad requerirá tanto un componente antropométrico como uno clínico. Por último, la ABCD es un nuevo sistema de clasificación y código que se ha propuesto como alternativa al paradigma actual de la Clasificación Internacional de Enfermedades (CIE), que proporciona implicaciones racionales para el diagnóstico, estadificación de la enfermedad, tratamiento y cobro por servicios médicos.[9]

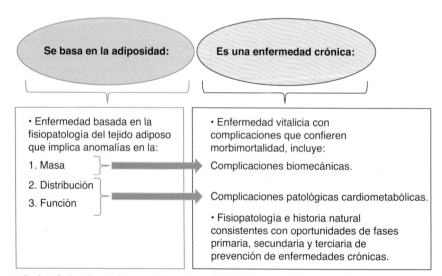

FIGURA 3-3 Enfermedad crónica basada en adiposidad (ABCD). La ABCD como término diagnóstico para obesidad significa: 1) "qué tratamos", que se relaciona con anomalías de la masa, distribución o función del tejido adiposo, y 2) "por qué la tratamos", como una enfermedad crónica; prevenir o reducir las complicaciones de la obesidad que confieren morbimortalidad y afectan la calidad de vida.

Historia, exploración física y laboratorio clínico

En congruencia con los estándares generales de atención clínica, los pacientes con la enfermedad de obesidad requieren una evaluación médica inicial con historia, RPS, exploración física y estudios de laboratorio. Además de la valoración clínica generalizada, estos componentes se adaptaron de manera específica para evaluar el impacto de la adiposidad excesiva en la salud, y para obtener información necesaria para desarrollar un plan de atención personalizado. Los detalles acerca del proceso de evaluación completa se explican en el capítulo 2.

Factores agravantes

En el contexto del paciente de alto riesgo, ciertos aspectos de la evaluación merecen enfatizarse. Un plan de atención que no está individualizado coloca al paciente en riesgo de una mala evolución debido a la falta de apego, y a que requiere obtener las piezas clave de información durante la evaluación inicial. Esto incluye las preferencias personales y culturales para dieta y actividad física al formular las prescripciones de estilo de vida. Además, ciertos factores agravantes exacerban la obesidad y deben considerarse al elaborar un plan de manejo personalizado, como se muestra en la tabla 3-1. Estos factores son únicos para cada paciente en la historia natural de su enfermedad, y tienen importancia crítica para diseñar estrategias personalizadas para un tratamiento eficaz. Hay tres categorías

generales de factores agravantes: medicamentos que promueven la ganancia ponderal, factores psicológicos y psiquiátricos, y determinantes sociales y ambientales de la salud.[9] En numerosos pacientes, el tratamiento no tendrá éxito a menos que se manejen estos aspectos y se incorporen a un plan terapéutico personalizado.

Deben identificarse los medicamentos que pueden promover la ganancia ponderal y considerar suspenderlos o sustituirlos por una alternativa neutral para el peso (véase el capítulo 8, Farmacoterapia). Los factores psicológicos también contribuyen a la obesidad y a mitigar los resultados del tratamiento exitoso, a menos que se manejen estos problemas directamente como un componente del plan. La depresión, la ansiedad, el estrés, la estigmatización y los atracones deben manejarse como colaboradores de la obesidad de manera individualizada. Pueden requerirse intervenciones específicas como asesoría, medicamentos o referencias para manejar los factores psicológicos y asegurar una eficacia óptima de la terapia médica y del estilo de vida.

Los determinantes sociales y ambientales de la obesidad suelen tener un impacto directo en la viabilidad y eficacia del plan terapéutico, y es importante ser conscientes de estos factores, y actuar para minimizar su impacto adverso en un tratamiento exitoso. Los pocos conocimientos acerca de la salud, el acceso limitado a instituciones de servicios de salud y la ausencia de seguro médico afectan el empoderamiento de los pacientes para el autocuidado y la

TABLA 3-1 Factores agravantes y determinantes sociales y ambientales

	FACTORES QUE AFECTAN EL PLAN DE ATENCIÓN INDIVIDUALIZADO	POSIBLES INTERVENCIONES
Medicamentos	Ejemplos: insulina, TZD, sulfonilureas; bloqueadores de los receptores adrenérgicos β; antipsicóticos; ciertos antidepresivos; antiepilépticos; glucocorticoides	• Valorar la necesidad del medicamento causal • Sustituir con una alternativa neutra para el peso

Factores psicológicos/ psiquiátricos	• Depresión
	• Trastorno de ansiedad
	• Psicosis
	• Trastorno por atracones
	• Síndrome de ingesta nocturna
	• Estigmatización
	• Estrés
		• Tamizaje psicológico
		• Asesoría
		• Referencia
		• Medicamentos
		  • Antidepresivos
		  • Ansiolíticos
		  • Medicamentos antiobesidad para tratar los antojos

Determinantes sociales y ambientales	• Conductas • Factores culturales • Manejo del tiempo • Acceso a alimentos no procesados • Recursos de actividad física • Relacionados con el trabajo • Conocimientos acerca de salud • Acceso a clínicas/hospitales • Estado económico • Seguro médico	• Entrevista motivacional • Asesoría (personal y familiar) • Referencia a dietista • Educación • Referencia a trabajo social • Información respecto a recursos comunitarios

TZD, tiazolidinedionas.

disponibilidad de tratamientos basados en evidencias. La ausencia de acceso a alimentos saludables y no procesados o sitios para actividad física puede reducir la eficacia de las prescripciones para terapia de estilo de vida. Los atributos conductuales, las preferencias culturales, los patrones laborales y problemas de manejo de tiempo también llegan a impedir el éxito terapéutico si no se identifican y atienden. Las soluciones para manejar estos factores determinantes sociales y ambientales implican educación culturalmente apropiada y modificaciones del estilo de vida, asesoría individualizada y referencias a trabajadoras sociales, nutriólogos dietistas registrados (NDR) y recursos comunitarios.

Obesidad debida a influencias etiológicas evidentes y anomalías genéticas

La mayoría de los pacientes con obesidad tiene enfermedad idiopática o del tipo común sin una etiología evidente. La obesidad idiopática surge de la interacción entre más de 900 genes de susceptibilidad identificados,[10] y cada uno confiere un pequeño riesgo relativo para la enfermedad, que luego interactúa el uno con el otro y con factores biológicos, ambientales y conductuales únicos para cada individuo. Sin embargo, los PSS deben ser conscientes de que una minoría de pacientes tendrá obesidad, y que puede atribuirse directamente a influencias causales identificables. Aunque la obesidad debida a influencias causales evidentes es menos común, estos pacientes pueden requerir modalidades terapéuticas específicas y atención a patrones específicos de complicaciones. Éstas incluyen mutaciones genéticas o anomalías cromosómicas que producen formas de obesidad monogénica o sindrómica. La tabla 3-2 lista las características de la historia clínica, los antecedentes familiares y hallazgos físicos que pueden brindar una clave acerca de si se trata de una forma genética de obesidad. Otros pacientes con influencias causales evidentes llegan a tener obesidad originada o agravada por una enfermedad endocrina o discapacidad/inmovilidad. Los PSS deben familiarizarse con los hallazgos distintivos en la historia y la exploración física que señalan la presencia de estos procesos patológicos, como se muestra en la tabla 3-2. Esto es crítico para evaluar e identificar pacientes de alto riesgo, y tiene implicaciones directas respecto al desarrollo de intervenciones terapéuticas efectivas. Los pacientes con causas evidentes de obesidad necesitan una referencia a genetistas, endocrinólogos o especialistas en medicina de rehabilitación para atención subespecializada.

IDENTIFICACIÓN Y ESTADIFICACIÓN DEL PACIENTE DE ALTO RIESGO CON OBESIDAD

Complicaciones de la obesidad/ABCD

La presencia y gravedad de las complicaciones de la obesidad constituyen la base para la identificación del paciente de alto riesgo. Muchas de las complicaciones de

la obesidad llegan a disminuirse o revertirse por la pérdida ponderal.[1] Las complicaciones tratables comprenden tres categorías fisiopatológicas, a saber, anomalías biomecánicas, cardiometabólicas y que implican a los esteroides sexuales. Debido a que estas complicaciones confieren morbilidad y afectan la salud, el objetivo de la terapia es lograr una pérdida ponderal suficiente para tratar y revertir estas dificultades en el manejo de la obesidad como enfermedad. Otros problemas no responden a la terapia de pérdida ponderal. Un ejemplo es la colelitiasis, la cual puede exacerbarse por la pérdida ponderal. Otro ejemplo es la depresión, la cual ocurre con mayor frecuencia en pacientes con obesidad. Aunque la depresión llega a mejorar con terapia, los efectos benéficos no tienen una relación estrecha con el grado de pérdida ponderal y suelen explicarse en función de un aumento del contacto y cuidados por los profesionales de servicios de salud.[1] Por esta razón, la depresión, los atracones, la estigmatización, la autoestima baja y otras alteraciones psicológicas se consideran factores agravantes que llegan a dirigir la ganancia ponderal y deben incluirse al desarrollar planes terapéuticos individualizados efectivos y, en ocasiones, requieren tratamiento específico (tabla 3-1).

Dentro del contexto del sistema de estadificación de la ABCD,[7] las complicaciones biomecánicas surgen debido a un incremento de la masa de tejido adiposo y producen alteración de la función mecánica que incluye apnea obstructiva del sueño, síndrome de hipoventilación por obesidad, osteoartritis de rodilla o cadera, incontinencia urinaria por esfuerzo, enfermedad por reflujo gastroesofágico, síndromes dolorosos e inmovilidad/discapacidad. Las complicaciones cardiometabólicas surgen por anomalías en la distribución y función del tejido adiposo y un proceso fisiopatológico que produce secuelas metabólicas y vasculares en etapas terminales.[11] La progresión de las complicaciones cardiometabólicas comienza con resistencia a insulina, progresa a estados de alto riesgo de síndrome metabólico (SMet) y prediabetes, y luego culmina en diabetes mellitus tipo 2 (DMT2), esteatohepatitis no alcohólica (EHNA), enfermedad cardiovascular (ECV), o las tres en un solo individuo. La dislipidemia se caracteriza por cifras elevadas de triglicéridos y partículas pequeñas densas aterogénicas de LDL y cifras disminuidas de HDL-c sin un incremento necesariamente generalizado de LDL-c. La obesidad exacerba la resistencia a insulina e impulsa la progresión de la enfermedad cardiometabólica hacia *DMT2* y *ECV*.[11] Por tanto, más allá de un simple incremento de la masa de tejido adiposo que causa complicaciones biomecánicas, las anomalías de la función y distribución del tejido adiposo tienen un papel causal en la patogenia de las complicaciones cardiometabólicas de la obesidad.[7] Una categoría adicional de complicaciones implica a los esteroides sexuales, que provocan función gonadal anormal e infertilidad en pacientes con síndrome de ovario poliquístico, infertilidad femenina e hipogonadismo masculino.

En la tabla 3-3 se listan las complicaciones de la obesidad por sistema orgánico que los PSS deben evaluar en el manejo de pacientes de alto riesgo con obesidad. En la

TABLA 3-2 Causas de la obesidad o factores agravantes subyacentes

CAUSA DE OBESIDAD	AFECCIÓN ESPECÍFICA	SIGNOS Y SÍNTOMAS
Monogénica o sindrómica	Síndrome de Prader-Willi	• Inicio en la infancia
	Deficiencia de MC4R	• Antecedentes familiares fuertes
	Deficiencia de leptina	• Infertilidad/hipogonadismo
	Deficiencia del receptor de leptina	• Pubertad retrasada o ausente
	Deficiencia de POMC	• Estatura corta o macrosomía
	Síndrome de Alström	• Discapacidad intelectual
	Síndrome de Bardet-Biedl	• Problemas de conducta
	Síndrome de Beckwith-Wiedemann	• Defectos orgánicos inexplicables (p. ej., corazón, riñón)
	Síndrome de WAGR-O (deficiencia de BDNF)	• Alteración visual u olfatoria
	Síndrome de Wilson-Turner	• Rasgos dismórficos (p. ej., rostro, dedos)
Alteraciones endocrinas agravantes	Hipotiroidismo	• Intolerancia al frío, letargo, debilidad • Estreñimiento • Reflejos retardados • Bradicardia
	Hipercortisolismo	• Debilidad, poca concentración • Equimosis y estrías purpúreas • Acné, facies de luna • Piel delgada y redistribución central de la grasa
	Lesión hipotalámica/SNC	• Letargo • Libido disminuida • Poliuria
Agravada por discapacidad	Inmovilización	• Debilidad muscular
	Enfermedad o lesión neuromuscular	• Marcha anormal
	Alteraciones del movimiento	• Discapacidad evidente a la presentación
Idiopática/tipo común		• Más común • Diagnóstico de exclusión • No hay una influencia causal identificable

BDNF, factor neurotrófico derivado cerebral; SNC, sistema nervioso central; POMC proopiomelanocortina; WAGR-O, tumor de Wilms, aniridia, anomalías genitourinarias, retraso mental y obesidad.

tabla se muestran los síntomas, hallazgos de la exploración física y laboratorio clínico relevantes para cada complicación. En algunos casos puede ser necesario llevar a cabo más estudios, más allá de la evaluación para hacer el diagnóstico y evaluar la gravedad de las complicaciones individuales.

Estadificación de la enfermedad y el paciente de alto riesgo

Además de identificar las complicaciones, también es importante evaluar su gravedad, el impacto en la calidad de vida y factores agravantes (tabla 3-1) que colocan al paciente en alto riesgo de una evolución desfavorable, a menos que estos factores se consideren al formular el plan terapéutico.

Aunque se han propuesto varios sistemas de estadificación, dos han demostrado utilidad particular para evaluar la gravedad general de la enfermedad. Los lineamientos para obesidad de la *American Association of Clinical Endocrinologists* (AACE) promueven un paradigma útil y simple para clínica,[1] como se ilustra en la figura 3-4. Cada complicación se evalúa para determinar la gravedad e impacto en la salud del paciente. La etapa 0 se reconoce cuando no hay complicaciones; la etapa 1, si una o todas las complicaciones son leves-moderadas; o etapa 2, si por lo menos una complicación es grave. La adjudicación de una complicación como leve-moderada *vs.* grave se basa en los criterios específicos de cada complicación, y, en muchos casos, dependerá del juicio clínico en conjunto con los hallazgos objetivos y las medidas cuantitativas. Además de la gravedad determinada por los hallazgos

TABLA 3-3 Exploración, revisión por sistemas (RPS) y hallazgos de laboratorio para la identificación de complicaciones relacionadas con el peso

SISTEMA ORGÁNICO	RPS	EXPLORACIÓN	HALLAZGO DE LABORATORIO	COMPLICACIÓN	EVALUACIÓN ADICIONAL
Componente antropométrico del diagnóstico de obesidad					
Tejido adiposo		IMC, circunferencia de cintura Excluir: musculatura, edema, sarcopenia, masa de tumor sólida, lipodistrofia		• **Masa de tejido adiposo aumentada**	Pletismografía de impedancia, rastreo por DEXA
Componente clínico del diagnóstico de obesidad					
Diabetes	Síntomas de hiperglucemia	Exploración de los pies	Glucosa en ayuno, HbA1c	• **Prediabetes**	HbA1c 5.7-6.4% o glucosa en ayuno 100-125 mg/dL
				• **Diabetes**	HbA1c ≥ 6.5% o glucosa en ayuno ≥ 126 mg/dL
Resistencia a la insulina		Circunferencia de cintura, presión arterial, acantosis nigricans	Glucosa en ayuno, perfil de lípidos	• **Síndrome metabólico** • **Dislipidemia** • **Hipertensión**	Colesterol no HDL o apoB-100 pueden definir el riesgo; vigilancia ambulatoria de PA
Hígado		Hígado aumentado, borde hepático firme	PFH, puntuación de biomarcadores para EHNA	• **HGNA** • **EHNA**	Ecografía, considerar referencia, biopsia
Cardiovascular	Dolor torácico, síncope, ortopnea, SOB, claudicación, EVC/AIT	Exploración cardiaca, ABI, auscultación carotídea, edema	ECG	• **CC** • **ECV** • **EAP** • **ICC**	Prueba de esfuerzo, imagen, arteriografía o ecografía, considerar referencia
Pulmonar	Fatiga, ronquidos, sueño deficiente, SOB, poca tolerancia al ejercicio	Circunferencia cervical, exploración pulmonar (sibilancias, estertores)		• **Apnea obstructiva del sueño** • **Asma**	Polisomnografía (laboratorio clínico o prueba casera), espirometría, considerar referencia
Endocrino	Letargo, debilidad, cambios cutáneos, pérdida de pelo, problemas para concentrarse, acné, libido disminuida, intolerancia al frío	Anomalías pilosas y cutáneas, estrías pigmentadas, distribución grasa, debilidad muscular proximal, reflejos musculares anormales, tiroides anormal		• **Hipotiroidismo** • **Hipercortisolismo** • **Hipopituitarismo** • **Lesión hipotalámica/ SNC**	Valoración hormonal, imagenología de glándulas endocrinas, considerar referencia
Esteroides sexuales	Oligomenorrea, infertilidad	Hirsutismo	Testosterona, estradiol LH/ FSH	• **SOPQ** • **Infertilidad**	Imagenología ovárica, considerar referencia
Musculoesquelético	Dolor articular, movimiento limitado	Tumefacción, crepitación		• **Osteoartritis**	Imagenología radiológica

TABLA 3-3 Exploración, revisión por sistemas (RPS) y hallazgos de laboratorio para la identificación de complicaciones relacionadas con el peso (Continuación)

SISTEMA ORGÁNICO	RPS	EXPLORACIÓN	HALLAZGO DE LABORATORIO	COMPLICACIÓN	EVALUACIÓN ADICIONAL
Gastrointestinal	Pirosis, dolor abdominal	Hipersensibilidad abdominal	PFH	• **ERGE** • **Colelitiasis/ cistitis**	Endoscopia, estudio de motilidad esofágica, imagenología abdominal, considerar referencia
Vías urinarias	Incontinencia de esfuerzo			• **Incontinencia urinaria por esfuerzo**	Urocultivo, considerar referencia, evaluación urodinámica
Psicológico	Depresión, ideación suicida, ansiedad, estigmatización, atracones, drogas y alcohol			• **Depresión** • **Trastorno de ansiedad** • **Psicosis** • **Síndrome de atracones, síndrome de ingesta nocturna** • **Estigmatización** • **Estrés**	Cuestionarios validados, evaluación psicológica, considerar referencia
Capacidad funcional alterada	Actividades de la vida diaria alteradas, inmovilidad	Debilidad, parálisis, movimiento limitado		• **Inmovilización** • **Enfermedad/ lesión neurológica**	La evaluación funcional puede ser útil

ABI (ankle-brachial index), índice tobillo-brazo; IMC, índice de masa corporal; PA, presión arterial; CC, cardiopatía coronaria; ICC, insuficiencia cardiaca congestiva; SNC, sistema nervioso central; ECV, enfermedad cardiovascular; DEXA, absorciometría de rayos X de energía dual; ECG, electrocardiografía; ERGE, enfermedad por reflujo gastroesofágico; EVC, evento vascular cerebral; HDL-c (colesterol de lipoproteína de alta densidad); PFH, pruebas de función hepática; LH/TSH (luteinizing hormone/follicle-stimulating hormone) hormona luteinizante/hormona foliculoestimulante; HGNA, hepatopatía grasa no alcohólica; EHNA, esteatohepatitis no alcohólica; SOPQ, síndrome de ovario poliquístico; EAP, enfermedad vascular periférica; SOB (shortness of breath), dificultad para respirar; AIT, ataque isquémico transitorio.

físicos o las mediciones de laboratorio objetivas, una pregunta importante es el grado al cual la complicación afecta la formación de síntomas subjetivos, la evolución informada por el paciente, la función alterada y el impacto adverso en la calidad de vida. Debido a que la pérdida ponderal está bien documentada como un tratamiento efectivo para la mayoría de las complicaciones de la obesidad, los pacientes con enfermedad grave basada en los hallazgos clínicos o sintomatología deben tratarse con mayor agresividad mediante terapias de pérdida ponderal para mejorar la salud. Por ello, la estrategia de estadificación de la AACE brinda una guía para la selección de la modalidad e intensidad terapéuticas (fig. 3-4).

Una propuesta reciente para un sistema de codificación médicamente factible para obesidad brinda ejemplos de criterios potenciales para designar la gravedad de la enfermedad para complicaciones específicas relacionadas con la obesidad, con la disposición de que los criterios actuales están determinados por los datos y la opinión experta relevante para cada complicación.[9] El juicio clínico es necesario para estadificar la gravedad de la enfermedad con base tanto en la interpretación de las

mediciones clínicas objetivas como en el grado en el que las complicaciones alteran la calidad de vida.

El *Edmonton Obesity Staging System* (sistema de Edmonton para estadificación de la obesidad) es otra estrategia de estadificación que evalúa el impacto total médico, psicológico y funcional de la obesidad, y propone cinco etapas que varían desde ninguna limitación hasta alteración grave (fig. 3-5).[3] La etapa 0 refleja la ausencia de complicaciones de la enfermedad, síntomas psicológicos o limitaciones funcionales. La etapa 1 indica factores subclínicos y alteraciones físicas y psicológicas leves que no requieren intervención médica para obesidad, y estos pacientes deben manejarse utilizando otras opciones preventivas.[13] La etapa 1 incluye pacientes con prehipertensión, prediabetes, SMet y enzimas hepáticas aumentadas. En la etapa 2, los pacientes tienen complicaciones establecidas de la obesidad, como *DMT2*, apnea obstructiva del sueño u osteoartritis, y requieren intervención médica para las limitaciones funcionales o psicológicas moderadas. La etapa 3 indica daño significativo de los órganos blanco, por ejemplo, eventos de ECV o complicaciones de la diabetes, síntomas psicológicos significativos (depresión

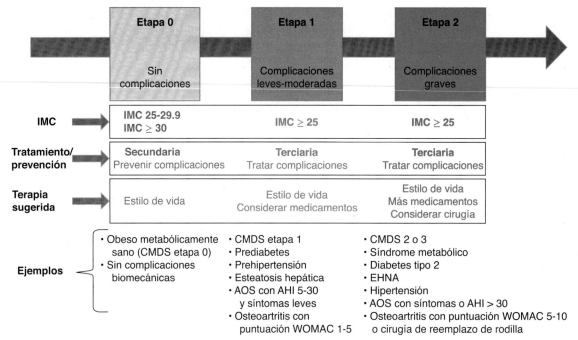

FIGURA 3-4 Estadificación de la gravedad de la obesidad según los lineamientos de práctica clínica de la AACE. AHI (*apnea-hypopnea index*), índice apnea-hipopnea; IMC, índice de masa corporal; CMDS (*cardiometabolic disease staging*), estadificación de la enfermedad cardiometabólica; EHNA, esteatohepatitis no alcohólica; AOS, apnea obstructiva del sueño; WOMAC, *Western Ontario* y *McMaster Universities Osteoarthritis Index* (índice de las universidades Western Ontario y McMaster para osteoartritis) y es una medida de la evolución informada por el paciente para osteoartritis en la que se registra el dolor, la rigidez y la función.[12]

mayor, tendencias suicidas) y alteración del bienestar. La etapa 4 representa enfermedad discapacitante y etapa terminal. Es claro que estas clasificaciones también tienen implicaciones respecto a la intensidad del tratamiento para obesidad.

Debe tenerse una consideración especial a la estadificación de pacientes con enfermedad cardiometabólica antes de que desarrollen manifestaciones de etapa terminal de *DMT2*, ECV y EHNA. Estas enfermedades ejercen una enorme carga para el paciente que sufre y

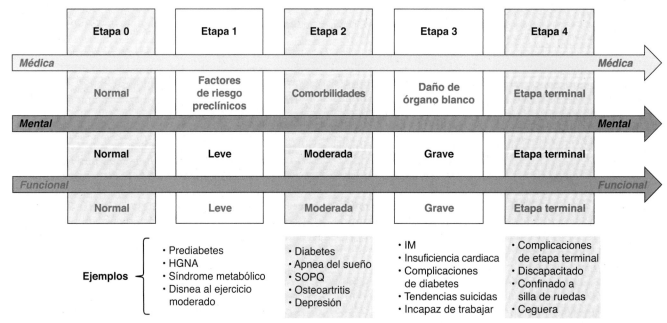

FIGURA 3-5 *Edmonton Obesity Staging System* (sistema de Edmonton para estadificación de la obesidad). HGNA, hepatopatía grasa no alcohólica; IM, infarto miocárdico; SOPQ, síndrome de ovario poliquístico. (Adaptada de Sharma AM, Kushner RF. *A proposed clinical staging system for obesity. Int J Obes (Lond).* 2009;33(3):289-295.)

TABLA 3-4 Sistema de estadificación de la enfermedad cardiometabólica para predecir diabetes en pacientes con sobrepeso u obesidad

ETAPA	CRITERIOS	ESPECIFICACIONES
0	Sin factores de riesgo	Obeso metabólicamente sano
1	Uno o dos factores de riesgo	Cintura, presión arterial, triglicéridos, HDL-c
2	Síndrome metabólico o prediabetes	Sólo uno de los siguientes: síndrome metabólico o GAA o TGA
3	Síndrome metabólico más prediabetes	Dos o más de los siguientes: síndrome metabólico, GAA, TGA
4	*DMT2* o ECV	Enfermedad cardiometabólica en etapa terminal

ECV, enfermedad cardiovascular; HDL-c, colesterol de lipoproteína de alta densidad; GAA, glucosa alterada en ayuno; TGA, tolerancia a la glucosa alterada; DMT2, diabetes mellitus tipo 2. Adaptada de Guo F, Moellering DR, Garvey WT. The progression of cardiometabolic disease: validation of a new cardiometabolic disease staging system applicable to obesity. Obesity. 2014;22:110-118.

costos sociales, y puede prevenirse mediante la pérdida ponderal. Los pacientes con sobrepeso/obesidad en alto riesgo para estas manifestaciones de enfermedad cardiometabólica en etapa terminal tienen prediabetes, SMet, esteatosis hepática y prehipertensión. Estas indicaciones tempranas de enfermedad cardiometabólica son bastante comunes; por ejemplo, 34.5% de los adultos estadounidenses en la población muestra de la NHANES tiene prediabetes.[14] Dada la gran cantidad de pacientes en riesgo con SMet o prediabetes, no es factible tratar a todos los pacientes con obesidad de manera agresiva utilizando intervenciones estructuradas de estilo de vida y medicamentos para obesidad. Sin embargo, el riesgo de desarrollar las manifestaciones de etapa terminal de *DMT2*, ECV y EHNA varía en gran medida, y esto presenta oportunidades para identificar y tratar pacientes en mayor riesgo con intervenciones más agresivas.

Una estrategia con la que los PSS estadifiquen de modo simple y preciso a los pacientes para riesgo de futura diabetes, se denomina estadificación de la enfermedad cardiometabólica (CMDS, *Cardiometabolic Disease Staging*) (tabla 3-4).[15,16] Este marco operativo utiliza datos cuantitativos disponibles para los PSS que tratan la obesidad al estratificar el riesgo de progresión a *DMT2*. Al utilizar las características de SMet (tabla 3-5), principalmente los valores para circunferencia de cintura, presión arterial, glucosa en ayuno, triglicéridos y HDL-c, los PSS pueden estratificar el riesgo de progresión a *DMT2* 40 veces mejor entre pacientes con sobrepeso/obesidad, como se muestra en la figura 3-6. El estrato de menor riesgo consta de pacientes con sobrepeso/obesidad que no tienen características de SMet y representa obesidad metabólicamente sana. No obstante, tener uno o dos rasgos y satisfacer los criterios de SMet o prediabetes, pero no ambos, confiere mayor riesgo progresivo para futura diabetes. El estrato de alto riesgo consta de pacientes que satisfacen los criterios tanto para prediabetes como para SMet. En los pacientes en el estrato de alto riesgo,

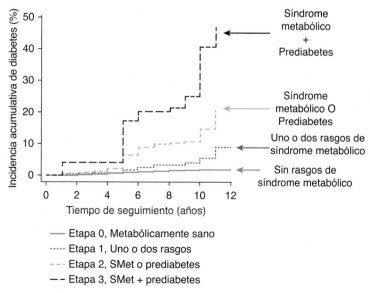

FIGURA 3-6 Riesgo acumulativo para desarrollar diabetes en pacientes con sobrepeso u obesidad. Validación de la predicción de diabetes incidental en la cohorte del estudio CARDIA. (Modificada de Guo F, Moellering DR, Garvey WT. *The progression of cardiometabolic disease: validation of a new cardiometabolic disease staging system applicable to obesity. Obesity.* 2014;22:110-118.)

TABLA 3-5 Criterios de ATP III para síndrome metabólico (debe tener por lo menos tres de estos cinco factores de riesgo)

FACTOR DE RIESGO	GRADO DEFINIDO
1. Cintura	≥ 102 cm (40 in) hombres ≥ 88 cm (35 in) mujeres
2. Triglicéridos	≥ 150 mg/dL (1.7 mmol/L)
3. HDL-c	< 40 mg/dL (1.03 mmol/L) hombres < 50 mg/dL (1.29 mmol/L) mujeres
4. Presión arterial	≥ 130/≥ 85 mm Hg
5. Glucosa en ayuno	≥ 100 mg/dL (5.6 mmol/L)

ATP III, Adult Treatment Panel III; HDL-c, colesterol de lipoproteína de alta densidad.

la pérdida ponderal previene con eficacia la progresión a diabetes, con un "número necesario para tratar" más bajo y con una razón beneficio/riesgo superior.[17] Dado el costo personal y social creciente de la diabetes, los médicos y sistemas de salud llegan a utilizar esta estrategia para identificar pacientes con obesidad en alto riesgo de diabetes y emplear intervenciones más agresivas en aquellos que se beneficiarán más.

Pese a la amplia variación en el riesgo de diabetes en pacientes con resistencia a insulina, prediabetes o SMet, todos estos pacientes se clasificarían como Edmonton etapa 1 (factores subclínicos).[3,13] La CMDS y el sistema de la AACE producen mayor discriminación del riesgo en este gran conjunto de pacientes con factores de riesgo para enfermedad cardiometabólica. Los pacientes en el estrato de riesgo 0 de la CMDS (sin rasgos) estarían en estadio 0 de la AACE (sin complicaciones); el estrato 1 de la CMDS (uno o dos rasgos) sería la etapa 1 de la AACE (riesgo leve-moderado); y el estrato 2 de la CMDS (SMet o prediabetes), y el estrato 3 (SMet más prediabetes) serían la etapa 2 de la AACE (riesgo grave de diabetes). Por ello, la estadificación de la AACE buscaría concentrar los esfuerzos en la terapia de pérdida ponderal en los estratos de pacientes de mayor riesgo. Las clínicas o sistemas de salud podrían desarrollar lineamientos para tratar con agresividad a pacientes de alto riesgo con estratos de CMDS 2 o 3 para prevenir diabetes y aumentar el beneficio/riesgo de la intervención, con mayor costo-eficacia. Con estas valoraciones, los PSS deben enfocarse en pacientes con mayor riesgo, entre la gran cantidad de pacientes con obesidad, con terapias de pérdida ponderal más agresivas para prevenir la diabetes.

Formación de síntomas, alteración funcional y calidad de vida

Además de identificar las complicaciones y medidas clínicas objetivas para clasificar la gravedad, es importante evaluar el grado de formación de síntomas relacionados con complicaciones y el impacto de éstos en la calidad de vida. Estos factores subjetivos llegan a variar entre pacientes de modo independiente a las medidas objetivas de la gravedad de la enfermedad. Por ejemplo, un paciente con un estudio formal del sueño en quien se demuestra de manera objetiva apnea obstructiva del sueño moderada, suele ser asintomático y no tener secuelas psicológicas ni metabólicas, y podría evaluarse como etapa 1 de la AACE. Otros con puntuaciones similares pueden presentar síntomas debilitantes de sueño deficiente, fatiga, depresión, poca productividad y habilidad disminuida para disfrutar la vida. La apnea del sueño en estos últimos pacientes puede evaluarse por clínica como grave o etapa 2 con base en estos síntomas. De este modo, la formación de síntomas pronunciados que afectan adversamente la calidad de vida justifica intervenciones más agresivas.

Los desenlaces informados por los pacientes indican cómo cada uno de ellos experimenta la obesidad y sus complicaciones.[18] Los PSS deben interrogarlos respecto a la gravedad de los síntomas que surgen específicamente de problemas individuales, por ejemplo, los síntomas listados en la RPS en la tabla 3-3. Los PSS deben obtener esta información con su propia serie de preguntas (preguntas muestra para evaluar la calidad de vida) o cuestionarios de autoinforme que incluyen temas relevantes: funcionamiento físico y actividades de la vida diaria (caminar, inclinarse, bañarse y vestirse), nivel de energía y actitud ante la vida, impacto emocional de la obesidad (autoimagen, autoestima y confianza, depresión, ansiedad), interés en la actividad sexual, productividad laboral y grado de comodidad para interacciones sociales.

Preguntas muestra para evaluar los desenlaces informados por el paciente e impacto de la obesidad en la calidad de vida

Los pacientes deben calificar cada uno de estos puntos de manera individual, utilizando una escala de cinco puntos:

1. Funcionamiento físico y actividades de la vida diaria (caminar, inclinarse, bañarse y vestirse).
2. Nivel de energía y actitud ante la vida.
3. Impacto emocional de la obesidad (autoimagen, autoestima y confianza, depresión, ansiedad).
4. Interés en la actividad sexual.
5. Productividad laboral.
6. Grado de comodidad para interacciones sociales.

Después de la terapia de pérdida ponderal, numerosos pacientes presentan menos dolor, mayor movilidad, autoestima y confianza, un mayor grado de comodidad en el ámbito social, más energía y productividad, así como un interés renovado en la vida. Estos factores explican el mayor incremento de la calidad de vida y pueden ser la parte más gratificante del tratamiento, tanto para los pacientes como para los PSS.

RESUMEN: EL PACIENTE DE ALTO RIESGO Y LAS IMPLICACIONES TERAPÉUTICAS

Como en la mayoría de las enfermedades, los PSS deben asimilar e interpretar diversos datos para formular un plan terapéutico personalizado para obesidad con intervenciones y objetivos terapéuticos diseñados de modo eficaz para cada paciente. La evaluación diagnóstica y la estadificación de la enfermedad, necesarias para identificar pacientes de alto riesgo, brindan esta información para todos los pacientes con obesidad, como se ilustra en la figura 3-7.

Los aspectos duales de la evaluación diagnóstica, los componentes antropométricos y clínicos, proporcionan la información necesaria para la estadificación de la enfermedad. Primero, los pacientes con obesidad debida a influencias causales evidentes (p. ej., formas genéticas, alteraciones endocrinas e inmovilidad) se distinguen de las cifras mucho mayores de pacientes con el tipo común de obesidad. Segundo, en concordancia con el término diagnóstico ABCD, la evaluación confirma la presencia de anomalías en la masa, distribución y función del tejido adiposo, y la presencia y gravedad de las complicaciones de la obesidad que confieren morbimortalidad.[7] La gravedad de estas complicaciones se utiliza para estadificar el peligro de la enfermedad y su impacto en la salud del paciente. Los lineamientos de estadificación para obesidad de la AACE[1] o la estrategia de estadificación de Edmonton[3] pueden utilizarse para llevar a cabo una evaluación general de la gravedad de la enfermedad y la CMDS se emplea para estratificar la gran cantidad de pacientes con sobrepeso/obesidad para riesgo diferencial de diabetes futura. Por ello, la estadificación corresponde sólo a cada paciente y refleja la carga de complicaciones

con un énfasis en las complicaciones que pueden revertirse o mejorar con la pérdida ponderal.

La estadificación tiene implicaciones claras para guiar las decisiones respecto al modo e intensidad del tratamiento. Al utilizar la estrategia de los lineamientos de la AACE para obesidad,[1] el sobrepeso u obesidad sin complicaciones (etapa 0) justifican estrategias de prevención secundarias diseñadas para prevenir una ganancia ponderal más extensa o para promover la pérdida ponderal con el objetivo de prevenir el surgimiento de complicaciones. Una intervención estructurada del estilo de vida suele ser apropiada en esta etapa. Una vez desarrolladas las complicaciones, es evidente que el exceso de adiposidad afecta de manera adversa la salud del paciente, sin importar la clase de IMC, y está indicada una estrategia de manejo más intensiva. La prevención/tratamiento terciario es necesario para lograr una pérdida ponderal suficiente con el objetivo de aminorar y prevenir un mayor deterioro debido a la enfermedad. En pacientes con complicaciones leves a moderadas (etapa 1), debe considerarse una combinación de intervenciones de estilo de vida y medicamentos antiobesidad según se requiera para reducir las complicaciones específicas presentes. Para complicaciones moderadas a graves (etapa 2), la adición de farmacoterapia es apropiada y debe considerarse la cirugía bariátrica en pacientes selectos. Así, la evaluación diagnóstica que combina una medida de adiposidad y una valoración de la presencia y gravedad de complicaciones relacionadas con el peso es factible, ya que auxilia en las decisiones terapéuticas. Esto es consistente con la estrategia "centrada en complicaciones" para el manejo de la obesidad propuesta por la AACE.[1,2] Esta estrategia médica para el tratamiento de la obesidad como enfermedad emplea la terapia de pérdida ponderal para tratar o prevenir las complicaciones relacionadas con el peso

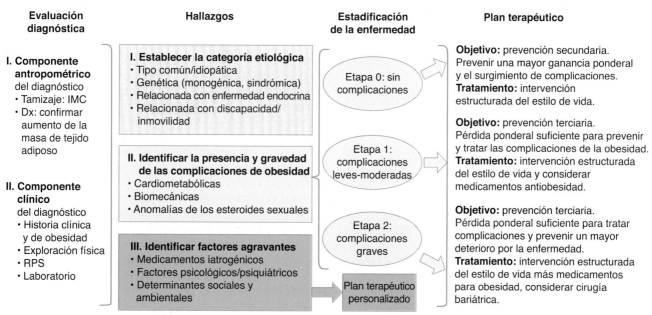

FIGURA 3-7 Evaluación diagnóstica y estadificación de la enfermedad: implicaciones respecto a la terapia. La estadificación proporciona una guía para elegir la modalidad e intensidad de la terapia, así como los objetivos terapéuticos. IMC, índice de masa corporal; RPS, revisión por sistemas.

como objetivo principal de la terapia, en lugar de sólo enfocarse en el grado de pérdida ponderal en sí misma.

No obstante, hay otras consideraciones para identificar pacientes de alto riesgo. Primera, los factores agravantes colocan al paciente en alto riesgo para una evolución deficiente, a menos que estos factores se manejen primero. Éstos incluyen medicamentos que promueven la ganancia ponderal, trastornos psicológicos que requieran asesoría u otra terapia, y determinantes sociales y ambientales de salud que limitan el acceso a intervenciones basadas en evidencias o la habilidad para apegarse a las prescripciones del estilo de vida.[9] Además, los PSS deben emitir juicios clínicos respecto al impacto de la enfermedad en la sintomatología y la calidad de vida. La sintomatología llega a variar entre pacientes con una gravedad de complicaciones similar por mediciones objetivas, y esto debe considerarse al evaluar el impacto adverso en la salud y la calidad de vida. Así, la identificación del paciente de alto riesgo con obesidad requiere tanto hallazgos y medidas objetivas, como desenlaces informados por el paciente, además del juicio clínico.

Después de esta explicación debe ser claro que la obesidad es una enfermedad crónica que puede ejercer una gran carga de sufrimiento. El cuidado de los pacientes requiere un modelo médico que maneje el impacto de la enfermedad en la salud y el desarrollo de planes terapéuticos individualizados, basados en la evaluación diagnóstica y la estadificación de la enfermedad. En particular, es importante identificar al paciente de alto riesgo para intervenciones más agresivas, de tal modo que mejore la razón beneficio-riesgo. El tratamiento en el que se consideran las consecuencias médicas de la obesidad brinda la oportunidad de un manejo más eficaz de la obesidad como enfermedad.

▎ CASO DE ESTUDIO

Discusión

Diagnóstico

Respecto al **componente antropométrico** del diagnóstico, es claro que la paciente tiene obesidad clase II con un IMC de 39 kg/m² y una circunferencia de cintura incrementada. El **componente clínico** del diagnóstico comienza con la identificación de las complicaciones de la obesidad con un énfasis en aquellas que pueden tratarse mediante la pérdida ponderal. Éstas se resumen en un formato de lista de problemas:

1. Hipertensión sin control óptimo pese a dos medicamentos.
2. Prediabetes, evidente con base en HbA1c y confirmada por la glucosa en ayuno, ambas en el intervalo de prediabetes.
3. Síndrome metabólico, con base en los valores aumentados de la circunferencia de cintura, presión arterial, triglicéridos y glucosa en ayuno, así como HDL-c disminuido.

4. Apnea obstructiva del sueño, con AHI de 25 en la polisomnografía, que se encuentra en el intervalo moderado de intensidad.

El diagnóstico global es ABCD complicada por hipertensión, prediabetes, síndrome metabólico y apnea obstructiva del sueño. La paciente tuvo un IMC elevado que se confirmó, y presenta tejido adiposo excesivo debido a que no tiene gran musculatura, edema ni otros factores que pudiesen alterar el IMC, independientemente de la masa adiposa. En el componente clínico del diagnóstico de ABCD, la paciente sufre de varias **complicaciones cardiometabólicas** de la obesidad, que incluyen prediabetes, síndrome metabólico, hipertensión y dislipidemia, que son indicativas de resistencia a insulina subyacente y anomalías de la función y distribución del tejido adiposo. La paciente también tiene una **complicación biomecánica** atribuible a una anomalía en la masa de tejido adiposo, a saber apnea obstructiva del sueño. Por tanto, es claro que el exceso de adiposidad afecta la salud de la paciente. La presencia de ALT aumentada puede ser indicativa de EHNA como complicación adicional de la enfermedad cardiometabólica.

Estadificación

La gravedad de ABCD en esta paciente es etapa 2 de la AACE, con base en la presencia de múltiples complicaciones graves.[1] Primera, califica para el diagnóstico tanto de síndrome metabólico como de prediabetes. Esto la coloca en la categoría más alta de CMDS con un riesgo de diabetes a 10 años, 40 veces mayor que para obesidad sin rasgos de síndrome metabólico (es decir, el obeso metabólicamente sano), como se muestra en la figura 3-5. El sistema de estadificación de Edmonton para estas complicaciones sería etapa 1 preclínica, en la que los pacientes no son candidatos para manejo médico.[13] En su lugar, los lineamientos y estadificación de la AACE recomiendan en gran medida un manejo ponderal agresivo dada esta categoría CMDS para prevenir la progresión a diabetes y mejorar los factores de riesgo para ECV. La hipertensión también amerita una categoría de intensidad etapa 2 de la AACE con una presión arterial sin control óptimo pese al uso de dos antihipertensivos. Por último, la polisomnografía AHI indica enfermedad moderada. Empero, como se explica más adelante, la formación de síntomas atribuible a esta complicación (letargo diurno marcado) también la clasificaría en una categoría grave debido al impacto adverso en la calidad de vida.

Las múltiples complicaciones en esta paciente se diagnosticaron con base en los datos clínicos cuantitativos. Sin embargo, al evaluar la gravedad, también es importante examinar la **formación de síntomas, el impacto funcional y la calidad de vida**, análogos a la evolución informada por la paciente en relación con estas complicaciones. Estos aspectos pueden variar independientes a las medidas objetivas utilizadas para identificar las complicaciones. La paciente tiene letargo diurno que se atribuye a la apnea obstructiva del sueño.

La disnea al ejercicio también es posible que se deba a los efectos mecánicos de la obesidad en ausencia de otras causas, como insuficiencia cardiaca congestiva o enfermedad pulmonar. Por tanto, el aumento de la masa de tejido adiposo afecta la funcionalidad y la calidad de vida.

También es importante evaluar los **factores agravantes** que colocan a la paciente en alto riesgo de una evolución deficiente, a menos que se ajusten en un plan terapéutico personalizado. Los factores agravantes incluyen medicamentos que promueven la ganancia ponderal, factores psicológicos y los determinantes sociales y ambientales de la salud. Primero, la paciente toma dos medicamentos que pueden exacerbar la ganancia ponderal, atenolol y paroxetina. El atenolol podría reemplazarse con un betabloqueador selectivo para hipertensión neutral para el peso (p. ej., carvedilol) o bloqueador de los canales de calcio. De modo similar, la paroxetina podría sustituirse por un antidepresivo con menor probabilidad de

contribuir a la ganancia ponderal (p. ej., venlafaxina o bupropión), quizás en consulta con su psiquiatra. Los factores agravantes también incluyen la superposición psicológica de la obesidad. Además de la depresión, es claro que, a partir de la historia clínica enfocada en obesidad, la paciente experimenta estigmatización al alejarse del ámbito social y tener sentimientos de incompetencia respecto a su habilidad para llevar a cabo cambios en su vida. Los determinantes sociales incluyen la naturaleza sedentaria del empleo y el poco apoyo social debido a que vive sola, no tiene familia que viva en su ciudad y pocos amigos, quizá relacionado con la estigmatización. No cocina mucho, compra comida rápida para cubrir sus alimentos del día y tiene antojos mientras ve televisión por la noche. De este modo, la paciente podría beneficiarse con la asesoría psicológica y una referencia a un dietista.

La evaluación diagnóstica y estadificación de esta paciente de alto riesgo se resume en la tabla 3-6.

TABLA 3-6 Estadificación de la enfermedad para la paciente de alto riesgo de este estudio de caso

COMPLICACIÓN		ETAPA AACE	FUNDAMENTO
Cardiometabólica	Síndrome metabólico	AACE Etapa 2	Satisface los criterios para prediabetes y síndrome metabólico, colocándola en el estrato de riesgo máximo de CMDS para futura diabetes
	Prediabetes		
	Hipertensión	AACE Etapa 2	Presión arterial descontrolada pese a dos antihipertensivos
Biomecánica	Apnea obstructiva del sueño	AACE Etapa 2	El AHI a la polisomnografía consistente con gravedad moderada, pero el síntoma de letargo diurno marcado indica que esta complicación debe tratarse en el mayor nivel de gravedad

Factores agravantes a considerar al desarrollar un plan terapéutico efectivo

Categoría	Factor	Solución
Iatrogénica	Atenolol y paroxetina podrían contribuir a la obesidad	Cambiar a un bloqueador de los canales de calcio para hipertensión y bupropión o venlafaxina para depresión
Psicológica	Depresión	Considerar la referencia al psicólogo; continuar medicamentos
	Antojos nocturnos	Medicamento antiobesidad para reducir el antojo; referencia a dietista
	Estigmatización (cautela en entorno social)	Considerar referencia al psicólogo; terapia; educación acerca de la obesidad como enfermedad; entrevista motivacional
	Sentimientos de incompetencia	
Social y ambiental	Trabajo sedentario (asistente jurídica)	Caminatas progresivamente más prolongadas con el perro por la tarde
	Dependencia en comida rápida	Motivación a tener cenas con compañeros de trabajo tomando turnos varias veces por semana para preparar los alimentos con las sobras para la comida del día siguiente. Referencia a dietista

AACE, American Association of Clinical Endocrinologists; CMDS, Estadificación de la enfermedad cardiometabólica.

Implicaciones terapéuticas del diagnóstico y la estadificación

La paciente tiene ABCD grave y el manejo agresivo está justificado. Podría predecirse que la pérdida ponderal: 1) prevenga o retrase la progresión a diabetes en esta paciente de alto riesgo, 2) mejore el control de la hipertensión sin necesidad de agregar otro medicamento antihipertensivo, 3) reduzca los triglicéridos y alivie otros factores de riesgo ECV, y 4) mejore la apnea del sueño respecto a los síntomas y al AHI. En pacientes con etapa 2 de la AACE, la guía es tratar con intervención del estilo de vida más un medicamento antiobesidad y considerar la cirugía bariátrica (fig. 3-5).[1] Una pregunta relevante es cuánta pérdida ponderal se necesita para tratar las complicaciones de la paciente. Para prevenir la diabetes, una pérdida ponderal de 10% es superior a una pérdida ponderal de 5% con base en el *Diabetes Prevention Program*[19] y estudios clínicos con medicamentos antiobesidad.[20,21] En el estudio Look AHEAD, hubo una mejora "dependiente de la dosis" de las comorbilidades con la pérdida ponderal, que incluyeron una pérdida ponderal ≥ 15% para reducir la presión arterial y los triglicéridos en pacientes con diabetes tipo 2.[22] Inclusive, una pérdida ponderal de 10% o más es necesaria para mejorar de manera predictiva el AHI en la apnea del sueño.[1] En general, aunque una pérdida ponderal de 5% produce beneficios significativos para la salud, los PSS podrían buscar, por lo menos, una pérdida ponderal de 10% en esta paciente, y esto es algo que puede obtenerse en numerosos pacientes utilizando modificaciones del estilo de vida más medicamentos antiobesidad. Los medicamentos ayudan a manejar los problemas de la paciente con los antojos durante las tardes. Con base en la información relevante para factores agravantes, el plan terapéutico también debe incluir la sustitución de los medicamentos que promueven la ganancia ponderal con alternativas, entrevistas motivacionales y referencias potenciales a psicología y dietética.

PUNTOS CLÍNICOS RELEVANTES

- Los sistemas de estadificación actuales enfocados principalmente en el IMC y la circunferencia de cintura para evaluar los riesgos de la adiposidad excesiva no permiten el tratamiento individualizado para cada paciente cuyo peso afecta en grados variables su salud y calidad de vida.
- El término enfermedad crónica basada en adiposidad (ABCD) refleja con mayor precisión la naturaleza de la enfermedad de la obesidad y porta menos estigmas.
- La valoración clínica debe incluir no sólo medidas antropométricas, sino una historia clínica y exploración física completas, así como estudios apropiados en busca de factores agravantes, comorbilidades y el impacto de estas variables en la calidad de vida.

- Los lineamientos de práctica clínica de la AACE acerca de estadificación de obesidad proporcionan la infraestructura para evaluar al paciente con obesidad enfocada en el riesgo de enfermedad cardiometabólica y medidas objetivas de las comorbilidades.
- El sistema de Edmonton para estadificación de la obesidad se incorpora a la presencia o ausencia de comorbilidades específicas relacionadas con obesidad y el impacto del peso en la calidad de vida para caracterizar por completo a los pacientes con obesidad.
- El sistema de estadificación de la enfermedad cardiometabólica suele utilizarse para evaluar con mayor precisión el riesgo de cada paciente para desarrollar diabetes tipo 2.
- El uso de una estrategia de valoración más detallada permitirá a los PSS individualizar el tratamiento según las necesidades específicas de cada paciente.

CUÁNDO REFERIR

- Si se siente incómodo, referir a un especialista en medicina de obesidad, para prescribir medicamentos antiobesidad.
- A subespecialistas en busca de consejo, evaluación, tratamiento de complicaciones específicas de la obesidad, según sea necesario; pueden incluir, por ejemplo, neumología por apnea obstructiva del sueño, endocrinología por diabetes u otra enfermedad endocrina, hepatología por HGNA/EHNA o genética por obesidad monogénica o sindrómica.
- A cirugía bariátrica para pacientes específicos con complicaciones graves, en particular cuando los esfuerzos de pérdida ponderal no alcanzan los objetivos terapéuticos.

- A psicología o psiquiatría por depresión, ansiedad, trastornos de alimentación, estigmatización, baja autoestima/incompetencia, estrés, entre otras.
- A un NDR previamente definido con capacitación en terapia del estilo de vida para obesidad.
- A fisioterapia o entrenamiento para prescripción de actividad física.
- A fisioterapia, terapia ocupacional o rehabilitación para alteraciones de la función o movilidad.
- A trabajo social para manejar problemas sociales y ambientales, como acceso a alimentos no procesados, recursos de actividad física, educación en salud, acceso a servicios de salud, ausencia de seguro médico o limitaciones económicas.

PREGUNTAS DE EXAMEN

1. SJ es una mujer de 49 años de edad que acude por varios síntomas, que incluyen fatiga marcada, dolor de rodillas y espalda, incontinencia urinaria por esfuerzo, reflujo gastroesofágico que no responde a terapia bloqueadora H2 y depresión. Debido a la fatiga marcada y el dolor articular, siente que ya no es capaz de trabajar como cajera en una tienda de comestibles. A la revisión por sistemas, comenta que su pareja dice que ronca y tiene cefalea matutina e hipersomnolencia diurna. Su situación está provocando que se sienta desesperada. A la exploración, tiene IMC = 38 kg/m², presión arterial de 155/98 mm Hg, rango de movimiento disminuido en las rodillas, edema 2+ en los tobillos y afecto deprimido. Su HbA1c = 7.5%; su ECG muestra ondas Q inferiores. ¿En qué etapa del sistema de estadificación de obesidad de Edmonton se encuentra?

   A. Etapa 1
   B. Etapa 2
   C. Etapa 3
   D. Etapa 4

   Respuesta: C. *Los lineamientos de la AHA y la OMS la colocarían en la categoría de obesa. Sin embargo, este sistema de clasificación no incluye los factores que reflejan la presencia de complicaciones objetivas de la obesidad o el impacto de las comorbilidades relacionadas con el peso de la calidad de vida. El peso y condiciones relacionadas de esta paciente le han afectado en gran medida. Tiene osteoartritis, diabetes, es probable que tuviese un IM, además de presentar apnea del sueño y está bastante deprimida. El valor del sistema de estadificación de Edmonton es que se enfoca tanto en la presencia de comorbilidades relacionadas con el peso como en el impacto de dichas comorbilidades en la calidad de vida. Una limitación de este sistema es que los individuos tendrán características que los colocarán en diferentes etapas, y no es claro cómo algunas de las características deben diagnosticarse para propósitos de estadificación (osteoartritis, insuficiencia cardiaca). Además, hay datos controlados limitados acerca del valor de utilizar este sistema de estadificación en las decisiones terapéuticas. Sin embargo, sí refleja un esfuerzo por dirigir la terapia a aquellos más afectados por su peso. La paciente descrita se encuentra en la etapa 3 del sistema de Edmonton debido a que es incapaz de trabajar y tiene evidencia de un IM previo.*

2. JB es un hombre de 35 años de edad que acude en busca de ayuda para manejar su peso. En la actualidad tiene un IMC de 29 kg/m². Su presión arterial es 125/81 mm Hg, y su circunferencia de cintura es 96.5 cm. Su glucosa en ayuno es 118 mg/dL, su colesterol HDL es 38 mg/dL y sus triglicéridos en ayuno son de 210 mg/dL. ¿En qué etapa del sistema de estadificación de la enfermedad cardiometabólica para predecir diabetes se encuentra?

   A. Etapa 1
   B. Etapa 2
   C. Etapa 3
   D. Etapa 4

   Respuesta: C. *El sistema de estadificación de la enfermedad cardiometabólica permite a los PSS evaluar el riesgo individual del paciente para desarrollar diabetes. JB tiene glucosa alterada en ayuno (prediabetes, > 100 mg/dL) y síndrome metabólico (cifras elevadas de triglicéridos y glucosa en ayuno y cifras disminuidas de colesterol HDL; 3/5 criterios satisfechos). Aunque su IMC le confiere la categoría de "sobrepeso" en la AHA tradicional, sus otros estudios de laboratorio sugieren que su riesgo de desarrollar diabetes en los 12 años siguientes es cercano a 40%. Este riesgo puede reducirse de manera significativa con la pérdida ponderal. Este caso demuestra tanto las limitaciones de la estratificación del riesgo basada totalmente en el IMC y el valor de considerar marcadores de riesgo cardiometabólico al determinar los tratamientos que podrían ser apropiados.*

RECURSOS PRÁCTICOS

- La AACE *Obesity Resource* para educación y facilitación práctica, y el algoritmo AACE para atención médica de pacientes con obesidad (obesity.aace.com)
- Sitio en internet de *Obesity Medicine Association*, recursos educativos y recomendaciones terapéuticas (obesitymedicine.org)

- Lineamientos de la AACE para obesidad (www.aace.com/disease-state-resources/nutrition-and-obesity/guidelines)
- Gonzalez-Campoy JM, Hurley DL, Garvey WT, eds. Bariatric Endocrinology. Springer; 2019. ISBN 978-3-319-95653-4
- Calculadora de la puntuación WOMAC en línea para evaluar los desenlaces reportados por el paciente para osteoartritis (www.orthopaedicscore.com); haga clic en WOMAC en este sitio.

REFERENCIAS

1. Garvey WT, Mechanick JI, Brett EM, *et al.*; Reviewers of the AACE/ACE Obesity Clinical Practice Guidelines. American Association of Clinical Endocrinologists and American College of Endocrinology clinical practice guidelines for comprehensive medical care of patients with obesity. Endocr Pract. 2016;22(suppl 3):1-203.

2. Garvey WT. New tools for weight loss therapy enable a more robust medical model for obesity treatment: rationale for a complications-centric approach. *Endocr Pract.* 2013;19:864-874.

3. Sharma AM, Kushner RF. A proposed clinical staging system for obesity. *Int J Obes (Lond).* 2009;33(3):289-295.

4. Garvey WT, Garber AJ, Mechanick JI, *et al.*; on behalf of the AACE Obesity Scientific Committee. American Association of Clinical Endocrinologists and American College of Endocrinology position statement on the 2014 advanced framework for a new diagnosis of obesity as a chronic disease. *Endocr Pract.* 2014;20:977-989.

5. WHO Expert Consultation. Appropriate body mass index for Asian populations and its implications for policy and intervention strategies. *Lancet.* 2004;363(9403):157-163.

6. Gallagher D, Heymsfeld SB, Heo M, Jebb SA, Murgatroyd PR, Sakamoto Y. Healthy percentage body fat ranges: an approach for developing guidelines based on body mass index. *Am J Clin Nutr.* 2000;72:694-701.

7. Mechanick JI, Hurley DL, Garvey WT. Adiposity-based chronic disease as a new diagnostic term: American association of clinical endocrinologists and the American college of endocrinology position statement. *Endocr Pract.* 2017;23(3):372-378.

8. Fruhbeck G, Busetto L, Dicker D, *et al.* The ABCD of obesity: an EASO position statement on a diagnostic term with clinical and scientific implications. *Obes Facts.* 2019;12(2):131-136.

9. Garvey WT, Mechanick JI. Proposal for a scientifically correct and medically actionable disease classification system (ICD) for obesity. *Obesity (Silver Spring).* 2020;28(3):484-492.

10. Yengo L, Sidorenko J, Kemper KE, *et al.*; GIANT Consortium. Meta-analysis of genome-wide association studies for height and body mass index in ~700000 individuals of European ancestry. *Hum Mol Genet.* 2018;27(20):3641-3649.

11. Mechanick JI, Farkouh ME, Newman JD, Garvey WT. Cardiometabolic-based chronic disease, adiposity and dysglycemia drivers: JACC state-of-the-art review. *J Am Coll Cardiol.* 2020;75(5):525-538.

12. Bellamy N, Buchanan WW, Goldsmith CH, Campbell J, Stitt LW. Validation study of WOMAC: a health status instrument for measuring clinically important patient relevant outcomes to antirheumatic drug therapy in patients with osteoarthritis of the hip or knee. *J Rheumatol.* 1988;15(12):1833-1840.

13. Accessed March 3, 2020. www.drsharma.ca/wp-content/uploads/edmonton-obesity-staging-system-tool.pdf

14. National Diabetes Statistics Report. 2020. *Centers for Disease Control and Prevention.* Accessed March 3, 2020. www.cdc.gov

15. Guo F, Moellering DR, Garvey WT. The progression of cardiometabolic disease: validation of a new cardiometabolic disease staging system applicable to obesity. *Obesity.* 2014;22:110-118.

16. Guo F, Garvey WT. Development of a weighted cardiometabolic disease staging (CMDS) system for the prediction of future diabetes. *J Clin Endocrinol Metab.* 2015;100(10):3871-3877.

17. Garvey WT, Guo F. Cardiometabolic disease staging predicts effectiveness of weight-loss therapy to prevent type 2 diabetes: pooled results from phase III clinical trials assessing phentermine/topiramate extended release. *Diabetes Care.* 2017;40(7):856-862.

18. Kolotkin RL, Ervin CM, Meincke HH, Højbjerre L, Fehnel SE. Development of a clinical trials version of the Impact of Weight on Quality of Life-Lite questionnaire (IWQOL-Lite Clinical Trials Version): results from two qualitative studies. *Clin Obes.* 2017;7(5):290-299.

19. Hamman RF, Wing RR, Edelstein SL, *et al.* Effect of weight loss with lifestyle intervention on risk of diabetes. *Diabetes Care.* 2006;29(9):2102-2107.

20. Garvey WT, Ryan DH, Henry R, *et al.* Prevention of type 2 diabetes in subjects with prediabetes and metabolic syndrome treated with phentermine and topiramate extended release. *Diabetes Care.* 2014;37(4):912-921.

21. Le Roux CW, Astrup A, Fujioka K, *et al.*; SCALE Obesity Prediabetes NN8022-1839 Study Group. 3 years of liraglutide versus placebo for type 2 diabetes risk reduction and weight management in individuals with prediabetes: a randomised, double-blind trial. *Lancet.* 2017;389(10077):1399-1409.

22. Wing RR, Lang W, Wadden TA, Safford M, Knowler WC, Bertoni AG, Hill JO, Brancati FL, Peters A, Wagenknecht L; Look AHEAD Research Group. Benefits of modest weight loss in improving cardiovascular risk factors in overweight and obese individuals with type 2 diabetes. *Diabetes Care.* 2011;34(7):1481-1486.

MANEJO CONJUNTO DE LAS COMORBILIDADES RELACIONADAS CON OBESIDAD: EVALUACIÓN, TRATAMIENTO Y SUPERVISIÓN

Sharon J. Herring, Keerthana Kesavarapu, Jessica Briscoe

CASO DE ESTUDIO 1

Janice es una mujer de 54 años de edad con una historia de obesidad clase 2 (índice de masa corporal [IMC] 37 kg/m²), prediabetes y hepatopatía grasa no alcohólica (HGNA), que se presenta a consulta de atención primaria para seguimiento anual. Está preocupada por desarrollar diabetes mellitus tipo 2 (DMT2) y cirrosis, y quiere aprender más acerca de qué puede hacer para prevenir las complicaciones de su peso corporal más alto. Informa una dieta rica en carbohidratos simples y grasa saturada. Su exploración física no muestra datos patológicos, además de una lectura de presión arterial elevada de 165/95 mm Hg y oscurecimiento de la piel alrededor del cuello y axilas. Su HbA1c es 6.0%.

SINOPSIS

A casi todos los sistemas orgánicos los afecta la obesidad. La enfermedad cardiovascular (ECV) y sus factores de riesgo (diabetes, hipertensión [HTN] y lípidos) son los que con mayor frecuencia tratan los profesionales de atención primaria. Otras complicaciones, como anomalías reproductivas tanto en mujeres como en hombres, también tienen un gran impacto en la calidad de vida relacionada con la salud. La apnea obstructiva del sueño (AOS) y el síndrome de hipoventilación por obesidad (SHO) son complicaciones comunes de la obesidad y se subdiagnostican. La HGNA se ha reconocido cada vez más como una complicación frecuente de la obesidad. Además, algunos trastornos de salud mental, como depresión y trastorno por atracones (BED, *binge eating disorder*) tienen una relación bidireccional compleja con la obesidad y requieren evaluación y tratamiento. Por ello, la atención integral de la obesidad debe incluir evaluación de estas afecciones

relacionadas con el peso, junto con el manejo ponderal combinado de terapias conductuales/estilo de vida, farmacológicas y quirúrgicas. El grado de pérdida ponderal necesario para reducir estos padecimientos es variable. Este capítulo trata la evaluación, manejo y supervisión de cada una de las complicaciones principales del peso excesivo.

IMPORTANCIA CLÍNICA

Los profesionales de servicios de salud (PSS) tienen un papel crítico en la valoración y tratamiento de las comorbilidades relacionadas con el peso en pacientes con obesidad. La obesidad es un factor de riesgo fundamental para numerosas enfermedades crónicas que siguen siendo las principales causas de muerte en adultos estadounidenses.[1] Se han identificado más de 230 comorbilidades y complicaciones de la obesidad, que afectan a casi todos los sistemas corporales (fig. 4-1).[2] El impacto bruto de la carga incrementada de enfermedad relacionada con obesidad es el aumento de la mortalidad.[3] El manejo médico exitoso de la obesidad provocará mejoras significativas de los desenlaces de salud,[4] y la pérdida ponderal sustancial mediante cirugía bariátrica producirá decrementos de la mortalidad.[5]

COMPLICACIONES CARDIOVASCULARES DE LA OBESIDAD

Hipertensión

Valoración

Prevalencia

La fuerte relación entre obesidad y riesgo de desarrollar HTN está bien documentada tanto en hombres

Obesidad y comorbilidades

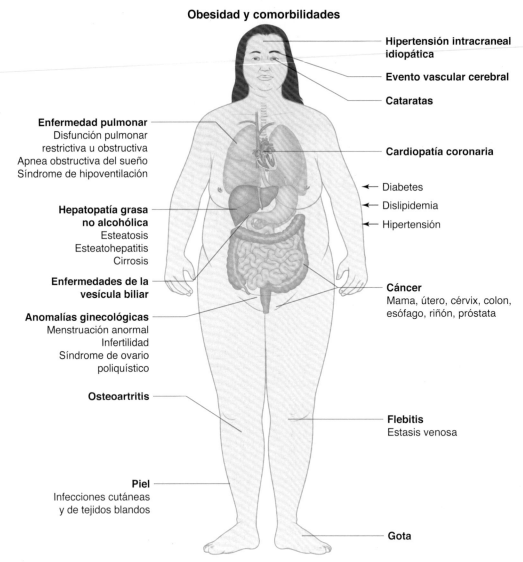

FIGURA 4-1 Obesidad y sus múltiples comorbilidades que afectan numerosos sistemas, órganos y tejidos.

como en mujeres.[6] El estudio Framingham demostró que las personas en el quintil máximo del IMC tenían presión arterial sistólica 16 a 17 mm Hg, y presión arterial diastólica de 11 mm Hg mayores que las personas en el quintil mínimo del IMC. En este estudio, una ganancia de 4.5 kg se relacionó con un incremento de 4 mm Hg de la presión arterial sistólica.[7] Además, poco más de la cuarta parte de los casos de HTN fue atribuible al peso corporal excesivo.[8] Existen numerosos mecanismos para el vínculo entre obesidad e incremento de presión arterial, y es probable que operen de forma simultánea, incluida la poca reactividad vascular, lesión renal, hiperinsulinemia y resistencia a insulina, respiración desordenada durante el sueño, la vía de melanocortina y susceptibilidad genética.[9]

Detección

Según los lineamientos de 2015 del *US Preventive Services Task Force* (USPSTF), se recomienda la detección anual de presión arterial para HTN en adultos de 18 años o más que tienen sobrepeso u obesidad, primero utilizando mediciones de presión arterial en el consultorio, seguidas por la confirmación con mediciones ambulatorias de presión arterial.[10] Para las mediciones precisas en el consultorio, la *American College of Cardiology* (ACC) y la *American Heart Association* (AHA) recomiendan el uso de un tamaño correcto del mango de presión arterial (el mango debe rodear 80% o más de la circunferencia del brazo del paciente), en particular en sujetos con adiposidad excesiva y no hacer mediciones encima de la ropa. Se aconseja que los PSS midan la presión arterial en ambos brazos y empleen la lectura más alta; un promedio de 2 a 3 mediciones obtenidas en 2 a 3 ocasiones minimizará el error y brindará una estimación más precisa.[11]

Definición

En noviembre de 2017, la ACC y la AHA emitieron lineamientos de práctica clínica para HTN en adultos.[11] Aunque la definición de presión arterial normal continuó siendo la misma que en JNC 7, los lineamientos de 2017 reemplazaron el término "prehipertensión" con "HTN elevada" y "etapa 1" (tabla 4-1). El límite superior para prehipertensión se reclasificó como HTN etapa 1 debido a que los adultos con presión arterial en este intervalo tienen un incremento del riesgo de casi el doble del riesgo de ECV, en comparación con los adultos con presión arterial normal. Los estudios clínicos de asignación aleatoria demostraron un decremento de los eventos ECV con una presión arterial sistólica menor de 130 mm Hg.[12]

Manejo

Diversas modificaciones del estilo de vida son benéficas en el tratamiento de HTN, e incluyen reducción de la ingesta de sodio, moderación del consumo de alcohol, pérdida ponderal, aumento de actividad física, cese del tabaquismo y una dieta rica en frutas, verduras, leguminosas y productos lácteos con poca grasa y menos aperitivos, dulces, carne y grasa saturada (tabla 4-2).[11] La HTN etapa 1 responde, en particular, a la pérdida ponderal, restricción de sodio y alcohol, y al incremento de actividad física.[13] El estudio *Dietary Approaches to Stop Hypertension* (DASH) demostró el beneficio de este plan de alimentación para la HTN (véase el capítulo 5, Tratamiento dietético de la obesidad, para detalles adicionales sobre el estudio).[14]

TABLA 4-1 Criterios para el diagnóstico de HTN[a]	
NORMAL	**MENOR DE 120/80 MM HG**
Elevada	Sistólica entre 120 y 129 y diastólica menor de 80 mm Hg
Etapa 1	Sistólica entre 130 y 139 o diastólica entre 80-89 mm Hg
Etapa 2	Sistólica de por lo menos 140, o diastólica de por lo menos 90 mm Hg
Crisis hipertensiva	Sistólica mayor de 180 o diastólica mayor de 120 mm Hg, los pacientes requieren cambios rápidos de medicamento si no hay otras indicaciones o problemas, u hospitalización inmediata si hay signos de lesión aguda de órgano blanco

HTN, hipertensión.
[a]Basada en mediciones precisas y al promediar por lo menos dos lecturas en mínimo dos ocasiones.
Adaptada de Whelton PK, Carey RM, Aronow WS, et al. 2017 ACC/AHA/AAPA/ABC/ACPM/AGS/APhA/ASH/ASPC/NMA/PCNA guideline for the prevention, detection, evaluation, and management of high blood pressure in adults: a report of the American College of Cardiology/American Heart Association Task Force on Clinical Practice Guidelines. J Am Coll Cardiol. 2018;71(19):e127-e248.

La pérdida ponderal mediante la reducción calórica es más importante que elegir una dieta con una composición específica de macronutrientes para disminuir la presión arterial. En general, el decremento de la presión arterial mediante la pérdida ponderal sigue un efecto de dosis-respuesta (p. ej., una mayor pérdida ponderal produce una mayor reducción de la presión arterial).[15] Los antihipertensivos son necesarios si el paciente no puede lograr una presión arterial normal con la modificación del estilo de vida. En general, se piensa que los betabloqueadores dificultan más la reducción ponderal y deben considerarse como medicamentos de segunda elección para controlar la presión arterial.

Cardiopatía coronaria/Enfermedad cerebrovascular

Valoración

Prevalencia

La obesidad se relaciona con numerosos cambios fisiológicos y metabólicos que contribuyen a un aumento de la morbimortalidad cardiovascular, e incluyen resistencia a insulina e intolerancia a la glucosa, HTN sistólica y diastólica, hipertrigliceridemia, colesterol de lipoproteína de alta densidad (HDL-C, *high-density lipoprotein–cholesterol*) disminuido e inflamación sistémica aumentada (p. ej., proteína C reactiva, interleucina-6 y factor de necrosis tumoral - alfa). Se cuenta con evidencia epidemiológica consistente de una relación entre obesidad y cardiopatía coronaria (CC), en particular en individuos con adiposidad abdominal incrementada y riesgo significativo de CC relacionado con obesidad que comienza desde la infancia.[16,17] Una publicación del *Framingham Heart Study* sugiere que la obesidad en adultos de mediana edad representa hasta 23% de los casos de CC en hombres y 15% en mujeres.[8] La obesidad tiene una relación adicional con un riesgo incrementado de evento vascular cerebral, el cual se mitiga por la pérdida ponderal.[18]

Detección

La mayoría de los adultos asintomáticos no requiere un tamizaje rutinario para CC/ECV. Sin embargo, como se describió en los lineamientos para el manejo del sobrepeso y obesidad en adultos de la *American Heart Association/American College of Cardiology/The Obesity Society* (AHA/ACC/TOS) de 2013, los pacientes con obesidad deben someterse a una valoración para factores de riesgo cardiovasculares, que comprende la medición de lípidos, presión arterial y glucosa sanguínea en ayuno. Se recomienda la medición de la circunferencia de cintura en individuos con IMC de 25 a 34.9 kg/m² para obtener información adicional del riesgo. Es innecesario medir la circunferencia de cintura en pacientes con IMC ≥ 35 kg/m² debido a que es probable que esté elevada y no agregue información adicional acerca del riesgo. Los puntos de corte (≥ 88 cm [≥ 35 pulgadas] para mujeres, y ≥ 102 cm [≥ 40 pulgadas] para hombres) son indicativos de riesgo cardiometabólico incrementado.[19] Aunque hay poca evidencia que apoye la valoración rutinaria de ejercicio en

TABLA 4-2 Modificación del estilo de vida y su efecto en la presión arterial y el tratamiento de la hipertensión

	INTERVENCIÓN NO FARMACOLÓGICA	DOSIS	IMPACTO APROXIMADO EN PAS	
			HIPERTENSO	NORMOTENSO
Pérdida ponderal	Peso/grasa corporal	El peso corporal ideal es el mejor objetivo, pero una reducción debe buscar por lo menos 1 kg del peso corporal para la mayoría de los adultos con sobrepeso. Se espera un decremento cercano a 1 mm Hg por cada 1 kg de peso corporal perdido	−5 mm Hg	−2/3 mm Hg
Dieta saludable	Patrón dietético DASH	Dieta rica en frutas, vegetales, granos enteros y productos lácteos con poca grasa y contenido reducido de grasas trans y saturadas	−11 mm Hg	−3 mm Hg
Ingesta reducida de sodio dietético	Sodio dietético	<1 500 mg/día es el objetivo óptimo, pero debe buscarse por lo menos una reducción de 1 000 mg/día en la mayoría de los adultos	−5/6 mm Hg	−2/3 mm Hg
Ingesta reforzada de potasio dietético	Potasio dietético	3 500-5 000 mg/día, de preferencia mediante una dieta rica en potasio	−4/5 mm Hg	−2 mm Hg
Actividad física	Aeróbica	• 90-150 minutos/semana • 65-75% de la reserva de frecuencia cardiaca	−5/8 mm Hg	−2/4 mm Hg
	Resistencia dinámica	• 90-150 minutos/semana • 50-80% 1 rep máximo • Seis ejercicios, tres series/ejercicio, 10 repeticiones/serie	−4 mm Hg	−2 mm Hg
	Resistencia isométrica	• 4 × 2 minutos (empuñadura), 1 minuto de descanso entre ejercicios, 30-40% contracción voluntaria máxima, tres sesiones/semana • 8-10 semanas	−5 mm Hg	−4 mm Hg
Moderación en la ingesta de alcohol	Consumo de alcohol	En personas que beben alcohol, reducir el alcohol a • Hombres: ≤ 2 tragos al día • Mujeres: ≤ 1 trago al día	−4 mm Hg	−3 mm Hg

DASH, Dietary Approaches to Stop Hypertension; PAS, presión arterial sistólica.
Modificada de Whelton PK, Carey RM, Aronowthe WS, et al. 2017 ACC/AHA/AAPA/ABC/ACPM/AGS/APhA/ASH/ASPC/NMA/PCNA guideline for the prevention, detection, evaluation, and management of high blood pressure in adults: a report of the American College of Cardiology/American Heart Association Task Force on Clinical Practice Guidelines. J Am Coll Cardiol. 2018;71(19):e127-e248.

adultos asintomáticos, los lineamientos de la ACC/AHA sugieren que un electrocardiograma (ECG) con esfuerzo puede ser benéfico en pacientes con múltiples factores de riesgo para CC en las situaciones siguientes: como guía para terapia de reducción de riesgo; mujeres ≥ 55 años de edad y hombres ≥ 45 años de edad que son sedentarios y planean comenzar un programa de ejercicio vigoroso; o pacientes involucrados en ocupaciones relacionadas con la seguridad pública.[20] Si la prueba de esfuerzo revela un resultado anormal, es necesaria la referencia a cardiología y un tratamiento agresivo con medidas de prevención secundaria (p. ej., terapia con estatinas, ácido acetilsalicílico, control estricto de la presión arterial). El uso de tomografía computarizada (TC) para obtener un puntaje de calcio en arterias coronarias (CAC) suele ser útil para estratificar el riesgo y guiar una discusión respecto a terapia con estatinas en adultos en riesgo limítrofe (5 a < 7.5%) o intermedio (7.5 a < 20%) de enfermedad cardiovascular aterosclerótica (ECVAS) a 10 años. El capítulo 3 contiene una explicación a detalle de cómo usar los factores de riesgo cardiovascular para estratificar el riesgo de los pacientes con obesidad.

Manejo

En adultos con sobrepeso u obesidad con factores de riesgo cardiovascular (HTN, hiperlipidemia e hiperglucemia), los cambios del estilo de vida que producen una pérdida ponderal sostenida, incluso moderada de 3 a 5%, provocan un decremento clínicamente significativo de las cifras de triglicéridos, glucosa sanguínea y HbA1c, así como del riesgo de desarrollar *DMT2*. Una mayor cantidad de pérdida ponderal reducirá la presión arterial, mejorará las cifras de colesterol de lipoproteína de baja densidad (LDL-C, *low-density lipoprotein–cholesterol*) y HDL-C, igualmente disminuirá la necesidad de medicamentos para controlar la presión arterial, la glucosa y lípidos en sangre, además de reducir más los triglicéridos y glucosa sanguíneos.[19]

Estudios de observación sugieren beneficios significativos de una dieta mediterránea de la reducción de mortalidad cardiovascular; es típico que esta dieta sea rica en frutas, vegetales, granos enteros, leguminosas, semillas y frutos secos, e incluya aceite de oliva extravirgen como una fuente importante de grasa monoinsaturada y permita el consumo leve a moderado de vino. Por lo general añade cantidades leves a moderadas de pescado, aves y lácteos, pero poca carne roja. En un metaanálisis de estudios de asignación aleatoria, una dieta mediterránea redujo el riesgo de evento vascular cerebral, en comparación con una dieta con poco contenido graso (HR 0.60, IC 95% 0.45-0.80), pero no disminuyó la incidencia de mortalidad cardiovascular o general.[21] Asimismo, los datos apoyan dietas de alta calidad basadas en plantas que incluyen granos enteros como la forma principal de carbohidratos, grasas insaturadas como la forma predominante de grasa dietética, abundancia de frutas y verduras, y ácidos grasos w-3 como componentes importantes para prevenir ECV.[22] Los estudios de asignación aleatoria apoyan el uso de dietas vegetarianas para pérdida ponderal.

La terapia con estatinas puede ser necesaria si el riesgo de ECVAS a 10 años es ≥ 7.5%. La terapia hipolipemiante con estatinas reduce el riesgo relativo cardiovascular alrededor de 20 a 30%, sin importar las cifras basales de LDL-C.[23] Los PSS pueden calcular con rapidez el riesgo ECVAS y la necesidad de manejo farmacológico más allá de los cambios del estilo de vida mediante ECVAS *Risk Estimator Plus* de ACC/AHA: http://tools.acc.org/ASCVD-Risk-Estimator-Plus/#!/calculate/estimate/.

ALTERACIONES METABÓLICAS DE LA OBESIDAD

Prediabetes/diabetes mellitus tipo 2

Valoración

Prevalencia de prediabetes y DMT2 en poblaciones con obesidad

La prevalencia tanto de diabetes como de obesidad continuó aumentando desde 1999/2000 hasta 2013/2014, según los datos más recientes de la NHANES.[24] Más de 88% de las personas con *DMT2* tiene sobrepeso u obesidad, y 26% de los adultos presenta sobrepeso, 44% tiene obesidad, y 18% obesidad grave.[25] El riesgo de *DMT2* aumenta al hacerlo el peso corporal, y la prevalencia de *DMT2* es 3 a 7 veces mayor en aquellos con obesidad que en los adultos con peso normal. La resistencia a insulina relacionada con obesidad, en particular en pacientes con adiposidad visceral, es el mecanismo principal para *DMT2* en poblaciones con obesidad.

Síntomas y hallazgos de la exploración física relacionados con resistencia a insulina

Los pacientes pueden presentar síntomas por hiperglucemia, que incluyen polidipsia, poliuria, polifagia, fatiga, náusea/vómito y dolor abdominal, o síntomas por complicaciones microvasculares, como pérdida sensorial (neuropatía periférica) y cambios visuales (retinopatía). La exploración física debe incluir una revisión completa de los pies para observar la integridad de la piel, deformidades, ulceración, pulsos podálicos en busca de enfermedad de arteria periférica y una exploración con monofilamento calibre 10 para sensibilidad. Los cambios cutáneos observados en *DMT2* incluyen acantosis nigricans, que se define como piel gruesa, oscura y áspera, localizada con frecuencia en la región posterior del cuello, y acrocordones (fibromas), definidos como tumores cutáneos benignos blandos pedunculados, pequeños, encontrados en el cuello, axilas e ingles. Estas lesiones son signo de resistencia a insulina y metabolismo alterado de carbohidratos.[26]

Detección

La evaluación en busca de prediabetes y *DMT2* en individuos asintomáticos debe considerarse en adultos de cualquier edad con sobrepeso u obesidad (IMC ≥ 25 kg/m² o ≥ 23 kg/m² en asiáticos americanos) y quienes tienen uno o más factores de riesgo adicionales para diabetes (tabla 4-3). Al igual que el USPSTF, todos los adultos entre 40 y 70 años de edad deben someterse a tamizaje por lo menos una vez para prediabetes y *DMT2*.

	PREDIABETES	DIABETES
HbA1c[c]	5.7-6.4%[a]	≥ 6.5%
GPA[c]	100-125 mg/dL (5.6-6.9 mmol/L)[a]	≥ 126 mg/dL (7.0 mmol/L)
PTGO[c]	150-199 mg/dL (7.8-11.0 mmol/L)[a]	≥ 200 mg/dL (11.1 mmol/L)
GPAl[b]		≥ 200 mg/dL (11.1 mmol/L)

TABLA 4-3 Factores de riesgo para hacer estudios para diabetes o prediabetes en adultos asintomáticos

1. Familiar de primer grado con diabetes
2. Raza/etnicidad de alto riesgo (p. ej., afroamericano, latino, nativo americano, asiático americano, de las islas del Pacífico)
3. Antecedentes de enfermedad cardiovascular
4. Hipertensión
5. Dislipidemia (colesterol HDL < 35 mg/dL o triglicéridos > 250 mg/dL)
6. Síndrome de ovario poliquístico
7. Otras afecciones clínicas relacionadas con resistencia a insulina

Modificada de American Diabetes Association. Standards of Medical Care in Diabetes-2019 Abridged for Primary Care Providers. Clin Diabetes. 2019;37(1):11-34.

TABLA 4-4 Criterios para diagnosticar prediabetes y diabetes

Modificada de American Diabetes Association. Standards of Medical Care in Diabetes-2019 Abridged for Primary Care Providers. Clin Diabetes. 2019;37(1):11-34. GPA, glucosa plasmática en ayuno; PTGO, prueba de tolerancia a la glucosa oral; GPAl, glucosa plasmática aleatoria.
[a]Para las tres pruebas, el riesgo es continuo, y extendiéndose por debajo del límite inferior del intervalo, y se vuelve desproporcionadamente mayor que el extremo superior del intervalo.
[b]Diagnóstica sólo en un paciente con síntomas clásicos de hiperglucemia o crisis hiperglucémica.
[c]La prueba requiere dos resultados anormales antes de establecer el diagnóstico de diabetes.

Definición de prediabetes y diabetes

Diabetes y prediabetes pueden diagnosticarse con base en la glucosa plasmática, ya sea glucosa plasmática en ayuno (GPA) o glucosa plasmática en 2 horas (2-h PG) durante una prueba de tolerancia a 75 g de glucosa oral (PTGO) o mediante los criterios de HbA1c (tabla 4-4). A menos que haya un diagnóstico clínico claro de diabetes en caso de una crisis hiperglucémica, los síntomas clásicos de hiperglucemia o una glucosa plasmática aleatoria > 200 mg/dL, el diagnóstico requiere dos resultados anormales.

Manejo

Prediabetes

El objetivo del manejo de la prediabetes es la prevención o retraso de la progresión a diabetes. El *Diabetes Prevention Program* (DPP) demostró que la pérdida ponderal lograda a través de modificaciones intensivas del estilo de vida puede prevenir o retrasar el inicio de *DMT2*. En el DPP, la incidencia relativa de diabetes se redujo 58% en un lapso de 3 años en participantes asignados al azar a una intervención intensiva del estilo de vida.[27] El brazo de intervención en el estilo de vida tuvo una duración de un año. Durante los primeros 6 meses, los pacientes acudieron durante una hora semanal para aprender acerca de alimentación saludable, agregar actividad física, lidiar con el estrés, afrontar desafíos y reencaminarse. Durante los siguientes 6 meses, los pacientes se enfocaron en apegarse a los nuevos hábitos. El seguimiento del *Diabetes Prevention Program Outcomes Study* demostró una reducción sostenida de la tasa de desarrollo de *DMT2*, de 34% a los 10 años y de 27% a los 15 años.[16]

Dados estos hallazgos, la *American Diabetes Association* (ADA) recomienda referir a los pacientes con prediabetes para recibir un programa de intervención intensiva acerca del estilo de vida ejemplificado por el DPP, con el objetivo de lograr y mantener una pérdida de 7% del peso corporal e incrementar la intensidad de la actividad física a un grado moderado durante por lo menos 150 minutos/semana. El *Center for Medicare and Medicaid Services* (CMS) cubre el DPP sin costo adicional para el paciente si satisface los criterios y si los PSS usan los códigos de diagnóstico CIE-10 para prediabetes o glucosa sanguínea anormal sin diabetes. Estos programas están disponibles en la comunidad (p. ej., YMCA) en Estados Unidos.

Con base en estudios de intervención, los patrones de ingesta que suelen ser útiles para prediabetes incluyen un plan de alimentación mediterránea o un plan de alimentación con pocas calorías y poca grasa, como los utilizados en el DPP.[28] Como prevención contra diabetes, se enfatiza el consumo de granos enteros, leguminosas, frutos secos, verduras y frutas, y una cantidad mínima de alimentos refinados y procesados.[29] Las carnes rojas y las bebidas endulzadas con azúcar se relacionan con mayor riesgo de *DMT2*.[29]

La actividad física, según el modelo del DPP, debe fomentarse con por lo menos 150 minutos/semana de actividades de intensidad moderada, como caminata enérgica y entrenamiento de resistencia.[27,30] Esto permite mejorar la sensibilidad a insulina.[30] Estos hallazgos también se extienden a la prevención de la diabetes mellitus gestacional.[31]

La intervención del estilo de vida puede complementarse con farmacoterapia. La metformina, para prevenir diabetes mellitus tipo 2 (*DMT2*), debe considerarse en aquellos con prediabetes que están en alto riesgo de progresión, en especial los que presentan un IMC ≥ 35 kg/m², personas < 60 años de edad y mujeres con diabetes gestacional (recomendaciones de la ADA). En el DPP, los participantes asignados al azar a metformina tuvieron una reducción relativa de 31% de la incidencia de *DMT2 vs.* el grupo control. El uso a largo plazo de metformina se relaciona con deficiencia de vitamina B12 y debe llevarse a cabo una medición anual.

Diabetes

El objetivo del manejo de la diabetes es lograr el control glucémico y prevenir o reducir la progresión de complicaciones micro y macrovasculares. El ensayo Look AHEAD, un estudio multicéntrico de asignación aleatoria a 12 años en pacientes con *DMT2*, encontró que la pérdida ponderal significativa ($\geq$ 5%) lograda con una intervención del estilo de vida produjo un mejor control glucémico y un decremento del uso de medicamentos hipoglucemiantes.[32]

La terapia nutricional tiene un papel fundamental en el tratamiento de *DMT2*, y debe hacerse en colaboración con un nutriólogo dietista registrado (NDR). Los planes dietéticos creados y proporcionados por el NDR se relacionan con una mejoría del control glucémico, con decrementos de HbA1c de 0.3 a 2% en personas con *DMT2*.[33]

No hay un porcentaje ideal de distribución de macronutrientes (grasa, carbohidratos y proteína) que pueda funcionar para todas las personas con obesidad y *DMT2*. Los planes alimenticios deben individualizarse, manteniendo una cuenta calórica total disminuida. Los estudios de intervenciones calóricas reducidas muestran un decremento de HbA1c de 0.3 a 2.0% en adultos con *DMT2*, así como reducción de las dosis de medicamentos y una mejoría de la calidad de vida.[34]

Restricción de carbohidratos

Los datos de análisis acerca de la cantidad ideal de ingesta de carbohidratos no han sido concluyentes. Vigilar la ingesta de carbohidratos y la respuesta resultante de glucosa sanguínea es clave para mejorar el control glucémico posprandial, sin importar la pérdida ponderal. La calidad de los carbohidratos consumidos también es importante. En especial, los alimentos con carbohidratos con índice glucémico elevado (tasa de degradación y absorción) provocaron una glucosa sanguínea posprandial más alta, en comparación con aquellos con un índice glucémico menor.

El papel de las dietas con poco contenido de carbohidratos (< 130 g/día, comparadas con 150 a 175 g para un plan alimenticio con restricción de calorías, pero balanceado en cuanto a macronutrientes) en *DMT2* aún no es claro. Algunos estudios muestran que reducir la carga glucémica (disminuir tanto el índice glucémico de los carbohidratos consumidos además de la ingesta general de carbohidratos) reduce HbA1c 0.2 a 0.5%.[35] Los estudios con una duración mayor a 12 semanas no informan alguna influencia significativa del índice glucémico sobre HbA1c independiente de la pérdida ponderal. Las dietas con muy pocos carbohidratos o cetogénicas (< 50 g/día) han demostrado una pérdida ponderal similar después de un año, en comparación con planes alimenticios más balanceados.

Restricción de grasa

El contenido total ideal de grasa dietética para personas con obesidad y *DMT2* no ha sido concluyente. Los tipos de grasa, así como la cantidad de grasas parecen tener un papel importante para lograr los objetivos metabólicos. Como ya se describió, una dieta estilo mediterráneo rica en grasas mono y poliinsaturadas, y evitar grasas saturadas puede mejorar el metabolismo de la glucosa y reducir el riesgo de ECV.

Actividad física

Al igual que para prediabetes, la ADA recomienda 150 minutos o más de actividad aeróbica de intensidad moderada o vigorosa, distribuidos en por lo menos 3 días/semana, con dos sesiones por semana de entrenamiento de resistencia en días no consecutivos. Una menor duración del intervalo de entrenamiento de intensidad vigorosa llega a ser suficiente para individuos más jóvenes y con mejor aptitud física. Los datos sugieren que el beneficio aditivo del ejercicio aeróbico y de resistencia mejora la sensibilidad a insulina y disminuye HbA1c 0.66%, incluso sin un cambio en el IMC.[36] Estudios más recientes se han enfocado en mejorar el control glucémico al interrumpir la postura sedente (tiempo sedentario) con episodios breves de actividad física.

Debido a la naturaleza progresiva de *DMT2*, los cambios en el estilo de vida pueden no ser suficientes con el tiempo para mantener la euglucemia. Numerosos pacientes con *DMT2* requerirán farmacoterapia. En la actualidad hay 10 clases aprobadas de medicamentos para el manejo de la diabetes (tabla 4-5). Debe implementarse una estrategia centrada en el paciente para guiar el uso de agentes farmacológicos, considerando las comorbilidades, el riesgo de hipoglucemia, los formularios/costo del plan de salud y los efectos colaterales.

Al considerar agentes hipoglucemiantes para pacientes con obesidad y con *DMT2*, los medicamentos que promueven la pérdida ponderal o que son neutrales para el peso deben elegirse inmediatamente después de la metformina (tabla 4-5). Los fármacos con efectos de pérdida ponderal incluyen biguanidas, inhibidores de SGLT2 y agonistas de GLP-1. La metformina es el medicamento inicial preferido.[37] Una vez iniciada con 500 mg una vez al día, debe ajustarse de manera gradual hasta la dosis máxima tolerada (asumiendo una función renal normal). Los pacientes con *DMT2* y nefropatía crónica (NC) o CC coexistentes deben comenzar con inhibidores de SGLT2 o agonistas del receptor GLP-1, ya que estas clases de medicamentos han demostrado disminuir el riesgo de progresión de NC o ECV. La insulina debe considerarse si hay evidencia de catabolismo (pérdida ponderal) en proceso, en presencia de síntomas de hiperglucemia o cuando las cifras de HbA1c ($\geq$ 10%) o glucosa sanguínea (> 300) sean muy altas. La farmacoterapia combinada debe considerarse en aquellos sujetos con diagnóstico reciente de diabetes con HbA1c > 1.5% por arriba del objetivo.

Monitoreo

En caso de que los resultados de la detección de diabetes sean normales, se recomienda repetir los estudios con un intervalo mínimo de 3 años. Si los pacientes tienen resultados cerca de los límites del umbral diagnóstico, los PSS deben vigilar al paciente y repetir el estudio en 3 a 6 meses. Los pacientes con diabetes que reciben medicamentos deben reevaluarse a intervalos regulares (3 a 6 meses), con ajustes de la dosis basados en los hallazgos de HbA1c. Los sujetos con prediabetes deben evaluarse cada año para desarrollo de diabetes. Las mujeres diagnosticadas con diabetes mellitus gestacional (DMG) deben someterse a evaluación por lo menos cada 3 años.

TABLA 4-5 Factores específicos de los fármacos y pacientes al elegir el tratamiento hipoglucemiante en adultos con *DMT2*

	HIPOGLUCEMIA	EFECTOS SOBRE EL PESO	EFECTOS CARDIOVASCULARES		ORAL/SC	EFECTOS RENALES	OTROS
			ECVAS	ICC		PROGRESIÓN DE ERC	
Biguanida: Metformina	No	Pérdida ponderal moderada	Beneficio potencial	Neutro	Oral	Neutro	Efectos colaterales gastrointestinales Deficiencia de B12
Inhibidores de SGLT-2: Canagliflozina Empagliflozina Dapagliflozina Ertugliflozina	No	Pérdida	Benéfico	Benéfico	Oral	Benéfico	FDA, precaución por efectos adversos: Riesgo de amputación (canagliflozina)
Agonistas de GLP-1: Liraglutida Semaglutida Exenatida ER Dulaglutida	No	Pérdida	Basado en el fármaco	Neutro	SC	Benéfico	FDA, precaución por efectos adversos: tumores tiroideos de células C. Efectos colaterales GI
Inhibidores de DPP-4: Saxagliptina Alogliptina Sitagliptina Linagliptina	No	Neutral	Neutro	Riesgo	Oral	Neutro	Riesgo de pancreatitis aguda
Tiazolidinedionas: Pioglitazona	No	Ganancia	Benéfico	Riesgo	Oral	Neutro	FDA, precaución por efectos adversos: ICC
Sulfonilureas: Gliburida Glipizida Glimepirida	Sí	Ganancia	Neutro	Neutro	SC	Neutro	Reacciones en el sitio de inyección
Insulina	Sí	Ganancia	Neutro	Neutro	SC	Neutro	Mayor riesgo de hipoglucemia con insulina humana *vs.* análogos

ECVAS, enfermedad cardiovascular aterosclerótica; ICC, insuficiencia cardiaca congestiva; NC nefropatía crónica; DMT2, diabetes mellitus tipo 2; ER, liberación prolongada; FDA, U.S. Food and Drug Administration; GI, gastrointestinal; SC, subcutáneo. Modificada de American Diabetes Association. 9. Pharmacologic approaches to glycemic treatment: standards of medical care in diabetes-2019. Diabetes Care. 2019;42(suppl 1):S90-S102.

Síndrome de ovario poliquístico

Valoración

Utilizando los criterios de Rotterdam, puede hacerse un diagnóstico de síndrome de ovario poliquístico (SOPQ) si se satisfacen dos de los tres criterios siguientes: 1) exceso de andrógenos, 2) disfunción ovulatoria, o 3) ovarios poliquísticos.[38] Los padecimientos que simulan las características clínicas del SOPQ e incluyen enfermedad tiroidea, exceso de prolactina e hiperplasia suprarrenal congénita deben excluirse a través de la medición de la hormona estimulante de tiroides (TSH, *thyroid-stimulating hormone*), prolactina sérica y 17-hidroxiprogesterona sérica.[38] Las pacientes con fenotipos más graves pueden beneficiarse con una evaluación más extensa para excluir otras causas.

El exceso de andrógenos suele presentarse como hirsutismo (65 a 75%), vello terminal excesivo que aparece en un patrón masculino, acné (14 a 25%) o pérdida de cabello con patrón masculino.[39] La evaluación bioquímica con cifras de testosterona total o libre llega a mostrar cifras de andrógenos elevadas; sin embargo, las cifras de testosterona difieren en el transcurso del día, por edad y medicamentos, y no son específicas para SOPQ, sino para hiperandrogenismo. Es importante señalar que en mujeres con SOPQ, es común encontrar obesidad y resistencia a insulina indicadas por acantosis nigricans y fibromas.

En la consulta inicial debe obtenerse una historia menstrual completa para identificar infertilidad (25 a 40%) y oligoovulación o anovulación (70 a 90%), esta última manifestada como sangrado frecuente a intervalos < 21 días o sangrado infrecuente a intervalos ≥ 35 días. La evaluación bioquímica con progesterona en la fase lútea media puede ayudar en el diagnóstico si el sangrado parece ser regular. Los ovarios poliquísticos pueden documentarse si la ecografía muestra 12 o más folículos con diámetro de 2 a 9 mm o un volumen ovárico aumentado ≥ 10 mL en alguno de los ovarios.[38]

Las mujeres con SOPQ están en mayor riesgo de complicaciones del embarazo, como diabetes gestacional, parto pretérmino y preeclampsia. Estos hallazgos se exacerban en presencia de obesidad. Antes del embarazo se recomienda la evaluación de IMC, presión arterial y tolerancia a la glucosa con PTGO.

Prevalencia

La obesidad es un hallazgo común en mujeres con SOPQ, y se sabe que entre 40 y 80% de ellas tienen sobrepeso u obesidad.[40] La resistencia a la insulina es un hallazgo común tanto en el SOPQ como en obesidad. Las mujeres con este padecimiento tienen un incremento de la grasa central, de la circunferencia de cintura y de la razón cintura:cadera, en comparación con mujeres control pareadas por IMC.[40]

Manejo

SOPQ y manejo ponderal

La pérdida ponderal, lograda mediante la modificación del estilo de vida, el uso de medicamentos o la cirugía bariátrica, se recomienda como terapia de primera línea para mujeres con obesidad y SOPQ. Aunque los estudios de asignación aleatoria controlados son limitados, la pérdida ponderal (5 a 10%) en mujeres con obesidad y SOPQ ha demostrado normalizar la hiperandrogenemia, mejorar el hirsutismo, la función menstrual y los desenlaces del embarazo.[38] La respuesta a la pérdida ponderal es variable, y no todas las mujeres recuperan la ovulación o la menstruación regular.

Terapia de estilo de vida

La *Endocrine Society* recomienda dietas con restricción calórica y terapia de ejercicio en el manejo de mujeres con SOPQ y sobrepeso u obesidad.[38] No se cuenta con estudios de asignación aleatoria grandes acerca del ejercicio solo o combinado con una intervención dietética para mejorar la pérdida ponderal en aquellas mujeres con obesidad y SOPQ. Aunque la pérdida ponderal es útil en pacientes con SOPQ y obesidad, no lo es al tratar este síndrome en mujeres con peso normal.

Farmacoterapia

La metformina es la terapia de primera elección para mujeres con SOPQ que se presentan con manifestaciones cutáneas (acné o hirsutismo) y obesidad o intolerancia a la glucosa que fracasan con la modificación del estilo de vida. Se recomienda al lector buscar otras publicaciones para una revisión detallada del tratamiento farmacológico de SOPQ.[38]

Infertilidad e hipogonadismo

La obesidad puede alterar la reproducción tanto en mujeres como en hombres, la cual provoca infertilidad en parejas que intentan concebir. Las alteraciones reproductivas son más comunes en mujeres con obesidad sin importar la presencia de SOPQ, e incluyen anomalías del ciclo menstrual y disfunción ovulatoria. Las tasas de irregularidad menstrual son mayores en mujeres con obesidad, en comparación con aquellas más delgadas.[41] Incluso con ciclos menstruales normales, los cambios hormonales como frecuencia de pulso disminuida de hormona luteinizante (LH, *luteinizing hormone*), foliculogénesis prolongada y progesterona lútea disminuida reducen la probabilidad de concepción durante el año siguiente a suspender la anticoncepción.[42]

La disfunción ovulatoria debida a la regulación descendente excesiva de la secreción de hormonas gonadotrópicas por estrógeno se observa con frecuencia en obesidad. El riesgo relativo de infertilidad anovulatoria aumenta a un IMC de 25 kg/m², con riesgo máximo en un IMC > 27 kg/m² y aquéllas con grasa abdominal aumentada. La pérdida del embarazo también se relaciona con obesidad en mujeres con SOPQ.

En los hombres obesos, no todos presentan infertilidad. Sin embargo, aquellos que sí, tienen una menor calidad espermática (recuento, concentración y movilidad) y disfunción eréctil. Las encuestas sugieren que las tasas de prevalencia de hipogonadismo son de hasta 45 a 57% en hombres con obesidad. Existe una relación bidireccional entre obesidad e hipogonadismo. La obesidad aumenta las cifras de leptina, insulina, citocinas proinflamatorias y estrógenos, lo cual puede causar un defecto a nivel hipotalámico que provoca un hipogonadismo hipogonadotrópico. El hipogonadismo resultante puede empeorar la obesidad al disminuir la masa corporal magra (con un efecto adverso sobre el gasto energético).

La obesidad masculina que provoca hipogonadismo se diagnostica en hombres que satisfacen todos los criterios siguientes: 1) IMC ≥ 30 kg/m², 2) signos y síntomas clínicos de hipogonadismo, que incluyen libido disminuida, disfunción eréctil, fatiga, concentración disminuida, vello corporal reducido, testículos pequeños, ginecomastia y densidad mineral ósea disminuida, y 3) hipogonadismo bioquímico, ya sea hipogonadismo primario o secundario.

Las cifras de testosterona total deben medirse por la mañana y repetirse en dos ocasiones, de preferencia con 4 semanas de diferencia. En los hombres con cifras cercanas o por debajo del intervalo normal de testosterona total deben analizarse las cifras de testosterona libre, ya que la obesidad se relaciona con alteración de la globulina de unión a hormonas sexuales. También deben medirse las cifras de LH, hormona foliculoestimulante (FSH, *follicle-stimulating hormone*) y prolactina para diferenciar entre hipogonadismo primario y secundario.

Manejo

Debe ofrecerse asesoría de preconcepción a todas las parejas con obesidad para discutir las consecuencias reproductivas del peso excesivo. El manejo ponderal debe incluir la modificación dietética, aumentar la actividad física e intervenciones conductuales con un papel de la farmacoterapia y cirugía bariátrica para aquellos que fracasan en la modificación del estilo de vida.

Las mujeres con obesidad que desean concebir deben inscribirse a un programa de manejo ponderal con los objetivos de disminuir el peso preconcepción y la ganancia ponderal durante el embarazo, y lograr reducción ponderal a largo plazo. La reducción ponderal en mujeres con obesidad e infertilidad anovulatoria mejora las tasas de embarazo mediante el retorno de la función ovulatoria. Retrasar el embarazo para optimizar el peso debe sopesarse con la fertilidad decreciente debido a la edad.

Las recomendaciones actuales incluyen una pérdida ponderal de 7% del peso corporal con restricción calórica y aumento del ejercicio a 150 minutos/semana de actividad de intensidad moderada.[43] La farmacoterapia para mejorar la función ovulatoria o métodos alternativos de concepción no se recomienda de modo rutinario con base en el IMC en mujeres con obesidad.

De manera similar, los hombres con obesidad que pierden 15% del peso corporal tienen una mejora de la función eréctil y marcadores bioquímicos de hipogonadismo, que incluyen testosterona total, testosterona libre y LH.[44] Es importante señalar que el grado de pérdida ponderal requerido para lograr una mejora (15%) es mayor para hipogonadismo masculino, en comparación con otras condiciones relacionadas con el peso.[44]

Las recomendaciones actuales en hombres incluyen una dieta rica en proteínas, pero con pocas calorías, y contar con asesoría dietética personalizada e incremento de la actividad física. El logro de estos objetivos puede inducir cambios positivos en el perfil hormonal y composición corporal. La actividad física, de modo específico el ejercicio aeróbico, puede aumentar la producción de LH y testosterona, y ayudar a recuperar la función eréctil en esta población. Además, el ejercicio aumenta el efecto y durabilidad de la terapia de reemplazo de testosterona durante y después del cese del uso del medicamento.[44,45]

Para hombres cuyas cifras de testosterona no se normalizan con la pérdida ponderal, debe recomendarse la terapia con testosterona. La testosterona debe administrarse a hombres con síntomas y signos de cifras bajas, y cifras séricas consistentemente bajas de testosterona total para inducir y mantener las características sexuales secundarias y corregir los síntomas de deficiencia de la misma. En hombres sanos con obesidad, síntomas de deficiencia de andrógenos y de testosterona, la terapia con ésta mejora la disfunción eréctil y las cifras de la misma. En hombres con obesidad e hipogonadismo, la terapia de reemplazo de testosterona puede ser útil para conservar la masa corporal magra.

La terapia con testosterona no se recomienda en hombres que planean concebir, ya que la testosterona exógena puede suprimir la espermatogénesis y causar atrofia testicular. Además, la terapia con testosterona debe evitarse en aquellos hombres con cáncer prostático, cifras elevadas de PSA, riesgo aumentado o presencia de cáncer de próstata o mama y comorbilidades como AOS sin tratamiento, insuficiencia cardiaca descontrolada, infarto del miocardio o evento vascular cerebral en los últimos 6 meses, o trombofilia, todos los cuales se observan con frecuencia en presencia de obesidad.

ENFERMEDADES RESPIRATORIAS DE LA OBESIDAD

Apnea obstructiva del sueño

Valoración

Prevalencia de la AOS en poblaciones con obesidad

La AOS es una alteración de la respiración caracterizada por el estrechamiento de las vías respiratorias superiores que afecta la ventilación normal durante el sueño. La obesidad altera la cantidad y calidad del sueño a través de múltiples mecanismos, que incluyen alteraciones de la estructura de las vías respiratorias superiores por la acumulación de tejido graso. Esto provoca estrechamiento de los músculos respiratorios superiores, el cual produce apnea e hipoxia nocturna recurrente. Lo opuesto también es cierto: aquellos con AOS están en riesgo de empeorar su obesidad. La AOS sin tratamiento y el sueño insuficiente se relacionan con ganancia ponderal a través de múltiples mecanismos, que incluyen la pérdida de masa muscular magra y cambios neurohormonales que provocan un aumento del apetito. La prevalencia de AOS es alta (77%) en pacientes con obesidad sometidos a cirugía bariátrica.[46] En comparación con un peso estable, una ganancia ponderal de 10% predice un incremento de seis veces de probabilidad de desarrollar respiración desordenada durante el sueño (RDS), de moderada a grave.[47]

Detección de AOS

Los USPSTF no recomiendan el tamizaje en adultos pese a tener factores de riesgo para AOS, a menos que sean sintomáticos.[48] Se recomienda una evaluación prequirúrgica en una clínica de sueño para buscar AOS en pacientes sometidos a cirugía bariátrica.

Síntomas y hallazgos de la exploración física

Una historia de sueño completa debe incluir una evaluación para ronquidos, apnea presenciada, cognición alterada, respiración jadeante o asfixia nocturnas, sueño no reparador y fatiga diurna excesiva, nicturia, cefaleas matutinas y somnolencia sin explicación por otros factores. Los posibles cuestionarios de tamizaje y herramientas de predicción para identificar pacientes en alto riesgo incluyen la escala de somnolencia de Epworth (ESE), los cuestionarios STOP-BANG y el Berlín (tabla 4-6). Estas pruebas tienen poca precisión, lo que las convierte en herramientas diagnósticas deficientes, pero buenas para identificar con rapidez a personas que podrían beneficiarse con la referencia para evaluación casera de apnea del sueño (ECAS) descrita más adelante.[52]

La exploración física debe tomar en cuenta la presencia y gravedad de la obesidad (por IMC) y signos de estrechamiento de las vías respiratorias superiores, incluida la circunferencia cervical ($\geq$ 40.6 cm en mujeres, $\geq$ 43 cm en hombres), presencia de retrognatia, macroglosia, hipertrofia amigdalina, úvula grande/elongada, paladar duro arqueado/estrecho o sobremordida horizontal. También puede utilizarse la puntuación de Mallampati como evaluación visual de la distancia entre la base de la lengua y el techo de la boca.

Diagnóstico de AOS

La polisomnografía (PSG) es la prueba diagnóstica estándar en poblaciones adultas en quienes hay sospecha de AOS, con base en la evaluación de tamizaje del sueño.[53] Los pacientes adultos no complicados con signos y síntomas que indican riesgo de AOS moderada o grave deben someterse a PSG nocturna llevada a cabo en un laboratorio de sueño o ECAS.

La ECAS, una alternativa para aquellos incapaces de presentarse al laboratorio de sueño, es más precisa para identificar pacientes que tienen una alta probabilidad preprueba de AOS moderada o grave.[53] Los sujetos con enfermedad cardiopulmonar significativa, posible debilidad de los músculos respiratorios debido a una afección neuromuscular, antecedentes de evento vascular cerebral, uso crónico de opioides, insomnio grave o síntomas de otros trastornos del sueño deben someterse a PSG en lugar de ECAS.[53] Debe favorecerse un protocolo diagnóstico de noche dividida, que permita el diagnóstico y ajuste de la presión positiva de la vía aérea (PAP, *positive airway pressure*), en lugar de un protocolo diagnóstico de noche completa, que sólo permite el diagnóstico.

TABLA 4-6 Cuestionarios para detección de AOS y herramientas de predicción

CUESTIONARIO BERLÍN[49]	ESCALA DE SOMNOLENCIA DE EPWORTH[50]	STOP-BANG[51]
¿Su peso ha cambiado? **Categoría 1:** ¿Usted ronca? Volumen de los ronquidos Frecuencia de los ronquidos ¿Su ronquido molesta a otros? Frecuencia de apnea presenciada **Categoría 2:** ¿Fatiga matutina? Frecuencia de la fatiga matutina ¿Se ha quedado dormido al volante? **Categoría 3:** Historia de hipertensión IMC $\geq$ 30 mg/m²	¿Qué tan probable es que cabecee o se quede dormido en las situaciones siguientes, a diferencia de sentirse cansado (0-3)? 1. Sentado y leyendo 2. Viendo TV 3. Sentado, inactivo en un espacio público 4. Como pasajero en un automóvil durante una hora sin descanso 5. Recostado para descansar por la tarde cuando las circunstancias lo permiten 6. Sentado y platicando con alguien 7. Sentado en silencio después de una comida sin alcohol 8. En el automóvil, mientras está detenido unos cuantos minutos en el tráfico	¿Es ruidoso cuando ronca (**S**nore)? ¿Se siente cansado (**T**ired), fatigado o somnoliento durante el día? ¿Alguien ha observado (**O**bserved) que deja de respirar o jadea/se asfixia durante el sueño? ¿Tiene presión (**P**ressure) arterial alta? IMC (**B**MI) $\geq$ 35 mg/m² Edad (**A**ge) $\geq$ 50 años de edad Tamaño del cuello (**N**eck) ($\geq$ 40.6 cm en mujeres, $\geq$ 43 cm en hombres) Género (**G**ender) = masculino
Alto riesgo: Si hay dos o más categorías con una puntuación positiva	**Alto riesgo:** Puntuación $\geq$ 10	**Alto riesgo:** Respuesta afirmativa a 5-8 respuestas Respuesta afirmativa a más de dos preguntas STOP + género masculino o IMC $\geq$ 35 kg/m² o circunferencia cervical

IMC, índice de masa corporal; AOS, apnea obstructiva del sueño.

Tanto la PSG como la ECAS cuantifican el índice apnea-hipopnea (IAH), necesario para diagnosticar AOS. La apnea es la obstrucción completa del flujo aéreo, y la hipopnea es la obstrucción parcial del flujo aéreo. Ambas deben durar 10 segundos. El IAH se calcula al agregar la suma de episodios de apnea e hipopnea y dividirla entre el tiempo total de sueño. Un IAH ≥ 5 eventos/hora relacionado con síntomas típicos de AOS o un IAH obstructivo ≥ 15 eventos/hora incluso sin síntomas es diagnóstico de AOS.[53] La gravedad de AOS se define como leve para IAH ≥ 5 y < 15, moderada para IAH ≥ 15 y < 30, y como grave para IAH ≥ 30/hora.

Manejo

Papel de la pérdida ponderal en AOS

La reducción ponderal provoca una mejoría de AOS. Una pérdida ponderal de 10% predijo un decremento de 26% de IAH.[47] Gracias a datos extensos, se recomienda la pérdida ponderal para todos los pacientes con AOS y obesidad mediante cambios dietéticos, ejercicio, farmacoterapia o cirugía bariátrica.[54] No hay un plan alimenticio específico que haya demostrado ser el más exitoso.

PAP, dispositivos orales y cirugía

El tratamiento debe administrarse por un equipo multidisciplinario que incluya un especialista en sueño y unos PSS referentes. El objetivo del tratamiento incluye la resolución de los signos y síntomas clínicos de AOS y la normalización de IAH, así como la saturación nocturna de oxihemoglobina.[53]

La terapia médica para AOS incluye PAP, administrada como continua (CPAP), binivel con un componente ventilatorio reforzado (BIPAP) o autoajustable (APAP). La PAP puede administrarse a través de una interfaz nasal, oral u oronasal durante el sueño.[53] El uso de dispositivos orales (dispositivo de avance mandibular) puede considerarse para pacientes con AOS leve. Algunos sujetos pueden ser candidatos para cirugía de vías respiratorias superiores para aliviar la obstrucción de dichas vías. La cirugía bariátrica tiene una tasa de remisión de 40% de AOS, relacionada con la cantidad de pérdida ponderal, y debe considerarse como adyuvante de las terapias de primera elección para AOS.

Monitoreo

Monitoreo de AOS (p. ej., una vez diagnosticado con AOS, el objetivo de repetir el estudio de sueño y con qué frecuencia)

Para garantizar un beneficio terapéutico satisfactorio de los tratamientos quirúrgicos de las vías respiratorias superiores, los dispositivos orales y la pérdida o ganancia ponderal sustancial, una respuesta clínica insuficiente a la CPAP o la recurrencia de los síntomas a pesar a una buena respuesta inicial, se recomienda la PSG de seguimiento. En pacientes con CPAP, cuyos síntomas continúan sin resolver, no se requiere evaluación de seguimiento. Los pacientes con una respuesta sintomática positiva pueden supervisarse mediante cuestionarios (p. ej., ESE, como ya se describió). Después del ajuste inicial de PAP, está indicado el seguimiento anual a largo plazo y según sea necesario para resolver problemas de uso, de mascarilla o máquina.

Síndrome de hipoventilación por obesidad

Valoración

La obesidad induce una demanda incrementada del sistema respiratorio que representa mayor demanda de oxígeno, movilidad diafragmática disminuida, obstrucción de la vía aérea superior y desaturación de oxígeno. La pérdida de los mecanismos compensadores para mantener una ventilación adecuada provoca SHO. La prevalencia de SHO aumenta con el IMC.

El SHO es la forma más grave de compromiso respiratorio inducido por obesidad, y provoca una mortalidad elevada, insuficiencia cardiaca crónica, HTN pulmonar y hospitalización por insuficiencia respiratoria hipercápnica crónica agudizada.[55] Hay una superposición entre AOS y SHO, y cerca de 90% de los pacientes con SHO tiene AOS coexistente, típicamente grave. Múltiples estudios han informado una prevalencia de SHO entre 8 y 20% en pacientes con obesidad, en particular en aquellos con IMC > 34 kg/m^2.[56]

Es típico que los pacientes con SHO tengan obesidad grave y signos y síntomas típicos similares a AOS, que incluyen disnea, somnolencia diurna, fatiga, nicturia, ronquidos ruidosos, apneas presenciadas, así como hipoxemia leve durante la vigilia o hipoxemia significativa durante el sueño. Muchos pacientes están subdiagnosticados y subtratados. Es común que se presenten al hospital con un episodio agudo de insuficiencia respiratoria hipercápnica crónica agudizada.

La evaluación se recomienda en pacientes con obesidad y RDS, esta última definida como: 1) la presencia de cualquier apnea o hipopnea o 2) ventilación insuficiente durante el sueño. El SHO se define como la combinación de obesidad, RDS e hipercapnia diurna en el paciente despierto.[55] La hipercapnia se define como una Paco$_2$ > 45 mm Hg en el paciente despierto en reposo en una muestra para gases en sangre arterial.[55] La hipoxia observada por oximetría de pulso o las cifras séricas elevadas de bicarbonato (> 27 mmol/L) en una muestra de laboratorio también pueden sugerir SHO. Los pacientes con Paco$_2$ anormal deben someterse a PSG para diagnosticar hipoventilación e identificar los ajustes óptimos de PAP.

Manejo

Para pacientes con SHO, la pérdida ponderal marcada sostenida de 25 a 30% del peso corporal actual es necesaria para lograr una reducción significativa de la hipoventilación. Aunque deben recomendarse cambios del estilo de vida, esta magnitud de pérdida ponderal tiene mayor probabilidad de alcanzarse mediante cirugía bariátrica.

La PAP con CPAP o BIPAP son la base de la terapia para SHO para revertir la hipoventilación durante la vigilia. Los clínicos deben vigilar a estos pacientes de manera estrecha durante los primeros 2 a 3 meses después de iniciar terapia con PAP. Una respuesta clínica inadecuada, una mejoría insuficiente del intercambio gaseoso utilizando Paco$_2$ o admisiones continuas al hospital por episodios agudos de insuficiencia respiratoria hipercápnica crónica agudizada pueden sugerir falla terapéutica. Si esto ocurre con CPAP, después de asegurar el apego terapéutico, el paciente debe cambiar a BIPAP.

ALTERACIONES GASTROINTESTINALES DE LA OBESIDAD

Enfermedad por reflujo gastroesofágico

Valoración

Definición de ERGE y prevalencia en obesidad

La enfermedad por reflujo gastroesofágico (ERGE) es común en la población general, definido como síntomas o complicaciones del reflujo del contenido gástrico hacia el esófago y la cavidad oral.[57] Los síntomas frecuentes incluyen pirosis, regurgitación, tos crónica y dispepsia. La prevalencia estimada de ERGE en la población general es 10 a 20%, y las publicaciones actuales sugieren un incremento de 2 a 3 veces de síntomas de reflujo grave en personas con obesidad, con mayor relación entre los síntomas en mujeres, y una circunferencia de cintura elevada y ser caucásico.[57]

Fisiología de ERGE en obesidad

Se han propuesto múltiples mecanismos para describir el aumento del reflujo ácido en la obesidad. Los mecanismos mecánicos incluyen el aumento de la presión intragástrica como resultado de la grasa visceral, una mayor prevalencia de hernia hiatal en individuos con obesidad y un gradiente de presión incrementado a través de la unión gastroesofágica, con mayor frecuencia relacionada de relajación transitoria del esfínter esofágico inferior.[58] Las anomalías de la motilidad del tracto GI también se asocian con obesidad, e incluyen disfunción peristáltica esofágica, mayor volumen gástrico en ayuno y saciedad reducida.[59] Además, se ha reconocido que la grasa visceral tiene actividad metabólica, y produce adipocitocinas que pueden aumentar los síntomas de ERGE o las secuelas relacionadas con éste, como la esofagitis erosiva y el esófago de Barrett.[58]

Evaluación

La ERGE es un diagnóstico clínico; los pacientes pueden tratarse de manera empírica si tienen síntomas típicos de pirosis y regurgitación. Sin embargo, los sujetos con dolor torácico como síntoma deben someterse a una evaluación cardiaca apropiada para descartar etiologías cardiacas primarias de los síntomas. De otro modo, puede comenzarse con un ciclo de un inhibidor de la bomba de protones (IBP) y vigilarse. Los pacientes con obesidad y ERGE sometidos a evaluación para cirugía bariátrica deben ser considerados para una evaluación GI de reflujo antes de la cirugía.[57]

Manejo

En pacientes con obesidad, la pérdida ponderal aunada a modificaciones del estilo de vida para ERGE es un componente esencial de la terapia. Evitar los detonantes alimenticios es crítico; éstos incluyen cafeína, alimentos especiados, chocolate y comidas con gran contenido graso o acidez. También se recomienda la elevación de la cabecera de la cama y evitar alimentos 2 a 3 horas antes de dormir. Puede iniciarse un ensayo con IBP durante 8 semanas en pacientes con síntomas típicos de ERGE, administrado 30 a 60 minutos antes de su primer alimento. Los pacientes con respuesta parcial pueden hacer un ajuste a una dosificación de dos veces al día. Los pacientes con respuesta incompleta o nula a IBP deben referirse a gastroenterología para una evaluación más detallada.[57]

Hepatopatía grasa no alcohólica y esteatohepatitis no alcohólica

Valoración

Definición y prevalencia de HGNA en obesidad

La *American Association for the Study of Liver Diseases* (AASLD) define HGNA como la evidencia de esteatosis hepática en estudios de imagen o histología, sin causas secundarias de infiltración grasa hepática. La HGNA puede subdividirse en una clasificación histológica: hígado graso no alcohólico (HGNA), definido como $\geq 5\%$ de esteatosis hepática sin lesión hepatocelular o esteatohepatitis no alcohólica (EHNA), definida como $\geq 5\%$ de esteatosis hepática con inflamación y lesión hepatocelular.[60]

La prevalencia global de HGNA ha aumentado con una tasa similar de incremento que la prevalencia de obesidad. Se estima que la HGNA afecta a casi 25% de la población global; ésta aumenta de 57 a 74% en obesidad (IMC ≥ 30 kg/m^2) y > 90% en obesidad grave (IMC ≥ 40 kg/m^2).[60]

Evaluación

La AASLD no recomienda el tamizaje rutinario para HGNA en pacientes con obesidad, dada la ausencia de costo-eficacia y ambigüedad en la valoración diagnóstica y terapia. Sin embargo, debe considerarse un alto índice de sospecha de HGNA en pacientes con síndrome metabólico.

En pacientes con sospecha de HGNA o evidencia imagenológica de esteatosis, deben excluirse otras causas comunes de esteatosis hepática. La esteatosis secundaria puede ser resultado del consumo significativo de alcohol, de enfermedad de Wilson, nutrición parenteral total, medicamentos (mipomersen, lomitapida, amiodarona, metotrexato, tamoxifeno, corticoesteroides) y hepatitis crónica B o C. Además, deben descartarse otras enfermedades hepáticas crónicas (p. ej., hepatitis autoinmune), en especial en caso de química hepática anormal.[60]

Es importante investigar la fibrosis potencial en pacientes con HGNA dado el riesgo de fibrosis y cirrosis avanzada. Las químicas hepáticas normales o anormales no necesariamente correlacionan con la presencia de esteatohepatitis o fibrosis. Para determinar el grado de inflamación o fibrosis en pacientes con HGNA, la biopsia hepática sigue siendo el estándar de oro, aunque esta prueba no se lleva a cabo de manera rutinaria debido al costo y riesgo del procedimiento. Se han desarrollado métodos no invasivos para estimar el grado de fibrosis, que incluyen pruebas séricas de laboratorio (*FibroTest, Hepascore*), pruebas de calificación validadas (puntuación de fibrosis para HGNA, índice FIB-4) y estudios de imagen. La puntuación de fibrosis para HGNA (NFS) usa la edad, el IMC, el recuento plaquetario, la presencia de diabetes, la razón aspartato aminotransferasa/alanina aminotransferasa (AST/ALT) y albúmina para estimar el grado de fibrosis (calculadora de puntuación en línea: http://gihep.com/calculators/hepatology/nafld-fibrosis-score/). El índice FIB-4 utiliza la edad, IMC, AST/ALT y plaquetas para estimar el grado de fibrosis (calculadora de puntuación en línea: http://gihep.com/calculators/hepatology/fibrosis-4-score/). Ambos sistemas de calificación son confiables para predecir fibrosis avanzada (etapa 3, puentes de fibrosis, y etapa 4, cirrosis). Las pruebas mencionadas pueden utilizarse junto con estudios de imagen especializados en hígado, elastografía por ecografía y elastografía por RM, que miden la rigidez hepática para predecir el grado de fibrosis.[60] Los pacientes con alto riesgo de fibrosis, con base en NFS o FIB-4, deben referirse a Hepatología.

Manejo

La base del tratamiento para HGNA es la modificación del estilo de vida para producir la pérdida ponderal. Una reducción ponderal de 3 a 5% mejora la esteatosis, y una de 7 a 10% mejora la EHNA y fibrosis. Además, los pacientes que califican para cirugía bariátrica deben referirse a cirugía para una evaluación de pérdida ponderal quirúrgica. Los pacientes con HGNA tienen riesgo cardiovascular significativo y sus factores de riesgo modificables deben tratarse.

Enfermedad de vesícula biliar

Valoración

Fisiología de la formación de colelitiasis en obesidad

La obesidad aumenta el riesgo de cálculos sintomáticos en la vesícula biliar, en particular en mujeres con IMC $\geq$ 30 kg/m².[61] La formación incrementada de cálculos es secundaria al exceso de colesterol secretado en la bilis, que a su vez se debe a una adiposidad corporal aumentada. Las concentraciones elevadas de colesterol en la bilis incrementan la propensión de formar cálculos.[62] La pérdida ponderal rápida, como ocurre después de cirugía bariátrica o con dieta con muy pocas calorías también puede aumentar el riesgo de formación de cálculos biliares debido a un metabolismo de grasas incrementado que causa mayor excreción de colesterol en la bilis.[62] El riesgo de formación de cálculos biliares es mayor cuando los pacientes tienen pérdida ponderal rápida y sostenida ($\geq$ 1.5 kg/semana durante por lo menos 4 semanas).[63]

Presentación y evaluación

De manera típica, los pacientes con colelitiasis sintomática no complicada se presentan con episodios esporádicos de dolor posprandial, ~30 a 60 min después de ingerir una comida, en particular rica en grasas. Es típico que el dolor sea de moderado a grave, que dure de 1 a 5 horas y que se localice en el cuadrante superior derecho del abdomen. Alrededor de 50% de los pacientes pueden presentar irradiación del dolor hacia la punta escapular derecha (signo

de Collins). La evaluación inicial debe consistir en estudios de laboratorio (biometría hemática completa, perfil metabólico básico, función hepática y lipasa) e imágenes abdominales por ecografía. La leucocitosis, la función hepática anormal, la fiebre y el dolor persistente pueden ser signos de colelitiasis complicada, como colecistitis, pancreatitis por cálculo, coledocolitiasis o colangitis.

Manejo

El manejo típico de los pacientes con colelitiasis sintomática no complicada es conservador con analgesia con AINE durante los episodios. A largo plazo, los pacientes pueden manejarse con observación o referirse para evaluación quirúrgica para determinar la elegibilidad para colecistectomía laparoscópica. Algunos pacientes que no son candidatos quirúrgicos pueden serlo para ácido ursodesoxicólico o litotripsia con ondas de choque extracorpóreas.

ENFERMEDADES MUSCULOESQUELÉTICAS DE LA OBESIDAD

Osteoartritis

Valoración

Prevalencia de OA en poblaciones obesas

El dolor articular tiene una relación estrecha con el peso corporal, y afecta en particular las rodillas, las caderas y la columna vertebral. El peso excesivo incrementa la tensión mecánica en las articulaciones de carga de peso, como la rodilla y la cadera, permitiendo la degradación del cartílago. Por cada ganancia ponderal de 5 kg, hay un aumento de 36% del riesgo de desarrollar OA.[64]

Las mujeres con IMC $\geq$ 25 kg/m² tienen casi cuatro veces mayor riesgo de OA de rodilla, y para hombres, el riesgo es cinco veces mayor.[64] La obesidad es un factor de riesgo modificable para progresión de artritis, limitación, discapacidad, calidad de vida reducida y desenlaces clínicos deficientes después de reemplazo articular.

Revisión de los síntomas y exploración física

Los síntomas de OA pueden variar, pero predominan el dolor, que es peor con el uso de la articulación y se alivia con el reposo, la rigidez (matutina o relacionada con la inactividad) y las restricciones locomotoras.

A la exploración física, con frecuencia la inspección de las articulaciones muestra tumefacción, deformidad y atrofia muscular. Los derrames articulares, la hipersensibilidad de la línea articular y la sensibilidad periarticular pueden palparse junto con crepitación gruesa, rango de movimiento disminuido y músculos locales débiles a la exploración activa. La OA que afecta la cadera puede causar dolor percibido en la ingle, la región interna del muslo, nalgas o incluso rodillas, lo cual limita actividades como vestirse o ponerse los zapatos. La OA de la columna vertebral puede comprimir los nervios y provocar debilidad, entumecimiento y hormigueo a lo largo de la distribución de un nervio.

Papel de los estudios de imagen en el diagnóstico

El diagnóstico de OA puede hacerse sin investigaciones radiográficas o de laboratorio en el grupo de edad en riesgo con signos y síntomas típicos. La exploración radiográfica puede ser normal en OA, por lo que no debe utilizarse de modo rutinario para establecer un diagnóstico de la misma. La valoración adicional por laboratorio debe considerarse si los signos y síntomas sugieren una enfermedad autoinmune.

Manejo

Pérdida ponderal y OA

Se ha demostrado que una pérdida ponderal de 5 kg provoca un decremento relativo de 50% del riesgo de OA.[65] Si la persona con obesidad pierde peso suficiente hasta la categoría de sobrepeso, o si la persona con sobrepeso pierde peso suficiente para estar en la categoría de peso normal, la OA de rodilla disminuye entre 22 y 35% en hombres y mujeres, respectivamente.[66] La pérdida ponderal puede mejorar los síntomas al restaurar la función y la calidad de vida, así como disminuir la necesidad de reemplazo total de rodilla.

Actividad física en OA

Todos los pacientes deben suscribirse a un programa de ejercicio individualizado. La evidencia actual no recomienda una prescripción de ejercicio específico, pero demuestra que el ejercicio produce una mejoría del dolor y de las limitaciones funcionales.[67] De manera específica, se ha demostrado que los ejercicios de equilibrio enfocados en controlar y estabilizar la posición del cuerpo reducen el riesgo de caídas.

La fisioterapia es útil para evaluar la habilidad del paciente para llevar a cabo actividades aeróbicas o de resistencia, recibir dispositivos de asistencia, instruir en técnicas de protección y educar acerca del uso de agentes térmicos para aliviar el dolor y la rigidez.[67] Un auxiliar para caminar puede estar justificado en pacientes con OA de rodilla o cadera para ayudar a la ambulación, la estabilidad articular o el dolor.[67]

Un soporte tibiofemoral para rodilla y uno rotulofemoral pueden tener beneficios en la estabilización articular y el dolor. Además, vendaje neuromuscular (Kinesiotaping) puede ser útil en pacientes con OA, ya que permite el rango de movimiento mientras estabiliza la articulación.[67]

El tai chi se recomienda en gran medida para pacientes con OA de rodilla o cadera para mejorar la fuerza y el equilibrio, además de prevenir caídas.[67] Aunque se requieren más datos de la yoga, acupuntura y terapia cognitiva-conductual, los ensayos han demostrado que mejoran el dolor.

Farmacoterapia

Se cuenta con diversas terapias para el manejo de OA basadas en las articulaciones afectadas y la edad del paciente. Estudios grandes que evaluaron terapias alternativas como glucosamina y sulfato de condroitina no han podido demostrar la eficacia clínica de estos compuestos, y en la actualidad no las recomiendan la *American College of Rheumatology*. Las opciones de farmacoterapia para OA incluyen medicamentos tópicos, paracetamol, antiinflamatorios no esteroideos, inyecciones intraarticulares de esteroides, tramadol, terapias adyuvantes con opiáceos y no opiáceos (p. ej., duloxetina). Se considera que las opciones farmacológicas para OA no afectan el peso.

Cirugía

Los pacientes con OA refractaria al manejo del estilo de vida (pérdida ponderal, plan de ejercicio individualizado) y farmacoterapia deben referirse para evaluación de artroplastia articular total. Con frecuencia, en ortopedia se requiere que los pacientes satisfagan varios criterios de IMC (por lo general un IMC < 40 kg/m²) para minimizar las tasas de complicaciones. Aunque los lineamientos más antiguos operan bajo la noción de que un IMC más elevado es un factor de riesgo para complicaciones, datos recientes sugieren que el alivio del dolor y la ganancia funcional fueron similares en aquellos con obesidad, en comparación con los que no la tienen.[68] Se requieren estudios de asignación aleatoria controlados para eliminar los puntos de corte estrictos institucionales.

NEOPLASIAS MALIGNAS

Se cuenta con evidencia consistente de que las cantidades elevadas de grasa corporal se relacionan con riesgo de por lo menos 13 diferentes tipos de cáncer, como se ilustra en la figura 4-2. Se cree que el peso excesivo explica 40% de todos los cánceres diagnosticados en 2014, afectando a más de 630 000 personas en Estados Unidos. La incidencia de la mayoría de los cánceres relacionados con sobrepeso y obesidad aumentó de 2005 a 2014, excepto por el cáncer colorrectal. El riesgo máximo para cáncer por incremento de 1 kg/m² del IMC varió desde 1% para cáncer de tiroides y ovario, cada uno, hasta 9% para adenocarcinoma esofágico (tabla 4-7).

Valoración

Fisiología de la tumorigénesis en obesidad

Las personas con obesidad tienen inflamación crónica de bajo grado que, con el tiempo, puede provocar daño del ADN.[70] Las personas con sobrepeso/obesidad tienen mayor probabilidad de tener afecciones que causan inflamación crónica local, la cual actúa como factor de riesgo para ciertos cánceres. Por ejemplo, el reflujo gastroesofágico puede provocar esófago de Barrett y adenocarcinoma esofágico. De modo similar, la inflamación crónica de la vesícula biliar y el antecedente de colelitiasis son factores de riesgo para cáncer de vesícula biliar, y HGNA es un fuerte factor de riesgo para cáncer hepatocelular.[71]

Otro mecanismo sugerido en la fisiopatología de la tumorigénesis en obesidad es la producción de hormonas por el tejido adiposo. Las cantidades excesivas de estrógeno producido por la grasa confieren un riesgo incrementado de desarrollar cáncer mamario, endometrial y ovárico. Las cifras elevadas de factor de crecimiento parecido a insulina 1 (IGF-1) en sangre encontradas en obesidad pueden promover la aparición de cáncer de colon, riñón y endometrio. También pueden estar implicadas otras hormonas.

Detección de cáncer

La detección de cáncer no cambia según el IMC. El USPSTF tienen lineamientos para detección de cáncer de mama, cervicouterino y colorrectal (tabla 4-8). No recomiendan el tamizaje para el resto de los cánceres en la población general asintomática o personas con sobrepeso/obesidad.

Manejo

¿De qué manera influye la pérdida ponderal sobre el riesgo de cáncer?

Se ha demostrado que la pérdida ponderal disminuye el riesgo de cáncer. Al estudiar la población de cirugía bariátrica, los pacientes con obesidad que se sometieron a cirugía y tuvieron una reducción de 20% del IMC redujeron a la mitad su incidencia de cáncer. Esta

protección en la población poscirugía bariátrica se extiende a los pacientes con predisposición genética para cáncer.[73] Aunque sólo hay estudios prospectivos grandes limitados, la evidencia de estudios observacionales demuestra que la menor ganancia ponderal durante la adultez se relaciona con menor riesgo de cáncer de colon, riñón y cáncer de mama posmenopáusico, así como cáncer endometrial y ovárico.[74]

Supervivencia al cáncer y obesidad

La obesidad puede agravar aspectos de la supervivencia al cáncer, que incluyen calidad de vida, recurrencia, progresión y pronóstico del cáncer. Por ejemplo, la obesidad se relaciona con riesgo incrementado de linfedema en supervivientes de cáncer de mama e incontinencia en sobrevivientes de cáncer de próstata tratados con prostatectomía radical. Los pacientes con mayor IMC basal y cáncer rectal etapa II-III tuvieron

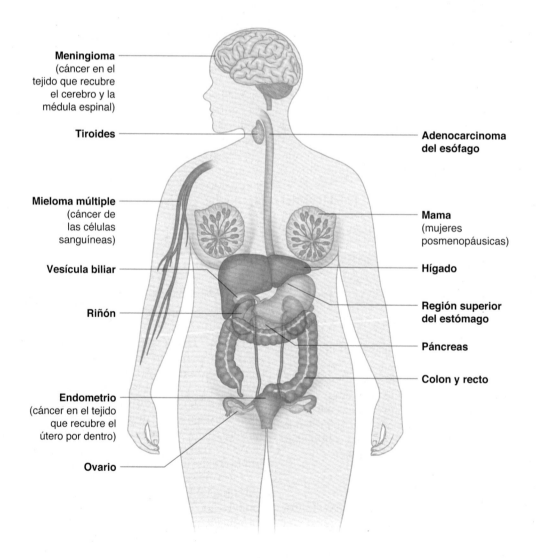

FIGURA 4-2 Cánceres relacionados con sobrepeso y obesidad.

TABLA 4-7 Riesgo de cáncer en poblaciones con sobrepeso/obesidad	
CÁNCER	% DE INCREMENTO DEL RIESGO DE CÁNCER POR INCREMENTO DE 1 kg/m² DEL IMC
Adenocarcinoma esofágico	9
Cáncer del cardias (gástrico)	4
Cáncer hepático	5
Cáncer pancreático	2
Colon y recto	2
Cáncer de vesícula biliar	5
Mamario (en mujeres posmenopáusicas)	2
Cáncer ovárico	1
Cáncer endometrial	8
Riñón (carcinoma de células renales)	5
Tiroides	1
Meningioma	4
Mieloma múltiple	2

IMC, índice de masa corporal.
Adaptada de Steele CB, Thomas CC, Henley SJ, et al. Vital signs: trends in incidence of cancers associated with overweight and obesity – United States, 2005-2014. MMWR Morb Mortal Wkly Rep. 2017;66(39):1052-1058.

más riesgo de recurrencia local. Los pacientes con obesidad sometidos a procedimientos colorrectales laparoscópicos, como hemicolectomía, están en alto riesgo de conversión abierta. La obesidad también influye en las complicaciones después de cirugía por cáncer abdominal, como desarrollo de hernias incisionales y paraestomales.

Consideraciones para quimioterapia

Según los lineamientos de la *American Society of Clinical Oncology*, el peso corporal total debe utilizarse al elegir las dosis de quimioterapia citotóxica, sin importar el estado de obesidad, en especial cuando el objetivo del tratamiento es la cura.[75] Sólo ciertos medicamentos deben administrarse como dosis fijas (p. ej., carboplatino, bleomicina y vincristina).

En pacientes con obesidad hay variabilidad farmacodinámica y farmacocinética. Se ha demostrado que la dosificación de quimioterapia utilizando el peso corporal ajustado aumenta la toxicidad grave de los esquemas que contienen antraciclinas y taxanos. De igual manera se probó que la administración de herceptina tiene mayor toxicidad cardiaca en pacientes con obesidad.[75]

TABLA 4-8 Recomendaciones de tamizaje según las sociedades contra cáncer	
Recomendaciones A y B del *United States Preventive Services Task Force* (USPSTF)	
Tamizaje para cáncer de mama	Mamografía de tamizaje para mujeres, con o sin exploración clínica mamaria, cada 1-2 años para mujeres de 50 años o más. La decisión de comenzar la mamografía de tamizaje en mujeres < 50 años de edad debe individualizarse.
Tamizaje para cáncer cervicouterino	El USPSTF recomienda el tamizaje para cáncer cervicouterino cada 3 años con citología cervicouterina sola en mujeres de 21-29 años de edad. Para las de 30-65 años, el USPSTF recomienda el tamizaje cada 3 años con citología cervicouterina sola, cada 5 años con prueba para papilomavirus humano de alto riesgo (hrHPV) sola o cada 5 años con prueba de hrHPV, combinada con citología.
Tamizaje para cáncer colorrectal	El USPSTF recomienda comenzar el tamizaje para cáncer colorrectal a los 50 años de edad y continuar hasta los 75 años.
Recomendaciones de la *American Association for the Study of Liver Disease*	
Tamizaje para cáncer hepático*	La AASLD recomienda ecografía abdominal o AFP cada 6 meses para pacientes con cirrosis por HGNA, con base en estudios de laboratorio, de imagen o biopsia. No se recomienda el tamizaje para HGNA sin cirrosis.

AASLD, American Association for the Study of Liver Diseases; AFP, alfa-fetoproteína; HGNA, hepatopatía grasa no alcohólica.
*No se recomienda tamizaje para cáncer del cardias (gástrico), cáncer pancreático o cáncer de vesícula biliar en la población asintomática.
Adaptada de Heimbach JK, Kulik LM, Finn RS, et al. AASLD guidelines for the treatment of hepatocellular carcinoma. Hepatology. 2018;67(1):358-380.

Hay cierta evidencia de que los medicamentos antiangiogénicos como bevacizumab podrían ser menos efectivos en pacientes con obesidad. La adiposidad excesiva se relaciona con cifras circulantes incrementadas de factor de crecimiento endotelial vascular, un regulador de la angiogénesis tumoral. Esto se ha encontrado en cáncer colorrectal, carcinoma de células renales y cáncer ovárico.

SALUD MENTAL Y OBESIDAD

Depresión

Valoración

Prevalencia de depresión en individuos con obesidad

Se sabe que la obesidad y la depresión tienen una relación recíproca, ya que la obesidad incrementa notablemente el riesgo de trastorno depresivo mayor (TDM), y éste aumenta también el riesgo de obesidad. Se ha encontrado que los pacientes con obesidad y obesidad grave tienen 1.5 a 2 veces mayor prevalencia de TDM. Las mujeres con IMC $\geq$ 35 kg/m^2 pueden tener hasta cinco veces mayor prevalencia de TDM.[76]

Evaluación

El tamizaje para depresión se recomienda en el ámbito de la atención primaria. Existen varias herramientas de tamizaje; las más utilizadas son los cuestionarios de salud del paciente (PHQ-9 y PHQ-2, *patient health questionnaires*) (tabla 4-9). Los PHQ-2 son eficaces para descartar depresión, con un valor predictivo negativo de 93%, pero no confirman el diagnóstico. Si el paciente responde de modo positivo a cualquier pregunta en PHQ-2, debe aprontar una investigación con PHQ-9. Las puntuaciones de 10 a 27 en PHQ-9 sugieren depresión moderada a grave, y este diagnóstico debe confirmarse mediante los criterios del *Manual diagnóstico y estadístico* (DSM, *Diagnostic and Statistical Manual*) para depresión. Además, los PHQ-9 pueden usarse para vigilar los síntomas y la respuesta a la terapia. Los PSS no deben descartar trastornos simultáneos que pueden simular TDM, los cuales incluyen anemia, hipotiroidismo, infecciones o alteraciones metabólicas.[77]

Manejo

Dada la relación recíproca entre depresión y obesidad, la terapia debe considerar mecanismos de pérdida ponderal, además de manejo de la salud mental con psicoterapia y farmacoterapia.

Las opciones psicoterapéuticas comprenden terapia cognitiva conductual (TCC), que se incluye en los programas conductuales de pérdida ponderal y terapia interpersonal. Existen múltiples opciones farmacoterapéuticas; sin embargo, la selección cuidadosa es imperativa, ya que numerosos antidepresivos inducen ganancia ponderal. En la tabla 4-10 se resumen los efectos de las clases comunes de antidepresivos en el peso.[78]

Trastorno por atracones (BED)

Valoración

Definición de BED

El BED es un trastorno de la alimentación caracterizado por episodios repetidos de atracones (comer una

TABLA 4-9 Comparación entre las pruebas para detección de depresión (Cuestionario de salud del paciente) PHQ9 y PHQ2

PATIENT HEALTH QUESTIONNAIRE-9 (PHQ-9[B])	PATIENT HEALTH QUESTIONNAIRE-2 (PHQ-2[A])
Durante las últimas 2 semanas, ¿con cuánta frecuencia le ha molestado alguno de los problemas siguientes? (0-Para nada, 1-Varios días, 2-Más de la mitad de los días, 3-Casi todos los días).	
Poco interés en hacer cosas	Poco interés en hacer cosas
Sentirse decaído, deprimido o pesimista	Sentirse decaído, deprimido o pesimista
Problemas para quedarse dormido o para mantenerse dormido, o dormir demasiado	
Sentir cansancio o tener poca energía	
Poco apetito o comer demasiado	
Sentirse mal consigo mismo, sentirse fracasado	
Problemas para concentrarse	
Moverse o hablar con lentitud, o lo opuesto, agitado e inquieto	
Pensamientos de que estaría mejor muerto o pensamientos de lastimarse a sí mismo	

[a]*PHQ-2: Una puntuación > 3 es positiva, proceder con PHQ-9.*
[b]*PHQ-9: Puntuación de 1 a 4 = depresión mínima; 5 a 9 = depresión leve; 10 a 14 = depresión moderada; 15 a 19 = depresión moderadamente grave; 20 a 27 = depresión grave.*
Adaptada de Maurer DM, Raymond TJ, Davis BN. Depression: screening and diagnosis. Am Fam Physician. 2018;98(8):508-515.

cantidad anormalmente alta de comida en un periodo de 2 horas), sin conductas correctivas intencionales, como el vómito o el abuso de laxantes.[79] Las personas con este trastorno pueden informar que comen hasta que se sienten incómodamente satisfechos, comen cuando no tienen hambre física y sentimientos de culpa/disgusto, relacionados con alimentarse en exceso. En la población general, la prevalencia de BED es de 2 a 5%; ésta aumenta a 5-30% en pacientes evaluados para terapia de pérdida ponderal.[79] El diagnóstico puede hacerse con base en los criterios de DSM-5, de manera típica con referencia a psiquiatría para confirmación y manejo.

TABLA 4-10 Efecto de los antidepresivos en el peso

GANANCIA PONDERAL	NEUTRAL CON EL PESO/MENOR GANANCIA PONDERAL	PÉRDIDA PONDERAL
Tricíclicos	ISRS (fluoxetina, sertralina)	Bupropión
IMAO		
ISRS (paroxetina)	IRNS (duloxetina, venlafaxina)	
Mirtazapina		

IMAO, inhibidores de monoaminooxidasa; ISRS, inhibidores selectivos de la recaptura de serotonina; IRNS, inhibidores de la recaptura de noradrenalina y serotonina. Adaptada de Igel LI, Kumar RB, Saunders KH, Aronne LJ. Practical use of pharmacotherapy for obesity. Gastroenterology. 2017;152(7):1765-1779.

Manejo

El BED es un trastorno complejo que requiere una estrategia de manejo multidisciplinaria, con el objetivo de evitar los episodios de atracones y lograr la pérdida ponderal. Deben incorporarse modificaciones del estilo de vida que incluyen dieta y ejercicio al plan terapéutico individualizado. La TCC es la base de la terapia para pacientes con BED para corregir las conductas alimenticias negativas e inducir remisión en 50 a 60% de los casos. En conjunto con la terapia conductual, la farmacoterapia con antidepresivos puede ayudar a inducir y mantener la remisión. Los inhibidores selectivos de la recaptura de serotonina (ISRS), bupropión, topiramato y lisdexanfetamina se utilizan para el tratamiento de BED. Los últimos tres fármacos pueden ayudar a inducir cierta pérdida ponderal. Lisdexanfetamina es una sustancia controlada clase II y debe utilizarse con precaución debido a su potencial adictivo.

Síndrome de ingesta nocturna

Valoración

Definición del síndrome de ingesta nocturna

El síndrome de ingesta nocturna (SIN) se caracteriza por hiperfagia nocturna ($\geq 25\%$ de la ingesta calórica después de una comida por la tarde) con evocación del evento mínimo dos veces por semana. Las características relacionadas incluyen insomnio, estrés, estado de ánimo deprimido y anorexia matutina.[79,80] Además, se nota que estos pacientes prefieren consumir carbohidratos durante las comidas nocturnas. La prevalencia de SIN en la población general es cercana a 1.5%; lo anterior aumenta a 8.9-14% en pacientes con obesidad y hasta 27% en obesidad grave.[81]

CUÁNDO REFERIR

- ECV: alto riesgo de CC en un paciente que quiere comenzar un programa de ejercicio vigoroso; prueba de esfuerzo anormal.
- Diabetes: hiperglucemia que persiste a pesar de la farmacoterapia combinada; complicaciones de la diabetes (nefropatía, retinopatía).
- SOPQ: mujeres con este padecimiento que desean la fertilidad.
- AOS: tratamiento médico con terapia PAP (neumología/especialistas en sueño) o tratamiento quirúrgico (cirugía de cabeza y cuello).
- Gastroenterología: ERGE que no responde a IBP; HGNA en alto riesgo de fibrosis según la calculadora de detección.
- Ortopedia: OA que no responde a la pérdida ponderal, al ejercicio y la terapia médica.
- Psiquiatría: depresión refractaria a medicamentos de uso común; BED.

Fisiología y manejo de SIN en obesidad

Se ha postulado que los pacientes con SIN y obesidad tienen disrupción cronotrópica, aberraciones en los ritmos circadianos por desequilibrios en los sistemas glucocorticoides y serotoninérgicos que, con el tiempo, provocan alteraciones de la conducta y obesidad.[80] Se requieren estudios adicionales para elucidar por completo la relación y comprender la enfermedad. La terapia con ISRS se encuentra bajo investigación como opción terapéutica; un pequeño estudio de asignación aleatoria sí ha demostrado la inducción de remisión con el uso de sertralina.[81]

CASO DE ESTUDIO

Discusión del caso de estudio 1: Valoración y tratamiento de las comorbilidades cardiometabólicas relacionadas con obesidad

Para esta paciente, la valoración requiere la medición de HbA1c como tamizaje para *DMT2*, en especial en presencia de acantosis nigricans, junto con una evaluación de las enzimas hepáticas en busca de HGNA y necesidad de una investigación más profunda que incluya ecografía hepática. Su presión arterial es alta y su medición debe repetirse en un periodo breve (1 a 2 semanas), quizá con un monitor casero de presión arterial. La base del tratamiento es la modificación del estilo de vida con una dieta con poco contenido calórico y actividad física moderada. Algunos planes dietéticos importantes a considerar incluyen una estrategia DASH (rica en frutas, vegetales, leguminosas, productos lácteos con poca grasa, y aperitivos limitados, dulces, carnes y grasa total y saturada) o una dieta basada en DPP con poca grasa. La intervención en el estilo de vida puede complementarse con farmacoterapia, como metformina en esta paciente, para la prevención adicional de *DMT2*. Si la presión arterial ambulatoria permanece elevada, puede estar indicado comenzar con dosis bajas de un diurético, un bloqueador de los canales de calcio o un bloqueador del receptor de angiotensina. La evaluación del sueño/ronquidos de Janice también puede auxiliar a los PSS a diagnosticar un trastorno del sueño subyacente que, mediante el tratamiento apropiado, mejore el control de la presión arterial.

Discusión del caso de estudio 2

Para este paciente se requiere una discusión con el área de psiquiatría para determinar si puede suspenderse la terapia con mirtazapina para su trastorno anímico y, en su lugar, comenzar un medicamento menos obesogénico. Para su disfunción eréctil, debe iniciarse primero la modificación del estilo de vida para promover la pérdida ponderal para mejorar sus síntomas; sin embargo, si no hay cambio en la libido o la función eréctil, los PSS

CASO DE ESTUDIO 2:

VALORACIÓN Y TRATAMIENTO DE LOS TRASTORNOS DEL ESTADO DE ÁNIMO COMÓRBIDOS

Fred es un hombre de 42 años de edad con antecedentes de depresión refractaria y obesidad clase 1 que se presenta al consultorio con el nuevo síntoma de disfunción eréctil. Toma mirtazapina y está interesado en la terapia de reemplazo de testosterona. No tiene síntomas de apnea del sueño y su esposa dice que no ronca. Tiene libido disminuida y ha notado que la frecuencia con la que necesita afeitarse ha disminuido. La exploración física indica IMC de 32 kg/m^2 y circunferencia de cintura de 100 cm. La exploración genital no muestra datos patológicos. Sus cifras de prolactina y FSH son normales y una IRM hipofisaria no muestra tumores.

deben revisar las cifras de testosterona total medidas por la mañana y repetirlas en dos ocasiones, de preferencia con 4 semanas de diferencia. Si se detecta hipogonadismo bioquímico definitivo, debe administrarse terapia con testosterona para inducir y mantener las características sexuales secundarias, mejorar su nivel de energía y proteger sus huesos contra osteoporosis. Es probable que la terapia con testosterona mejore la disfunción eréctil y las cifras de testosterona de Fred.

PREGUNTAS DE EXAMEN

1. AS es un hombre de 50 años de edad evaluado por complicaciones de obesidad. Sus problemas médicos conocidos incluyen prediabetes y HTN tratada con losartán. No toma otros medicamentos y no fuma ni bebe alcohol. No tiene antecedentes familiares de enfermedad hepática. A la exploración física se encuentra IMC de 40 kg/m^2, presión arterial 130/78 mm Hg y frecuencia cardiaca 84 lpm. No tiene ictericia, ascitis ni signos de hepatopatía en etapa terminal. En estudios de laboratorio, AST de 95 UI/L, ALT 88 UI/L y recuento plaquetario de 100 000 células/L. Su ferritina es normal y sus pruebas serológicas para hepatitis son negativas. Se calcula una puntuación Fibrosis 4 con resultado de 5.1, la cual indica fibrosis avanzada probable. ¿Cuál de los siguientes es el mejor paso a seguir para manejar sus pruebas de función hepática anormales?

   A. Asegurarle que su hígado mejorará con la pérdida ponderal.
   B. Referirlo a cirugía bariátrica.
   C. Referirlo para un rastreo con elastografía.
   D. Referirlo a gastroenterología para una biopsia hepática.

   Respuesta: C. *El EHNA es una complicación común de la obesidad que puede provocar cirrosis. Desafortunadamente, en la actualidad no hay tratamientos farmacoterapéuticos muy efectivos. La pérdida ponderal es benéfica. También es importante identificar a aquellos pacientes que desarrollan fibrosis significativa. Una biopsia hepática es la mejor prueba para diagnosticar EHNA, pero es costosa, requiere pericia para su interpretación y conlleva cierto riesgo de morbilidad e incluso de mortalidad. La puntuación Fibrosis 4 ayuda a identificar a aquellos pacientes en riesgo de fibrosis con una puntuación < 1.45 que tienen poca probabilidad de tener fibrosis avanzada. Aquellos con una puntuación ≥ 3.25 tienen mayor probabilidad de tener fibrosis significativa. La elastografía por ecografía (Fibroscan) es un estudio no invasivo aprobado por FDA para utilizarse en el diagnóstico de fibrosis hepática significativa y puede utilizarse para identificar a aquellos sujetos que desarrollan fibrosis significativa.[71]*

2. DG es un hombre de 54 años de edad con prediabetes, dislipidemia y HGNA. Su HGNA se detectó de manera incidental en un rastreo por TC. Toma metformina y atorvastatina. La exploración física no muestra datos patológicos, excepto por su IMC de 39 kg/m^2 y obesidad abdominal. Los datos de laboratorio muestran HbA1c de 5.9%, HDL 32 mg/dL, triglicéridos en ayuno 178 mg/dL, y AST y ALT normales. El paciente ha estado leyendo acerca de la obesidad y riesgo elevado de cáncer, y quiere saber qué tamizajes para cáncer debe hacerse con base en su peso. ¿Cuál de las siguientes es la respuesta más apropiada?

A. Debe hacerse el mismo esquema de detección de cáncer que cualquier hombre de 54 años de edad con IMC normal.

B. Debe realizarse un tamizaje más frecuente para cáncer de colon que otros hombres de 54 años de edad, ya que ocurre con mayor frecuencia en personas con obesidad.

C. Debe hacerse un tamizaje más frecuente para cáncer de colon que otros hombres de 54 años de edad, así como tamizaje rutinario para cáncer esofágico, hepático y renal.

D. Debe hacerse un tamizaje más frecuente para cáncer hepático que otros hombres de 54 años de edad debido a su diagnóstico de HGNA.

Respuesta: A. *No se recomienda un tamizaje incrementado para cáncer sólo con base en la obesidad. Así, las respuestas B y C son incorrectas. Sí hay una recomendación de detección rutinaria de carcinoma hepatocelular, pero es sólo para pacientes con EHNA. Este paciente tiene HGNA, pero enzimas hepáticas normales, por lo que no hay evidencia de EHNA. Por tanto, debe considerarse en riesgo similar de cáncer hepatocelular, en comparación con la población general.*

RECURSOS PRÁCTICOS

- Dieta DASH (https://dashdiet.org/sample-menu.html).
- Lineamientos de 2019 de ACC/AHA (https://www.aha journals.org/doi/full/10.1161/CIR.0000000000000677).
- ASCVD *Risk Estimator Plus de American College of Cardiology* (http://tools.acc.org/ ASCVD-Risk-Estimator-Plus/#!/calculate/estimate/).
- Puntuación de fibrosis para HGNA (http://gihep.com/ calculators/hepatology/nafld-fibrosis-score/).
- YMCA DPP (https://www.ymca.net/diabetes-prevention/ locate-participating-y).
- CDC, nutrición (https://www.cdc.gov/diabetes/managing /eat-well.html).

REFERENCIAS

1. Johnson NB, Hayes LD, Brown K, Hoo EC, Ethier KA; Centers for Disease Control and Prevention (CDC). CDC National Health Report: Leading causes of morbidity and mortality and associated behavioral risk and protective factors – United States, 2005-2013. *MMWR Suppl.* 2014;63(4):24.

2. Dominique DS, Busetto L, Dicker D, *et al.* European practical and patient-centred guidelines for adult obesity management in primary care. *Obes Facts.* 2019;12(1):40-66. doi:10.1159/000496183

3. Flegal KM, Kit BK, Orpana H, Graubard BI. Association of all-cause mortality with overweight and obesity using standard body mass index categories: a systematic review and meta-analysis. *J Am Med Assoc.* 2013;309(1):71-82. doi:10.1001/jama.2012.113905

4. Rueda-Clausen CF, Ogunleye AA, Sharma AM. Health benefits of long-term weight-loss maintenance. *Annu Rev Nutr.* 2015;35:475-516. doi:10.1146/ annurev-nutr-071714-034434

5. Adams TD, Davidson LE, Litwin SE, *et al.* Weight and metabolic outcomes 12 years after gastric bypass. *N Engl J Med.* 2017;377(12):1143-1155. doi:10.1056/ NEJMoa1700459

6. Neter JE, Stam BE, Kok FJ, Grobbee DE, Geleijnse JM. Influence of weight reduction on blood pressure: a meta-analysis of randomized controlled trials. *Hypertension.* 2003;42(5):878-884. doi:10.1161/01. HYP.0000094221.86888.AE

7. Higgins M, Kannel W, Garrison R, Pinsky J, Stokes J. Hazards of obesity – The Framingham experience. *Acta Med Scand Suppl.* 1988;723:23-36. doi:10.1111/ j.0954-6820.1987.tb05925.x

8. Wilson PW, D'Agostino RB, Sullivan L, Parise H, Kannel WB. Overweight and obesity as determinants of cardiovascular risk: the Framingham experience. *Arch Intern Med.* 2002;162(16):1867-1872. doi:10.1001/ archinte.162.16.1867

9. Rahmouni K, Correia ML, Haynes WG, Mark AL. Obesity-associated hypertension: new insights into mechanisms. *Hypertension.* 2005;45(1):9-14. doi:10.1161/01. HYP.0000151325.83008.b4

10. U.S. Preventive Services Task Force; A and B Recommendations. *U.S. Preventive Services Task Force.* 2020.

11. Whelton PK, Carey RM, Aronow WS, *et al.* 2017 ACC/ AHA/AAPA/ABC/ACPM/AGS/APhA/ASH/ASPC/ NMA/PCNA guideline for the prevention, detection, evaluation, and management of high blood pressure in adults: a report of the American College of Cardiology/ American Heart Association Task Force on clinical practice guidelines. *Hypertension.* 2018;71(6):e13-e115. doi:10.1161/HYP.0000000000000065

12. Carey RM, Whelton PK; 2017 ACC/AHA Hypertension Guideline Writing Committee. Prevention, detection, evaluation, and management of high blood pressure in adults: synopsis of the 2017 American College of Cardiology/American Heart Association Hypertension Guideline. *Ann Intern Med.* 2018;168(5):351-358. doi:10.7326/M17-3203

13. Bavikati VV, Sperling LS, Salmon RD, et al. Effect of comprehensive therapeutic lifestyle changes on prehypertension. *Am J Cardiol.* 2008;102(12):1677-1680. doi:10.1016/j.amjcard.2008.08.034

14. Appel LJ, Moore TJ, Obarzanek E, et al. A clinical trial of the effects of dietary patterns on blood pressure. DASH Collaborative Research Group. *N Engl J Med.* 1997;336(16):1117-1124. doi:10.1056/NEJM199704173361601

15. Semlitsch T, Jeitler K, Berghold A, et al. Long-term effects of weight-reducing diets in people with hypertension. *Cochrane Database Syst Rev.* 2016;3:CD008274. doi:10.1002/14651858.CD008274.pub3

16. Diabetes Prevention Program Outcomes Study; Knowler WC, Fowler SE, Hamman RF, et al. 10-year follow-up of diabetes incidence and weight loss in the Diabetes Prevention Program Outcomes Study. *Lancet.* 2009;374(9702):1677-1686. doi:10.1016/S0140-6736(09)61457-4

17. Freedman DS, Dietz WH, Srinivasan SR, Berenson GS. The relation of overweight to cardiovascular risk factors among children and adolescents: the Bogalusa Heart Study. *Pediatrics.* 1999;103(6 pt 1):1175-1182. doi:10.1542/peds.103.6.1175

18. Goldstein LB, Bushnell CD, Adams RJ, et al. Guidelines for the primary prevention of stroke: a statement for healthcare professionals from the American Heart Association/American Stroke Association. *Stroke.* 2014;45(12):3754-3832. doi:10.1161/STR.0000000000000046

19. Jensen MD, Ryan DH, Apovian CM, et al. 2013 AHA/ACC/TOS guideline for the management of overweight and obesity in adults: a report of the American College of Cardiology/American heart association Task Force on practice guidelines and the Obesity Society. *Circulation.* 2014;129(25 suppl 2):S102-S138. doi:10.1161/01.cir.0000437739.71477.ee

20. Gibbons RJ, Balady GJ, Bricker JT, et al. ACC/AHA 2002 guideline update for exercise testing: summary article. A report of the American College of Cardiology/American Heart Association Task Force on practice guidelines (committee to update the 1997 exercise testing guidelines). *J Am Coll Cardiol.* 2002;40(8):1531-1540. doi:10.1016/s0735-1097(02)02164-2

21. Estruch R, Ros E, Salas-Salvado J, et al. Retraction and republication: primary prevention of cardiovascular disease with a mediterranean diet. *N Engl J Med.* 2018;378(25):2441-2442. doi:10.1056/NEJMc1806491

22. Hu FB. Plant-based foods and prevention of cardiovascular disease: an overview. *Am J Clin Nutr.* 2003;78(3 suppl):544S-551S. doi:10.1093/ajcn/78.3.544S

23. Grundy SM, Stone NJ, Bailey AL, et al. 2018 AHA/ACC/AACVPR/AAPA/ABC/ACPM/ADA/AGS/APhA/ASPC/NLA/PCNA guideline on the management of blood cholesterol: a report of the American College of Cardiology/American Heart Association Task Force on clinical practice guidelines. *Circulation.* 2019;139(25):e1082-e1143. doi:10.1161/CIR.0000000000000625

24. Caspard H, Jabbour S, Hammar N, Fenici P, Sheehan JJ, Kosiborod M. Recent trends in the prevalence of type 2 diabetes and the association with abdominal obesity lead to growing health disparities in the USA: an analysis of the NHANES surveys from 1999 to 2014. *Diabetes Obes Metab.* 2018;20(3):667-671. doi:10.1111/dom.13143

25. *Estimates of Diabetes and its Burden in the United States, 2017.* Center of Disease Control. Accessed December, 2019. https://www.cdc.gov/diabetes/data/index.html

26. Senel E, Salmanoğlu M, Solmazgül E, Berçik İnal B. Acrochordons as a cutaneous sign of impaired carbohydrate metabolism, hyperlipidemia, liver enzyme abnormalities and hypertension: a case-control study. *J Eur Acad Dermatol Venereol.* 2011. doi:10.1111/j.1468-3083.2011.04396.x

27. Diabetes Prevention Program (DPP) Research. Group. The Diabetes Prevention Program (DPP): description of lifestyle intervention. *Diabetes Care.* 2002;25(12):2165-2171. doi:10.2337/diacare.25.12.2165

28. Salas-Salvadó J, Bulló M, Babio N, et al. Erratum. Reduction in the incidence of type 2 diabetes with the mediterranean diet: results of the PREDIMED-reus nutrition intervention randomized trial. Diabetes care 2011;34:14-19. *Diabetes Care.* 2018;41(10):2259-2260. doi:10.2337/dc18-er10

29. Ley SH, Hamdy O, Mohan V, Hu FB. Prevention and management of type 2 diabetes: dietary components and nutritional strategies. *Lancet.* 2014;383(9933):1999-2007. doi:10.1016/S0140-6736(14)60613-9

30. Sigal RJ, Alberga AS, Goldfield GS, et al. Effects of aerobic training, resistance training, or both on percentage body fat and cardiometabolic risk markers in obese adolescents: the healthy eating aerobic and resistance training in youth randomized clinical trial. *JAMA Pediatr.* 2014;168(11):1006-1014. doi:10.1001/jamapediatrics.2014.1392

31. Russo LM, Nobles C, Ertel KA, Chasan-Taber L, Whitcomb BW. Physical activity interventions in pregnancy and risk of gestational diabetes mellitus: a systematic review and meta-analysis. *Obstet Gynecol.* 2015;125(3):576-582. doi:10.1097/AOG.0000000000000691

32. Look AHEAD Research Group; Pi-Sunyer X, Blackburn G, Brancati FL, et al. Reduction in weight and cardiovascular disease risk factors in individuals with type 2 diabetes: one-year results of the look AHEAD trial. *Diabetes Care.* 2007;30(6):1374-1383. doi:10.2337/dc07-0048

33. Franz MJ, MacLeod J, Evert A, et al. Academy of nutrition and dietetics nutrition practice guideline for type 1 and type 2 diabetes in adults: systematic review of evidence for medical nutrition therapy effectiveness and recommendations for integration into the nutrition care process. *J Acad Nutr Diet.* 2017;117(10):1659-1679. doi:10.1016/j.jand.2017.03.022

34. Franz MJ, MacLeod J, Evert A, et al. Academy of nutrition and dietetics nutrition practice guideline for type 1 and type 2 diabetes in adults: nutrition intervention evidence reviews and recommendations. *J Acad Nutr Diet.* 2017;117(10):1637-1658. doi:10.1016/j.jand.2017.03.023

35. Wheeler ML, Dunbar SA, Jaacks LM, et al. Macronutrients, food groups, and eating patterns in the management of diabetes: a systematic review of the literature, 2010. *Diabetes Care.* 2012;35(2):434-445. doi:10.2337/dc11-2216

36. Boulé NG, Haddad E, Kenny GP, Wells GA, Sigal RJ. Effects of exercise on glycemic control and body mass in type 2 diabetes mellitus: a meta-analysis of controlled clinical trials. *J Am Med Assoc.* 2001;286(10):1218-1227. doi:10.1001/jama.286.10.1218

37. American Diabetes Association. 9. Pharmacologic approaches to glycemic treatment: standards of medical care in diabetes-2020. *Diabetes Care.* 2019;42(suppl 1):S90-S102. doi:10.2337/dc19-S009

38. Legro RS, Arslanian SA, Ehrmann DA, et al. Diagnosis and treatment of polycystic ovary syndrome: an Endocrine Society clinical practice guideline. *J Clin Endocrinol Metab.* 2013;98(12):4565-4592. doi:10.1210/jc.2013-2350

39. Azziz R, Woods KS, Reyna R, Key TJ, Knochenhauer ES, Yildiz BO. The prevalence and features of the polycystic ovary syndrome in an unselected population. *J Clin Endocrinol Metab.* 2004;89(6):2745-2749. doi:10.1210/jc.2003-032046

40. Sam S. Obesity and polycystic ovary syndrome. *Obes Manag.* 2007;3(2):69-73. doi:10.1089/obe.2007.0019

41. Castillo-Martínez L, López-Alvarenga JC, Villa AR, González-Barranco J. Menstrual cycle length disorders in 18- to 40-y-old obese women. *Nutrition.* 2003;19(4):317-320. doi:10.1016/s0899-9007(02)00998-x

42. Lake JK, Power C, Cole TJ. Women's reproductive health: the role of body mass index in early and adult life. *Int J Obes Relat Metab Disord.* 1997;21(6):432-438. doi:10.1038/sj.ijo.0800424

43. Practice Committee of the American Society for Reproductive Medicine. Obesity and reproduction: a committee opinion. *Fertil Steril.* 2015;104(5):1116-1126. doi:10.1016/j.fertnstert.2015.08.018

44. Fernandez CJ, Chacko EC, Pappachan JM. Male obesity-related secondary hypogonadism – pathophysiology, clinical implications and management. *Eur Endocrinol.* 2019;15(2):83-90. doi:10.17925/EE.2019.15.2.83

45. Bhasin S, Brito JP, Cunningham GR, et al. Testosterone therapy in men with hypogonadism: an endocrine society clinical practice guideline. *J Clin Endocrinol Metab.* 2018;103(5):1715-1744. doi:10.1210/jc.2018-00229

46. Ravesloot MJ, van Maanen JP, Hilgevoord AA, van Wagensveld BA, de Vries N. Obstructive sleep apnea is underrecognized and underdiagnosed in patients undergoing bariatric surgery. *Eur Arch Oto-Rhino-Laryngol.* 2012;269(7):1865-1871. doi:10.1007/s00405-012-1948-0

47. Peppard PE, Young T, Palta M, Dempsey J, Skatrud J. Longitudinal study of moderate weight change and sleep-disordered breathing. *J Am Med Assoc.* 2000;284(23):3015-3021. doi:10.1001/jama.284.23.3015

48. US Preventive Services Task Force; Bibbins-Domingo K, Grossman DC, Curry SJ, et al. Screening for obstructive sleep apnea in adults: US Preventive Services Task Force recommendation statement. *J Am Med Assoc.* 2017;317(4):407-414. doi:10.1001/jama.2016.20325

49. Netzer NC, Stoohs RA, Netzer CM, Clark K, Strohl KP. Using the Berlin questionnaire to identify patients at risk for the sleep apnea syndrome. *Ann Intern Med.* 1999;131(7):485-491. doi:10.7326/0003-4819-131-7-199910050-00002

50. Johns MW. A new method for measuring daytime sleepiness: the Epworth sleepiness scale. *Sleep.* 1991;14(6):540-545. doi:10.1093/sleep/14.6.540

51. Chung F, Abdullah HR, Liao P. STOP-bang questionnaire: a practical approach to screen for obstructive sleep apnea. *Chest.* 2016;149(3):631-638. doi:10.1378/chest.15-0903

52. Epstein LJ, Kristo D, Strollo PJ, et al. Clinical guideline for the evaluation, management and long-term care of obstructive sleep apnea in adults. *J Clin Sleep Med.* 2009;5(3):263-276.

53. Kapur VK, Auckley DH, Chowdhuri S. et al. Clinical practice guideline for diagnostic testing for adult obstructive sleep apnea: an American academy of sleep medicine clinical practice guideline. *J Clin Sleep Med.* 2017;13(3):479-504. doi:10.5664/jcsm.6506

54. Gottlieb DJ, Punjabi NM. Diagnosis and management of obstructive sleep apnea: a review. *J Am Med Assoc.* 2020;323(14):1389-1400. doi:10.1001/jama.2020.3514

55. Mokhlesi B, Masa JF, Brozek JL, et al. Evaluation and management of obesity hypoventilation syndrome. An official American thoracic society clinical practice guideline. *Am J Respir Crit Care Med.* 2019;200(3):e6-e24. doi:10.1164/rccm.201905-1071ST

56. Kaw R, Hernandez AV, Walker E, Aboussouan L, Mokhlesi B. Determinants of hypercapnia in obese patients with obstructive sleep apnea: a systematic review and metaanalysis of cohort studies. *Chest.* 2009;136(3):787-796. doi:10.1378/chest.09-0615

57. Katz PO, Gerson LB, Vela MF. Guidelines for the diagnosis and management of gastroesophageal reflux disease. *Am J Gastroenterol.* 2013;108(3):308-328; quiz 329. doi:10.1038/ajg.2012.444

58. Emerenziani S, Rescio MP, Guarino MP, Cicala M. Gastroesophageal reflux disease and obesity, where is the link? *World J Gastroenterol.* 2013;19(39):6536-6539. doi:10.3748/wjg.v19.i39.6536

59. Camilleri M, Malhi H, Acosta A. Gastrointestinal complications of obesity. *Gastroenterology.* 2017;152(7):1656-1670. doi:10.1053/j.gastro.2016.12.052

60. Chalasani N, Younossi Z, Lavine JE, et al. The diagnosis and management of nonalcoholic fatty liver disease: practice guidance from the American Association for the Study of Liver Diseases. *Hepatology.* 2018;67(1):328-357. doi:10.1002/hep.29367

61. Liu B, Balkwill A, Spencer E, Beral V; Million Women Study Collaborators. Relationship between body mass index and length of hospital stay for gallbladder disease. *J Public Health (Oxf).* 2008;30(2):161-166. doi:10.1093/pubmed/fdn011

62. Bray GA. Medical consequences of obesity. *J Clin Endocrinol Metab.* 2004;89(6):2583-2589. doi:10.1210/jc.2004-0535

63. Weinsier RL, Wilson LJ, Lee J. Medically safe rate of weight loss for the treatment of obesity: a guideline based on risk of gallstone formation. *Am J Med.* 1995;98(2):115-117. doi:10.1016/S0002-9343(99)80394-5

64. Vincent HK, Heywood K, Connelly J, Hurley RW. Obesity and weight loss in the treatment and prevention of osteoarthritis. *PM R.* 2012;4(5 suppl):S59-S67. doi:10.1016/j.pmrj.2012.01.005

65. Bartlett S. *Role of Body Weight in Osteoarthritis.* Johns Hopkins Arthritis Center. Accessed December 2019. https://www.hopkinsmedicine.org/health/conditions-and-diseases/arthritis

66. Felson DT, Chaisson CE. Understanding the relationship between body weight and osteoarthritis. *Baillieres Clin Rheumatol.* 1997;11(4):671-681. doi:10.1016/s0950-3579(97)80003-9

67. Kolasinski SL, Neogi T, Hochberg MC, et al. 2019 American College of Rheumatology/Arthritis Foundation guideline for the management of osteoarthritis of the hand, hip, and knee. *Arthritis Rheumatol.* 2020;72(2):220-233. doi:10.1002/art.41142

68. Li W, Ayers DC, Lewis CG, Bowen TR, Allison JJ, Franklin PD. Functional gain and pain relief after total joint replacement according to obesity status. *J Bone Joint Surg Am.* 2017;99(14):1183-1189. doi:10.2106/JBJS.16.00960

69. Steele B, Cheryll T, Henley J, Massetti G, Galuska D. Vital signs: trends in incidence of cancers associated with overweight and obesity – United States, 2005-2014. *MMWR Morb Mortal Wkly Rep.* 2017;66(39):1052-1058.

70. Gregor MF, Hotamisligil GS. Inflammatory mechanisms in obesity. *Annu Rev Immunol.* 2011;29:415-445. doi:10.1146/annurev-immunol-031210-101322

71. Randi G, Franceschi S, La Vecchia C. Gallbladder cancer worldwide: geographical distribution and risk factors. *Int J Canc.* 2006;118(7):1591-1602. doi:10.1002/ijc.21683

72. Heimbach JK, Kulik LM, Finn RS, *et al.* AASLD guidelines for the treatment of hepatocellular carcinoma. *Hepatology.* 2018;67(1):358-380. doi:10.1002/hep.29086

73. Stroud A, Dewey E, Husian FA. Association between weight loss and serum biomarkers with risk of incident cancer in the Longitudinal Assessment of Bariatric Surgery cohort. *Surg Obes Relat Dis.* 2019;16:1086-1094.

74. Keum N, Greenwood DC, Lee DH, *et al.* Adult weight gain and adiposity-related cancers: a dose-response meta-analysis of prospective observational studies. *J Natl Cancer Inst.* 2015;107(2):djv088. doi:10.1093/jnci/djv088

75. Griggs JJ, Mangu PB, Anderson H, *et al.* Appropriate chemotherapy dosing for obese adult patients with cancer: American Society of Clinical Oncology clinical practice guideline. *J Clin Oncol.* 2012;30(13):1553-1561. doi:10.1200/JCO.2011.39.9436

76. Apovian CM, Aronne LJ, Bessesen DH, *et al.* Pharmacological management of obesity: an Endocrine Society clinical practice guideline. *J Clin Endocrinol Metab.* 2015;100(2):342-362. doi:10.1210/jc.2014-3415

77. Maurer DM, Raymond TJ, Davis BN. Depression: screening and diagnosis. *Am Fam Physician.* 2018;98(8):508-515.

78. Igel LI, Kumar RB, Saunders KH, Aronne LJ. Practical use of pharmacotherapy for obesity. *Gastroenterology.* 2017;152(7):1765-1779. doi:10.1053/j.gastro.2016.12.049

79. Brownley KA, Berkman ND, Peat CM, Lohr KN, Bulik CM. Binge-eating disorder in adults. *Ann Intern Med.* 2017;166(3):231-232. doi:10.7326/L16-0621

80. Gallant AR, Lundgren J, Drapeau V. The night-eating syndrome and obesity. *Obes Rev.* 2012;13(6):528-536. doi:10.1111/j.1467-789X.2011.00975.x

81. O'Reardon JP, Allison KC, Martino NS, Lundgren JD, Heo M, Stunkard AJ. A randomized, placebo-controlled trial of sertraline in the treatment of night eating syndrome. *Am J Psychiatr.* 2006;163(5):893-898. doi:10.1176/ajp.2006.163.5.893

TRATAMIENTO DIETÉTICO

Maria L. Collazo-Clavell

CASO DE ESTUDIO

Una mujer de 42 años de edad acude preocupada por su peso. Perdió de 4.5 a 6.8 kg después de varias intervenciones dietéticas comerciales y autodirigidas, pero siempre recupera el peso de modo gradual. En la actualidad se encuentra en su peso máximo. No hace ningún programa de ejercicio. Ahora la paciente se siente confundida de los cambios dietéticos a llevar a cabo. Tiene antecedentes de hipertensión y depresión, ambas controladas con dosis estables de losartán/hidroclorotiazida 50 mg/12.5 mg/día y fluoxetina 20 mg/día, respectivamente. Tiene antecedentes familiares de diabetes y le preocupa desarrollarla.

Un diario de dieta de 24 horas revela días atareados por responsabilidades caseras y laborales.

- **Desayuno:** omitido, pero a media mañana come una barra de granola y una bebida saborizada con café.
- **Comida:** varios vegetales verdes, pollo en dados, aguacate rebanado, fruta seca, semillas de calabaza y una vinagreta con aceite de oliva.
- **Media tarde:** colación con frutos secos y una gaseosa regular.
- **Cena:** plato de pasta con una salsa con base en crema o carne, pan con aceite de oliva, ensalada con varios vegetales y vinagreta, una copa de vino.
- **Después de la cena:** puede ser una colación de frituras de camote, semillas de girasol, frutos secos o palomitas de maíz.

A la exploración física, mide 165 cm (5′5″), pesa 106 kg (233 lb), presión arterial (PA) 130/88 mm Hg, frecuencia cardiaca (FC) 78 lpm, circunferencia de cintura 102 cm, e índice de masa corporal (IMC) 39.3 kg/m^2.

Se presenta como una mujer bien desarrollada, con distribución superior de grasa corporal sin rasgos cushingoides. El resto de la exploración no muestra datos patológicos.

Pruebas de laboratorio:

- La biometría hemática completa (BHC), las pruebas de función tiroidea, función renal y las pruebas de función hepática son normales.
- Glucosa sanguínea en ayuno: 115 mg/dL.
- Hemoglobina glucosilada: 5.9%.
- Colesterol total: 198 mg/dL.
- Triglicéridos: 183 mg/dL.
- Colesterol de lipoproteína de alta densidad (HDL-c): 39 mg/dL.
- Colesterol de lipoproteína de baja densidad (LDL-c): 122 mg/dL.

IMPORTANCIA CLÍNICA

La nutrición es crítica para la salud. Una nutrición deficiente junto con un estilo de vida sedentario son los principales factores para la prevalencia creciente de obesidad y las enfermedades crónicas prevenibles que tienen impacto en la salud. Más de la mitad de los adultos estadounidenses tienen sobrepeso u obesidad y padecen, por lo menos, una afección crónica relacionada con la dieta, que incluye enfermedad cardiovascular (ECV), diabetes mellitus tipo 2 (*DMT2*) e hipertensión, entre otras.[1] Seguir una dieta saludable hipocalórica que sea práctica, sostenible y consistente con el estilo de vida del paciente y sus normas sociales, es fundamental para el cuidado de la obesidad. También es notable que, pese a la ingesta calórica excesiva en la población estadounidense, las deficiencias de nutrientes en adultos con obesidad se reconocen cada vez más como resultado de la poca calidad alimenticia.[2]

ASESORÍA DIETÉTICA EN EL ÁMBITO CLÍNICO

La asesoría dietética en el ámbito clínico puede ser desafiante. Las restricciones de tiempo y la poca confianza en los profesionales de servicios de salud (PSS) acerca de sus conocimientos de nutrición dan paso a la sobresimplificación de las recomendaciones provistas. Para muchos pacientes con obesidad, la educación dietética no es suficiente para promover y mantener de manera eficaz los cambios en los hábitos alimenticios. Como resultado, se recomienda una estrategia más deliberada y detallada, con frecuencia implementada por otros clínicos, como un nutriólogo dietista registrado (NDR). Los equipos multidisciplinarios para obesidad incluyen con frecuencia PSS (médico y proveedores de práctica avanzada [practicante de enfermería o asistente médico]), NDR, así como especialistas en salud conductual y ejercicio. En colaboración, estas disciplinas pueden ayudar a los PSS al dedicar su tiempo y experiencia a desarrollar, implementar y apoyar un plan terapéutico individualizado para el paciente.[3] Cuando estas disciplinas no están disponibles con facilidad dentro de una práctica, puede crearse un equipo "virtual" al identificar especialistas en la comunidad o sistema de servicios de salud que funjan como recursos valiosos para los pacientes. No obstante, con una guía apropiada, los PSS deben ser capaces de iniciar una asesoría dietética significativa y eficaz durante una consulta dedicada.

Se dispone de varias herramientas que pueden facilitar la asesoría dietética. El *US Department of Agriculture* (www.choosemyplate.gov/resources/all-resources)[4] ofrece recursos en línea para desarrollar planes alimenticios que pueden individualizarse según un objetivo calórico específico y patrón alimentario. También hay varias aplicaciones para teléfono inteligente y sitios en línea que pueden ayudar a planear las comidas y el registro dietético (tabla 5-1). Dependiendo de los conocimientos electrónicos del paciente, deben considerarse de manera rutinaria las tecnologías de internet y dispositivos móviles que ayudan a los PSS y a los pacientes a registrar el progreso y apoyar un cambio dietético.

TABLA 5-1 Recursos para el manejo ponderal, herramientas de registro y aplicaciones para teléfono móvil[a]

RECURSOS PARA MANEJO PONDERAL, HERRAMIENTAS DE RASTREO Y APLICACIONES PARA TELÉFONO MÓVIL	CARACTERÍSTICAS ESPECIALES
Calorie King www.calorieking.com	Base de datos de nutrición y alimentos
Bitesnap www.bitesnap.com	Monitor de alimentos con fotografía
Cooking Light www.cookinglight.com	*Cooking Light,* recetas de revista
EatingWell www.eatingwell.com	Recetas saludables y planes alimenticios
Fitday www.fitday.com	Monitor de alimentos
Fooducate www.fooducate.com	Registra los códigos de barras de los productos, da una calificación nutricional con información
Hungry Girl www.hungrygirl.com	Recetas con pocas calorías
Livestrong www.livestrong.com	Monitor de alimentos
Lose It! www.loseit.com	Monitor de alimentos
MyFitnessPal www.myfitnesspal.com	Monitor de alimentos
My-Food-Diary www.myfooddiary.com	Monitor de alimentos
Noom www.noom.com	Programa digital de manejo ponderal que usa terapia cognitiva conductual
Skinny Taste www.skinnytaste.com	Recetas saludables
Spark People www.sparkpeople.com	Programa de manejo ponderal en línea
USDA Foodkeeper www.choosemyplate.gov	Monitor de alimentos de *US Department of Agriculture,* que usa los grupos *MyPlatefood* y planes alimenticios
WW (formalmente *Weight Watchers*) www.weightwatchers.com	Programa integral digital y presencial de manejo ponderal

[a]Elementos seleccionados hasta mayo de 2020.

RESTRICCIÓN CALÓRICA PARA PÉRDIDA PONDERAL

El principio básico para lograr la pérdida ponderal es crear un déficit energético, es decir, consumir menos calorías que las que se queman.[5] Esto es consistente con la primera ley de la termodinámica. Aun así, tan simple como parece, su implementación exitosa es limitada debido a múltiples factores, que comprenden determinantes individuales genéticos, fisiológicos, psicológicos, ambientales y sociales que pueden influir en el balance energético. Como resultado, el éxito a largo plazo al perder y mantener el peso con una intervención dietética sola es desafiante.[6] Sin embargo, comprender los principios del balance energético y cómo influyen en la pérdida ponderal puede ayudar a establecer la base sobre la cual ayudar a los pacientes a tener éxito.

Los requerimientos energéticos individuales (las calorías necesarias para mantener o perder peso) están determinados por numerosos factores, que incluyen edad (disminuye a medida que envejecemos), el género (mayor para hombres que para mujeres), estatura (a mayor estatura, mayor necesidad de energía) y peso (a mayor peso, mayor necesidad de energía).[7] El factor predictivo más importante del requerimiento energético es la masa muscular. El gasto energético (calorías quemadas) consta de tres componentes:

- Tasa metabólica basal (calorías usadas para mantener las funciones corporales [60 a 70% del gasto energético diario total]).
- Efecto térmico de los alimentos (energía requerida para la digestión [8 a 10% del gasto energético diario total]).
- Actividad física (tanto el ejercicio con propósito como la termogénesis por actividad que no es ejercicio –TANE– [20 a 30% del gasto energético diario total]).[7,8]

Tanto los requerimientos energéticos totales como basales pueden medirse; empero, la medición precisa del gasto energético es impráctica en el ámbito de atención primaria. Se dispone de varias ecuaciones de predicción, como la ecuación de Harris-Benedict,[9] la ecuación de Mifflin-St. Jeor,[10] y la de la Organización Mundial de la Salud,[11] para estimar el gasto energético si se desea una estimación más precisa en cierto paciente. Estas fórmulas las utiliza con frecuencia el NDR al calcular los requerimientos dietéticos. Cuando se usa una de estas ecuaciones, el siguiente paso es introducir la restricción calórica para la pérdida ponderal. Puede esperarse que reducir la ingesta de calorías de 500 a 750 kcal/día (o 30% de las necesidades calóricas) provoque la pérdida ponderal. Sin embargo, desde una perspectiva práctica, emplear las recomendaciones de la *American Heart Association/ American College of Cardiology/ The Obesity Society* (AHA/ ACC/TOS) de 1 200 a 1 500 kcal/día para mujeres y 1 500 a 1 800 kcal/día para hombres es adecuado para la mayoría de los pacientes con obesidad como objetivo terapéutico inicial. Entonces, el objetivo calórico puede ajustarse hacia arriba o abajo durante los primeros 1 a 2 meses de tratamiento, con base en la pérdida ponderal del paciente.

Debido a los cambios biológicos que ocurren con la pérdida ponderal, una reducción ponderal de sólo 10% del peso corporal inicial provoca un fenómeno llamado "termogénesis adaptativa".[12] Este término describe la observación de que un individuo que ha perdido peso quema menos calorías por periodo de 24 horas, en comparación con un individuo idéntico que no ha perdido peso. Para los pacientes, esta cruda realidad significa que, una vez que la pérdida ponderal se estabiliza, el paciente debe mantener el mismo nivel (menor) de ingesta calórica para mantener la pérdida ponderal lograda. La termogénesis adaptativa parece persistir durante por lo menos un año o más de la pérdida ponderal.[13] Por tanto, sin importar la intervención dietética elegida, el paciente debe estar preparado para la meseta de pérdida ponderal que ocurre de manera inevitable después de que el gasto energético ha disminuido para ser equivalente a la menor ingesta calórica que inicialmente produjo la pérdida ponderal.

INTERVENCIONES DIETÉTICAS PARA INTRODUCIR UNA RESTRICCIÓN CALÓRICA

El factor dietético más importante para perder peso es la reducción calórica. En tanto se reduzcan las calorías, puede variar la composición de macronutrientes de los alimentos (porcentaje de carbohidratos, proteína y grasa).[5,14] Los pacientes y sus PSS pueden elegir un plan alimenticio basado en la presencia de comorbilidades, la preferencia de alimentos/sabores, la cultura familiar, el acceso, asequibilidad y salud general. Con frecuencia, los pacientes se benefician con la consulta con el NDR para asesoría dietética individual. En la sección siguiente, se explica la composición e investigación detrás de varios patrones de alimentación saludable basados en evidencias que se utilizan con frecuencia en la práctica clínica (tabla 5-2).

Patrones alimenticios saludables

Pese a la confusión existente respecto a la alimentación saludable, los elementos clave de una dieta saludable no han cambiado drásticamente con el tiempo. Los componentes clave incluyen el consumo diario de frutas y verduras, granos enteros, lácteos libres de grasa o con poca grasa, diversas fuentes de proteína que comprenden carnes magras y fuentes proteicas basadas en plantas, un consumo limitado de grasa saturada y la eliminación de las grasas *trans*. Un cambio reciente en los lineamientos dietéticos estadounidenses fue la eliminación de la ingesta recomendada de grasa dietética total. De este modo, si los pacientes limitan el consumo de grasa saturada, pueden aumentar la ingesta de grasa insaturada de alimentos como frutos secos, aguacate, salmón y otros alimentos ricos en grasas saludables. Varios estudios han demostrado que el apego a patrones alimenticios saludables disminuye el riesgo de ECV, *DMT2* y algunos tipos de cáncer.[1]

Discusión del caso de estudio

Individualizar las recomendaciones dietéticas para lograr la pérdida ponderal y objetivos de salud específicos puede mejorar el apego. En nuestro caso de estudio, hay varios objetivos de salud que pueden guiar las intervenciones dietéticas. Si la hipertensión es el objetivo, la dieta de *Dietary Approaches to Stop Hypertension* (dieta DASH) sería una recomendación razonable.[15] Si el objetivo es mejorar su hiperglucemia, podría considerarse un patrón alimenticio tipo mediterráneo o un programa de reemplazo de comidas.

Dieta *Dietary Approaches to Stop Hypertension* (DASH)

La dieta DASH se desarrolló como un tratamiento dietético para hipertensión y luego se utilizó para pérdida ponderal al reducir las calorías totales. Un estudio evaluó el impacto de tres intervenciones dietéticas en 459 sujetos con hipertensión. La dieta control fue similar a la dieta estadounidense actual, con pocas frutas, verduras y leguminosas, y con alto contenido de aperitivos hipercalóricos, carne y grasas saturadas. Una segunda intervención dietética incluyó una ingesta elevada de frutas, verduras y leguminosas, y poca ingesta de refrigerios hipercalóricos. La dieta DASH consistía en una ingesta elevada de frutas (4 a 5/día), vegetales (4 a 5/día), leguminosas, y productos lácteos con poca grasa (2 a 3/día), así como una ingesta limitada de bocados hipercalóricos, carnes, grasa total y saturada (< 25% de las calorías por día) (fig. 5-1).[15]

Se observaron valores más bajos de presión arterial con la dieta DASH, en comparación con la dieta control. El mayor beneficio de la dieta DASH se observó en pacientes con hipertensión, en comparación con aquellos con presión arterial normal, con decrementos de 11.4/5.5 vs. 3.5/2.1 mm Hg, respectivamente.[16] La dieta DASH también redujo la presión arterial independiente de la ingesta de sodio.[16] Sin embargo, para que la dieta DASH produjera pérdida ponderal, fue necesaria la restricción calórica. En el histórico estudio ENCORE, de 4 meses, la pérdida ponderal fue de 8.6 kg en el grupo DASH-pérdida ponderal (reducción calórica, ejercicio y apoyo conductual) comparado con < 0.45 kg en el grupo con dieta DASH.[17]

TABLA 5-2 Asesoría dietética en el consultorio			
PATRONES DIETÉTICOS	**CONSIDERACIONES CLÍNICAS**	**CARACTERÍSTICAS NUTRICIONALES CLAVE**	**RECURSOS (ACCESO EN MAYO DE 2020)**
DASH (*dietary approaches to stop hypertension*)	Hipertensión	Ingesta elevada de fruta (4-5 porciones/día); vegetales (4-5 porciones/día); leguminosas; lácteos con poca grasa	https://www.nhlbi.nih.gov/files/docs/public/heart/dash_brief.pdf https://www.nhlbi.nih.gov/files/docs/public/heart/new_dash.pdf http://www.healthyinfo.com/consumers/ho/nut.dash.diet.pdf
Mediterránea	Diabetes mellitus tipo 2 Prediabetes Síndrome metabólico ECV	Vegetales (3-9 porciones/día); fruta fresca (hasta 2 porciones/día); cereales: en su mayoría granos enteros (de 1 a 13 porciones/día); aceite (hasta 8 porciones de aceite de oliva/día); grasa en su mayoría insaturada hasta 37% de las calorías totales; frutos secos, leguminosas, pescado y aves	https://health.usnews.com/best-diet/mediterranean-diet https://oldwayspt.org/traditional-diets/mediterranean-diet https://www.medicalnewstoday.com/articles/149090
Dieta con poco contenido graso	Hiperlipidemia ECV	< 30% de las calorías totales por grasas < 10% grasas saturadas	https://health.usnews.com/wellness/food/articles/what-is-a-low-fat-diet https://www.healthline.com/nutrition/healthy-low-fat-foods

ECV, enfermedad cardiovascular.

Pirámide alimenticia DASH

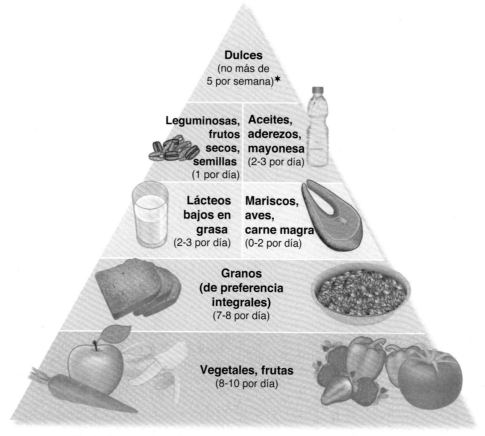

Elegir alimentos libres de sal o con poca sal en todas las categorías.
(* Porciones [tienden a ser pequeñas] - aplicable a todas las categorías)

FIGURA 5-1 Pirámide alimenticia de la dieta DASH (*dietary approaches to stop hypertension*).

Lección

La dieta DASH llega a reducir la presión arterial, independientemente de la pérdida ponderal, y, cuando se acompaña de la restricción calórica, es eficaz para lograr pérdida ponderal y reducción de la presión arterial.

Dieta con poca grasa en *Diabetes Prevention Program*

El *Diabetes Prevention Program* (DPP) fue un estudio acerca de una intervención intensiva en el estilo de vida (ILI, *intensive lifestyle intervention*) en pacientes con tolerancia a la glucosa alterada, con el objetivo de evitar su progresión a *DMT2*. La intervención dietética introdujo la restricción calórica para lograr una pérdida ponderal de 5 a 10% del peso corporal inicial. La dieta de intervención tenía poca grasa (< 30% de las calorías totales),

poca grasa saturada (< 10%) y abundante fibra (≥ 15 g). Se motivó a la cohorte de intervención a participar en un programa de ejercicio ≥ 150 minutos por semana y recibió apoyo intensivo de los entrenadores (16 sesiones en las primeras 24 semanas, seguidas por contacto mensual). La cohorte de control recibió recomendaciones orales y escritas acerca de dietas y ejercicios.[18]

Después de casi 4 años de seguimiento, la cohorte de intervención presentó un decremento de la progresión a *DMT2* de 58%, comparada con los controles. El grupo de intervención perdió 7% del peso corporal inicial y 43% presentó una pérdida ponderal > 5%. No obstante, los participantes del estudio batallaron con la implementación de las intervenciones dietéticas, y menos de la mitad del grupo de intervención logró el objetivo dietético según las recomendaciones para ingesta de fibra y grasa. El objetivo logrado con mayor frecuencia fue el ejercicio ≥ 150 minutos/semana, logrados por 86 y 71% de las cohortes de intervención y control, respectivamente.[18] El seguimiento a largo plazo de los participantes del estudio reveló que, después de

15 años, los participantes de la intervención aún tenían menor riesgo de desarrollar *DMT2*, pese a recuperar el peso perdido.[19]

Lección

Una dieta con poca grasa, como la implementada en el DPP, llega a producir una pérdida ponderal clínicamente significativa y un retraso del inicio de *DMT2*.

Dieta estilo mediterráneo

El patrón de alimentación mediterránea se caracteriza por la ingesta elevada de frutas y vegetales, granos enteros, grasas monoinsaturadas (aceite de oliva), frutos secos, leguminosas, pescados y aves. Limita la ingesta de carnes rojas, lácteos con gran contenido graso y alimentos procesados. El consumo de grasa puede ser mayor (comparado con la dieta con poca grasa utilizada en el DPP), alrededor de 35% de las calorías totales, pero incluye grasas más saludables con grandes cantidades de aceites monoinsaturados (fig. 5-2).

En un estudio de asignación aleatoria en el que se compararon tres intervenciones dietéticas —una dieta mediterránea con restricción calórica, una dieta con restricción calórica y poca grasa (< 30% de las calorías) y una dieta con pocos carbohidratos (< 20 g/día de restricción inicial)— se encontró que el patrón de alimentación mediterránea se relacionó con mayor pérdida ponderal a los 2 años (-4.3 kg), en comparación con la dieta con poca grasa (-3 kg) y pérdida ponderal comparable a la dieta con pocos carbohidratos (-4.7 kg).[20] A los 4 años, la dieta mediterránea se relacionó con mayor mantenimiento ponderal (-3 kg), en comparación con la dieta con poca grasa (-0.59 kg) y la dieta con pocos carbohidratos (-1.68 kg).[21] Empero, otros estudios no han informado una pérdida ponderal superior con el patrón de alimentación mediterránea, en comparación con intervenciones dietéticas con poca grasa o pocos carbohidratos.[22]

La dieta mediterránea ofreció un mayor beneficio en la hiperglucemia, en comparación con las otras intervenciones dietéticas.[20] Este beneficio metabólico para los pacientes con *DMT2* y prediabetes lo confirmaron otros estudios.[23] El estudio PREDIMED fue el primer ensayo de asignación aleatoria que demostró una reducción del desenlace, combinado con morbilidad y mortalidad por enfermedades cardiovasculares. Los participantes se asignaron al azar a tres grupos: 1) patrón de alimentación mediterránea complementado con aceite de oliva extravirgen; 2) patrón de alimentación mediterránea complementado con frutos secos mixtos; y 3) dieta control (asesoría para reducir la grasa dietética). Pese a los desafíos en la metodología del estudio inicial (por lo menos un sitio de estudio no tuvo participantes asignados a un grupo de intervención), en el reanálisis subsecuente, se demostró que el patrón de alimentación mediterránea en ambos grupos de intervención (complementación con aceite de oliva extravirgen o frutos secos) disminuyó el riesgo de eventos cardiovasculares, en

Pirámide de la dieta mediterránea saludable tradicional

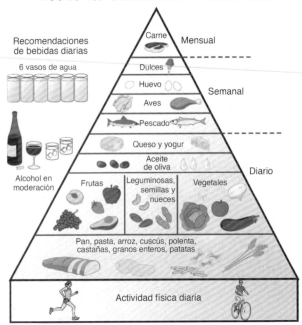

FIGURA 5-2 Pirámide alimenticia de la dieta mediterránea. (Reimpresa de Weber JR, Kelley JH. *Health Assessment in Nursing*, 4th Edition. Philadelphia, Wolters Kluwer, 2009.)

comparación con una dieta con poca grasa.[24] Es importante señalar que el plan alimenticio mediterráneo es la única dieta que ha demostrado un decremento de los eventos cardiovasculares (con una pérdida ponderal mínima en el estudio PREDIMED). Al igual que con la dieta DASH, la restricción calórica es necesaria para producir la pérdida ponderal.[5,24] El desafío más grande para los pacientes que eligen continuar este plan alimenticio puede ser el costo (mayor costo por alimentos como pescado y aceite de oliva extravirgen). El beneficio de la dieta es que el plan mediterráneo puede relacionarse con mayor saciedad debido al mayor contenido graso y, como se describió, el beneficio potencial de reducir el riesgo de *DMT2* y enfermedad cardiovascular.

Lección

El plan alimenticio mediterráneo tiene numerosos beneficios potenciales en la salud, los cuales comprenden pérdida ponderal y reducción de ECV, pero suele ser más costoso.

Productos para reemplazo alimenticio en el estudio Look AHEAD

En el estudio Look AHEAD (*Action for Health in Diabetes*) se investigó una ILI, en comparación con apoyo y educación para diabetes (DSE, *diabetes support and education*) entre pacientes con *DMT2* e IMC ≥ 25 kg/m^2.[25] Los objetivos fueron lograr una pérdida ponderal de por lo menos 7% del peso corporal inicial y reportar el impacto en varios desenlaces de salud, incluido el riesgo de eventos cardiovasculares. La ILI empleó reemplazos de comidas para crear una restricción calórica y recomendó 175 minutos por semana de ejercicio de intensidad moderada. Los productos de reemplazo alimenticio crean restricción calórica al limitar las opciones y porciones de alimentos. Un reemplazo alimenticio se define como una barra o batido que tiene alrededor de 200 calorías, 15 a 20 gramos de proteína y 5 gramos de fibra, y brinda nutrición completa (complementada con todas las vitaminas y minerales). En ocasiones, el término reemplazo alimenticio también se adjudica a entradas congeladas, aunque el contenido calórico y sódico de estos productos excede a los típicos encontrados en las barras y batidos. Los productos de reemplazo de comidas pueden comprarse en cualquier tienda de comestibles.

Durante los primeros 6 meses de la intervención dietética, se recomendaron dos sustituciones de comidas por día. Esto se redujo a un reemplazo de comida por día durante los siguientes 6 meses, y además, se ofrecieron "episodios" más breves de pérdida ponderal en un periodo ulterior durante el cual los participantes de la intervención podrían utilizar sustituciones alimenticias para dos comidas por día durante una semana por vez. La cohorte de intervención participó en sesiones grupales/individuales semanales durante 6 meses. El grupo DSE participó en tres sesiones grupales por año, revisando las recomendaciones dietéticas y de ejercicio durante 4 años.

El grupo ILI presentó una mayor pérdida ponderal, en comparación con el grupo control (8.6 *vs.* 0.7%) al primer año.[22,26] La diferencia de pérdida ponderal se redujo durante el estudio. Después de 12 años de seguimiento, no hubo una diferencia significativa entre los grupos en cuanto a riesgo de eventos cardiovasculares. No obstante, la cohorte de intervención presentó una menor necesidad de medicamentos antihipertensivos e hipoglucemiantes, así como una mejora de la incontinencia urinaria, de la apnea del sueño, depresión, calidad de vida, funcionamiento físico y sexual, así como de la movilidad.[27] Es importante señalar que la pérdida ponderal inicial observada durante los primeros 1 a 2 meses predijo la pérdida ponderal a un año. Inclusive, para aquellos participantes que lograron una pérdida ponderal ≥ 10% al primer año, se observó un riesgo reducido para eventos cardiovasculares a los 10 años.[28]

Los productos sustitutivos de comidas preparadas (barras, batidos o comidas) que se compran por internet o se incorporan a la práctica clínica son una estrategia útil. La mayoría de los programas de reemplazo de comidas en esta categoría tienen un objetivo calórico cercano de alrededor de 1 000 a 1 200 kcal/día cuando se consumen solos o con una o más comidas seleccionadas por uno mismo. Estos productos varían en grado calórico, contenido de macronutrientes y costo. Algunos ejemplos de programas de reemplazo de comidas preempacadas que pueden incorporarse a la práctica clínica incluyen:

- HMR (https://www.hmrprogram.com/)
- Optifast (https://www.optifast.com/)
- Medifast (https://www.medifast1.com/)
- New Directions (https://www.robard.com/programs/)

Intervenciones dietéticas a corto plazo para restricción calórica

Se ha demostrado que las variaciones en la composición de macronutrientes de la ingesta de alimentos (carbohidratos, proteína, grasa) provocan pérdida ponderal cuando se logra la restricción calórica.[5] Las intervenciones dietéticas que limitan la ingesta de carbohidratos a < 20 g/día durante los primeros 3 meses (dieta cetogénica con muy pocos carbohidratos [DCMPCH; Atkins o cetogénica]) se relacionan con mayor pérdida ponderal a corto plazo (3 a 6 meses), en comparación con otras intervenciones dietéticas con diferente composición de macronutrientes. La mayoría de los estudios sugiere que la pérdida ponderal a los 12 meses es similar con la DCMPCH *vs.* una composición de macronutrientes más estándar.[29,30] Un estudio informó que en mujeres premenopáusicas saludables, una dieta con pocos carbohidratos promueve una mayor pérdida ponderal a los 12 meses, en contraste con otras intervenciones dietéticas de distinta composición de macronutrientes (Zone, Ornish, LEARN).[31] Sin embargo, cuando se analizaron todos los participantes por grado de apego, no hubo diferencia entre las dietas. Ha quedado claro que un mejor apego, incluso cuando es autoinformado, se relaciona con mayor pérdida ponderal sin importar la composición de macronutrientes de la intervención dietética.[32,33] En un estudio clínico que evaluó cuatro dietas diferentes con contenido variable de macronutrientes, la asistencia a las consultas fue un factor predictivo más fuerte de pérdida ponderal, en lugar del grupo de tratamiento.[14]

Muchos pacientes encuentran atractiva una estrategia dietética con pocos carbohidratos, ya que elimina esencialmente un grupo de alimentos que se identifican con facilidad, es decir, almidones como arroz, papa, pasta y panes, y se relaciona con una pérdida ponderal rápida temprana. Los efectos colaterales comunes pueden incluir halitosis, estreñimiento y cefalea. Los pacientes con diabetes tratados con sulfonilureas o insulina y los pacientes que usan diuréticos requieren atención especial y un ajuste de sus medicamentos para evitar complicaciones.

Programas comerciales de pérdida ponderal

Varios programas comerciales y patentados de pérdida ponderal (WW, Jenny Craig, *Nutrisystem*) son una opción practicable para pacientes. Los estudios tempranos tuvieron una duración corta (< 12 meses) con desenlaces

TABLA 5-3 Tres programas comerciales estadounidenses nacionales basados en evidencias

	WW (FORMALMENTE WEIGHT WATCHERS)	JENNY CRAIG	NUTRISYSTEM
Plan alimenticio	Basado en un sistema de puntos, los suscriptores eligen uno de tres programas basados en alimentos.	Proporciona alimentos prepreparados envasados con pocas calorías para las tres comidas y dos colaciones por día; los pacientes complementan con frutas, vegetales y lácteos.	Proporciona alimentos prepreparados envasados con pocas calorías, y los pacientes complementan con frutas y vegetales. Se come seis veces al día. Los alimentos se entregan cada 4 semanas.
Servicios de asesoría	Comienza con una evaluación personal, seguida por opciones de talleres digitales, presenciales y virtuales, y asesoría personal: apoyo comunitario social.	Reunión semanal 1:1 con un instructor para guiar la pérdida ponderal (presencial o telefónica), retroalimentación personalizada y planeación de comidas.	No ofrece servicios de asesoría.

informados limitados a largo plazo. Sin embargo, los lineamientos para el manejo del sobrepeso y obesidad en adultos de 2013 de AHA/ACC/TOS,[5] así como un artículo de revisión sistemática actualizado apoyan su uso como una alternativa válida para una dieta con pocas calorías.[34] Una breve descripción de los tres programas comerciales se muestra en la tabla 5-3. Éstos ofrecen un recurso alternativo para pacientes que dependen de sus necesidades individuales, como el deseo de un grupo de apoyo, entrenamiento cara a cara, apoyo social mediante la participación en línea o presencial, la disponibilidad de comidas con control calórico y bajo costo.

Ayuno intermitente

Ha habido un interés creciente en estrategias de "ayuno" para promover la pérdida ponderal. No obstante, las estrategias de ayuno difieren y no todas se han estudiado extensamente. Pueden dividirse en estrategias de "ayuno intermitente" o "ayuno de día alterno" (ADF, *alternate day fasting*) y "alimentación restringida por tiempo" (TRE, *time-restricted eating*). Es importante notar que cuando los pacientes utilizan el término ayuno, es típico que describan una estrategia TRE, aunque hay mucha más evidencia publicada que apoya la estrategia ADF. En la tabla 5-4 se listan esquemas comunes estudiados.[35-39] Una revisión sistemática hecha por Rynders y cols.[40] resumió bastante bien las publicaciones acerca del tema, hasta la fecha. Los únicos estudios de asignación aleatoria publicados compararon la ADF con la restricción calórica diaria (RDC) y el impacto de la pérdida ponderal y varios parámetros metabólicos, incluidos pacientes con *DMT2* y prediabetes.[41,42] Al compararla con la RDC, la ADF produjo una pérdida ponderal similar. En uno de los dos estudios que incluyeron pacientes con diabetes, los individuos que tomaban hipoglucemiantes presentaron mayor riesgo de hipoglucemia.[42]

Los horarios de TRE varían entre 16 horas de ayuno:8 horas de alimentación (16:8) y 18 horas de ayuno:6 horas de alimentación (18:6). La alimentación temprana

TABLA 5-4 Estrategias de ayuno intermitente

Estrategias de ayuno intermitente	Día de ayuno	Día sin ayuno
ADF (ayuno de día alterno)	Ayuno completo	Alimentación a libre demanda
mADF (ayuno de día alterno modificado)	Ayuno modificado = 25% de las calorías diarias	125% de las calorías diarias
1:6	Ayuno 1 día/semana	6 días de alimentación a libre demanda
2:5	75% de los requerimientos diarios 2 días/semana	Dieta isocalórica 5 días/semana
Estrategias de alimentación restringida por tiempo	**Periodo de ayuno**	**Periodo de alimentación**
18:6[a]	18 horas de ayuno	6 horas de alimentación
16:8	16 horas de ayuno	8 horas de alimentación

[a]*La alimentación temprana restringida por tiempo de 8 am a 3 pm (cena antes de las 3:00 pm) se ha relacionado con un mayor beneficio metabólico.*

restringida por tiempo (eTRE) se define como 6 horas de alimentación con la última comida consumida antes de las 3:00 pm. La estrategia eTRE (*early time-restricted eating*) se relacionó con el mayor beneficio metabólico, con una mejoría de la resistencia a insulina, mejor función de las células beta y menor presión arterial y estrés oxidativo (incluso en ausencia de pérdida ponderal), en comparación con un horario de ayuno/alimentación 12:12.[38] Los estudios preliminares acerca de TRE son alentadores, pero los de intervención hasta la fecha son limitados y muestran una pérdida ponderal moderada. Las estrategias de ayuno intermitente representan otra intervención para crear una restricción calórica. No obstante, el apego a largo plazo es desafiante para todas las estrategias de ayuno, quizá debido a la restricción social de suspender toda ingesta de alimentos a partir de las 6 a 7 pm (o desde las 3 pm con la estrategia eTRE).

Discusión del caso de estudio

Los patrones alimenticios saludables y las dietas de reducción calórica a corto plazo revisadas antes pueden discutirse de manera breve con la paciente para disminuir su confusión. Al utilizar la toma de decisiones compartidas, la asesoría puede enfocarse en establecer un objetivo calórico reducido, el patrón deseado de alimentación, los recursos y la implementación de estrategias. Como alternativa, puede realizarse la referencia para ver a un NDR o recomendar un programa comercial de manejo ponderal. Se ha demostrado de forma consistente que el automonitoreo refuerza la pérdida ponderal, el cual puede lograrse al pedir a la paciente que registre su dieta utilizando una aplicación de registro comercial para teléfono móvil o tableta, o un sitio en línea.

USO DE UNA ESTRATEGIA DE ASESORÍA DIETÉTICA PROGRESIVA

Como se describió, el apego del paciente es el factor más importante para predecir la pérdida ponderal sin importar la dieta prescrita. A su vez, el apego dietético puede fortalecerse al recomendar una dieta personalizada según el estilo de vida, preferencias alimenticias, cultura, accesibilidad y asequibilidad del paciente. Con frecuencia, se utiliza una estrategia dietética progresiva en las etapas tempranas del tratamiento, en la que se ajusta la dieta actual del paciente hacia alimentos y patrones alimenticios más saludables. En lugar de recomendar uno de los patrones dietéticos o intervenciones a corto plazo revisadas aquí, se emplea el diario dietético del paciente como punto inicial para la asesoría. Teniendo en mente que la dieta existe como un continuo que varía entre opciones saludables y no saludables, el objetivo es hacer una transición lenta en la selección de alimentos y técnicas de preparación hacia opciones más saludables. De preferencia, bajo la guía de los PSS, el paciente hace sugerencias acerca de lo que sería una comida más saludable o ideas para tentempiés con base en sus intentos dietéticos previos y conocimientos generales. En este caso, los PSS

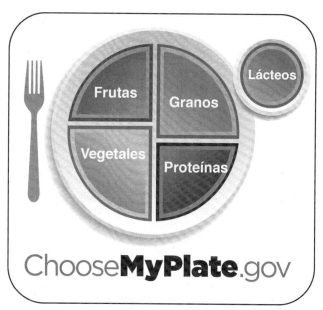

FIGURA 5-3 Método del plato recomendado por el *United States Department of Agriculture* para ayudar a simplificar la planeación de las comidas. (Reimpresa de *U.S. Department of Agriculture. MyPlate.* https://www.choosemyplate.gov/.)

actuarían como "agentes de cambio" al reforzar las sugerencias del paciente y proporcionar motivación. En caso de que el paciente no tenga experiencia o conocimientos acerca de cuáles serían las opciones más saludables, los PSS pueden hacer recomendaciones específicas. Para comenzar la pérdida ponderal, el objetivo sería reducir la dieta actual del paciente 500 a 750 kcal/día (cerca de 30% de la ingesta calórica inicial).

Las recomendaciones dietéticas generales incluyen:

- Al comer, dividir el plato en secciones, donde la mitad esté llena con vegetales y frutas, un cuarto con proteína magra y un cuarto con granos enteros y vegetales almidonados (fig. 5-3).
- Sustituir los alimentos con más calorías por alimentos con menos calorías. Por ejemplo, las colaciones deben ser vegetales y frutas, en lugar de bocados fritos, frutos secos y dulces.
- Reducir las grasas añadidas, como alimentos fritos, mantequilla, margarina, salsas cremosas y aderezos grasos.
- Disminuir o eliminar las bebidas endulzadas con azúcar, como gaseosas y jugos, y sustituirlas con agua, agua saborizada, té helado o café sin endulzar.
- Reducir el tamaño de las porciones mediante el uso de platos más pequeños, dividir las entradas y disminuir el tamaño de las porciones en el menú.

Discusión del caso de estudio

Una técnica de asesoría útil sería revisar el diario dietético de 24 horas de los pacientes para comidas y colaciones más saludables. Por ejemplo, en lugar de omitir el desayuno, pueden comer una barra de proteína y una pieza de fruta. Las opciones más saludables sugeridas para su tentempié a media tarde pueden incluir fruta, vegetales frescos, queso de hebra bajo en grasa, palomitas de maíz y agua saborizada. Para la cena, pueden intentar reducir sus porciones de pasta y utilizar una salsa de tomate con pavo molido 99% magro y limitar el consumo de pan. Estos cambios pueden implementarse como primer paso para aumentar su confianza y autoeficacia.

La segunda estrategia sería fortalecer su apego dietético al utilizar técnicas de cambio conductual que se enfoquen en el automonitoreo, el control y reforzamiento ambientales. Hay aplicaciones para teléfono móvil gratuitas y por suscripción, y recursos en internet (véase la lista en la tabla 5-1) disponibles para registrar la dieta en que los pacientes pueden monitorear los alimentos consumidos, la ingesta calórica y la composición de macronutrientes. La atención a las señales ambientales para comer también reforzará conductas alimenticias saludables. En el capítulo 7 se muestra una explicación completa del tratamiento conductual para obesidad.

PUNTOS CLÍNICOS RELEVANTES

- Mientras se reduzca la ingesta calórica 500 a 750 kcal/día, la composición de macronutrientes de la dieta (porcentaje de calorías de proteína, carbohidratos y grasa) puede variar.
- Una estrategia progresiva para la asesoría dietética es el primer paso frecuente en el tratamiento de la obesidad, en que la dieta actual del paciente se modifica hacia opciones más saludables de alimentos, bebidas y métodos de preparación.
- Pueden recomendarse varios patrones dietéticos basados en evidencias con base en el perfil médico del paciente y sus objetivos de tratamiento. Éstos incluyen la dieta DASH, una dieta estilo mediterráneo y el uso de productos de reemplazo de comidas.
- El apego al plan dietético puede reforzarse con el automonitoreo (registro), el autopesaje diario y la incorporación de estrategias de terapia cognitiva conductual.
- Se dispone de varios programas de reemplazo de comidas que incluyen barras, batidos y entradas que se compran por internet o pueden incorporarse a la práctica médica.
- Los programas comerciales de manejo ponderal, como WW (formalmente *Weight Watchers*), Jenny Craig y *NutriSystem* ofrecen a los pacientes apoyo adicional para la pérdida ponderal, que incluyen grupos de apoyo, instrucción frente a frente y apoyo social mediante la participación presencial o en línea, y la disponibilidad de comidas con calorías controladas.

CASO DE ESTUDIO

Discusión

El caso de estudio representa la presentación común en la práctica clínica. Tiene obesidad moderadamente grave (IMC 39 kg/m²), hipertensión y prediabetes. Aun así, pese a múltiples intentos de cambios dietéticos para lograr la pérdida ponderal y mejorar su salud, no ha tenido éxito y está confundida respecto a los cambios dietéticos que debe llevar a cabo en el futuro.

Dada la evidencia para múltiples planes alimenticios, ¿cuál debería seguir? Reconocer que cualquier intervención dietética que introduzca una restricción calórica será efectiva y que el apego a largo plazo es clave para el éxito, es benéfico preguntarle dónde comenzar, según su experiencia e interés en seguir un plan de alimentos específico, reemplazos de comidas, modificar su dieta actual, consultar a un dietista o sus conocimientos acerca de la estrategia del ayuno intermitente como opciones terapéuticas.

Sin importar la intervención dietética que elija, hay numerosas oportunidades para apoyar sus esfuerzos. Motivar conductas que se relacionen con una mayor pérdida ponderal es un buen comienzo, la más importante es el automonitoreo de la ingesta de alimentos, de manera específica, las calorías totales. Emplear los recursos disponibles, como la referencia a un NDR antes definido o a un programa comercial local reforzará los resultados. Ayudar a su paciente a tener más actividad física también le ofrecerá beneficios de salud más allá de la pérdida ponderal. El objetivo inicial es lograr una pérdida ponderal de 5 a 10% después de 3 a 6 meses de tratamiento. Si se desea una mayor pérdida ponderal, entonces pueden discutirse opciones terapéuticas, como cambios dietéticos más estructurados y deliberados, hacer mayor actividad física y ejercicio, y el uso potencial de un medicamento antiobesidad.

¿CUÁNDO REFERIR?

- Nutriólogo dietista registrado: debe considerarse la referencia a un NDR para pacientes que necesitan asistencia más detallada o concreta con la planeación de las comidas que puede brindarse en línea, o información escrita, o quién necesita retroalimentación y apoyo más frecuentes que aquellos que pueden proporcionar los PSS. El NDR puede revisar los hábitos alimenticios actuales del paciente, identificar los desafíos y desarrollar un plan individualizado.
- Programa comercial para el manejo ponderal: considerado para pacientes que buscan una estrategia costo-efectiva para respaldar la pérdida ponderal, comidas hipocalóricas y opciones de reuniones presenciales o apoyo en línea.
- Programa conductual: se ofrecen programas de intervención intensiva acerca del estilo de vida por un intervencionista conductual capacitado que consiste en por lo menos 14 consultas en los primeros 6 meses para apoyar la modificación conductual, así como el contacto por lo menos mensual para mantener la pérdida ponderal. Consulte el capítulo 7 para detalles adicionales.

PREGUNTAS DE EXAMEN

1. Nuestra paciente del caso de estudio se decidió por la dieta estilo mediterráneo. Está interesada en reducir sus riesgos de diabetes y cardiopatía. Ha consultado a un NDR y tiene un plan alimenticio para crear una restricción calórica de 500 cal/día.

   ¿Cuál de los siguientes es verdadero respecto a las expectativas de pérdida ponderal?

   A. Perderá exactamente 0.45 kg por semana durante los primeros 6 meses.
   B. Perderá menos peso en el primer año que si siguiera una dieta con muy poco contenido de carbohidratos.
   C. Perderá más peso con una dieta mediterránea si mantiene un diario alimenticio.
   D. No perderá peso adicional al unirse a un programa conductual en este momento.

   Respuesta: C. *Aunque un objetivo común es una pérdida ponderal promedio por semana, se ha observado variabilidad significativa durante la pérdida ponderal, lo cual es una expectativa poco realista (por ello, A es incorrecta). Aunque las dietas con pocos carbohidratos pueden relacionarse con una mayor pérdida ponderal a corto plazo (3 a 6 meses), se esperaría que la pérdida ponderal sea similar al primer año (así, B es incorrecta). Se ha demostrado de modo consistente que registrar los hábitos alimenticios produce una mayor pérdida ponderal, al igual que la participación en un programa conductual (por lo cual, C es correcta). Como se describió en los lineamientos de AHA/ACC/TOS, se ha comprobado de manera consistente que los programas conductuales intensivos producen una pérdida ponderal de 5 a 10% en los primeros 6 meses de tratamiento (por ello, D es incorrecta).*

2. Nuestra paciente regresa para seguimiento 4 meses después de la primera consulta para pérdida ponderal. Su peso inicial era 106 kg (233 lb), su peso actual es de 98.5 kg (217 lb) (= reducción de 7.1% del peso corporal inicial). Se ha apegado al plan alimenticio creado por el NDR. No ha registrado su ingesta de alimentos con tanta regularidad como lo hizo al inicio. No lleva a cabo el ejercicio planeado, pero intenta ser más activa durante el día e informa que su conteo de pasos varía entre 5 000 y 7 000 por día. Está frustrada porque no ha presentado más pérdida ponderal.

   ¿Cuál es la valoración más precisa acerca de sus esfuerzos actuales?

   A. Es poco probable que continúe perdiendo peso debido a las adaptaciones metabólicas a la pérdida ponderal.
   B. Ha reducido su riesgo de desarrollar diabetes tipo 2 con la pérdida ponderal lograda hasta ahora.
   C. Al momento está recibiendo todos los beneficios de hacer actividad física.
   D. No sería una buena candidata para un medicamento de pérdida ponderal porque ya ha perdido más de 5% del peso corporal inicial.

   Respuesta: B. *El* Diabetes Prevention Program *informó un decremento aproximado de 60% del riesgo de diabetes tipo 2 en personas que perdieron ≥ 7% de su peso. Nuestra paciente ha perdido 7.5 kg (16.5 lb) o 7.1% del peso inicial (por ello, B es correcta). Es probable que continúe perdiendo peso, aunque la velocidad de la pérdida ponderal disminuirá después de 6 meses (así, A es incorrecta). Introducir la actividad física regular creará un déficit energético adicional, por lo que debería mejorar la pérdida ponderal. Aumentar la actividad física también reforzará su probabilidad de mantener el peso después de un esfuerzo de pérdida ponderal (por ello, C es incorrecta). Es claro que está motivada a perseguir la pérdida ponderal, por lo que es razonable considerar un medicamento para reforzar la pérdida ponderal observada (así, D es incorrecta).*

RECURSOS PRÁCTICOS

- *The Practical Guide to the Identification, Evaluation, and Treatment of Overweight and Obesity in Adults* (https://www.nhlbi.nih.gov/files/docs/guidelines/prctgd_c.pdf)
- 2015-2020 *Dietary Guidelines for Americans, eighth edition* (https://health.gov/dietaryguidelines/2015/guidelines/)
- *Nutrition Care Manual* (https://www.nutritioncaremanual.org)
- *ChooseMyPlate* (https://choosemyplate.gov/resources/all-resources)

AGRADECIMIENTOS

El autor y los editores desean agradecer a Nicole Rubenstein, MS, NDR, CDE por su revisión y comentarios de este capítulo.

REFERENCIAS

1. U.S. Department of Health and Human Services and U.S Department of Agriculture. *2015-2020 Dietary Guidelines for Americans.* 8th ed., 2015. https://health.gov/dietaryguidelines/2015/guidelines/

2. Roust LR, DiBaise JK. Nutrient deficiencies prior to bariatric surgery. *Curr Opin Clin Nutr Metab Care.* 2017;20(2):138-144.

3. Kushner RF. Providing nutritional care in the office practice: teams, tools, and techniques. *Med Clin North Am.* 2016;100:1157-1168.

4. U.S. Department of Agriculture. Accessed April 6, 2020. http://www.choosemyplate.gov/resources/all-resources

5. Jensen MD, Ryan DH, Apovian CM, *et al.* 2013 AHA/ACC/TOS guideline for the management of overweight and obesity in adults: a report of the American College of Cardiology/American Heart Association Task Force on Practice Guidelines and the Obesity Society. *J Am Coll Cardiol.* 2014;63(25 pt B):2985-3023.

6. Heymsfield SB, Wadden TA. Mechanisms, pathophysiology, and management of obesity. *N Engl J Med.* 2017;376(15):1492.

7. Harris JA, Benedict FG. *A Biometric Study of Basal Metabolism in Man.* Vol 279. Carnegie Institute of Washington; 1919.

8. Villablanca PA, Alegria JR, Mookadam F, Holmes DR Jr, Wright RS, Levine JA. Nonexercise activity thermogenesis in obesity management. *Mayo Clin Proc.* 2015;90(4):509-519.

9. Ravussin E, Lillioja S, Anderson TE, Christin L, Bogardus C. Determinants of 24-hour energy expenditure in man. Methods and results using a respiratory chamber. *J Clin Invest.* 1986;78(6):1568-1578.

10. Mifflin MD, St Jeor ST, Hill LA, Scott BJ, Daugherty SA, Koh YO. A new predictive equation for resting energy expenditure in healthy individuals. *Am J Clin Nutr.* 1990;51(2):241-247.

11. Joint FAO/WHO/UNU Expert Consultation on Energy and Protein Requirements. Energy and protein requirements: report of a joint FAO/WHO/UNU Expert Consultation. *World Health Organ Tech Rep Ser.* 1985;724:1-206.

12. Leibel RL, Rosenbaum M, Hirsch J. Changes in energy expenditure resulting from altered body weight. *N Engl J Med.* 1995;332(10):621-628.

13. Rosenbaum M, Hirsch J, Gallagher DA, Leibel RL. Long-term persistence of adaptive thermogenesis in subjects who have maintained a reduced body weight. *Am J Clin Nutr.* 2008;88(4):906-912.

14. Sacks FM, Bray GA, Carey VJ, *et al.* Comparison of weight-loss diets with different compositions of fat, protein, and carbohydrates. *N Engl J Med.* 2009;360(9):859-873.

15. Sacks FM, Svetkey LP, Vollmer WM, *et al.*; DASH-Sodium Collaborative Research Group. Effects on blood pressure of reduced dietary sodium and the Dietary Approaches to Stop Hypertension (DASH) diet. DASH-Sodium Collaborative Research Group. *N Engl J Med.* 2001;344(1):3-10.

16. Appel LJ, Moore TJ, Obarzanek E, *et al.* A clinical trial of the effects of dietary patterns on blood pressure. DASH Collaborative Research Group. *N Engl J Med.* 1997;336(16):1117-1124.

17. Blumenthal JA, Babyak MA, Hinderliter A, *et al.* Effects of the DASH diet alone and in combination with exercise and weight loss on blood pressure and cardiovascular biomarkers in men and women with high blood pressure: the ENCORE study. *Arch Intern Med.* 2010;170(2):126-135.

18. Knowler WC, Barrett-Connor E, Fowler SE, *et al.*; Diabetes Prevention Program Research Group. Reduction in the incidence of type 2 diabetes with lifestyle intervention or metformin. *N Engl J Med.* 2002;346(6):393-403.

19. Diabetes Prevention Program Research Group; Knowler WC, Fowler SE, Hamman RF, *et al.* 10-year follow-up of diabetes incidence and weight loss in the Diabetes Prevention Program Outcomes Study. *Lancet.* 2009;374(9702):1677-1686.

20. Shai I, Schwarzfuchs D, Henkin Y, *et al.* Weight loss with a low-carbohydrate, Mediterranean, or low-fat diet. *N Engl J Med.* 2008;359(3):229-241.

21. Schwarzfuchs D, Golan R, Shai I. Four-year follow-up after two-year dietary interventions. *N Engl J Med.* 2012;367(14):1373-1374.

22. Mancini JG, Filion KB, Atallah R, Eisenberg MJ. Systematic review of the mediterranean diet for long-term weight loss. *Am J Med.* 2016;129(4):407-415.e4.

23. Esposito K, Maiorino MI, Bellastella G, Chiodini P, Panagiotakos D, Giugliano D. A journey into a Mediterranean diet and type 2 diabetes: a systematic review with meta-analyses. *BMJ Open.* 2015;5(8):e008222.

24. Estruch R, Martinez-Gonzalez MA, Corella D, *et al.*; PREDIMED Study Investigators. Retracted: effect of a high-fat Mediterranean diet on bodyweight and waist circumference. A prespecified secondary outcomes analysis of the PREDIMED randomised controlled trial. *Lancet Diabetes Endocrinol.* 2016;4(8):666-676.

25. Pi-Sunyer X, Blackburn G, Brancati FL, *et al.* Reduction in weight and cardiovascular disease risk factors in individuals with type 2 diabetes: one-year results of the Look AHEAD trial. *Diabetes Care.* 2007;30(6):1374-1383.

26. Wadden TA, West DS, Neiberg RH, *et al.* One-year weight losses in the Look AHEAD study: factors associated with success. *Obesity (Silver Spring).* 2009;17(4):713-722.

27. Wing RR, Bolin P, Brancati FL, *et al.* Cardiovascular effects of intensive lifestyle intervention in type 2 diabetes. *N Engl J Med.* 2013;369(2):145-154.

28. Gregg EW, Jakicic JM, Blackburn G, *et al.* Association of the magnitude of weight loss and changes in physical fitness with long-term cardiovascular disease outcomes in overweight or obese people with type 2 diabetes: a post-hoc analysis of the Look AHEAD randomised clinical trial. *Lancet Diabetes Endocrinol.* 2016;4(11):913-921.

29. Johnston BC, Kanters S, Bandayrel K, *et al.* Comparison of weight loss among named diet programs in overweight and obese adults: a meta-analysis. *J Am Med Assoc.* 2014;312(9):923-933.

30. Tsai AG, Wadden TA. The evolution of very-low-calorie diets: an update and meta-analysis. *Obesity (Silver Spring).* 2006;14(8):1283-1293.

31. Gardner CD, Kiazand A, Alhassan S, *et al.* Comparison of the Atkins, Zone, Ornish, and LEARN diets for change in weight and related risk factors among overweight premenopausal women. The A to Z weight loss study: a randomized trial. *J Am Med Assoc.* 2007;297(9):969-977.

32. Alhassan S, Kim S, Bersamin A, King AC, Gardner CD. Dietary adherence and weight loss success among overweight women: results from the A to Z weight loss study. *Int J Obes.* 2008;32(6):985-991.

33. Dansinger ML, Gleason JA, Griffith JL, Selker HP, Schaefer EJ. Comparison of the Atkins, Ornish, Weight Watchers, and Zone diets for weight loss and heart disease risk reduction: a randomized trial. *J Am Med Assoc.* 2005;293(1):43-53.

34. Gudzune KA, Doshi RS, Mehta AK, *et al.* Efficacy of commercial weight-loss programs: an updated systematic review. *Ann Intern Med.* 2015;162(7):501-512.

35. Trepanowski JF, Kroeger CM, Barnosky A, *et al.* Effect of alternate-day fasting on weight loss, weight maintenance, and cardioprotection among metabolically healthy obese adults: a randomized clinical trial. *JAMA Intern Med.* 2017;177(7):930-938.

36. Klempel MC, Kroeger CM, Varady KA. Alternate day fasting (ADF) with a high-fat diet produces similar weight loss and cardio-protection as ADF with a low-fat diet. *Metabolism.* 2013;62(1):137-143.

37. Sundfor TM, Svendsen M, Tonstad S. Effect of intermittent versus continuous energy restriction on weight loss, maintenance and cardiometabolic risk: a randomized 1-year trial. *Nutr Metabol Cardiovasc Dis.* 2018;28(7):698-706.

38. Sutton EF, Beyl R, Early KS, Cefalu WT, Ravussin E, Peterson CM. Early time-restricted feeding improves insulin sensitivity, blood pressure, and oxidative stress even without weight loss in men with prediabetes. *Cell Metab.* 2018;27(6):1212-1221.e3.

39. de Cabo R, Mattson MP. Effects of intermittent fasting on health, aging, and disease. *N Engl J Med.* 2019;381(26):2541-2551.

40. Rynders CA, Thomas EA, Zaman A, Pan Z, Catenacci VA, Melanson EL. Effectiveness of intermittent fasting and time-restricted feeding compared to continuous energy restriction for weight loss. *Nutrients.* 2019;11(10):2442. doi:10.3390/nu11102442

41. Carter S, Clifton PM, Keogh JB. The effect of intermittent compared with continuous energy restriction on glycaemic control in patients with type 2 diabetes: 24-month follow-up of a randomised noninferiority trial. *Diabetes Res Clin Pract.* 2019;151:11-19.

42. Corley BT, Carroll RW, Hall RM, Weatherall M, Parry-Strong A, Krebs JD. Intermittent fasting in Type 2 diabetes mellitus and the risk of hypoglycaemia: a randomized controlled trial. *Diabet Med.* 2018;35(5):588-594.

6

TRATAMIENTO MEDIANTE ACTIVIDAD FÍSICA

Seth A. Creasy, Danielle Marie Ostendorf, Victoria A. Catenacci

CASO DE ESTUDIO 1

Un hombre de 47 años de edad, no fumador, con un índice de masa corporal (IMC) de 30 kg/m², quiere comenzar un programa de ejercicio para perder peso. No tiene síntomas de enfermedad cardiovascular (ECV). Compró una bicicleta estacionaria para su esposa el día de las madres, que nunca han utilizado. Planea usarla 20 minutos por la mañana antes de empezar a trabajar todos los días laborales. ¿Cómo lo asesoraría acerca de la probabilidad de que pierda peso sólo con este ejercicio?

IMPORTANCIA CLÍNICA

Se ha reconocido que aumentar la actividad es un factor de riesgo modificable importante para la prevención y el tratamiento del sobrepeso y la obesidad. En 2018, el *US Department of Health and Human Services* publicó la segunda edición de los lineamientos de actividad física (PAG, *Physical Activity Guidelines*) para estadounidenses, el cual provee evidencia científica de los beneficios de la actividad física.[1] Hubo cuatro recomendaciones principales para adultos estadounidenses (véase la tabla 6-1). Es importante señalar que los PAG recomiendan ≥ 150 a 300 minutos/semana de actividad aeróbica de intensidad moderada o ≥ 75 a 150 minutos/semana de actividad aeróbica de intensidad vigorosa y actividades de fortalecimiento muscular por lo menos dos veces por semana para obtener beneficios para la salud. Los PAG también reconocen que los niveles más altos de actividad aeróbica (≥ 300 minutos/semana de actividad aeróbica de intensidad moderada o ≥ 150 minutos/semana de actividad aeróbica de intensidad vigorosa) se relacionaron con beneficios adicionales para la salud, que incluyeron la prevención de la ganancia ponderal y la recuperación de la pérdida ponderal previa.[2] Sin embargo, en 2018, sólo 54.2% (53.2 a 55.3%) de adultos en Estados Unidos autoinformaron lograr el umbral aeróbico mínimo de ≥ 150 minutos/semana de actividad física de intensidad moderada o ≥ 75 minutos

de actividad física de intensidad vigorosa, e incluso menos adultos, 37.4% (36.4 a 38.4%), informó lograr ≥ 300 minutos/semana de actividad física de intensidad moderada o ≥ 150 minutos/semana de actividad aeróbica de intensidad vigorosa.[3] Las personas obesas hacen, incluso, menos actividad física que los adultos sin obesidad. Es difícil determinar en qué medida los niveles bajos de actividad física preceden al desarrollo del diagnóstico de obesidad o si la presencia de ésta limita la capacidad del individuo para dedicarse a participar en alguna actividad física.

Beneficios de la actividad física para la salud

Existe una extensa cantidad de publicaciones que señalan los beneficios de la actividad física regular para individuos con y sin obesidad. La actividad física ayuda a disminuir el riesgo de ECV, hipertensión, diabetes mellitus tipo 2 (DMT2) y algunos cánceres.[1] Lograr 150 minutos/semana de actividad física de intensidad moderada se relaciona con 34% menos riesgo de mortalidad por ECV, una incidencia 21% menor de ECV y una incidencia 27% menos de *DMT2*.[4] Un metaanálisis de estudios de cohorte encontró una reducción de 14% de riesgo de mortalidad de todas las causas, que se relaciona con hacer 150 minutos/semana de actividad física moderada a vigorosa (AFMV), y una reducción de 26% del riesgo de mortalidad asociada con hacer 300 minutos/semana de AFMV.[5] Además, la actividad física tiene otros beneficios, como brindar oportunidades para divertirse, estar con amigos y familia, además, disfrutar del aire libre.

Consecuencias de la conducta sedentaria y la inactividad

La conducta sedentaria se define como cualquier conducta durante las horas de vigilia, caracterizada por un gasto energético bajo, mientras se está en postura sentada, reclinada o acostada.[6] Las conductas sedentarias comunes incluyen ver televisión, jugar juegos de video, utilizar la computadora o manejar un automóvil. En promedio, los estadounidenses pasan ~55% (7.7 horas/día) de sus horas de vigilia con conductas sedentarias.[7] Algunos

TABLA 6-1 Resumen de las recomendaciones clave de los lineamientos de 2018 de actividad física para estadounidenses

RECOMENDACIONES CLAVE

1. Los adultos deben moverse más y sentarse menos en el transcurso del día. Cualquier actividad física es mejor que ninguna. Los adultos que se sientan menos y hacen cualquier cantidad de actividad física moderada a vigorosa obtienen algunos beneficios de salud.

2. Para obtener beneficios sustanciales de salud, los adultos deben hacer por lo menos de 150 minutos (2 horas y 30 minutos) a 300 minutos (5 horas) a la semana de actividad física aeróbica de intensidad moderada, o de 75 minutos (1 hora y 15 minutos) a 150 minutos (2 horas y 30 minutos) a la semana de actividad física aeróbica de intensidad vigorosa, o una combinación equivalente de actividad aeróbica de intensidad moderada y vigorosa. De preferencia, la actividad aeróbica debe distribuirse a lo largo de la semana.

3. Los beneficios de salud adicionales se obtienen al ejercitarse más allá del equivalente a 300 minutos (5 horas) de actividad física de intensidad moderada por semana.

4. Los adultos también deben hacer actividades de fortalecimiento muscular de intensidad moderada o mayor, y que incluya todos los grupos musculares principales 2 o más días a la semana, ya que estas actividades brindan beneficios adicionales para la salud.

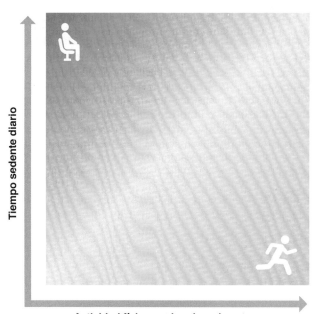

Actividad física moderada a vigorosa

El riesgo de mortalidad por todas las causas disminuye a medida que se mueve de la esquina superior izquierda a la esquina inferior derecha.

FIGURA 6-1 Relación entre actividad física moderada a vigorosa (AFMV), tiempo sedente y riesgo de mortalidad de todas las causas en adultos. Tener grandes cantidades de tiempo sedente junto con pocas cantidades de AFMV se relaciona con un mayor riesgo de mortalidad de todas las causas (indicada en la esquina superior izquierda). A medida que aumenta la AFMV, el riesgo relacionado con estar sentado comienza a disminuir (indicado en la esquina inferior izquierda). Hacer grandes cantidades de AFMV se relaciona con menor riesgo de mortalidad de todas las causas, incluso cuando se combina con estar sentado mucho tiempo (indicado en la esquina superior derecha). A menor grado de AFMV y menor grado de tiempo sedente, aún hay riesgo incrementado de mortalidad por todas las causas (indicado en la esquina inferior izquierda). El riesgo de mortalidad aumenta mientras más tiempo se pasa sentado. El mayor grado de AFMV y el menor grado de tiempo sedente se relacionan con el riesgo mínimo de mortalidad de todas las causas (indicado en la esquina inferior derecha). (Adaptada de Physical Activity Guidelines Advisory Committee. *2018 Physical Activity Guidelines Advisory Committee Scientific Report*. U.S. Department of Health and Human Services; 2018. Adapted from data from Ekelund U, Steene-Johannessen J, Brown WJ, *et al*. Does physical activity attenuate, or even eliminate, the detrimental association of sitting time with mortality? A harmonised meta-analysis of data from more than 1 million men and women. *Lancet*. 2016;388(10051):1302-1310.)

REVISIÓN DE EVIDENCIA PARA ACTIVIDAD FÍSICA EN EL TRATAMIENTO DE LA OBESIDAD

Actividad física y prevención de la ganancia ponderal

Los datos epidemiológicos sugieren que los adultos tienden a aumentar 0.45 a 0.9 kg de peso corporal por año.[11]

estudios han demostrado un vínculo entre las conductas sedentarias y el incremento de las tasas de obesidad, independiente del nivel general de actividad física.[8-10] Un mayor grado de conducta sedentaria también se relaciona con mayor riesgo de mortalidad de todas las causas: ECV, mortalidad por ECV, *DMT2* y cáncer de colon, endometrio y pulmón.[1] Por ello, es importante tanto aumentar la actividad física como disminuir la conducta sedentaria para la salud general. Como se ilustra en la figura 6-1, el riesgo de mortalidad de todas las causas se relaciona con ambas conductas. Para resumir esta figura, los individuos se beneficiarían al esforzarse por aumentar el grado de AFMV, así como disminuir el tiempo sedentario.

La inactividad física, que es distinta de la conducta sedentaria, se define como la ausencia de cualquier AFMV (véase la tabla 6-2) más allá del movimiento básico de las actividades diarias. La inactividad física se considera el cuarto factor de riesgo principal para muerte debida a enfermedad no comunicable alrededor del mundo, y contribuye a > 3 millones de muertes prevenibles por año. En resumen, la evidencia abrumadora apoya los beneficios de la actividad física regular y las consecuencias negativas de la inactividad y la conducta sedentaria. Los PAG actuales (véase la tabla 6-1) se enfocan no sólo en aumentar la actividad física, sino también en hacer un esfuerzo por sentarse menos. Así, un simple mensaje de "moverse más y sentarse menos" puede resumir esta información de manera sucinta para los pacientes.

TABLA 6-2 Terminología de actividad física y ejercicio	
TÉRMINO	**DEFINICIÓN**
Equivalentes metabólicos (MET)	Un método de estandarizar la intensidad de una actividad. Este método se basa en el costo energético de una actividad. Un MET es equivalente al gasto energético en reposo. Tres MET, que se consideran actividad física de intensidad moderada, significa que la actividad tiene un costo energético tres veces el gasto energético en reposo.
Actividad aeróbica	Las actividades en que la demanda energética se satisface mediante las vías aerobias, también conocida como actividad cardiovascular; tiene una relación típica con el aumento de la respiración y de la frecuencia cardiaca.
Actividad de fuerza/resistencia	Una forma de actividad física enfocada en la contracción muscular, que busca mejorar la fuerza y resistencia musculares. Es típico que se haga durante periodos breves, en comparación con la actividad aeróbica.
Puntuación de ejercicio percibido (PEP)	La intensidad percibida de una actividad. Por lo general se califica en una escala de 0-10. Es típico que la intensidad moderada se relacione con una PEP de 3-5.
Conducta sedentaria	Tiempo transcurrido despierto con un gasto energético bajo (< 1.5 MET) en postura sedente/reclinada. Ejemplos: ver TV, trabajo de escritorio, conducir.
Actividad física ligera	Actividades en que la frecuencia cardiaca no aumenta más allá del reposo ($\geq$ 1.5-< 3.0 MET). Ejemplos: actividad de la vida diaria, periodos intermitentes de caminata normal, ciertas formas de yoga.
Actividad física moderada	Actividades en que la frecuencia cardiaca tiene un aumento moderado (50-70% de la frecuencia cardiaca máxima); $\geq$ 3.0-< 6.0 MET. Ejemplos: caminata enérgica, ciclismo < 16 km/h, aerobics acuáticos.
Actividad física vigorosa	Actividades en que la frecuencia cardiaca es elevada (70-85% de la frecuencia cardiaca máxima); $\geq$ 6.0 MET. Ejemplos: correr, nadar, ciclismo > 16 km/h.
Actividad física moderada a vigorosa	Cualquier actividad $\geq$ 3.0 MET. Usada con frecuencia en recomendaciones de salud pública. Es una medida resumida que incluye tanto la actividad física moderada como vigorosa.
Dosis/volumen	Por lo general, la dosis o volumen total de la actividad es un resumen de la actividad semanal. Para obtener beneficios globales para la salud, la dosis de actividad física debe progresar hasta 300 minutos/semana. Para aumentar y mantener la pérdida ponderal, pueden ser necesarias aún mayores cantidades de actividad física. Gasto energético por semana: puede prescribirse actividad física y ejercicio con base en el gasto energético de la actividad. Este tipo de prescripción es difícil y requiere mediciones cuidadosas. Es típico que se realice en estudios de investigación controlados. MET-minutos por semana: esta prescripción toma en cuenta la intensidad y duración de la actividad física. El valor de MET de cada actividad se multiplica por la duración de la misma. Es típico medir la actividad física como MET-min sólo en estudios de investigación.

Esta ganancia ponderal anual incrementa el riesgo de presentar sobrepeso u obesidad con la edad. Se ha postulado a la actividad física como una estrategia potencial para atenuar o prevenir esta ganancia ponderal relacionada con la edad. Varios estudios observacionales prospectivos proporcionan evidencia de que hacer actividad física regular ayuda a prevenir la ganancia ponderal.[12] Algunos estudios de asignación aleatoria también han examinado la relación entre actividad física y ganancia ponderal, y la mayoría de ellos sugiere que hacer alguna actividad física de intensidad moderada es suficiente para prevenir la ganancia ponderal.[12] En un estudio por Church y cols., las mujeres posmenopáusicas que hicieron tres dosis diferentes de actividad aeróbica de intensidad moderada supervisada (alrededor de 72, 136 y 194 minutos/semana) durante 6 meses perdieron 1.36, 2 y 1.5 kg de peso corporal, respectivamente, en comparación con una pérdida ponderal de 0.9 kg en el grupo control sin actividad.[13] En un estudio similar, McTiernan y cols. encontraron que las mujeres y hombres que participaron en un programa de actividad física basado en instalaciones y en casa durante más de un año perdieron 1.8 y 1.36 kg, en comparación con una ganancia ponderal de 0.68 y 0.09 kg en los controles inactivos.[14] La combinación de estos estudios y otros sugiere que una dosis cercana a 150 a 250 minutos/semana de actividad aeróbica de intensidad moderada es eficaz para prevenir la ganancia ponderal y producir potencialmente una pérdida ponderal moderada.

Actividad física sola para pérdida ponderal

Durante mucho tiempo se ha pensado que aumentar la actividad física provoca un incremento del gasto energético y pérdida ponderal subsecuente. Entre 2013 y 2016, ~63% de los adultos estadounidenses que intentaron perder peso informaron utilizar el ejercicio como estrategia primaria.[15] Pese a su uso frecuente como táctica de pérdida ponderal, es típico que la actividad física sola provoque sólo una pérdida ponderal moderada. Varios estudios prospectivos de intervención bien diseñados demostraron que prescribir actividad física sola (sin modificación dietética) tiene un resultado típico de pérdidas ponderales de 1 a 3%.[12] Inclusive, los cambios en el peso corporal observados en estos estudios tienen un promedio de sólo ~30% de lo predicho con base en el gasto energético esperado de la prescripción de actividad. Esto es verdad incluso cuando el ejercicio se supervisa, y se monitorea con cuidado el apego a la actividad física. Los estudios también han demostrado una variabilidad interindividual marcada en la pérdida ponderal en respuesta al ejercicio, ya que algunos individuos pierden cantidades sustanciales de peso y otros lo ganan. Ensayos recientes sugieren que un subconjunto de individuos (~50%) puede "compensar" el incremento de actividad física con una mayor ingesta energética o un aumento de la conducta sedentaria, por lo que pierden menos peso que el esperado. Un estudio reciente encontró que la compensación a la actividad física supervisada se debía en gran parte al incremento de la ingesta energética en lugar de a un incremento de la conducta sedentaria.[16] Además, los individuos que compensaron tuvieron más

hambre y antojos de dulces. Por tanto, la compensación y la falta de apego atenúan los efectos benéficos de la actividad física sobre el peso corporal en algunos individuos.

A pesar de la cantidad de estudios que muestran una pérdida ponderal relativamente modesta con la actividad física sola, unos cuantos ensayos han demostrado que la actividad física sola, cuando se dosifica en grandes cantidades y se supervisa, provoca una pérdida ponderal clínicamente significativa ($\geq 5\%$).[12] Por ejemplo, cuando hombres y mujeres hicieron 225 minutos de actividad física supervisada por semana durante 16 meses, los hombres tuvieron un decremento de peso corporal de 5.17 kg (~5%) mayor que los controles inactivos, y las mujeres presentaron 2.27 kg (~3%) menos de ganancia ponderal, en comparación con las controles inactivas.[17] Se cree que esta gran desigualdad en el cambio de peso en hombres *vs.* mujeres se debe a las diferencias sexuales en el gasto energético por actividad física. Es importante señalar que es probable que hacer actividad física a la misma intensidad y por la misma duración provoque un mayor gasto energético durante las sesiones de actividad física para hombres, en comparación con las mujeres, debido a su mayor tamaño corporal. Estudios adicionales sugieren que los grandes volúmenes de actividad física pueden provocar una pérdida ponderal $\geq 5\%$ en hombres y mujeres cuando se dosifica con base en el gasto energético, en lugar de la duración del ejercicio. Además, parece haber una relación dosis-respuesta con un mayor gasto energético de actividad física relacionada con una mayor pérdida ponderal.

En resumen, hacer ≥ 150 minutos/semana de AFMV provocará una pérdida ponderal moderada (1 a 3%) en promedio; sin embargo, una mayor cantidad de AFMV (≥ 250 minutos/semana) es necesaria para producir una pérdida ponderal clínicamente significativa ($\geq 5\%$). Por lo general, la pérdida ponderal con actividad física es menor que la predicha a partir de la energía gastada en actividad debido a los cambios compensatorios en las conductas de alimentación y actividad sin ejercicio, y hay una variabilidad considerable en el cambio ponderal en respuesta a la actividad física sola. Se requiere más investigación para comprender las estrategias para reducir la compensación y hacer que la actividad física sola sea una estrategia de manejo ponderal más efectiva.

Actividad física combinada con restricción dietética para pérdida ponderal

La mayoría de las intervenciones conductuales para pérdida ponderal motivan a los individuos a aumentar su actividad física en combinación con una dieta baja en energía.[18] Estas intervenciones también utilizan el apoyo conductual para maximizar el apego a estas recomendaciones. Si la dieta con energía reducida restringe en gran medida las calorías (déficit >800 a 1000 kcal/día), se observan pérdidas ponderales similares entre un programa de dieta más actividad física y un programa de dieta sola.[12] No obstante, varios estudios han encontrado que la combinación de una dieta con energía reducida más moderada (déficit de 500 a 750 kcal/día) y actividad física produce una mayor pérdida ponderal que la dieta sola.[12] Una revisión sistemática de estudios que duraron ≥ 12 meses encontró que la dieta más actividad física produjo una pérdida ponderal promedio de 8.8%, en comparación con una pérdida ponderal de 6.9% con la dieta sola.[19]

Actividad física y mantenimiento de la pérdida ponderal

El alto grado de actividad física y de modo más específico la AFMV, tiene una relación positiva consistente con la pérdida ponderal a largo plazo y el mantenimiento exitoso de la pérdida de peso.[12,20,21] Un estudio encontró que los individuos que mantuvieron una pérdida ponderal > 10% a los 18 meses hacían una cantidad de actividad física equivalente a la caminata enérgica durante ~260 minutos/semana,[20] o casi 10 000 pasos por día.[22] Es importante señalar que ~35% de sus pasos totales fueron con intensidad moderada a vigorosa y se hicieron en episodios ≥ 10 minutos. En un estudio reciente de corte transversal, quienes mantuvieron con éxito la pérdida ponderal (WLM [*weight loss maintainers*], personas que mantienen una pérdida ponderal > 13.6 kg durante > 1 año) hicieron un total de 665 minutos/semana de AFMV con 272 minutos de AFMV acumulados en episodios ≥ 10 minutos.[21] Además, WLM realizaron ≥ 60 minutos de AFMV en 73% de los días de la semana, lo que sugiere que lograron niveles altos de actividad de manera consistente durante la semana. Éstos y otros ensayos[23] sugieren que las WLM mantienen su peso corporal al hacer grandes cantidades de actividad física, lo que les permite ingerir porciones similares de calorías a las consumidas antes de la pérdida ponderal.

En resumen, la actividad física es uno de los mejores factores predictivos del éxito a largo plazo de la pérdida ponderal. La dosis de actividad física necesaria para mantener la pérdida de peso puede variar entre individuos; sin embargo, la mayor parte de la evidencia sugiere que son necesarios ≥ 200 minutos/semana. Es importante notar que los estudios mencionados encontraron que la AFMV se acumulaba en episodios ≥ 10 minutos. Esto sugiere que los episodios sostenidos de AFMV pueden ser importantes para lograr dicho nivel elevado de AFMV por semana, y que estos episodios sostenidos son importantes para mantener la pérdida ponderal.

Actividad física y cirugía bariátrica

Se ha demostrado que la cirugía bariátrica y metabólica es muy eficaz para reducir peso corporal. Aunque es un tratamiento potente por sí solo, varios estudios observacionales han encontrado que mucha actividad física se relaciona con mayor pérdida ponderal después de la cirugía bariátrica.[24-26] Además, la actividad física después de la cirugía puede mejorar la calidad de vida. Hasta ahora, se han hecho muy pocos estudios de intervención que examinen el grado al cual la actividad física después de cirugía bariátrica puede mejorar la pérdida ponderal a largo plazo y los desenlaces de salud. Dos estudios de asignación aleatoria que examinaron los efectos de la actividad física supervisada durante 3 a 6 meses después de cirugía bariátrica encontraron que el ejercicio no produjo una pérdida ponderal adicional, en comparación con los controles inactivos.[23,27] Sin embargo, el apego a un programa de actividad física se

relacionó con mejoría de la sensibilidad a insulina, control glucémico y aptitud aeróbica.

Entrenamiento de resistencia y manejo ponderal

Los PAG de 2018 para estadounidenses recomiendan que los adultos hagan actividades de fortalecimiento muscular por lo menos 2 días/semana para obtener beneficios para la salud general.[1] Dentro del contexto del manejo ponderal, se ha propuesto la hipótesis de que el entrenamiento de resistencia puede ayudar a las personas a retener la masa magra durante la pérdida ponderal o alterar la conducta alimenticia. Estas hipótesis sugieren que el entrenamiento de resistencia durante o después de la pérdida ponderal suele ser benéfico. Empero, hay poca evidencia que apoye esta hipótesis.

El entrenamiento de resistencia solo, sin modificación dietética, no provoca pérdida ponderal ni reducción de la grasa corporal.[12] El entrenamiento de resistencia combinado con entrenamiento aeróbico produce una pérdida ponderal superior, mayor pérdida de grasa y aumento de la masa magra, en comparación con un programa sólo de actividad física aeróbica. Cuando se combina el entrenamiento de resistencia con la modificación dietética, no provoca mayor pérdida ponderal ni pérdida grasa en contraste con la modificación dietética sola; sin embargo, sí mejora la masa corporal magra. En suma, el mayor beneficio del entrenamiento de resistencia para manejo ponderal puede ser mejoría de la masa corporal magra, en lugar de un cambio en la masa grasa y el peso corporal. El entrenamiento de resistencia puede tener más importancia para mantener la pérdida de peso y prevenir la ganancia del mismo. Después de la pérdida ponderal, aumenta la eficiencia muscular. Esto significa que para la misma cantidad de trabajo, el gasto energético es menor.[28] Esta adaptación metabólica es una razón por la cual la recuperación del peso perdido después de la pérdida ponderal es tan común. Un estudio reciente encontró que el entrenamiento de resistencia después de la pérdida ponderal ayuda a mantener la eficiencia muscular, lo cual contribuye a promover el mantenimiento de la pérdida ponderal.[29] No obstante, en un estudio de asignación aleatoria, el entrenamiento de resistencia no redujo la recuperación del peso perdido después de 6 meses de una dieta con restricción energética.[30] Se requieren estudios adicionales para comprender la eficacia del entrenamiento de resistencia para promover el mantenimiento de la pérdida ponderal a largo plazo.

En resumen, el entrenamiento de resistencia no es una estrategia efectiva de pérdida ponderal cuando se lleva a cabo aislado. Además, el entrenamiento de resistencia produce una mayor pérdida ponderal cuando se combina con la modificación dietética, en comparación con la dieta sola. Por otro lado, el entrenamiento de resistencia sí ayuda a retener y aumentar la masa magra durante la pérdida ponderal y también a mantener la pérdida de peso.

Conducta sedentaria y manejo ponderal

La conducta sedentaria se relaciona con sobrepeso y obesidad.[8,9] La actividad física ocupacional ha disminuido durante las últimas décadas, lo cual puede estar vinculado a la prevalencia elevada de sobrepeso y obesidad.

Pocos estudios han examinado cómo cambiar la conducta sedentaria se relaciona con el manejo ponderal. Dos estudios que analizaron esta pregunta encontraron que los cambios en la conducta sedentaria no tuvieron relación con una mayor pérdida ponderal.[31,32] Sin embargo, es posible que el periodo de observación necesitase ser más prolongado (>1 año) para observar un efecto de los cambios en la conducta sedentaria. Aunque reducir ésta puede no provocar directamente la pérdida ponderal, sí se logran otros beneficios de salud relacionados con una conducta sedentaria disminuida. Además, reducir la conducta sedentaria puede ser el primer paso para aumentar la actividad física de algunos pacientes.

VALORACIÓN DE LA ACTIVIDAD FÍSICA

La valoración del grado actual de actividad física se logra con rapidez mediante el ejercicio es medicina (EIM, *Exercise is Medicine*) (https://exerciseismedicine.org/) y el signo vital de actividad física (PAVS, *Physical Activity Vital Sign*), los cuales consisten en dos preguntas.

El PAVS puede agregarse al formulario de la historia clínica y brinda un panorama de si los pacientes satisfacen el mínimo de los PAG de 150 minutos/semana de actividad de intensidad moderada cada semana. Los pacientes que no cumplen los lineamientos deben etiquetarse para que el profesional de servicios de salud (PSS) les brinde asesoría y recursos específicos. Si es necesario, formular preguntas adicionales de seguimiento en sujetos que no satisfacen los lineamientos con base en la herramienta de tamizaje breve del PAVS para evaluar el grado de actividad y las áreas de intervención potencial. También incluirse preguntas relacionadas con el disfrute de la actividad física, los tipos de actividades llevadas a cabo, el acceso a instalaciones de ejercicios y los beneficios/barreras percibidos respecto a la actividad física. En el capítulo 2 se encuentra un conjunto de preguntas más detalladas, diseñadas para evaluar cuán activos son los pacientes en la vida diaria, incluido el nivel de conducta sedentaria, el grado actual de participación en ejercicios y las barreras percibidas para ejercitarse.

TAMIZAJE DE SALUD ANTES DE PARTICIPAR EN EJERCICIOS

Una gran cantidad de evidencia sugiere que promover una mayor actividad física en adultos con sobrepeso y obesidad producirá beneficios sustanciales para la salud y el manejo ponderal. Por lo general, la recomendación de realizar actividad física es segura con una valoración de salud preparticipación adecuada para identificar a los sujetos que pueden tener alto riesgo de muerte súbita cardiaca o infarto miocárdico agudo relacionados con el ejercicio. Se cuenta con evidencia considerable de que la actividad física es segura para la mayoría de las personas, de que los eventos cardiovasculares relacionados con el ejercicio van precedidos, por lo general, por signos/síntomas de alerta y de que el riesgo cardiovascular relacionado con el ejercicio disminuye a medida que los individuos

se vuelven más físicamente aptos/activos.[33] El algoritmo actual del *American College of Sports Medicine* (ACSM) para tamizaje preparticipación brinda un diagrama de flujo informado en evidencias acerca de la base de tres moduladores de riesgo de eventos cardiovasculares relacionados con ejercicio: 1) el nivel actual de actividad física del individuo, 2) la presencia de signos o síntomas o enfermedad cardiovascular, metabólica o renal conocida, y 3) intensidad deseada del ejercicio.[33] Estos lineamientos del ACSM se muestran en la figura 6.2 y proporcionan una estrategia práctica para determinar qué pacientes requieren autorización médica de los PSS antes de comenzar o modificar su programa actual de ejercicio. Todos los pacientes con síntomas sugestivos de ECV o arritmia deben referirse para evaluación adicional con una prueba de esfuerzo farmacológica o con ejercicio o una consulta en cardiología antes de comenzar el ejercicio. Los individuos inactivos con enfermedad cardiovascular, metabólica o renal conocida deben recibir la autorización médica de un PSS previo a iniciar un programa de ejercicio. Estos sujetos también deben obtener la autorización médica de un PSS antes de hacer un programa de ejercicio de intensidad vigorosa, incluso si ya son activos de intensidad moderada. Si un paciente asintomático con una enfermedad cardiovascular, metabólica o renal conocida debe someterse a una evaluación adicional con prueba de esfuerzo o consulta en cardiología antes de iniciar o aumentar el ejercicio a intensidad vigorosa debe decidirse de manera individualizada. La actividad física de intensidad vigorosa se relaciona con un riesgo incrementado de infarto miocárdico agudo y muerte súbita cardiaca, en comparación con la actividad menos vigorosa. Los lineamientos expertos de la *American Heart Association*[34] recomiendan una prueba de esfuerzo con ejercicio antes del ejercicio vigoroso en individuos asintomáticos de alto riesgo clasificados como equivalentes a cardiopatía coronaria por el *National Colesterol Education Program*, e incluye a aquellos con diabetes mellitus, enfermedad carotídea sintomática, enfermedad vascular periférica y un riesgo calculado de Framingham a 10 años (https://www.mdcalc.com/framingham-risk-score-hard-coronary-heart-disease) $\geq$ 20%. Sin embargo, ningún estudio ha comparado los desenlaces de una prueba de esfuerzo preejercicio *vs.* fomentar el ejercicio ligero con incremento gradual de actividad en estos individuos de alto riesgo, pero asintomáticos.

PERSONALIZACIÓN DE LA PRESCRIPCIÓN DE ACTIVIDAD FÍSICA EN ADULTOS CON OBESIDAD

El tratamiento de la obesidad siempre debe iniciar con una conversación con el paciente acerca de sus preferencias y objetivos. Si la pérdida ponderal es el objetivo primario, los datos abrumadores sugerirían utilizar una combinación de una dieta hipocalórica con actividad física incrementada. Si el sujeto está interesado sobre todo en aumentar su actividad física, el profesional debería enfatizar los beneficios para la salud de la actividad física, sin importar la pérdida ponderal. Debe brindarse

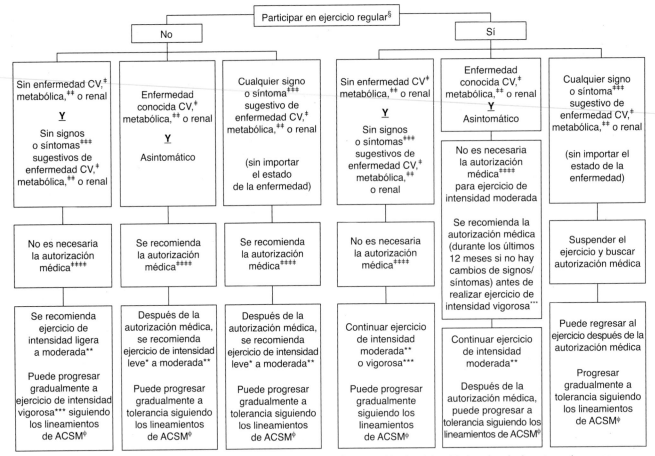

§Participación en ejercicio, hacer actividad física estructurada planeada por lo menos 30 min a intensidad moderada durante por lo menos 3 días/semana, en un lapso de por lo menos 3 meses.

*Ejercicio de intensidad ligera, 30 a < 40% HRR o VO_2R, 2 a < 3 MET, 9-11 PEP, una intensidad que causa incrementos leves de FC y frecuencia respiratoria.

**Ejercicio de intensidad moderada, 40 a < 60% HRR o VO_2R, 3 a < 6 MET, 12-13 PEP, una intensidad que causa aumentos notables de FC y frecuencia respiratoria.

***Ejercicio de intensidad vigorosa ≥ 60% HRR o VO_2R, ≥ 6 MET, ≥ 14 PEP, una intensidad que causa un incremento sustancial de FC y frecuencia respiratoria.

‡ECV, enfermedad cardiaca, vascular periférica o cerebrovascular.

‡‡Enfermedad metabólica, diabetes mellitus tipo 1 y 2.

‡‡‡Signos y síntomas, en reposo o durante la actividad. Incluyen dolor, malestar en el pecho, cuello, mandíbula, brazos u otras áreas que puedan ser resultado de isquemia; dificultad para respirar en reposo o con el ejercicio leve; mareo o síncope; ortopnea o disnea paroxística nocturna; edema de tobillos; palpitaciones o taquicardia; claudicación intermitente; soplo cardiaco conocido; o fatiga inusual o dificultad para respirar con las actividades habituales.

‡‡‡‡Autorización médica, aprobación de un profesional de servicios de salud para practicar algún ejercicio.

ϕLineamientos de ACSM, véase *ACSM's Guidelines for Exercise Testing and Prescription, 9th edition, 2014.*

FIGURA 6-2 Algoritmo de tamizaje preparticipación de la *American College of Sports Medicine.* (Reimpresa de Riebe D, Franklin BA, Thompson PD, *et al.* Updating ACSM's recommendations for exercise preparticipation health screening. *Med Sci Sports Exerc.* 2015;47(11):2473-2479.)

al paciente una perspectiva realista del papel de la actividad física en relación con la modificación dietética en la pérdida ponderal, ya que la expectativa de que la actividad física sola producirá una pérdida ponderal puede ser contraproducente. En un estudio cualitativo de adultos con sobrepeso y obesidad, se encontró que la falla para perder peso afectaba en mayor grado la motivación para continuar o recomenzar el ejercicio.[35] Es mejor eliminar la pérdida ponderal como la razón principal para participar en la actividad física, y enfocarse en los beneficios inmediatos para la salud (mejorar el estado de ánimo, el sueño, la cognición y la función física) y los beneficios a largo plazo para la salud (incluso si el peso no cambia). Preguntar a los pacientes sobre su disposición y voluntad para comenzar un programa de actividad física tiene importancia particular si se espera un cambio de conducta a largo plazo. Si el paciente está dispuesto y listo para comenzar un programa de actividad física, entonces deben considerarse varios factores antes de iniciar el tratamiento.

El tipo y dosis (cantidad, frecuencia y duración) de la actividad física influirán en los desenlaces de salud. Por ejemplo, si el objetivo es la pérdida ponderal, entonces pueden ser necesarias grandes cantidades de actividad física aeróbica. Si aumentar la masa magra es la meta, entonces el entrenamiento de resistencia suele ser mejor. Una vez identificado el objetivo del paciente, debe evaluarse su estado de salud actual y las barreras para la actividad física, y así desarrollar una prescripción individualizada que sea segura y refuerce el apego. El profesional debe iniciar considerando el IMC actual del paciente, su nivel de actividad física y preferencias. Además, deben considerarse las barreras para la actividad física, que incluyen limitaciones funcionales, restricciones de salud, medicamentos, reducción de tiempo y acceso a los recursos. El sobrepeso y la obesidad se relacionan con riesgo elevado de lesión musculoesquelética, en especial de pies, rodillas y caderas. Por ello, debe tenerse cuidado especial para aumentar de manera gradual el volumen e intensidad de la actividad física

para evitar lesiones que lleguen a provocar el cese de la misma. Es importante reconocer que los individuos con sobrepeso y obesidad incrementan, de manera significativa, el gasto energético con actividades de baja intensidad, e incluso el grado leve de actividad física produce beneficios para la salud.[1] A medida que los individuos se aclimatan a la actividad y progresan en duración total, puede introducirse la actividad de mayor intensidad con base en la preferencia del paciente. De ser posible, debe llevarse a cabo el contacto recurrente para evaluar la prescripción y modificar según sea necesario. Un recetario de actividad física puede ser una herramienta útil para ello (fig. 6-3). La supervisión de la progresión del ejercicio por un profesional experto puede ser útil para

Nombre: _____ Fecha: _____

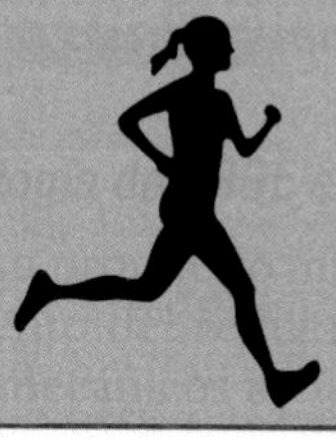

Recetario de actividad física

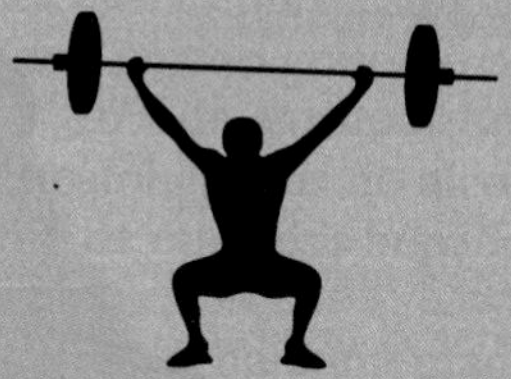

Nivel actual de actividad física: _____

Objetivos del paciente (pérdida ponderal, aumentar el nivel de aptitud física, subir un tramo de escaleras, etcétera):

   a. _____

   b. _____

   c. _____

Prescripción de ejercicio:

Frecuencia (días/semana):   ☐ 1   ☐ 2   ☐ 3   ☐ 4   ☐ 5   ☐ 6   ☐ 7

Intensidad: ☐ Ligera (caminata casual)   ☐ Moderada (caminata enérgica)   ☐ Vigorosa (trotar)

Tiempo (minutos/día):   ☐ 10   ☐ 20   ☐ 30   ☐ 40   ☐ 50   ☐ 60   ☐ Otro_____

Tipo: ☐ Caminar   ☐ Correr   ☐ Andar en bicicleta

   ☐ Clase grupal   ☐ Entrenamiento de fuerza   ☐ Nadar

   ☐ Otro _____

Detalles (progresiones, objetivo de FC, seguimiento en un mes, etcétera): _____

_____

_____

_____

Firma de quien prescribe: _____

FIGURA 6-3 Recetario de actividad física.

reforzar el apego, asegurar una progresión adecuada y reducir el riesgo de lesión.

Al desarrollar una prescripción de actividad física, los aspectos de la prescripción que pueden individualizarse incluyen frecuencia, intensidad, tiempo y tipo (FITT).

Frecuencia

La frecuencia de la actividad física debe ser realista, ajustarse a las necesidades del paciente y progresar con lentitud. Por ejemplo, un paciente sin aptitud física, que no hace actividad física recreativa debe comenzar con una frecuencia de 1 a 2 días/semana; esta prescripción puede progresar a 3 a 5 días/semana durante los primeros meses. La frecuencia de la actividad física prescrita también puede depender del objetivo del paciente. De manera típica, los estudios que han utilizado la actividad física sola para pérdida ponderal prescriben actividad física 5 a 7 días/semana. Mantener el peso y prevenir la ganancia ponderal se logra al ejercitarse 3 a 5 días/semana. Incluso hacer alguna actividad física 1 a 2 días/semana disminuirá el riesgo de mortalidad por todas las causas, ECV y mortalidad por cáncer.[36] Cualquier actividad es mejor que ninguna. Las frecuencias señaladas deben servir como guía inicial.

Intensidad

La intensidad de la actividad física llega a evaluarse de distintas maneras, y dependiendo de los recursos disponibles. Los monitores de frecuencia cardiaca son una manera de medir la intensidad de la actividad. Por lo general, 50 a 70% de la frecuencia cardiaca máxima ($FC_{máx}$ = 220 lpm edad de la persona) es equivalente a la actividad moderada, y 70 a 85% de la $FC_{máx}$ corresponde a actividad de intensidad vigorosa. Otra guía para la intensidad es la puntuación de ejercicio percibido (PEP), una escala simple de 1 a 10 (1 = ejercicio mínimo, 10 = ejercicio máximo). Una puntuación PEP de 3 a 5 se considera moderada, y los niveles más altos se relacionan con actividad vigorosa. Si no se dispone de estos dos recursos, los participantes pueden utilizar la prueba del habla. Mientras se ejercita, si la persona puede cantar, entonces es actividad ligera; si no puede hacerlo, pero sí hablar, entonces es actividad moderada; y si la persona sólo puede decir unas cuantas palabras entre respiraciones, entonces es probable que sea actividad vigorosa. El entrenamiento con intervalos de alta intensidad (HIIT, *high-intensity interval training*) es un método novedoso de entrenamiento que puede ser interesante para algunos pacientes. El HIIT implica alternar momentos breves (hasta 4 minutos) de ejercicio de alta intensidad con periodos de recuperación. La definición del ejercicio de alta intensidad puede variar según el participante. Podría modificarse desde caminar cuesta arriba hasta correr a toda velocidad. Estudios pequeños a corto plazo sugieren que el HIIT produce grados de apego y disfrute similares, en comparación con la actividad física continua de intensidad moderada en adultos con sobrepeso y obesidad.[37] El HITT ofrece la ventaja de utilizar 40% menos tiempo total de entrenamiento, en contraste con la actividad física de intensidad moderada; de esta manera, los individuos que informan que el tiempo es una barrera para la actividad física pueden tener un mejor apego a este tipo de entrenamiento. Sin embargo, ningún estudio ha determinado el apego a largo plazo al HITT, ni la eficacia a largo plazo de este tipo de entrenamiento en adultos con obesidad.

Duración

El tiempo o duración de la actividad física que se prescribe también debe depender del nivel de actividad actual del paciente, las barreras para la actividad física y sus objetivos. Un buen punto inicial es recomendar hacer actividad física en un sólo episodio de ~10 minutos. Jakicic y cols. encontraron que los individuos a quienes se prescribió la misma dosis de actividad física en múltiples episodios de 10 minutos *vs.* un episodio prolongado hicieron mayores cantidades de ejercicio y tuvieron incrementos similares de aptitud cardiorrespiratoria, en comparación con el grupo con el episodio prolongado.[38] Los participantes de ambos grupos perdieron cantidades similares de peso. Para individuos que informan el tiempo como barrera, los episodios breves pueden ser una alternativa práctica. Además, los eventos más breves de actividad física pueden ser una estrategia eficaz para aumentar la actividad física en pacientes inactivos. A medida que aumenta la actividad física y la autoeficacia para la misma, puede prolongarse la duración del ejercicio.

Tipo de actividad

Por último, debe considerarse el tipo de actividad física. Todas las formas de ejercicio son benéficas para la salud en general y deben fomentarse. Las recomendaciones acerca del tipo de actividad física deben guiarse por las preferencias, objetivos y factores ambientales del paciente, como el ingreso familiar, el acceso y seguridad del vecindario. Además, debe considerarse el estado de salud del paciente, su nivel actual de actividad y sus barreras personales para la actividad física. Para pacientes actualmente inactivos, pueden preferirse las actividades en las cuales se da soporte al peso corporal, en lugar de actividades de mayor impacto, en especial para aquellos con mayor IMC o afecciones musculoesqueléticas.[39] Las opciones de actividades de bajo impacto incluyen caminar, ciclismo estacionario o recumbente, aerobics acuáticos o caminata acuática (que soporta el peso corporal y reduce el impacto sobre las articulaciones). El tipo de actividad también puede influirse por los recursos comunitarios. Los centros recreativos comunitarios locales ofrecen alternativas de menor costo (equipo de ejercicio y programas de actividades grupales) a las membresías de centros de acondicionamiento tradicionales.

Por lo general, la actividad física aeróbica quema más calorías que el entrenamiento de resistencia, por lo que funciona mejor para la pérdida ponderal. Sin embargo, el entrenamiento de resistencia puede producir cambios favorables en la composición corporal, función física, salud metabólica y eficiencia muscular en adultos con sobrepeso y obesidad. Inclusive, el entrenamiento de resistencia puede ser más fácil y agradable para algunos individuos con sobrepeso y obesidad.[40] Para un paciente que prefiere el entrenamiento de resistencia en vez del ejercicio aeróbico, o quien lucha con la motivación o el apego al entrenamiento aeróbico, puede fomentarse el entrenamiento de resistencia como alternativa aceptable que brindará beneficios para la salud (pese a una menor pérdida ponderal que la actividad física aeróbica). Además, disfrutar con la actividad debe ser una consideración primordial.

APOYO CONDUCTUAL PARA AUMENTAR LA ACTIVIDAD FÍSICA

Aunque es necesario un alto grado de actividad física para la pérdida ponderal a largo plazo, es difícil producir cambios sustanciales a largo plazo en el ejercicio. Puede ser necesario contar con apoyo adicional, en especial para individuos que utilizan la actividad física como estrategia de manejo ponderal. Puede considerarse la referencia a un fisiólogo especialista en ejercicio, entrenador personal y un programa de ejercicio respaldado con base en los objetivos y preferencias del paciente. Desarrollar relaciones de referencia con instituciones de aptitud física y profesionales del ejercicio locales que brinden apoyo y guía instruida puede ayudar a los pacientes a incrementar su nivel de actividad física. Las certificaciones acreditadas por la *National Commission for Certifying Agencies* (NCCA), recomendadas, incluyen las siguientes:

- *The American College of Sports Medicine* (ACSM)
- *American Council on Exercise* (ACE)
- *The Cooper Clinic*
- *National Strength and Conditioning Association* (NSCA)
- *National Academy of Sports Medicine* (NASM)

Investigar las certificaciones acreditadas en aptitud física y experiencia específica en trabajo con pacientes con sobrepeso y obesidad ayuda a identificar a los mejores profesionales en ejercicio. El programa del ACSM EIM también ofrece una credencial para asegurar que los profesionales en ejercicio tengan la preparación apropiada para trabajar con pacientes referidos, y la Guía de acción del ACSM EIM (https://www.exerciseismedicine.org/) puede ayudar a identificar a los profesionales certificados. Además de ofrecer una red de profesionales en ejercicio, la Guía de acción para profesionales de atención médica del ACSM EIM proporciona unos lineamientos específicos para aumentar la actividad física, sin importar el grado de disposición individual para hacer un cambio. La Guía de acción EIM incluye consejos para iniciar conversaciones de actividad física con los pacientes, herramientas de detección de seguridad e instrucciones, un cuestionario PAVS y un recetario descargable de EIM para actividad física. La serie *EIM Rx for Health* también proporciona lineamientos acerca de la actividad física para individuos con varias enfermedades crónicas y condiciones médicas, que incluyen sobrepeso y obesidad. Estos folletos descargables para pacientes brindan recomendaciones específicas, estrategias y consejos motivacionales para respaldar los esfuerzos del paciente para incrementar la actividad física y los desarrollan expertos en la materia de ACSM. Algunos

pacientes tienen acceso limitado a programas de ejercicio reembolsables. Por ello, es importante que los médicos sean conscientes de las soluciones comunitarias que brindan oportunidades para que las personas estén activas. Los recursos locales en Estados Unidos, como YMCA (https://www.ymca.net/healthy-living/), ofrecen membresías (incluidos programas de asistencia financiera), clases grupales de aptitud física y diversas clases de ejercicio para diferentes enfermedades crónicas. Desarrollado por la *Arthritis Foundation* (AFEP, *Arthritis Foundation Exercise Program*) el programa de ejercicios ofrece clases grupales de actividad física, así como en algunos YMCA (y en otras organizaciones comunitarias) que pueden ser adecuadas para algunos pacientes con sobrepeso y obesidad (https://www.cdc.gov/arthritis/interventions/programs/afep.htm).

Barreras y facilitadores para la actividad física

¿Cuáles son las razones principales por las cuales las personas eligen no ejercitarse?

Algunas de las barreras informadas con mayor frecuencia para seguir un programa de ejercicio incluyen enfermedad, lesión, compromisos laborales, mal clima (p. ej., tormenta de nieve, calor y humedad), tiempo, vacaciones, aburrimiento y compromisos familiares (tabla 6-3).[41] Las mujeres con sobrepeso u obesidad reportan barreras adicionales, en comparación con las mujeres con peso normal, que incluyen sentirse demasiado pesadas, cohibidas, achaques y molestias menores, además la falta de autodisciplina. Inclusive, de manera típica, las mujeres que informaron no cumplir 120 minutos/semana de ejercicio o quienes no fueron físicamente activas más de tres veces por semana tuvieron definiciones menos amplias de lo que implica la actividad física.[42] Por ejemplo, estas pacientes consideraron que la actividad física sólo contaba si hacían ejercicio de alta intensidad y durante la cantidad "correcta" de tiempo (p. ej., 30 minutos). Por último, estas participantes reconocieron tener cierto grado de afecto negativo anticipado (p. ej., emociones negativas como enojo, desprecio, aversión, culpa) acerca de ser físicamente activas. Por ejemplo, algunas participantes mencionaron que incluso sólo pensar en el ejercicio les resultaba estresante, y algunas mencionaron tener sentimientos de miedo al ejercicio o presentar dolor durante el mismo. En general, las personas tienden a aproximarse a aquello que se siente bien y evitar lo que se siente mal.[43] La manera en que un individuo se siente durante la actividad física (su respuesta afectiva) predice su futura participación en ella.[44] Por tanto, es importante que el PSS motive a los pacientes a elegir actividades que les hagan sentir bien y eviten aquellas que les hagan sentir mal.

Uso de aplicaciones móviles y tecnologías portátiles para reforzar el apego a la actividad física

Los PSS tienen una cantidad limitada de tiempo para brindar asesoría a los pacientes acerca de la pérdida ponderal y la actividad física, y suelen beneficiarse con los recursos y referencias que pueden ayudar a sus

TABLA 6-3 Estrategias para superar las barreras comunes para la actividad física

BARRERAS COMUNES PARA LA ACTIVIDAD FÍSICA	ESTRATEGIAS SUGERIDAS PARA SUPERAR LAS BARRERAS
Tiempo	¿Es cierto que no tiene tiempo para dar un paso más? ¿O es que no cuenta con 30 minutos seguidos por lo que piensa que no vale la pena hacer nada? La mayoría de las personas sabe que es esto último. Casi siempre puede elegir modificar sus planes y sólo moverse —incluso si sólo son unos cuantos pasos más.
Compromisos familiares	1. Comuníquese con su familia acerca de sus necesidades de autocuidado. Integre a su pareja e hijos a sus planes y hágales saber las cosas con las que puede necesitar ayuda para ser más activo. Algunos ejemplos incluyen pedir a su pareja que haga la cena dos noches por semana, decirle a su hijo que mientras está en práctica de soccer usted estará cerca caminando, pero que regresará a tiempo para recogerle, etcétera. 2. Incorpore a su familia a sus actividades físicas. Pueden salir a caminar juntos, andar en bicicleta o hacer senderismo. Puede jugar con sus hijos en el parque, en lugar de sentarse y verlos jugar.
Compromisos laborales	La actividad física y sus compromisos laborales no deben entrar en conflicto. De hecho, la actividad física puede ayudarle a ser más productivo en el trabajo, reducir la ansiedad/estrés y mejorar su memoria y cognición. 1. Comuníquese con su jefe o colaboradores acerca de sus necesidades de autocuidado. Algo que puede decir es: "Sé que están acostumbrados a que esté en la oficina después de la 5:00 pm, pero quiero comentarte que estoy tratando de cuidar mejor de mí mismo(a). Quisiera planear salir de la oficina a las 5:00 pm lunes y miércoles para poder ir a clase de zumba. Esos días me aseguraré de estar aquí a las 8:00 am". 2. Junta/trabajo mientras camina: muchas personas se dan cuenta de que tienen mejores ideas y se sienten más creativos cuando caminan y trabajan fuera del ambiente de la oficina. 3. Estación de trabajo de pie: en lugar de sentarse al escritorio, intente ponerse de pie y trabajar.
Clima	Piense de manera creativa en cosas por hacer cuando hay mal tiempo. 1. Caminar en el centro comercial. 2. Utilizar la vestimenta adecuada para ejercitarse al aire libre. Durante el invierno, actividades como esquiar a campo traviesa o caminar con raquetas de nieve pueden ser bastante agradables. 3. Intente usar su gimnasio local. La mayoría de los gimnasios ofrece un pase de día complementario. 4. Busque en YouTube videos de ejercicios para hacer en casa.
Enfermedad/lesión	1. Para cualquier lesión/enfermedad grave, busque un profesional de servicios de salud. 2. Reduzca su actividad física y tómelo con calma. 3. Modifique la actividad. Para lesiones de la región inferior del cuerpo, pruebe un ergómetro para brazo. Para lesiones por uso excesivo, pruebe la natación o aeróbics acuáticos —pueden ayudar a aliviar la presión de las articulaciones.
Aburrimiento	1. Enfóquese en divertirse. ¿Cuáles son los movimientos que disfruta hacer? ¡Pruebe con esos! 2. Intente moverse mientras pasa tiempo con amigos o familia. Salga a caminar, llame a alguien sólo para ponerse al corriente mientras caminan en el parque. 3. Pruebe algún deporte. Por ejemplo, pickleball (parecido al bádminton) es fácil de aprender y es gentil con su cuerpo.

TABLA 6-3 Estrategias para superar las barreras comunes para la actividad física (Continuación)	
BARRERAS COMUNES PARA LA ACTIVIDAD FÍSICA	**ESTRATEGIAS SUGERIDAS PARA SUPERAR LAS BARRERAS**
Viaje/vacaciones	1. Camine dentro del aeropuerto. Estará sentado en el vuelo durante horas, ¿cierto? En lugar de sentarse y trabajar mientras espera abordar el avión, camine con su equipaje sobre ruedas. 2. Intente reservar un hotel que tenga gimnasio. 3. Caminar es una excelente manera de explorar una nueva ciudad, en tanto se sienta seguro.
Sentirse cohibido al ejercitarse	Recuérdese que en cierto momento, todos estuvieron donde está usted ahora y simplemente se tomaron su tiempo para aprender cómo hacerlo. 1. Practique aceptar sus debilidades, fortalezas y a sí mismo. 2. Enfóquese en la comodidad. Utilice ropa cómoda (playeras y pantalones cortos sueltos). Elija un lugar que le sea familiar, como un parque cercano, su vecindario o dentro de su casa. 3. Busque un compañero de ejercicio. Tener un compañero de ejercicio le ayudará a sentirse menos tímido y más confiado al probar cosas nuevas. 4. Busque un entrenador o instructor personal. Una vez que se tome el tiempo para aprender más sobre cómo utilizar el equipo en un gimnasio, será más confiado en sus movimientos.
Dinero/recursos	No necesita una membresía de gimnasio para estar activo. Hay otras muchas formas de incorporar actividades que no dañan el presupuesto. Algunas ideas incluyen: 1. Caminar: en tanto tenga un buen par de zapatos y un lugar seguro, caminar puede ser la mejor manera de aumentar su actividad física. 2. Videos de ejercicio en YouTube: hay varios videos en YouTube de entrenamientos que están disponibles gratis, e incluyen yoga, entrenamiento con intervalos de alta intensidad, zumba y muchos más. 3. Vaya a su parque local: algunos parques ofrecen canchas de básquetbol, tenis, pickleball, juegos para niños, banquetas para caminar/andar en bicicleta/patinar, y áreas con pasto para jugar kickball, softball, vóleibol, juegos de campo, etcétera.
Percepción negativa sobre el ejercicio	1. Muévase de tal modo que se sienta bien y no haga movimientos que le hagan sentir mal. 2. Escoja su propio paso. Pruebe movimientos de intensidad leve o moderada y evite los movimientos de intensidad vigorosa. 3. Pruebe una actividad nueva que no haya hecho antes. Nunca es demasiado tarde para crear nuevas percepciones positivas sobre el ejercicio.

Tomada de No Sweat de Michelle Segar. Copyright © 2015 de Michelle Segar. Usada con permiso de HarperCollins Leadership. www.harpercollinsleadership.com

pacientes a perder peso y no recuperarlo. Las tecnologías móviles son atractivas como uno de estos recursos. Sin embargo, una revisión de 30 aplicaciones móviles para pérdida ponderal indicó que la mayoría de ellas sólo tuvieron un uso limitado de estrategias conductuales basadas en evidencias.[45] De hecho, las aplicaciones sólo incluyeron un promedio de tres a cuatro de 20 estrategias basadas en evidencias. Estudios recientes han demostrado evidencia mixta de la eficacia de las aplicaciones móviles dirigidas al manejo ponderal. En una revisión sistemática de dichas aplicaciones móviles de salud en el manejo ponderal, los resultados sugirieron que el uso general de dichas aplicaciones para el control ponderal fue ampliamente aceptado y considerado útil por los participantes del estudio.

Hay evidencia mixta del uso de dispositivos portátiles para aumentar la actividad física y facilitar la pérdida ponderal. Estudios observacionales encontraron que los participantes que utilizaron podómetros aumentaron sus pasos por día en ~2 000 a partir de los niveles basales. Los usuarios de podómetros que establecen un objetivo de lograr 10 000 pasos por día también tuvieron mayor probabilidad de incrementar su actividad física.[46] Estos resultados confirman la importancia de establecer objetivos e indican que los podómetros pueden ser una herramienta útil para ayudar a los pacientes a aumentar su nivel de actividad física a corto plazo. Sin embargo, se carece de estudios que examinen la eficacia a largo plazo de los podómetros y dispositivos portátiles. Un estudio examinó la eficacia de la tecnología portátil en el contexto de una intervención conductual de pérdida ponderal. Este estudio comparó una intervención conductual estándar de reducción de peso con una intervención reforzada con tecnología para el mismo fin, que incluyó un dispositivo portátil (SenseWear), así como una interfaz en línea (FIT Core; BodyMedia) para vigilar la dieta y actividad física.[47] En este estudio, la intervención conductual estándar para pérdida ponderal produjo cambios similares en la actividad física y pérdida ponderal, en comparación con el grupo que recibió el dispositivo portátil. Sin embargo, el dispositivo (utilizado en la región superior del brazo) de este estudio no proveyó retroalimentación inmediata acerca de la actividad física a los participantes. Aún debe determinarse si la provisión de dispositivos más actuales de uso en la muñeca que brindan retroalimentación inmediata refuerza el apego a la actividad física, así como la pérdida ponderal a corto y largo plazo, en contraste con una intervención estándar.

CASOS DE ESTUDIO

Discusión del caso de estudio 1

Se debe motivar al paciente y brindarle reforzamiento positivo para que utilice la bicicleta y se prepare para ejercitarse. Es típico que la actividad física sola produzca una pérdida ponderal moderada (1 a 3%). Ésta es una consideración importante debido a que, con frecuencia, la pérdida ponderal es un motivador primario para comenzar un programa de ejercicio y la ausencia de pérdida ponderal puede provocar decepción y suspensión del ejercicio. Por ello, sería importante enfatizar los beneficios sustanciales para la salud (que incluyen beneficios inmediatos como mejoría del sueño, menos estrés, etc.) del ejercicio, que son acumulables sin importar si logra alguna pérdida ponderal. Inclusive, la cantidad de ejercicio requerida para producir una pérdida ponderal de importancia clínica es relativamente alta. Por ejemplo, los hombres que se ejercitaron a 80% de la frecuencia cardiaca máxima durante alrededor de 155 y 210 minutos/semana durante 10 meses perdieron 3.8 kg (4%) y 5.9 kg (6%), respectivamente, sólo con el ejercicio. No obstante, hubo variabilidad individual sustancial en la pérdida ponderal de hasta 22%, y una ganancia ponderal de hasta 4% pese al gran apego (> 90%) a la intervención. La evidencia actual sugiere que, de manera típica, la dieta y la actividad física combinadas producen una pérdida ponderal sustancialmente mayor que la actividad física sola, por lo que es probable que su pérdida ponderal sea mayor si se agrega una modificación dietética a su programa de actividad física.

CASO DE ESTUDIO 2

Una mujer de 30 años de edad, no fumadora, con un IMC previo de 33 kg/m^2, sin antecedentes médicos, perdió 18.14 kg durante los últimos 6 meses al seguir una dieta hipocalórica (IMC actual: 26 kg/m^2). Se le ha dificultado apegarse al objetivo calórico diario y ha comenzado a recuperar el peso perdido. Trabaja tiempo completo y tiene tres hijos en edad escolar que acuden a prácticas de soccer y lacrosse. Tiene una membresía a un gimnasio, pero le cuesta encontrar tiempo para ir y mantenerse motivada para ejercitarse. En la actualidad, sólo se ejercita 45 minutos 1 a 2 veces por semana. Fue nadadora en el bachillerato y conoció a su esposo en baile de salsa, pero no ha vuelto a practicar estas actividades en años. ¿Cuál es su recomendación?

Discusión del caso de estudio 2

Felicítela por continuar ejercitándose 1 a 2 días/semana y ayúdela a sentirse bien sobre la actividad que está haciendo. Haga que recuerde las razones para querer perder peso en primer lugar y que considere establecer nuevos objetivos de actividad física, como completar una carrera 5K. Tener el objetivo sólo de "mantener la pérdida ponderal" puede no ser muy motivador, así que hay que ayudarle a cambiar su enfoque en otras metas, como "disfrutar del tiempo con su familia mientras se mantienen activos" puede ser un mejor comienzo. Hágale saber que para que su actividad "cuente", no tiene que hacerse en el gimnasio. Motívela a incorporar a su familia en la actividad física creciente. Algunas ideas incluyen caminar alrededor de la cancha mientras sus hijos hacen sus prácticas deportivas respectivas, o ir a caminar con la familia por las tardes. Para aumentar la probabilidad de mantener la actividad a largo plazo, podría motivarla a que reúna más padres para que caminen con ella, ya que se sabe que el apoyo social es altamente predictivo del apego a la actividad física. Además, haga que considere regresar a las clases de salsa con su esposo. Podría buscar instalaciones locales que ofrezcan salsa o probar bailar en casa (si hay espacio y piso adecuado). Comenzar de a poco (aproximadamente una noche por mes de baile de salsa) puede ser bastante accesible. Si la salsa está fuera de discusión, podría preguntarle si su gimnasio ofrece clases grupales de zumba. Puede enterarse de que en realidad disfruta la clase y traerle recuerdos positivos del baile con su marido.

PUNTOS CLÍNICOS RELEVANTES

- Hacer ≥ 150 minutos/semana de AFMV producirá, en promedio, una pérdida ponderal modesta (1 a 3%); sin embargo, se requieren mayores cantidades de AFMV (≥ 250 minutos/semana) para producir una pérdida ponderal de importancia clínica (≥ 5%).
- La actividad física es uno de los mejores factores predictivos de la pérdida ponderal exitosa a largo plazo. La dosis de actividad física necesaria para lograr mantener la pérdida ponderal puede variar entre individuos; no obstante, la mayoría de la evidencia sugiere que se requieren ≥ 200 minutos/semana.
- El entrenamiento de resistencia no es una estrategia efectiva de pérdida ponderal cuando se lleva a cabo sola. Empero, el entrenamiento de resistencia sí ayuda a retener y aumentar la masa magra durante la pérdida ponderal y puede ayudar a mantener la reducción de peso.
- Una prescripción individualizada de actividad física debe incluir el acrónimo FITT: frecuencia, intensidad, tiempo y tipo.

¿CUÁNDO REFERIR?

- El paciente tiene síntomas de ECV o arritmia y necesita una evaluación adicional con una prueba de esfuerzo farmacológica o con ejercicio o la interconsulta en Cardiología.
- El paciente se beneficiará con una guía más especializada de un entrenador personal autorizado.
- El paciente tiene discapacidades físicas que podrían beneficiarse con la consulta de un fisioterapeuta.

PREGUNTAS DE EXAMEN

1. La Sra. S es una mujer de 47 años de edad con un IMC de 32 kg/m^2, prediabetes y enfermedad articular degenerativa leve de las rodillas, que acude a consulta por preocuparle su peso. Presenta su peso máximo en la vida y quiere hacer todo lo que pueda para perderlo. Aunque fue porrista en el bachillerato y disfrutaba ser activa, no ha realizado actividad física planeada durante los últimos 10 años debido a sus responsabilidades familiares. Se cohíbe por su apariencia, por lo que evita ejercitarse. ¿Cuál de los siguientes sería la mejor sugerencia para hacerle?

   A. Reducir su tiempo viendo televisión de 2 a 1 hora/día.
   B. Comenzar a caminar 10 minutos dos veces por semana.
   C. Empezar a caminar a intensidad moderada durante 30 minutos 5 días a la semana.
   D. Durante el siguiente mes, aumentar su actividad a 60 minutos de caminata 6 días/semana.

   Respuesta: B. *Aunque una mayor duración de la actividad a mayor intensidad tendría mayor probabilidad de producir la pérdida ponderal, en la actualidad está inactiva. Tiene artritis y puede aumentar su riesgo de dolor y lesión al iniciar un programa de ejercicio que provocará una sensación percibida de fracaso. Se ha demostrado que comenzar con un grado modesto de actividad, incluso dos veces por semana tiene beneficios para la salud y aumentará su autoeficacia. Aunque reducir el tiempo sedentario puede tener beneficios para la salud, la evidencia para esto no es tan fuerte como aquella para los beneficios de aumentar la actividad física.*

2. El Sr. J es un hombre de 39 años de edad con un IMC de 35 kg/m^2 que ha venido a consulta varias veces para que se le ayude a manejar su peso. Se encuentra con una dieta de restricción calórica moderada de 1 500 kcal/día y comenzó un programa de caminata hace 6 meses. Ha aumentado su actividad de 15 minutos dos veces por semana a su nivel actual de 40 minutos, 5 días a la semana. Disfruta caminar, pero se le dificulta hacerse tiempo para ello. Está interesado en aumentar la intensidad de la actividad. ¿Cuál de los siguientes podría utilizar durante el ejercicio para que sepa que se está ejercitando a intensidad vigorosa?

   A. Es capaz de decir unas cuantas palabras entre respiraciones.
   B. Su nivel percibido de ejercicio es 5 de 10.
   C. Su frecuencia cardiaca es 118 lpm.
   D. Su paso al caminar es de > 5.6 km/h.

   Respuesta: A. *La actividad vigorosa se define como un ejercicio percibido en una escala de 10 puntos, que es 6 o mayor. Un objetivo de frecuencia cardiaca relacionado con la actividad vigorosa es 70 a 85% de la frecuencia cardiaca máxima predicha (220 – edad x 0.7-0.85, la cual sería de 127 a 154 lpm para este hombre). No hay una velocidad particular para caminar o correr que pudiera ser predictiva.*

REFERENCIAS

1. US Department of Health and Human Services. *Physical Activity Guidelines for Americans*. 2nd ed. U.S. Department of Health and Human Services; 2018.

2. Centers for Disease Control and Prevention. Adult participation in aerobic and muscle-strengthening physical activities–United States, 2011. *MMWR Morb Mortal Wkly Rep*. 2013;62(17):326-330. PubMed PMID: 23636025; PMCID: PMC4604926.

3. National Center for Chronic Disease Prevention and Health Promotion Division of Nutrition. *Physical Activity, and Obesity. Data, Trend and Maps* [online]. Centers for Disease Control and Prevention; 2018. Accessed April 29, 2020. https://www.cdc.gov/physicalactivity/downloads/trends-in-the-prevalence-of-physical-activity-508.pdf

4. Wahid A, Manek N, Nichols M, *et al*. Quantifying the association between physical activity and cardiovascular disease and diabetes: a systematic review and meta-analysis. *J Am Heart Assoc*. 2016;5(9):e002495. doi:10.1161/JAHA.115.002495. PubMed PMID: 27628572; PMCID: PMC5079002.

5. Samitz G, Egger M, Zwahlen M. Domains of physical activity and all-cause mortality: systematic review and dose-response meta-analysis of cohort studies. *Int J Epidemiol*. 2011;40(5):1382-1400. doi:10.1093/ije/dyr112. PubMed PMID: 22039197.

6. Owen N, Healy GN, Matthews CE, Dunstan DW. Too much sitting: the population health science of sedentary behavior. *Exerc Sport Sci Rev*. 2010;38(3):105-113. doi:10.1097/JES.0b013e3181e373a2. PubMed PMID: 20577058; PMCID: PMC3404815.

7. Matthews CE, Chen KY, Freedson PS, *et al*. Amount of time spent in sedentary behaviors in the United States, 2003-2004. *Am J Epidemiol*. 2008;167(7):875-881. doi:10.1093/aje/kwm390. PubMed PMID: 18303006; PMCID: PMC3527832.

8. Banks E, Jorm L, Rogers K, Clements M, Bauman A. Screen-time, obesity, ageing and disability: findings from 91 266 participants in the 45 and up study. *Public Health Nutr*. 2011;14(1):34-43. doi:10.1017/S1368980010000674. PubMed PMID: 20409356.

9. Duncan MJ, Vandelanotte C, Caperchione C, Hanley C, Mummery WK. Temporal trends in and relationships between screen time, physical activity, overweight and obesity. *BMC Public Health*. 2012;12:1060. doi:10.1186/1471-2458-12-1060. PubMed PMID: 23216917; PMCID: PMC3541208.

10. Xie YJ, Stewart SM, Lam TH, Viswanath K, Chan SS. Television viewing time in Hong Kong adult population: associations with body mass index and obesity. *PLoS One*. 2014;9(1):e85440. doi:10.1371/journal.pone.0085440. PubMed PMID: 24427309; PMCID: PMC3888420.

11. Dutton GR, Kim Y, Jacobs DR Jr, *et al*. 25-year weight gain in a racially balanced sample of U.S. adults: the CARDIA study. *Obesity*. 2016;24(9):1962-1968. doi:10.1002/oby.21573. PubMed PMID: 27569121; PMCID: PMC5004783.

12. Donnelly JE, Blair SN, Jakicic JM, Manore MM, Rankin JW, Smith BK. American College of Sports Medicine Position Stand. Appropriate physical activity intervention strategies for weight loss and prevention of weight regain for adults. *Med Sci Sports Exerc*. 2009;41(2):459-471.

13. Church TS, Martin CK, Thompson AM, Earnest CP, Mikus CR, Blair SN. Changes in weight, waist circumference and compensatory responses with different doses of exercise among sedentary, overweight postmenopausal women. *PLoS One*. 2009;4(2):e4515. doi:10.1371/journal.pone.0004515. PubMed PMID: 19223984; PMCID: PMC2639700.

14. McTiernan A, Sorensen B, Irwin ML, *et al*. Exercise effect on weight and body fat in men and women. *Obesity*. 2007;15(6):1496-1512. doi:10.1038/oby.2007.178. PubMed PMID: 17557987.

15. Martin CB, Herrick KA, Sarafrazi N, Ogden CL. Attempts to lose weight Among adults in the United States, 2013-2016. *NCHS Data Brief*. 2018;313:1-8. PubMed PMID: 30044214.

16. Martin CK, Johnson WD, Myers CA, *et al*. Effect of different doses of supervised exercise on food intake, metabolism, and non-exercise physical activity: the E-MECHANIC randomized controlled trial. *Am J Clin Nutr*. 2019;110(3):383-592. doi: 10.1093/ajcn/nqz054. PubMed PMID: 31172175.

17. Donnelly JE, Hill JO, Jacobsen DJ, *et al*. Effects of a 16-month randomized controlled exercise trial on body weight and composition in young, overweight men and women: the Midwest Exercise Trial. *Arch Intern Med*. 2003;163(11):1343-1350.

18. Jensen MD, Ryan DH, Apovian CM, *et al*. 2013 AHA/ACC/TOS guideline for the management of overweight and obesity in adults: a report of the American College of Cardiology/American Heart Association Task Force on Practice Guidelines and The Obesity Society. *J Am Coll Cardiol*. 2014;63(25 pt B):2985-3023. doi:10.1016/j.jacc.2013.11.004. PubMed PMID: 24239920.

19. Washburn RA, Szabo AN, Lambourne K, *et al*. Does the method of weight loss effect long-term changes in weight, body composition or chronic disease risk factors in overweight or obese adults? A systematic review. *PLoS One*. 2014;9(10):e109849. doi:10.1371/journal.pone.0109849. PubMed PMID: 25333384; PMCID: PMC4198137.

20. Jakicic JM, Tate DF, Lang W, *et al*. Objective physical activity and weight loss in adults: the step-up randomized clinical trial. *Obesity*. 2014;22(11):2284-2292.

21. Ostendorf DM, Lyden K, Pan Z, *et al*. Objectively measured physical activity and sedentary behavior in successful weight loss maintainers. *Obesity (Silver Spring)*. 2018;26(1):53-60. doi:10.1002/oby.22052. PubMed PMID: 29090513; PMCID: PMC5739988.

22. Creasy SA, Lang W, Tate DF, Davis KK, Jakicic JM. Pattern of daily steps is associated with weight loss: secondary analysis from the step-up randomized trial. *Obesity (Silver Spring)*. 2018;26(6):977-984. doi:10.1002/oby.22171. PubMed PMID: 29633583; PMCID: PMC5970037.

23. Coen PM, Tanner CJ, Helbling NL, *et al*. Clinical trial demonstrates exercise following bariatric surgery improves insulin sensitivity. *J Clin Invest*. 2015;125(1):248-257. doi:10.1172/jci78016. PubMed PMID: 25437877; PMCID: PMC4382227.

24. Bond DS, Phelan S, Wolfe LG, *et al*. Becoming physically active after bariatric surgery is associated with improved weight loss and health-related quality of life. *Obesity (Silver Spring)*. 2009;17(1):78-83. doi:10.1038/oby.2008.501. PubMed PMID: 18997679.

25. Evans RK, Bond DS, Wolfe LG, *et al.* Participation in 150 min/wk of moderate or higher intensity physical activity yields greater weight loss after gastric bypass surgery. *Surg Obes Relat Dis.* 2007;3(5):526-530. doi:10.1016/j.soard.2007.06.002. PubMed PMID: 17903772.

26. Josbeno DA, Kalarchian M, Sparto PJ, Otto AD, Jakicic JM. Physical activity and physical function in individuals post-bariatric surgery. *Obes Surg.* 2011;21(8):1243-1249. doi:10.1007/s11695-010-0327-4. PubMed PMID: 21153567; PMCID: PMC4887858.

27. Shah M, Snell PG, Rao S, *et al.* High-volume exercise program in obese bariatric surgery patients: a randomized, controlled trial. *Obesity (Silver Spring).* 2011;19(9):1826-1834. doi:10.1038/oby.2011.172. PubMed PMID: 21681226.

28. Rosenbaum M, Hirsch J, Gallagher DA, Leibel RL. Long-term persistence of adaptive thermogenesis in subjects who have maintained a reduced body weight. *Am J Clin Nutr.* 2008;88(4):906-912. doi:10.1093/ajcn/88.4.906. PubMed PMID: 18842775.

29. Rosenbaum M, Heaner M, Goldsmith RL, *et al.* Resistance training reduces skeletal muscle work efficiency in weight-reduced and non-weight-reduced subjects. *Obesity (Silver Spring).* 2018;26(10):1576-1583. doi:10.1002/oby.22274. PubMed PMID: 30260099.

30. Kukkonen-Harjula KT, Borg PT, Nenonen AM, Fogelholm MG. Effects of a weight maintenance program with or without exercise on the metabolic syndrome: a randomized trial in obese men. *Prev Med.* 2005;41(3-4):784-790. doi:10.1016/j.ypmed.2005.07.008. PubMed PMID: 16125218.

31. Jakicic JM, King WC, Marcus MD, *et al.* Short-term weight loss with diet and physical activity in young adults: the IDEA study. *Obesity (Silver Spring).* 2015;23(12):2385-2397.

32. Kerrigan SG, Call C, Schaumberg K, Forman E, Butryn ML. Associations between change in sedentary behavior and outcome in standard behavioral weight loss treatment. *Transl Behav Med.* 2018;8(2):299-304. doi:10.1093/tbm/ibx038. PubMed PMID: 29425373; PMCID: PMC6257008.

33. Riebe D, Franklin BA, Thompson PD, *et al.* Updating ACSM's recommendations for exercise preparticipation health screening. *Med Sci Sports Exerc.* 2015;47(11):2473-2479. doi:10.1249/mss.0000000000000664. PubMed PMID: 26473759.

34. Fletcher GF, Ades PA, Kligfield P, *et al.* Exercise standards for testing and training: a scientific statement from the American Heart Association. *Circulation.* 2013;128(8):873-934. doi:10.1161/CIR.0b013e31829b5b44. PubMed PMID: 23877260.

35. Guess N. A qualitative investigation of attitudes towards aerobic and resistance exercise amongst overweight and obese individuals. *BMC Res Notes.* 2012;5:191. doi:10.1186/1756-0500-5-191. PubMed PMID: 22533863; PMCID: PMC3490848.

36. O'Donovan G, Lee IM, Hamer M, Stamatakis E. Association of "weekend warrior" and other leisure time physical activity patterns with risks for all-cause, cardiovascular disease, and cancer mortality. *JAMA Intern Med.* 2017;177(3):335-342. doi:10.1001/jamainternmed.2016.8014. PubMed PMID: 28097313.

37. Vella CA, Taylor K, Drummer D. High-intensity interval and moderate-intensity continuous training elicit similar enjoyment and adherence levels in overweight and obese adults. *Eur J Sport Sci.* 2017;17(9):1203-1211. doi:10.1080/17461391.2017.1359679. PubMed PMID: 28792851; PMCID: PMC6104631.

38. Jakicic JM, Wing RR, Butler BA, Robertson RJ. Prescribing exercise in multiple short bouts versus one continuous bout: effects on adherence, cardiorespiratory fitness, and weight loss in overweight women. *Int J Obes Relat Metab Disord.* 1995;19(12):893-901. PubMed PMID: 8963358.

39. Nantel J, Mathieu ME, Prince F. Physical activity and obesity: biomechanical and physiological key concepts. *J Obes.* 2011;2011:650230. doi:10.1155/2011/650230. PubMed PMID: 21113311; PMCID: PMC2990021.

40. Ten Hoor GA, Plasqui G, Schols A, Kok G. A benefit of being heavier is being strong: a cross-sectional study in young adults. *Sports Med Open.* 2018;4(1):12. doi:10.1186/s40798-018-0125-4. PubMed PMID: 29492711; PMCID: PMC5833324.

41. Tulloch H, Sweet SN, Fortier M, Capstick G, Kenny GP, Sigal RJ. Exercise facilitators and barriers from adoption to maintenance in the diabetes aerobic and resistance exercise trial. *Can J Diabetes.* 2013;37(6):367-374. doi:10.1016/j.jcjd.2013.09.002. PubMed PMID: 24321716.

42. Segar M, Taber JM, Patrick H, Thai CL, Oh A. Rethinking physical activity communication: using focus groups to understand women's goals, values, and beliefs to improve public health. *BMC Public Health.* 2017;17(1):462. doi:10.1186/s12889-017-4361-1. PubMed PMID: 28521756; PMCID: PMC5437577.

43. Petruzzello SJ. Doing What Feels Good (and Avoiding What Feels Bad)-a Growing Recognition of the Influence of Affect on Exercise Behavior: a Comment on Williams *et al. Ann Behav Med.* 2012;44(1):7-9. doi:10.1007/s12160-012-9374-5. PubMed PMID: WOS:000308822700004.

44. Williams DM, Dunsiger S, Jennings EG, Marcus BH. Does affective valence during and immediately following a 10-min walk predict concurrent and future physical activity? *Ann Behav Med.* 2012;44(1):43-51. doi:10.1007/s12160-012-9362-9. PubMed PMID: WOS:000308822700008.

45. Pagoto S, Schneider K, Jojic M, DeBiasse M, Mann D. Evidence-based strategies in weight-loss mobile apps. *Am J Prev Med.* 2013;45(5):576-582. doi:10.1016/j.amepre.2013.04.025. PubMed PMID: 24139770.

46. Bravata DM, Smith-Spangler C, Sundaram V, *et al.* Using pedometers to increase physical activity and improve health: a systematic review. *J Am Med Assoc.* 2007;298(19):2296-2304. doi:10.1001/jama.298.19.2296. PubMed PMID: 18029834.

47. Jakicic JM, Davis KK, Rogers RJ, *et al.* Effect of wearable technology combined with a lifestyle intervention on long-term weight loss: the IDEA randomized clinical trial. *J Am Med Assoc.* 2016;316(11):1161-1171. doi:10.1001/jama.2016.12858. PubMed PMID: 27654602; PMCID: PMC5480209.

7

TRATAMIENTO CONDUCTUAL

Ariana M. Chao, Kerry M. Quigley, Thomas A. Wadden

CASO DE ESTUDIO 1

Una mujer de 60 años de edad, con antecedentes de osteoartritis, se presenta en el consultorio por dolor de rodilla bilateral. Comenta que 6 meses antes perdió 9 kg gracias a una dieta cetogénica, que le ayudó a aliviar su dolor de rodilla. Sin embargo, recuperó casi todo el peso perdido y el dolor de rodilla regresó. Toma naproxeno prn, de venta sin receta. La paciente comenta que no comprende por qué está aumentando de peso. Se le pide que explique sus hábitos alimenticios. Comenta que varían mucho de un día para otro. Dice que un día antes comió un yogur y fruta para desayunar, un emparedado de pavo como comida, unas cuantas galletas como tentempié y pollo para cenar, pero no puede recordar todos los detalles. Dos días antes estuvo muy ocupada trabajando y no comió nada hasta la cena, que fue una hamburguesa, una malteada y papas fritas de un restaurante de comida rápida. Quiere perder peso, pero siente que sin importar lo que haga, no puede mantenerlo a raya. A la exploración, pesa 83.9 kg, mide 162.5 m, presión arterial (PA) 132/84 mm Hg, frecuencia cardiaca (FC) 88 lpm, e índice de masa corporal (IMC) 31.8 kg/m². El resto de la exploración y las pruebas de laboratorio no muestran más datos patológicos.

IMPORTANCIA CLÍNICA

La modificación conductual es un componente fundamental del tratamiento de la obesidad. El control ponderal conductual consiste en un conjunto de principios y técnicas que busca ayudar a los pacientes a lograr cambios a largo plazo en sus conductas alimenticias y actividad física.[1] Está dirigido a objetivos y orientado por procesos, y enfatiza que pueden aprenderse nuevos hábitos.

Numerosos paneles de expertos han recomendado ofrecer intervenciones conductuales multicomponentes intensivas para pérdida ponderal a los adultos con un IMC ≥ 30 kg/m². Éstos incluyen el US *Preventive Services Task Force*[2]; la *American Association of Clinical Endocrinologists*, el *American College of Endocrinology*;[3] la *American Heart Association*, el *American College of Cardiology* y *The Obesity Society*.[4] En Estados Unidos, los *Centers for Medicare and Medicaid Services* (CMS) aprobaron el reembolso de la asesoría conductual intensiva para pérdida ponderal para los beneficiarios de Medicare en instituciones de atención primaria por médicos, practicantes de enfermería, especialistas en enfermería clínica y asistentes médicos, así como para otro personal auxiliar (p. ej., nutriólogos dietistas registrados), quienes cobran de modo "incidental" por ser alguno de los profesionales de salud antes mencionados. La cobertura abarca consultas semanales breves (15 minutos) durante el primer mes, seguidas de consultas bisemanales durante los siguientes 5 meses. Los pacientes que pierden > 3 kg (6.6 lb) en los primeros 6 meses son elegibles para seis consultas mensuales adicionales.

El propósito de este capítulo es explicar estrategias para administrar un tratamiento conductual eficiente y efectivo para obesidad dentro del contexto de la atención primaria. Primero, este capítulo proporcionará un panorama de los principios teóricos y componentes básicos del tratamiento conductual para obesidad, seguido de una descripción de la eficacia de esta estrategia. Luego describirá la estrategia de las 5 A para la asesoría en obesidad, así como un protocolo terapéutico que pueden usar los médicos para dar tratamiento en el ámbito de la atención primaria.

TRATAMIENTO CONDUCTUAL DE LA OBESIDAD

Fundamentos teóricos

El tratamiento conductual de la obesidad incorpora varias teorías diferentes del cambio conductual. Éstas incluyen el modelo transteórico, teorías conductuales y cognitivas conductuales, y la teoría cognitiva social.[5] El modelo transteórico describe el cambio conductual como una serie de seis etapas: *precontemplación, contemplación, preparación, acción, mantenimiento y terminación*. Este modelo apoya hacer coincidir estrategias de asesoría conductual con diferentes etapas de cambio.[6] Por ejemplo, los pacientes que no están interesados en trabajar activamente en su peso se identificarían en la etapa de cambio de *precontemplación*. Para ellos, es suficiente mencionar simplemente que la pérdida ponderal puede ayudarles a mejorar la salud y que usted está ahí para ayudarles cuando estén listos. En contraste, algunos pacientes se presentan en la etapa de *preparación*, habiendo descargado una aplicación de teléfono móvil para registrar su dieta y se han unido a un club de salud. Estos pacientes están listos e interesados en recibir guía adicional acerca de cómo adoptar medidas para perder peso.

Las teorías y cognitivas conductuales señalan que los individuos han aprendido patrones maladaptativos de alimentación y ejercicio que contribuyen a la ganancia ponderal o mantenimiento de su estado ponderal.[7-9] Estos patrones pueden estar influidos por factores externos o internos. Las conductas suelen desaprenderse y modificarse para inducir la pérdida ponderal. La teoría cognitiva social se basa en la premisa de que la conducta es el resultado de interacciones entre factores personales, conductuales y ambientales.[10] Las personas aprenden al ver y modelar las conductas, actitudes y reacciones emocionales de otros. El aprendizaje también puede ocurrir mediante la observación de recompensas y castigos. La teoría cognitiva social también hace énfasis en la importancia de la autoeficacia, la confianza de un individuo en su habilidad para llevar a cabo una acción específica y superar barreras para involucrarse en una conducta específica, como un motivador principal del cambio de conducta. Por ejemplo, los pacientes que antes perdieron peso al seguir un programa comercial de pérdida ponderal pueden haber obtenido autoeficacia de que pueden perder peso si se les proporciona un programa estructurado con rendición de cuentas.

Componentes del cambio conductual

Los siguientes componentes de la pérdida ponderal conductual son el fundamento de lo que se debe discutir y enfatizar durante un encuentro enfocado en la obesidad. No todos los componentes deben incluirse en cada encuentro. Al utilizar la escucha activa, el profesional puede elegir cuáles elementos son los más pertinentes para auxiliar al paciente en ese momento. Con experiencia, el flujo de emplear los componentes se vuelve más fácil y eficiente.

Automonitoreo

El automonitoreo de la ingesta dietética, actividad física y peso es fundamental para el manejo ponderal conductual, y es el primer cambio conductual que debe recomendarse. Implica el uso de registros de dieta, actividad y autopesaje, y es un elemento crucial para lograr y mantener con éxito la pérdida ponderal.[11-15] El automonitoreo ayuda a los pacientes a volverse más conscientes de sus conductas, aumenta la responsabilidad, supervisa el progreso y refuerza la motivación. Además, el automonitoreo

puede ayudar a los pacientes y profesionales a identificar patrones y estímulos modificables que pueden contribuir a conductas de ingesta excesiva y sedentarismo.

Ingesta dietética y calorías

El automonitoreo de la ingesta de alimentos es, quizá, la estrategia conductual más importante para el control ponderal. Pueden proporcionarse copias impresas de diarios alimenticios a los pacientes o motivarlos a que utilicen un programa en línea o aplicación para teléfono móvil (p. ej., *MyFitnessPal*). Se instruye a los pacientes para que registren todo lo que comen y beben, el tamaño de las porciones, el método de preparación y el momento de consumo. Por último, también deben registrar el valor calórico de cada alimento y bebida, informarles que el automonitoreo exitoso requiere precisión, consistencia y puntualidad respecto al desempeño de la conducta.[16] Debe advertirse a los pacientes que el proceso de automonitoreo dietético es un proceso de aprendizaje que tarda en desarrollarse. Es necesario tener en cuenta que los sujetos pueden frustrarse por el desafío de no encontrar el alimento exacto que están consumiendo en la base de datos de rastreo electrónica o por la dificultad de registrar cuándo comieron fuera o consumieron recetas con múltiples ingredientes. Es importante recordarles que no deben ser perfectos, y el solo hecho de registrar aumentará su consciencia acerca de la ingesta dietética —un objetivo terapéutico clave del automonitoreo.

Es crucial discutir un plan para mantener un registro que incluya dónde y cuándo registrarán su ingesta de alimentos y cómo recordarán registrarla. En consultas subsecuentes, el profesional de servicios de salud (PSS) revisará la cantidad de comidas por día, el tipo de alimentos y calorías consumidos, y hará comentarios breves del plan alimenticio del paciente. El recuento calórico se introduce pronto en el tratamiento. Siguiendo los métodos utilizados en el *Diabetes Prevention Program*[15] y el estudio Look AHEAD,[17-19] a los pacientes que pesan < 113.4 kg se les prescribe una dieta de 1 200 a 1 499 kcal/día, con cerca de 15 a 20% kcal de origen proteico, 20 a 35% de grasas, y el resto de carbohidratos. A los pacientes que pesan > 113.4 kg se les prescriben 1 500 a 1 800 kcal/día. Estos objetivos calóricos pueden lograrse al recomendar alimentos convencionales o reemplazos de comidas (batido o barra de proteína que brinda 15 a 20 g de proteína, vitaminas y minerales y, por lo menos, 5 g de fibra). Se muestra a los pacientes cómo determinar las calorías utilizando un libro como *CalorieKing*, o buscar las calorías en línea. Se motiva a los pacientes con un recuento calórico total a lo largo del día. En etapas posteriores del tratamiento, puede invitarlos a registrar las situaciones y factores contextuales en los cuales comen para ayudar a identificar y captar las señales. La educación acerca de cómo leer etiquetas y medir alimentos para aumentar la precisión es una habilidad importante. También es útil dar a los pacientes planes alimenticios que ofrezcan opciones de desayuno, comida y cena para la semana. En la sección de Recursos prácticos de este capítulo se encuentra el enlace a ejemplos de planes alimenticios. En resumen, los PSS deben recomendar que el paciente monitoree su dieta como primer paso para la pérdida ponderal ("Srita. Jones, le recomiendo que comience a anotar todos los alimentos y bebidas que ingiera y busque lograr 1 200 cal/día"). Para el médico, es importante tener en cuenta que es común que los pacientes subestimen la ingesta calórica. Por tanto, el paciente que batalla con la ingesta calórica pese a un recuento hipocalórico puede motivarse a disminuir su objetivo 200 a 300 kcal/día.

Actividad física

Aunque las prescripciones individuales suelen variar, puede instruirse a la mayoría de los pacientes para que practiquen alguna actividad física de intensidad baja a moderada (principalmente caminar o una actividad aeróbica similar) 5 días/semana, aumentando gradualmente a ≥ 180 minutos/semana, alrededor de los 6 meses de tratamiento.[19,20] El objetivo aumenta a > 225 minutos/semana, comenzando después del sexto mes de tratamiento, momento alrededor del cual es típico que la pérdida ponderal alcance una meseta, y es consistente con los objetivos requeridos para mantener el peso perdido.[21] Se instruye a los pacientes para que registren la duración y tipo de actividad física, incluido cualquier episodio de actividad física de 10 minutos o más. Esta recomendación se basa en hallazgos de que cuatro episodios de 10 minutos distribuidos en el transcurso del día, producen mejorías similares en aptitud física que un episodio continuo de 40 minutos.[20] Del mismo modo que los pacientes automonitorean su ingesta calórica mediante un registro, pueden automonitorear su gasto energético mediante el uso de dispositivos (p. ej., *Fitbit, Apple watch*).

Peso

Los pacientes deben pesarse en el consultorio con regularidad y motivarles para que se pesen a sí mismos cada semana o a diario en casa. El peso debe registrarse en su diario alimenticio o en una hoja o gráfica de registro ponderal. Esto ayuda a supervisar el progreso, establecer relaciones con sus conductas de control ponderal, vigilar pequeñas ganancias de peso y hacer cambios conductuales según lo requieran.[14,22] Para pacientes que son sensibles de su peso y dudan del autopesaje en casa, esta recomendación puede omitirse hasta que se sientan más cómodos y confiados en el proceso.

Establecimiento de objetivos

Establecer objetivos relacionados con las conductas de control y pérdida ponderales puede ayudar a enfocar el tratamiento y estructurar las consultas.[23] Se motiva a los pacientes a establecer metas respecto al peso, así como conductas específicas de control ponderal. También se motiva a los pacientes a establecer objetivos "SMART" que sean **S**pecific (específicos), **M**easurable (mensurables), **A**chievable (obtenibles), **R**ealistic (realistas) y **T**imely (oportunos) para las conductas de control y pérdida ponderales.

Con frecuencia hay una disparidad entre los PSS y los pacientes en términos de objetivos de pérdida ponderal. Numerosos tratamientos para obesidad recomiendan objetivos para pérdida ponderal de 5 a 10% del peso corporal inicial, ya que éstos son alcanzables y también tienen importancia clínica.[17,24] Por otra parte, con frecuencia, los pacientes eligen objetivos que son 2 o 3 veces mayores que los desenlaces de cambio ponderal promedio y pueden no ser realistas.[25,26] Los objetivos elevados de pérdida ponderal, también denominados objetivos extendidos, por lo general no socavan los esfuerzos de pérdida ponderal a corto o largo plazo.[27,28] Por tanto, no se enfocan en la discrepancia entre los objetivos ideales del paciente y lo que es realista, y en su lugar se enfocan en factores que predicen desenlaces exitosos, como un automonitoreo consistente. Debe informarse a los pacientes que usted busca ayudarles a lograr sus objetivos al hacer cambios saludables graduales y razonables en su alimentación y actividad. No obstante, es útil dividir objetivos más grandes de pérdida ponderal en objetivos más pequeños, como una pérdida de 0.5 a 1 kg (1.1 a 2.2 lb) por semana, o 5 a 10% del peso inicial en un plazo de 6 meses.[4] También puede decir al paciente: "Trabajemos para lograr primero este objetivo. Cuando lo logre, discutiremos lo siguiente. Si gusta, puede aspirar a objetivos más altos. Estoy aquí para apoyarle". En ocasiones, puede tener pacientes que quieren perder menos peso que 5% y se beneficiarían con una mayor pérdida ponderal. Puede responder: "Usted decida qué objetivos son los mejores. Dígame por qué quiere aspirar a una menor pérdida ponderal".

Modelo de antecedentes-conductas-consecuencias

El PSS debe individualizar su estrategia terapéutica. Esto puede hacerse mediante un análisis de los antecedentes, conductas (*behaviors*) y consecuencias (ABC en inglés) respecto a las conductas del paciente relacionadas con el peso. Los antecedentes son señales —ya sea internas o externas— que inducen una conducta, como ver un alimento hipercalórico o un restaurante favorito, antojos, hambre o estrés por el trabajo. Las consecuencias son acciones o respuestas negativas o positivas que siguen a una conducta, como sentir culpa por comer en exceso, recibir reforzamiento social positivo relacionado con un cambio ponderal o tener más energía. Los ABC, que pueden identificarse por el registro del automonitoreo, forman una cadena de conductas que pueden intervenirse para promover una alimentación y actividad física saludables, y para desarrollar planes conductuales específicos.

Un ejemplo de una cadena conductual —y las maneras para romperla— se muestra en la figura 7-1. Como se ilustra, la paciente se quedó hasta tarde trabajando en una presentación y, en consecuencia, se le hizo tarde para ir a trabajar, sin tener tiempo para desarrollar ni empacar la comida (Eslabón 1-3). Esto provocó que la paciente comiera dos donas en una junta (4). Esta cadena podría romperse al hacer un plan para empacar la comida la noche anterior o al contar las calorías de las donas y planear la siguiente comida en concordancia. La paciente

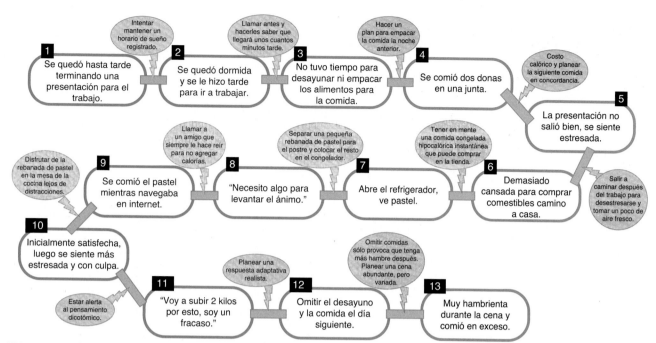

FIGURA 7-1 Ejemplo de una cadena conductual. Cada eslabón representa un proceso que puede provocar conductas alimenticias no saludables. Los ejemplos de intervenciones están en las burbujas grises.

va a su casa después de un día largo y decide no detenerse a comprar comestibles, pese a que no sabe qué hará para cenar (6). Abre el refrigerador y ve unas cuantas rebanadas de pastel (7). Muy hambrienta, se come el pastel mientras navega en internet, diciéndose a sí misma que necesita algo delicioso para sentirse mejor (8, 9). La paciente pudo haber roto la cadena al comer alguna comida congelada que sabe se ajusta a su objetivo calórico, llamar a un amigo en lugar de enfocarse en el pastel en busca de consuelo o apartar una rebanada para después de cenar y colocar el resto en el congelador para que deba descongelarse luego. Comerse el pastel podría provocar un autodiálogo negativo o medidas de recuperación drásticas, como omitir las comidas del día siguiente para compensar las calorías, lo cual provocaría que se sienta muy hambrienta en la cena y coma en exceso (10-13). Romper los eslabones de la cadena aquí podría ocurrir al planear las comidas para el día siguiente, ya que omitir comidas sólo le haría sentirse más hambrienta después. Idealmente, las intervenciones deben ocurrir tan pronto como sea posible en la cadena. Sin embargo, proporcionar múltiples estrategias para romper la cadena en varios lugares es benéfico, ya que los pacientes pueden darse una idea de cuál sería el "eslabón más débil" que ellos pueden romper con facilidad.

Aunque el ejemplo anterior es bastante extenso y detallado, también puede ser eficaz para discutir los ABC de una manera más general, o para enfocarse en una parte específica de la cadena con los pacientes, como una forma para dirigir las estrategias de intervención. Por ejemplo, la Srita. Jones puede recalcar que con frecuencia come en exceso galletas después de cenar. El profesional puede preguntarle: "¿qué eventos, situaciones, pensamientos o sentimientos pueden contribuir a sus episodios de ingesta excesiva?" Un

detonante que la Srita. Jones puede identificar es que se le dificulta resistirse a las galletas porque las ve encima de la mesa. Ella y el médico pueden discutir maneras para disminuir esta conducta, como mantener las galletas en la alacena o no tener galletas en casa.

Control de estímulos

El control de estímulos se enfoca en modificar los factores externos ambientales para hacerlos más favorables respecto a los objetivos de control ponderal. Estas estrategias pueden utilizarse para aumentar o disminuir las señales que promueven hábitos saludables de alimentación y ejercicio. Algunos ejemplos de estrategias de control de estímulos incluyen eliminar los alimentos hipercalóricos del hogar (o mantenerlos fuera de la vista), pedir a los compañeros de trabajo poner los alimentos hipercalóricos fuera de la vista en la oficina, mantener alimentos con menos calorías (frutas y vegetales) en la mesada o hacerlos accesibles, y poner los zapatos deportivos junto a la puerta (como recordatorio para salir a caminar). Aunque estos principios de modificación conductual pueden parecer intuitivos, es común que los pacientes no los hayan considerado. Así, con frecuencia es útil revisar con los pacientes si son conscientes de los patrones conductuales ligados a una ingesta excesiva de alimentos o a una actividad física mínima.

Resolución de problemas

La resolución de problemas busca auxiliar a los individuos a desarrollar soluciones adaptativas para lidiar de manera eficaz con los desafíos encontrados en la vida diaria. Como se indica en la tabla 7-1, esta estrategia utiliza una técnica de resolución de problemas de

TABLA 7-1 Pasos para la resolución de problemas	
PASO	**DESCRIPCIÓN**
1. Identificación del problema	• Establecer que el paciente concuerda con que hay un problema. • Estar de acuerdo en la definición del problema/objetivo para intervención.
2. Lluvia de ideas	• Desarrollar una lista de posibles soluciones. • Usar el análisis conductual para facilitar el desarrollo de una amplia variedad de soluciones potenciales.
3. Análisis de ventajas y desventajas	• Ayudar al paciente a elegir una estrategia aceptable y que también sea probable de resolver el problema con eficacia. • Discutir los beneficios y costos percibidos del paciente relacionados con cada posible solución.
4. Selección de un plan	• Elegir y escribir un plan de acción que incluya un problema/conducta objetivo, un objetivo bien definido, un plan detallado de acción personalizado, un periodo especificado durante el cual se evaluará la eficacia y se defina el objetivo especificado en términos objetivos.
5. Evaluación de la eficacia	• Después de un periodo específico, evaluar la estrategia para determinar si logró el objetivo predeterminado. • Si tiene éxito, continuar la solución. • Si no tiene éxito, discutir el proceso de cambio conductual, los problemas para su implementación y examinar nuevas opciones de intervención; repetir los pasos.

cinco pasos: 1) identificar un problema; 2) hacer una lluvia de ideas de soluciones potenciales; 3) considerar las ventajas y desventajas de cada opción; 4) elegir una solución y desarrollar planes para implementarla, y 5) probar la eficacia de la estrategia durante un periodo específico. El proceso puede repetirse si el problema no se ha resuelto con éxito.

Reestructuración cognitiva

Los patrones de pensamiento maladaptativos pueden ser antecedentes de consumo de alimentos ricos en calorías, ejercicio insuficiente y reducción de los esfuerzos de control ponderal (fig. 7-2). Pensamientos como: "He tenido un mal día, así que me merezco un premio", o "De nuevo subí de peso; sé que nunca seré capaz de perderlo", pueden desencadenar la ingesta excesiva o la inactividad. La reestructuración cognitiva implica desafiar los pensamientos, emociones e ideas problemáticos que socavan los esfuerzos y dificultan el apego terapéutico. Estas estrategias ayudan a los pacientes a adoptar un autodiálogo positivo en vez de uno negativo (p. ej., si come un plato

de helado, elija comer menos calorías el día siguiente, en lugar de sentir culpa o remordimiento). Puede pedir al paciente que monitoree y registre sus pensamientos y sentimientos antes o después de comer. Se identifica cualquier patrón de pensamiento negativo y se redefine o contrarresta con pensamientos más propicios para la pérdida ponderal, como "Merezco un premio, creo que escucharé música", o "Aunque comí en exceso esta vez, puedo aprender de ello y retomar el hilo".

Reforzamiento

Hay numerosas recompensas relacionadas con la pérdida ponderal que pueden proporcionar reforzamiento, en especial en las etapas tempranas del tratamiento, como utilizar tallas más chicas de ropa, observar los riesgos reducidos para la salud y recibir halagos de otros. Sin embargo, el reforzamiento positivo adicional es necesario, en especial durante el mantenimiento de la pérdida ponderal, cuando la báscula ya no se mueve. El autorreforzamiento incorpora ayudar al paciente a desarrollar formas de autogratificación. El tipo de reforzamiento más efectivo para motivar un cambio de conducta difiere entre personas. Los motivadores extrínsecos o incentivos como el dinero o un nuevo atuendo son comunes; sin embargo, la motivación intrínseca (autodisfrute o satisfacción de lograr una meta) también puede ser poderosa. Por ejemplo, una paciente que lucha para registrar sus alimentos puede recompensarse al final de cada día que logre su meta con 15 minutos de leer un nuevo libro o ver una serie nueva. Debe motivarse a los pacientes a desarrollar y mantener su propio sistema de recompensas.

Apoyo social

Reforzar el apoyo social también puede mejorar la pérdida ponderal. Incluir a la familia y amigos es una manera de lograrlo. Debe preguntarse a los pacientes acerca de las personas que pueden apoyarlos en cuanto a sus conductas de control ponderal y qué podrían hacer dichas personas para fomentar aún más el éxito del paciente. También puede ser necesario que los pacientes desarrollen estrategias para lidiar con los "saboteadores" o "facilitadores" de la pérdida ponderal, como familiares, compañeros de trabajo o amigos que fomenten la ingesta excesiva (ya sea de manera consciente o inconsciente).

Prevención de recaídas

Los reveses en los esfuerzos de control ponderal de los pacientes son inevitables, y los "resbalones" o los episodios de alimentación que no son perfectos son parte normal del proceso de pérdida y mantenimiento ponderales. Las estrategias de prevención de recaídas han sido adaptadas del tratamiento de abuso de sustancias para el manejo ponderal para lidiar con estos contratiempos.[18,29] También debe enseñarse a los pacientes la diferencia entre un fallo y una recaída. Los fallos son

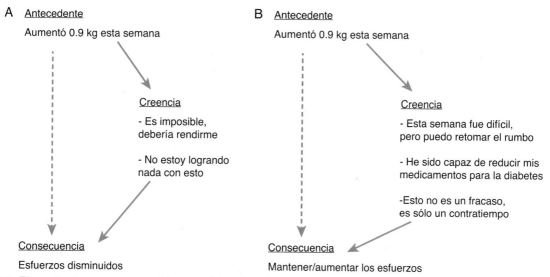

FIGURA 7-2 Ejemplo de reestructuración cognitiva. Según modelos cognitivos, el vínculo entre un antecedente y la consecuencia emocional o conductual se influye por la creencia acerca del antecedente. Cuando la creencia contiene un sesgo cognitivo (p. ej., pensamiento dicotómico), como en el panel A, la consecuencia tiende a ser desfavorable. Sin embargo, si las creencias de este antecedente se han enfrentado de manera adecuada y reemplazado con pensamientos más funcionales, las consecuencias son más favorables, como en el panel B.

resbalones temporales esperados. Por ejemplo, comer en exceso botanas por 1 o 2 días, o no ejercitarse durante una semana. Una recaída es el retorno a las conductas problemáticas para el control ponderal y se relaciona con recuperación del peso perdido. Es esencial que los pacientes aprendan a revertir las ganancias ponderales pequeñas o los fallos cuando ocurren. Estas instancias pueden verse como oportunidades para aprender y reencaminarse. Al utilizar las técnicas de prevención de recaídas, el PSS puede enseñar a los pacientes a identificar y describir situaciones potencialmente riesgosas en las cuales puede ocurrir ingesta excesiva o ejercicio insuficiente. Los pacientes y profesionales discuten estrategias y planes paso a paso para manejar de manera flexible estas situaciones. Por ejemplo, un paciente puede identificar una situación de alto riesgo como salir a comer con sus compañeros de trabajo. El PSS y el paciente pueden discutir varias estrategias como llevar su propia comida, sugerir un restaurante más saludable o asegurarse de ver el menú con antelación para elegir una opción con menos calorías, y luego apegarse a dicha elección. Las discusiones también deben incluir escenarios en los cuales el paciente sí tiene un fallo, como ir a comer, pero consumir más calorías que las esperadas. Debe motivarse a los pacientes a detectar el problema con prontitud y reiniciar el automonitoreo (si lo han suspendido) y otras conductas de control ponderal, pedir apoyo social e identificar y manejar el detonante del contratiempo.

Otras conductas de control ponderal

También es útil identificar y reducir otros detonantes que pueden contribuir a conductas insanas de dieta o actividad física. Éstos incluyen factores como estrés, fatiga, sueño inadecuado y restricciones de tiempo.

Eficacia del tratamiento conductual

El tratamiento de la obesidad basado en la conducta puede ayudar a los pacientes a lograr y mantener una pérdida ponderal de importancia clínica.[2,19] Un metaanálisis de 89 estudios de asignación aleatoria controlados, y dos estudios observacionales, compararon intervenciones de pérdida ponderal basadas en la conducta con los grupos comparativos que recibieron la atención habitual.[21] A los 12 a 18 meses, los participantes que recibieron intervenciones multicomponente basadas en la conducta perdieron en promedio 2.4 kg más que aquellos en las condiciones de control (la media de los cambios ponderales absolutos variaron de -0.5 a -9.3 kg entre los participantes de la intervención y 1.36 a -5.6 kg entre los del grupo control). Los participantes de los grupos de intervención también tuvieron mayor probabilidad que los controles, de perder 5% o más del peso inicial (razón de riesgo 1.94, intervalo de confianza de 95% [IC] 1.7 a 2.2).

Mantener la pérdida ponderal es desafiante. Los datos de un metaanálisis de estudios de pérdida ponderal a largo plazo demostraron que después del cese de la intervención, en general, los participantes recuperaron más de la mitad del peso perdido en los 2 años siguientes.[30] Es probable que la recuperación del peso perdido se relacione con adaptaciones biológicas,[31,32] así como un decremento de las conductas que se relacionaron con el mantenimiento del peso perdido, como actividad física, monitoreo del peso, reducción calórica y de la ingesta de grasa, y uso de reemplazos de comidas.[33,34] Los profesionales de atención primaria tienen un papel importante en ayudar a los pacientes tanto a perder como a mantener el peso. Los contactos mensuales o más frecuentes con los profesionales durante el mantenimiento de la pérdida ponderal ayudan a prevenir la recuperación del peso perdido.

TRATAMIENTO CONDUCTUAL EN ATENCIÓN PRIMARIA

El PSS y su personal se encuentran en una posición única para evaluar el peso y los riesgos de salud relacionados, y brindar recomendaciones personalizadas para pérdida ponderal. Los profesionales pueden ayudar a los pacientes a aprender estrategias conductuales para pérdida ponderal, apoyarlos con el manejo ponderal y referirlos a otros médicos que puedan ayudarlos a lograr sus metas de manejo ponderal. Sin embargo, brindar asesoría conductual para la pérdida ponderal puede ser difícil. Es raro que el PSS diagnostique, documente o discuta el sobrepeso o la obesidad.[35,36] Alrededor de 70% de los pacientes con obesidad no tiene un diagnóstico documentado de obesidad.[37] Sólo 21% de las consultas de atención primaria incluye educación relacionada con el peso.[37] Los practicantes atareados pueden perder la oportunidad para brindar asesoría conductual para pérdida ponderal debido a la falta de capacitación, tiempo limitado, prioridades de salud que compiten y la ausencia de confianza.[38] Aun así, la mayoría de los profesionales de atención primaria consideran que tienen la responsabilidad de contribuir a los esfuerzos del paciente para perder peso.[39] Las discusiones de pérdida ponderal con profesionales de atención primaria se relacionan con pacientes que hacen más intentos por perder peso y logran pérdidas ponderales clínicamente significativas.[40-42] Así, incluso una breve mención de la pérdida ponderal, si se brinda como una recomendación personalizada, hace la diferencia en la evolución del paciente.

ESTRATEGIA DE LAS 5 A

La estrategia de las 5 A la recomiendan los CMS para establecer contactos iniciales con los pacientes interesados en comenzar el proceso del manejo ponderal. Las 5 A se han adaptado para funcionar en diferentes aspectos del cambio conductual, pero los CMS recomiendan analizar, aconsejar, acordar, auxiliar y arreglar (*assess, advise, agree, assist y arrange*) para el manejo ponderal. En la tabla 7-2 se muestra una descripción de las 5 A y frases de muestra que pueden utilizar los profesionales.[43] Los médicos también pueden elegir usar un modelo de atención más breve de evaluar-aconsejar-referir (*assess-advise-refer*), en el que los pacientes se refieren a nutriólogos

TABLA 7-2 Las 5 *A* para el tratamiento de la obesidad en atención primaria

5 *A* DE CMS	DEFINICIÓN	EJEMPLOS
Analizar	Pregunte si el paciente se siente cómodo teniendo una discusión de su peso. Evalúe la disposición del paciente para manejar su peso mediante cambios conductuales. Evalúe el IMC, la circunferencia de cintura, las causas fundamentales de la obesidad y los efectos del peso en los factores psicosociales.	"¿Está bien si platicamos de su peso?" "¿Podría hablarme acerca de sus hábitos dietéticos y de ejercicio?" "¿Qué tan confiado está de que será capaz de cambiar sus hábitos de alimentación y ejercicio?"
Aconsejar	Motive al paciente respecto a los beneficios de estilos de vida más saludables sin importar su peso. Brinde recomendaciones de cambios conductuales personalizados y específicos.	"¿Podría automonitorearse con un diario de alimentos y de actividad?" "Ya que al parecer viaja mucho por trabajo, hagamos una lluvia de ideas de algunas comidas sobre la marcha que puedan ajustarse a sus objetivos calóricos."
Acordar	Colabore con el paciente para elaborar cambios conductuales realistas y objetivos teniendo en cuenta los intereses personales del paciente. Enfatice el cambio de conducta en lugar de los kilos perdidos.	"Siendo realistas, ¿cuántos días a la semana cree que pueda ir al gimnasio después del trabajo?" "¿Qué le parece intentar registrar sus alimentos sólo los días entre semana para comenzar?"
Asistir	Ayude al paciente a identificar y superar cualquier barrera u obstáculo que pueda ser un reto para sus objetivos. Recomiende recursos para manejo ponderal o refiera al paciente a programas de TCI que puedan proporcionar una atención más especializada.	"¿De qué manera podría su familia y amigos ayudarle a hacer los cambios en su dieta?" "¿Le interesaría hacer una cita con un dietista?
Arreglar	Programe contactos de seguimiento con el paciente para revisarlo y ajustar el plan terapéutico según sea necesario.	"Le llamaré en 2 semanas para saber qué tal va nuestro plan."

IMC, índice de masa corporal; CMS, Centers for Medicare and Medicaid Services; TCI, tratamiento conductual intensivo.

dietistas registrados, psicólogos conductuales, programas de autoayuda o programas comerciales de pérdida ponderal, u otro especialista en el tratamiento de la obesidad (p. ej., profesionales certificados en medicina de obesidad, cirugía bariátrica) en lugar de brindar asesoría ellos mismos.

Analizar

Antes de evaluar las circunstancias del paciente respecto a su peso, primero, los profesionales deben pedir permiso para discutir el peso corporal. Al preguntar a los pacientes si se sienten cómodos teniendo esta plática, el médico verbaliza respeto por la autonomía del paciente y se establece el precedente para una conversación colaborativa respecto a un tema sensible. Si los pacientes no están dispuestos a hablar de su peso, el PSS puede responder que retomen la conversación cuando el peso se vuelva un problema. Si el paciente accede, el PSS puede continuar preguntándole su motivación, estilo de vida y riesgos de salud conductual para explorar complicaciones y factores subyacentes que puedan afectar el peso. En esta discusión es importante que los PSS usen los términos preferidos por los pacientes para discutir el peso corporal, como "peso" o "IMC", en lugar de los términos ofensivos como "gordura" u "obesidad".[44] En el capítulo 2 se brinda más información acerca de cómo abordar el tema de la obesidad con los pacientes.

Aconsejar

Una vez evaluadas las prácticas de salud general del paciente, su motivación e IMC, el PSS puede discutir las opciones terapéuticas y desarrollar un plan de manejo clínico. Debe individualizar su consejo con base en la gravedad del peso y comorbilidades del paciente. Por ejemplo, la farmacoterapia antiobesidad, como adyuvante del manejo ponderal conductual, es una opción para pacientes con IMC > 30 kg/m^2 o > 27 kg/m^2 en presencia de una o más comorbilidades relacionadas con obesidad. Los practicantes deben ser conscientes de que, por lo general, el manejo ponderal (tanto conductual como farmacológico) requiere una estrategia a largo plazo.

Acordar

El paso de acordar de las 5 *A* es crucial para establecer un plan terapéutico entre el PSS y el paciente. Este paso también puede ayudar a que el paciente reconozca sus expectativas realistas de pérdida ponderal. Además, el paciente y el médico pueden establecer y secuenciar objetivos para facilitar las estrategias de manejo ponderal.[45]

Auxiliar

Una vez acordados los objetivos terapéuticos, los PSS deben ayudar a los pacientes a anticipar obstáculos y barreras que podrían obstruir sus planes conductuales. Los profesionales pueden preguntar acerca de sistemas de apoyo, barreras económicas, u otros factores que pudiesen afectar las estrategias de manejo ponderal.

Arreglar

Los estudios muestran que este paso en las 5 *A* es el mejor recibido por los pacientes, ya que les gusta saber que recibirán apoyo continuo y asistencia para ajustar los planes terapéuticos según sea necesario.[43] Los PSS tienen múltiples opciones para ofrecer un tratamiento conductual para pérdida ponderal. Pueden proporcionar tratamiento a pacientes en su práctica durante las consultas. También pueden elegir utilizar un modelo de atención de "evaluar-aconsejar-referir". Hay varios formatos en los cuales la asesoría conductual para pérdida ponderal se ha administrado con éxito, como la grupal, individual, telefónica, por internet, comercial y móvil. Cuando se refiere a los pacientes a otros practicantes para manejo ponderal, el PSS puede tener un papel crítico al continuar supervisando los cambios en el peso y estado de salud del paciente, apoyar su pérdida ponderal y objetivos de cambios de conducta, y recordarles la necesidad de un cambio conductual a largo plazo. Los pacientes deben elegir un programa terapéutico que se ajuste mejor a sus necesidades y preferencias, ya que el apego a un programa conductual de pérdida ponderal es uno de los factores más importantes relacionados con la pérdida ponderal exitosa.[46] En la siguiente sección nos enfocaremos en la descripción de un protocolo para proporcionar asesoría conductual individual en atención primaria. Este protocolo lo brinda mejor un miembro capacitado en el consultorio, como un *Advanced Practice Provider* (profesional de práctica avanzada, o PPA), enfermero registrado, nutriólogo dietista registrado o asistente médico.

CÓMO BRINDAR ASESORÍA CONDUCTUAL ESTRUCTURADA EN ATENCIÓN PRIMARIA

Hasta hace poco, los PSS contaban con pocos protocolos listos para usar o programas a seguir para brindar tratamiento conductual para obesidad en la atención primaria. Nuestro equipo de investigación ha desarrollado un protocolo que proporciona una estrategia estructurada de 12 sesiones que puede administrarse en sesiones de 15 minutos. El protocolo está adaptado de varios estudios clínicos grandes que incluyen el *Diabetes Prevention Program*,[47] el *Lifestyle, Exercise, Attitudes, Relationships, Nutrition (LEARN)*,[48] y la intervención intensiva sobre el estilo de vida Look AHEAD (*Action for Health in Diabetes*).[49] En un estudio de asignación aleatoria controlado reciente, 150 participantes con obesidad fueron asignados a un protocolo de tratamiento conductual intensivo (TCI) para obesidad, administrado en consultas programadas recomendadas por los CMS.[50,51] A la semana 52, los participantes que recibieron el protocolo TCI perdieron un promedio de 6.1% de su peso inicial, y 44% de los participantes perdieron ≥ 5% del peso inicial. Este protocolo también se ha utilizado en un estudio más grande realizado por Novo Nordisk en el estudio *Satiety and Clinical Adiposity-Liraglutide Evidence* (SCALE) IBT, en el cual se reclutaron 282 pacientes con obesidad en 17 sitios de atención primaria de Estados Unidos.[52] A la semana 56, la pérdida ponderal promedio estimada fue 4.0% para pacientes que recibieron TCI (combinada con placebo), y 38.8% de los participantes perdieron ≥ 5% del peso inicial. El protocolo detallado se publicó en línea y está disponible para uso de los practicantes (véase la sección de Recursos prácticos).[50] La siguiente sección revisará cómo administrar TCI en el consultorio.

Con una capacitación y familiarización apropiadas con el protocolo de tratamiento, la asesoría conductual para pérdida ponderal pueden administrarlas médicos, PPA (practicantes de enfermería, asistentes clínicos), enfermeras registradas o asistentes médicos. Los materiales educativos deben estar disponibles al momento de la consulta y debe permitirse un tiempo adecuado para la asesoría. Con práctica y experiencia, la asesoría conductual se volverá más eficiente y efectiva.

Flujo de la consulta

Saludo y registro

Las consultas de TCI comienzan al saludar al paciente y preguntarle cómo ha estado desde su última consulta. Si ya conoce al paciente, péselo en un área privada al inicio de la sesión. Si no lo conoce, puede obtener el peso al final de la consulta como parte de la exploración física. Al principio del programa debe explicarse que cada visita comenzará con un registro estructurado, en el cual se revisan varias actividades: cambio ponderal desde la última consulta; cantidad de días de automonitoreo de la ingesta de alimentos; y calorías consumidas en promedio durante la última semana, minutos de actividad física y otras conductas.

Los pacientes deben comenzar a asociar conductas semanales específicas con la pérdida ponderal (p. ej., automonitoreo de ingesta de alimentos), que pueden ayudar a facilitar los cambios de conducta. El registro de llegada es una buena oportunidad para educar a los pacientes acerca de su peso corporal, y brindarles apoyo en el proceso de cambio conductual. Los pasos a seguir son: 1) identificar los objetivos del cambio conductual; 2) revisar cuándo, dónde y cómo se llevarán a cabo las conductas; 3) hacer que el paciente lleve un registro; 4) revisar el progreso en la siguiente consulta; 5) felicitarlo por sus logros y no criticarlo por sus faltas; y 6) revisar sus éxitos y barreras. La figura 7-3 muestra un ejemplo de estos pasos.

Contenido del programa

Los siguientes pasos de la consulta son: 1) revisar el expediente de automonitoreo (descrito más adelante); 2) analizar el contenido del programa, y 3) asignar actividades que aumenten las habilidades (tarea). En cada sesión, los pacientes reciben un folleto para enfocarse y guiar la discusión. El folleto contiene uno o dos nuevos temas del control ponderal conductual. El programa ayuda a los pacientes a aprender las técnicas esenciales de cambio conductual resumidas anteriormente. Cada folleto también tiene una tarea formadora de habilidades para completar a diario, antes de la siguiente consulta, que incluye registrar la ingesta de alimentos y actividad física diarias, y otros objetivos de cambio conductual relevantes para el contenido del programa o los objetivos personales del paciente.[17,51]

Respuesta a los cambios ponderales

Los pacientes pueden tener diversas respuestas a su cambio ponderal, que varían entre alegría y frustración, y desánimo. Después de escuchar su cambio ponderal, espere a que respondan primero. Es importante que los profesionales contesten de un modo respetuoso y sin críticas. Si, por ejemplo, el participante exclama: "¡Fabuloso, un kilo!" El profesional podría responder: "Veo que está encantado. Felicidades". Si el paciente ha trabajado duro para registrar su ingesta dietética, el profesional podría agregar: "Se nota que registrar su ingesta de alimentos ha dado frutos esta semana. ¡Muchas felicidades!", lo cual demuestra reconocimiento por la satisfacción del paciente, mientras establece una conexión entre el cambio conductual y el cambio ponderal.

Si el paciente no ha perdido peso o lo ha ganado, pregunte acerca de cualquier problema que haya tenido, ya sea con su alimentación, actividad física o factores estresantes sociales. En dichos casos, reconozca su frustración y evalúe si la ganancia ponderal tiene lógica para el participante. El profesional puede preguntar: "¿El peso que aumentó es consistente con sus hábitos alimenticios y de actividades desde su última consulta?" Algunos participantes reconocerán que comieron en exceso y que esperaban aumentar de peso. Resuelva el problema con estos individuos al hacer un plan para manejar la ingesta excesiva en el futuro.

Algunos pacientes informarán que se apegaron al plan de dieta y actividad, pero aun así mantuvieron o aumentaron de peso. Es importante empatizar con su decepción y no criticarlos. Por ejemplo, el médico podría confrontar y criticar al paciente al decir que no debió haber registrado con precisión lo que comió si dice que sólo consumió 1 000 kcal/día, los 7 días de la semana, pero aumentó 1.36 kg. En su lugar, podría decir: "Esto debe ser confuso para usted, comer tan poco y haber aumentado de peso. Revisemos los registros para asegurarnos de que son tan precisos como sea posible." Esta respuesta abre la posibilidad de que sus registros sean imprecisos, pero lo hace en un esfuerzo por ayudar y no criticar al participante. La discusión debe incluir esfuerzos por restablecer la autoeficacia y expectativas positivas del paciente (que puede continuar con su automonitoreo y que su peso reflejará sus esfuerzos con el tiempo). Estos pasos (saludo/registro,

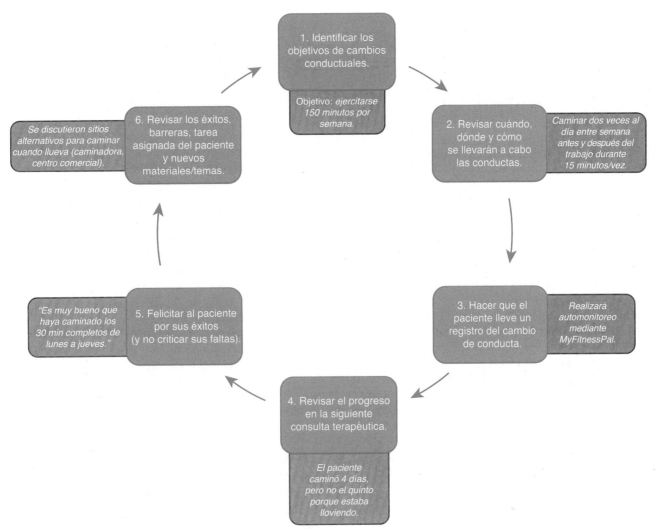

FIGURA 7-3 Técnicas de cambio conductual. Los pasos en el cambio conductual están en verde y se proporciona un ejemplo en gris.

contenido del programa, respuesta a los cambios ponderales) podrían consumir más de 15 minutos, por lo que el clínico debe priorizar los elementos de cada consulta según las necesidades del paciente.

Estrategias de mantenimiento de la pérdida ponderal

La obesidad es una enfermedad crónica, caracterizada por fuerzas biológicas y conductuales que tienden a que el peso del paciente se dirija a un punto de equilibrio más alto. Aunque muchos individuos tienen éxito al perder peso con el tratamiento conductual, la recuperación del peso perdido es común, en especial después de 6 meses, cuando la pérdida ponderal comienza a formar una meseta. Las conductas relacionadas con el mantenimiento de la pérdida ponderal que deben fomentarse incluyen una dieta con pocas calorías, cambiar la ingesta de alimentos a horas más tempranas, desarrollar un patrón de alimentación planeada, el automonitoreo de la ingesta de alimentos y la actividad física, consumir bebidas con pocas calorías o ninguna, el autopesaje

una vez por semana, limitar el tiempo de ver televisión (< 10 horas a semana) y aumentar la actividad física.[33,34,53]

Otro factor identificado con mantener la pérdida ponderal a largo plazo es continuar la consulta de seguimiento.[54] Proporcionar asesoría para mantener la pérdida ponderal cada 2 semanas, después de la pérdida ponderal inicial, puede ayudar a prevenir la recuperación del peso perdido.[55] La asesoría a largo plazo es necesaria debido a que una vez terminadas las sesiones de mantenimiento, los pacientes recuperan peso, lo que sugiere que la asesoría sólo retrasa y no previene la recuperación del peso perdido.[4,56-58]

Más de la mitad de la población general de pacientes ve a algún profesional de servicios de salud dos o menos veces por año.[59] Aunque esto crea la oportunidad para el apoyo y motivación continuos para manejo ponderal, la mayoría de los estudios que examinan modelos de atención extendida para mantener la pérdida ponderal incluyen consultas de seguimiento por lo menos una vez al mes, si no es que más frecuentes. Esta frecuencia de consultas para mantener la pérdida ponderal es ideal, pero puede no ser posible para los profesionales de atención primaria. Por ello, utilizar un equipo multidisciplinario y fomentar el apoyo adicional de nutriólogos dietistas registrados, psicólogas clínicas y otros especialistas en medicina de obesidad puede ser benéfico. El PSS puede continuar ayudando a sus pacientes en el manejo ponderal al supervisar con regularidad el peso corporal en cada visita y calcular el IMC, reforzar los hábitos de una dieta y actividad física saludables, y manejar otros factores de riesgo para ganancia ponderal. Además, mantener la motivación para el cambio conductual es otra área clave en la cual los profesionales pueden dar apoyo.

CASOS DE ESTUDIO

Discusión del caso de estudio 1

El caso de estudio al inicio del capítulo demuestra los beneficios potenciales de varias estrategias conductuales abarcadas en este capítulo. La primera estrategia conductual para la pérdida ponderal con esta paciente es el automonitoreo de su ingesta de alimentos. Como se demostró, puede ser difícil para los pacientes recordar con precisión su ingesta cuando se les pide que recuerden esta información de manera retrospectiva. Debe motivarse a la paciente para que automonitoree su ingesta dietética al discutir primero los beneficios de tener un diario de alimentos. Por ejemplo, el médico podría explicar que "registrar todo lo que coma y beba en su diario le ayudará a reconocer sus patrones alimenticios y hacer cambios saludables a su dieta". Luego, explicar cómo utilizar un diario de alimentos o aplicación en línea, como *MyFitnessPal* al decir: "Aquí tiene un diario para registrar su ingesta de alimentos, o si lo prefiere, puede utilizar un programa de registro electrónico". También es importante hacer un plan para mantener un registro que incluya cuándo y dónde anotará su ingesta de alimentos y cómo recordará hacerlo. También motivarlo a que registre su ingesta de alimentos en la consulta, comenzando con lo que comió ese día. Explique que debe registrar cuánta comida ingirió y cómo se preparó (incluidos postres, tentempiés y bebidas calóricas), y llevar el diario de alimentos consigo en el cual, en cuanto coma algo, debe registrarlo de inmediato.

CASO DE ESTUDIO 2

Durante el último mes ha estado atendiendo a un hombre de 35 años de edad para asesoría conductual de pérdida ponderal que tiene un IMC de 33 kg/m². Ha perdido 2.3 kg, pero su pérdida ponderal se está ralentizando y no perdió peso en la última semana. Su automonitoreo de ingesta alimenticia es mediante una aplicación para teléfono móvil y ha notado un patrón en el que come en exceso con frecuencia mientras conduce desde y hacia el trabajo. ¿Qué técnica conductual le sugeriría a este paciente?

Discusión del caso de estudio 2

Discutir estrategias de control de estímulos sería útil para este paciente. En la consulta, el profesional introduciría el concepto de detonantes para comer en exceso al decir: "muchas cosas pueden indicar a la persona que coma, no sólo el hambre. Por ejemplo, algunas personas se encuentran deseando comer mientras conducen porque lo hacen una y otra vez y comienzan a relacionar conducir con botanear". El profesional luego explicaría cómo se forman o cambian los hábitos al decir: "cuando las personas reaccionan a una señal de comida de modo similar, una y otra vez, forman un hábito. La buena noticia es que hay estrategias para ayudarle a alterar dichos hábitos". Algunas estrategias a sugerir serían limitar los lugares donde come (p. ej., disuadirle de comer mientras maneja el automóvil), limitar las actividades que hace mientras come y encontrar formas positivas para responder al estrés o aburrimiento durante el viaje, como escuchar un programa o audiolibro. El médico luego le pediría que identifique las estrategias de control de estímulos que le gustaría utilizar la siguiente semana para detectar detonantes de ingesta excesiva y evaluar su eficacia en las sesiones siguientes.

CASO DE ESTUDIO 3

Una mujer de 66 años de edad que ahora pesa 90.7 kg ha acudido a su consultorio para asesoría conductual de pérdida ponderal durante el último año. Perdió 12% de su peso corporal en este periodo y está interesada en mantenerlo. Tiene antecedentes de ciclado ponderal y está nerviosa por recuperar el peso, en especial porque irá en un crucero con su familia el siguiente mes. ¿Cómo le ayudaría a esta paciente? ¿Qué estrategias utilizaría para ayudarle a mantener su pérdida ponderal?

Discusión del caso de estudio 3

La recuperación del peso perdido después de la pérdida ponderal es común. Primero, el profesional reconocería su aprensión acerca de recuperar el peso perdido, y luego discutiría los cambios que ha hecho y las áreas en las que planea trabajar, como hacer del mantenimiento de la pérdida ponderal una prioridad; limitar su ingesta calórica de 1 200 a 1 500 kcal/día (el mismo objetivo calórico que produjo la pérdida ponderal inicial); pesarse por lo menos una vez por semana o a diario; ejercitarse durante una hora por día (incluido el entrenamiento de resistencia 2 x/semana); comer tres comidas y dos colaciones al día; ir a restaurantes de comida rápida menos de una vez por semana; y ver menos de 10 horas de televisión por semana. El médico la motivaría a hacerse responsable de sus propios registros de llegada. Un plan para estas conductas es crucial y se discutiría cualquier desafío que pudiera dificultar estas conductas y soluciones para estos desafíos.

Luego, el médico también presentaría el concepto de falla y recaída a esta paciente. Por lo general, la recuperación del peso perdido comienza con una falla o un pequeño resbalón en los esfuerzos de pérdida ponderal, como comer en exceso 1 o 2 días. Las fallas son comunes y les ocurren a todas las personas en algún momento. Si no se manejan, una falla puede convertirse en una recaída, un retorno a los hábitos previos de alimentación y actividad relacionados con recuperación significativa del peso perdido. La mejor manera de prevenir que una falla se convierta en una recaída es identificar las fallas con prontitud y lidiar con ellas antes de que se conviertan en recaída. Ella puede haber identificado el próximo crucero como una situación de alto riesgo y el médico le ayudaría a desarrollar un plan de respuesta al desarrollar objetivos concretos para sus vacaciones. El profesional sugeriría escribirlos en una tarjeta antes de irse y llevarla consigo. Los objetivos pueden incluir el automonitoreo de ingesta, planeación de comidas y frecuencia, momento y lugar donde se ejercitará.

En caso de tener una falla, debería comenzar a utilizar las conductas que le ayudaron a perder el peso inicial, como acudir a sesiones de asesoría, registrar su ingesta de alimentos, continuar utilizando un objetivo calórico, pesarse a diario, ejercitarse comenzando ese día o al siguiente con un objetivo de 225 minutos/semana y planear lo que comerá en la siguiente comida y no esperar hasta mañana para tener una alimentación más sana. Por último, puede ser útil ayudar a la paciente a identificar recursos en la comunidad que pueden ayudarle a mantener su pérdida ponderal.

- Reforzamiento
- Apoyo social
- Prevención de recaídas

Objetivos SMART
- Objetivo general: quiero caminar más
- Objetivo SMART: caminaré 10 minutos, tres veces al día (mañana, tarde y noche) entre semana, esta semana

Estrategias clave para mantener la pérdida ponderal
- Tener una dieta con pocas calorías
- Comer más temprano en el día
- Automonitoreo de la ingesta de alimentos y la actividad física
- Consumir bebidas con pocas calorías o ninguna
- Autopesaje por lo menos una vez por semana
- Limitar el tiempo de ver televisión
- Incrementar la actividad física
- Acudir a las consultas de seguimiento

¿CUÁNDO REFERIR?

- El paciente tiene dificultad para lograr y mantener un cambio conductual.
- El sujeto tiene estrés excesivo o un trastorno del estado de ánimo, como depresión o ansiedad, que interfiere con el autocuidado.
- El paciente requiere imputabilidad adicional para hacer un cambio conductual.

PUNTOS CLÍNICOS RELEVANTES

Componentes clave de la pérdida ponderal conductual
- Automonitoreo de la ingesta dietética, actividad física y peso
- Establecimiento de objetivos
- Antecedentes-conductas-consecuencias
- Control de estímulos
- Resolución de problemas
- Reestructuración cognitiva

Indicadores prácticos

La modificación conductual es la base del tratamiento de la obesidad. La asesoría conductual para la pérdida ponderal suele ayudar a los pacientes a lograr reducciones ponderales de importancia clínica. Los profesionales de servicios de salud pueden emplear diversas estrategias y técnicas para ayudar a sus pacientes a lograr sus metas relacionadas con el peso, la nutrición y la actividad física.

PREGUNTAS DE EXAMEN

1. Un hombre de 48 años de edad hace una cita para discutir su peso corporal. Ha aumentado 4.5 kg en los últimos 6 meses y le preocupa su prueba de hemoglobina glucosilada más reciente de 6.1%. Su IMC es de 29 kg/m². Usted comienza a asesorarlo acerca del beneficio de la pérdida ponderal moderada y de prestar más atención a la dieta. En ese momento, el paciente responde: "Sé lo que va a decir. Anoche platiqué con mi esposa acerca de esto. Me sugirió descargar una aplicación para teléfono para que pueda registrar todos

los alimentos que ingiero. La vi esta mañana. Se ve bien, pero no estoy seguro de saber cómo usarla." ¿En qué etapa de cambio respecto a reducir su consumo de calorías dietéticas se encuentra este paciente?

A. Precontemplación

B. Contemplación

C. Preparación

D. Acción

Respuesta: C. *Al descargar la aplicación, el paciente acude a consulta en la etapa de cambio de preparación. Su respuesta es felicitarlo por ser proactivo y brindarle asesoría acerca de cómo registrar su dieta.*

2. Usted ha estado trabajando con una paciente de 38 años de edad con obesidad (IMC 32 kg/m²) e hipertensión (PA 138/90 mm Hg) para reducir su ingesta calórica y de sodio durante los últimos 4 meses. Ella registra su dieta en una aplicación móvil con el objetivo de consumir 1 300 kcal y 2 300 mg de sodio por día. Durante la visita de hoy, menciona que su esposo continúa llevando a casa botanas grasosas y saladas que le dificultan cumplir sus objetivos dietéticos, en especial cuando está estresada. Le aconseja platicar con su esposo acerca de no llevar esos alimentos a casa, y en su lugar tener disponibles colaciones más saludables. Esta sugerencia es un ejemplo de la siguiente técnica conductual para pérdida ponderal:

A. Automonitoreo

B. Control de estímulos

C. Reestructuración cognitiva

D. Reducción de estrés

E. Manejo de contingencias

Respuesta: B. *El control de estímulos se enfoca en modificar los factores ambientales para hacerlos más propicios y lograr los objetivos de control ponderal. Al retirar de casa los alimentos problemáticos, la paciente tiene menos probabilidad de consumirlos.*

RECURSOS PRÁCTICOS

- Materiales de intervención del estilo de vida y planes alimenticios de la *University of Pennsylvania* (med. upenn.edu/weight/wadden.html); estos materiales proporcionan un protocolo estructurado para ofrecer 21 sesiones breves (15 min) de TCI.
- Materiales de intervención del estilo de vida del Look AHEAD (https://www.lookaheadtrial.org/).
- *National Weight Control Registry* (http://www.nwcr.ws/).
- *MyFitnessPal* (https://www.myfitnesspal.com/).
- *The Learn Program for Weight Management.*

REFERENCIAS

1. Foster GD, Makris AP, Bailer BA. Behavioral treatment of obesity. *Am J Clin Nutr.* 2005;82:230S-235S.
2. Curry SJ, Krist AH, Owens DK, *et al.* Behavioral weight loss interventions to prevent obesity-related morbidity and mortality in adults: US preventive services task force recommendation statement. *J Am Med Assoc.* 2018;320:1163-1171.
3. Garvey W, Garber A, Mechanick J, *et al.* American Association of Clinical Endocrinologists and American College of Endocrinology position statement on the 2014 advanced framework for a new diagnosis of obesity as a chronic disease. *Endoc Pract.* 2014;20:977-989.
4. Jensen MD, Ryan DH, Apovian CM, *et al.* 2013 AHA/ACC/TOS guideline for the management of overweight and obesity in adults: a report of the American College of Cardiology/American Heart Association Task Force on Practice Guidelines and The Obesity Society. *Circulation.* 2014;129:S102-S138.
5. Spahn JM, Reeves RS, Keim KS, *et al.* State of the evidence regarding behavior change theories and strategies in nutrition counseling to facilitate health and food behavior change. *J Am Diet Assoc.* 2010;110:879-891.
6. Prochaska JO, Velicer WF. The transtheoretical model of health behavior change. *Am J Health Promot.* 1997;12:38-48.
7. Skinner BF. *Contingencies of Reinforcement: A Theoretical Analysis.* B.F. Skinner Foundation; 2013.
8. Beck AT. *Cognitive Therapy and the Emotional Disorders.* Penguin; 1979.
9. Skinner BF. *The Behavior of Organisms: An Experimental Analysis.* B.F. Skinner Foundation; 1991.
10. Bandura A. *Social Foundations of Thought and Action.* Prentice-Hall; 1986.
11. Teixeira PJ, Carraça EV, Marques MM, *et al.* Successful behavior change in obesity interventions in adults: a systematic review of self-regulation mediators. *BMC Med.* 2015;13:84.
12. Peterson ND, Middleton KR, Nackers LM, Medina KE, Milsom VA, Perri MG. Dietary self-monitoring and long-term success with weight management. *Obesity (Silver Spring).* 2014;22:1962-1967.
13. Wing RR, Phelan S. Long-term weight loss maintenance. *Am J Clin Nutr.* 2005;82:222S-225S.

14. Burke LE, Wang J, Sevick MA. Self-monitoring in weight loss: a systematic review of the literature. *J Am Diet Assoc.* 2011;111:92-102.

15. Michie S, Abraham C, Whittington C, McAteer J, Gupta S. Effective techniques in healthy eating and physical activity interventions: a meta-regression. *Health Psychol.* 2009;28:690-701.

16. Bandura A. Health promotion from the perspective of social cognitive theory. *Psychol Health.* 1998;13:623-649.

17. Look Ahead Research Group. Cardiovascular effects of intensive lifestyle intervention in type 2 diabetes. *N Engl J Med.* 2013;369:145-154.

18. Burgess E, Hassmén P, Welvaert M, Pumpa K. Behavioural treatment strategies improve adherence to lifestyle intervention programmes in adults with obesity: a systematic review and meta-analysis. *Clin Obes.* 2017;7:105-114.

19. Johns DJ, Hartmann-Boyce J, Jebb SA, Aveyard P, Group BWMR. Diet or exercise interventions vs combined behavioral weight management programs: a systematic review and meta-analysis of direct comparisons. *J Acad Nutr Diet.* 2014;114:1557-1568.

20. Jakicic JM, Wing R, Butler B, Robertson R. Prescribing exercise in multiple short bouts versus one continuous bout: effects on adherence, cardiorespiratory fitness, and weight loss in overweight women. *Int J Obes Relat Metab Disord.* 1995;19:893-901.

21. LeBlanc ES, Patnode CD, Webber EM, Redmond N, Rushkin M, O'Connor EA. Behavioral and pharmacotherapy weight loss interventions to prevent obesity-related morbidity and mortality in adults: updated evidence report and systematic review for the US Preventive Services Task Force. *J Am Med Assoc.* 2018;320:1172-1191.

22. Butryn ML, Phelan S, Hill JO, Wing RR. Consistent self-monitoring of weight: a key component of successful weight loss maintenance. *Obesity (Silver Spring).* 2007;15:3091-3096.

23. Locke EA, Latham GP. Building a practically useful theory of goal setting and task motivation: a 35-year odyssey. *Am Psychol.* 2002;57:705-717.

24. Diabetes Prevention Program Research Group. Reduction in the incidence of Type 2 diabetes with lifestyle intervention or metformin. *N Engl J Med.* 2002;346:393-403.

25. Foster GD, Wadden TA, Vogt RA, Brewer G. What is a reasonable weight loss? Patients' expectations and evaluations of obesity treatment outcomes. *J Consult Clin Psychol.* 1997;65:79-85.

26. Jeffrey RW, Wing RR, Mayer RR. Are smaller weight losses or more achievable weight loss goals better in the long term for obese patients? *J Consult Clin Psychol.* 1998;66:641-646.

27. Linde JA, Jeffery RW, Levy R, Pronk N, Boyle R. Weight loss goals and treatment outcomes among overweight men and women enrolled in a weight loss trial. *Int J Obes (Lond).* 2005;29:1002-1005.

28. Linde JA, Jeffery RW, Finch EA, Ng DM, Rothman AJ. Are unrealistic weight loss goals associated with outcomes for overweight women? *Obes Res.* 2004;12:569-576.

29. Perri MG, Nezu AM, McKelvey WF, Shermer RL, Renjilian DA, Viegener BJ. Relapse prevention training and problem-solving therapy in the long-term management of obesity. *J Consult Clin Psychol.* 2001;69:722-726.

30. Anderson JW, Konz EC, Frederich RC, Wood CL. Long-term weight-loss maintenance: a meta-analysis of US studies. *Am J Clin Nutr.* 2001;74:579-584.

31. Sumithran P, Prendergast LA, Delbridge E, *et al.* Long-term persistence of hormonal adaptations to weight loss. *N Engl J Med.* 2011;365:1597-1604.

32. Hall KD, Kahan S. Maintenance of lost weight and long-term management of obesity. *Med Clin North Am.* 2018;102:183-197.

33. Thomas JG, Bond DS, Phelan S, Hill JO, Wing RR. Weight-loss maintenance for 10 years in the National Weight Control Registry. *Am J Prev Med.* 2014;46:17-23.

34. Look AHEAD Research Group. Eight-year weight losses with an intensive lifestyle intervention: the Look AHEAD study. *Obesity (Silver Spring).* 2014;22:5-13.

35. Waring ME, Roberts MB, Parker DR, Eaton CB. Documentation and management of overweight and obesity in primary care. *J Am Board Fam Med.* 2009;22:544-552.

36. Mattar A, Carlston D, Sariol G, *et al.* The prevalence of obesity documentation in primary care electronic medical records. *Appl Clin Inform.* 2017;26:67-79.

37. Fitzpatrick SL, Stevens VJ. Adult obesity management in primary care, 2008–2013. *Prev Med.* 2017;99:128-133.

38. Petrin C, Kahan S, Turner M, Gallagher C, Dietz WH. Current attitudes and practices of obesity counseling by health care providers. *Obes Res Clin Pract.* 2017;11:352-359.

39. Kaplan LM, Golden A, Jinnett K, *et al.* Perceptions of barriers to effective obesity care: results from the national ACTION study. *Obesity (Silver Spring).* 2018;26:61-69.

40. Gudzune KA, Bennett WL, Cooper LA, Bleich SN. Perceived judgment about weight can negatively influence weight loss: a cross-sectional study of overweight and obese patients. *Prev Med.* 2014;62:103-107.

41. Post RE, Mainous AG, Gregorie SH, Knoll ME, Diaz VA, Saxena SK. The influence of physician acknowledgment of patients' weight status on patient perceptions of overweight and obesity in the United States. *Arch Intern Med.* 2011;171:316-321.

42. Rose S, Poynter P, Anderson J, Noar S, Conigliaro J. Physician weight loss advice and patient weight loss behavior change: a literature review and meta-analysis of survey data. *Int J Obes (Lond).* 2013;37:118-128.

43. Sherson EA, Yakes Jimenez E, Katalanos N. A review of the use of the 5 A's model for weight loss counselling: differences between physician practice and patient demand. *Fam Pract.* 2014;31:389-398.

44. Volger S, Vetter ML, Dougherty M, *et al.* Patients' preferred terms for describing their excess weight: discussing obesity in clinical practice. *Obesity (Silver Spring).* 2012;20:147-150.

45. Vallis M, Piccinini–Vallis H, Sharma AM, Freedhoff Y. Modified 5 As: minimal intervention for obesity counseling in primary care. *Can Fam Physician.* 2013;59:27-31.

46. Alhassan S, Kim S, Bersamin A, King A, Gardner C. Dietary adherence and weight loss success among overweight women: results from the A TO Z weight loss study. *Int J Obes (Lond).* 2008;32:985-991.

47. Diabetes Prevention Program Research Group. The Diabetes Prevention Program (DPP): description of lifestyle intervention. *Diabetes Care.* 2002;25:2165-2171.

48. Brownell KD. *The LEARN Program for Weight Management 2000.* American Health Publishing Company; 2000.

49. Look AHEAD Research Group. The Look AHEAD study: a description of the lifestyle intervention and the evidence supporting it. *Obesity (Silver Spring).* 2006;14:737-752.

50. Wadden TA, Tsai AG, Tronieri JS. A protocol to deliver intensive behavioral therapy (IBT) for obesity in primary care settings: the MODEL-IBT program. *Obesity.* 2019;27:1562-1566.

51. Wadden TA, Walsh OA, Berkowitz RI, *et al.* Intensive behavioral therapy for obesity combined with liraglutide 3.0 mg: a randomized controlled trial. *Obesity (Silver Spring).* 2019;27:75-86.

52. Wadden TA, Tronieri JS, Sugimoto D, *et al.* Liraglutide 3.0 mg and intensive behavioral therapy (IBT) for obesity in primary care: The SCALE IBT randomized controlled trial. *Obesity.* 2020;28(3):529-536.

53. Wing RR, Hill JO. Successful weight loss maintenance. *Annu Rev Nutr.* 2001;21:323-341.

54. Svetkey LP, Stevens VJ, Brantley PJ, *et al.* Comparison of strategies for sustaining weight loss: the weight loss maintenance randomized controlled trial. *J Am Med Assoc.* 2008;299:1139-1148.

55. Perri MG, Limacher MC, Durning PE, *et al.* Extended-care programs for weight management in rural communities: the treatment of obesity in underserved rural settings (TOURS) randomized trial. *Arch Intern Med.* 2008;168:2347-2354.

56. Perri MG, McAdoo WG, Spevak PA, Newlin DB. Effect of a multicomponent maintenance program on long-term weight loss. *J Consult Clin Psychol.* 1984;52:480-481.

57. Perri MG, McAdoo WG, McAllister DA, Lauer JB, Yancey DZ. Enhancing the efficacy of behavior therapy for obesity: effects of aerobic exercise and a multicomponent maintenance program. *J Consult Clin Psychol.* 1986;54:670-675.

58. Perri MG, McAllister DA, Gange JJ, Jordan RC, McAdoo WG, Nezu AM. Effects of four maintenance programs on the long-term management of obesity. *J Consult Clin Psychol.* 1988;56:529-534.

59. Jackson H. *Health Status and Medical Services Utilization.* U.S. Census Bureau; 2013.

FARMACOTERAPIA PARA OBESIDAD

Donna H. Ryan, Rekha Kumar

CASO DE ESTUDIO 1

Una mujer de 44 años de edad se presenta con su profesional de servicios de salud (PSS) para una consulta de revisión anual. Niega tener molestias, pero el médico nota una ganancia ponderal de 6.8 kg desde su última visita. Tiene antecedentes de depresión, síndrome de intestino irritable con diarrea (SII_D) y cefaleas migrañosas. Sus medicamentos incluyen un anticonceptivo oral combinado, en dosis bajas, sertralina 150 mg a diario y sumatriptán 50 mg, según lo requiera para sus migrañas. Su historia ponderal es notable por perder peso con éxito varias veces antes mediante dieta y ejercicio autodirigidos; sin embargo, siempre recupera el peso. Está frustrada y no comprende por qué es incapaz de mantener la pérdida ponderal. A la exploración, pesa 89.8 kg, 168 cm, presión arterial (PA) 118/72 mm Hg, frecuencia cardiaca (FC) 86 lpm, índice de masa corporal (IMC) 32 kg/m^2 y circunferencia de cintura 99 cm. El resto de su exploración física no muestra datos patológicos. Sus estudios de laboratorio indican glucosa sanguínea de 92 mg/dL, colesterol de lipoproteína de alta densidad (HDL) 35 mg/dL, colesterol de lipoproteína de baja densidad (LDL) 180 mg/dL, triglicéridos 210 mg/dL y hormona estimulante de tiroides (TSH) 1.2 µUI/mL.

Uso de la toma de decisiones compartida

Aquí se muestra una conversación de la introducción de medicamentos para manejo ponderal. Los temas cubiertos son mecanismos de acción, eficacia potencial, costo e información de reembolso y necesidad de terapia a largo plazo.

PSS: Ha tenido éxito para perder peso antes, pero como muchos pacientes, la recuperación del peso perdido parece ser un problema.

Paciente: ¡Perder peso es la parte fácil! Lo difícil es mantenerlo así. Me siento frustrada y no quiero vivir el resto de mi vida a dieta. Como saludable, pero el peso regresa de todos modos.

PSS: No ha probado los medicamentos. Algunos de los más nuevos se han estudiado extensamente y son seguros. Tomar uno que tenga probabilidad de hacerle perder peso significativo, 5 a 10%, pero es importante señalar que, mientras tome el medicamento, tendrá mayor probabilidad de mantener la pérdida ponderal que tanto le ha costado. ¿Cuál es su reacción inicial al respecto?

Paciente: ¿Usar medicamentos no es hacer trampa? Creo que quiero aprender más...

PSS: Estos medicamentos no funcionan solos. Refuerzan la biología corporal y ayudan con el hambre y la saciedad. Hay uno que no afecta el apetito, pero ayuda a mantenerse en una dieta con poca grasa. Si no hace un esfuerzo con la dieta y aumenta su actividad física, no tendrá resultados óptimos. Le daré un folleto donde se describen los medicamentos (véanse los recursos adicionales más adelante para obtener el folleto *Medications for Weight Loss*), y cuando regrese a casa investigue en internet. Los medicamentos tienen perfiles ligeramente distintos. Debe revisar con su seguro médico para saber cuáles están cubiertos. La veré de nuevo, responderé sus preguntas y decidiremos cuál es el adecuado para usted. Cuando elijamos uno, la supervisaremos una vez al mes durante los siguientes 3 meses para asegurarnos de que funcione y lidiaremos con los efectos colaterales. ¿Qué le parece?

Paciente: Tengo una amiga en el trabajo que perdió 18 kg cuando le cambiaron su medicamento para diabetes, así que sé que los medicamentos pueden hacer una diferencia en el peso. Me parece un buen plan. ¿Podemos vernos en un mes?

La paciente regresó al consultorio en un mes y expresó su preferencia por fentermina/topiramato debido a sus antecedentes de migraña. Comenzó con fentermina/topiramato ER 3.75/23 mg a diario y se le indicó que aumentara a 7.5/46 mg a diario después de 2 semanas. Programó una consulta con un nutriólogo dietista registrado cada 4 semanas entre consultas con su PSS. En la consulta de las 12 semanas, había perdido 6.4 kg (7% de su peso corporal total).

IMPORTANCIA CLÍNICA

Debido a que casi 40% de los adultos de Estados Unidos tiene un IMC $\geq$ 30 kg/m^2 y no tienen éxito al modificar el estilo de vida por su cuenta, muchos de estos individuos se beneficiarían al intensificar la terapia con un medicamento antiobesidad (MAO)[1] para ayudarles a apegarse a los cambios del estilo de vida para perder peso suficiente, lograr beneficios de salud y mantener la pérdida ponderal. Por otra parte, algunos medicamentos promueven la ganancia ponderal no intencional y los profesionales también deben evitar prescribir ciertos fármacos que podrían empeorar la obesidad.

Desde 2012, la *US Food and Drug Administration* aprobó cuatro nuevos medicamentos con una indicación para el manejo ponderal crónico, aunque uno se retiró de manera voluntaria en febrero de 2020. Además, en 2020 se comercializó una cápsula que se consideraba un dispositivo. Inclusive, hay varias compañías con programas de descubrimiento de medicamentos activos contra la obesidad y se están desarrollando compuestos prometedores que parecen producir el doble de pérdida ponderal alcanzable con los medicamentos actuales. Por ello, estamos entrando a un periodo en que quienes prescriben tienen acceso a herramientas seguras, y cada vez más efectivas para ayudar a los pacientes con las complicaciones del exceso anormal de grasa corporal para lograr con regularidad una pérdida ponderal suficiente para prevenir y controlar las enfermedades crónicas derivadas de la obesidad. En este capítulo se revisan las mejores prácticas actuales y el contexto respecto al uso de medicamentos para pacientes con obesidad (incluido evitar medicamentos que promueven la ganancia ponderal), la seguridad y eficacia de los fármacos disponibles en la actualidad (tanto con una indicación para manejo ponderal y aquellos usados con frecuencia "sin indicación aprobada" para auxiliar en el manejo ponderal) y los MAO más promisorios en el horizonte.

INDICACIONES, FUNDAMENTO Y CONTEXTO DE LA FARMACOTERAPIA PARA OBESIDAD

En los lineamientos respaldados por los *National Institutes of Health* (NIH) para obesidad emitidos en 2014,[2] la farmacoterapia para obesidad estaba permitida para individuos que no respondían a intervenciones del estilo de vida después de 6 meses de tratamiento, con un IMC $\geq$ 30 kg/m^2

o un IMC $\geq$ 27 kg/m^2, con comorbilidades inducidas por el peso, y en quienes los medicamentos para perder peso podrían agregarse al plan terapéutico. Al momento de redactar estas recomendaciones, orlistat era el único medicamento disponible para el manejo de la obesidad. En 2015, la US *Endocrine Society* produjo los primeros lineamientos[3] que recomendaban el tratamiento farmacológico para la obesidad. Estas declaraciones y recomendaciones, basadas en evidencias, estaban respaldadas por revisiones sistemáticas que incluían todos los MAO aprobados disponibles. Esta guía también se destacó por incluir recomendaciones para el manejo de la ganancia ponderal inducida por fármacos.[3] Los lineamientos de la *Endocrine Society* revisaron la evidencia existente para los medicamentos aprobados por la FDA para el manejo ponderal, y las recomendaciones contenidas en ellos no sólo permiten el uso de fármacos (como en los lineamientos previos), sino que además dirigen el uso de medicamentos para ayudar a los pacientes a lograr la pérdida ponderal para obtener beneficios de salud.[3] Llevando esto un paso adelante, los lineamientos de 2016 emitidos por los AACE/ACE[4] indican que la farmacoterapia inicial agregada a una intervención del estilo de vida es apropiada si los pacientes se presentan con una o más comorbilidades graves, y se beneficiarían con una pérdida ponderal de 10% o más.[4,5]

PUNTOS CLÍNICOS RELEVANTES

- Los lineamientos de 2013 de los *American Heart Association/American College of Cardiology/The Obesity Society* (AHA/ACC/TOS) para el manejo del sobrepeso y la obesidad en adultos[2] recomiendan que los pacientes con obesidad o sobrepeso con factores de riesgo cardiovasculares reciban asesoría de dieta, actividad física y otras modificaciones del estilo de vida. Desafortunadamente, las intervenciones conductuales solas no provocan una pérdida ponderal sostenida para muchos pacientes debido a que las respuestas fisiológicas adaptativas reducen el gasto energético y aumentan el apetito. Los pacientes tienen cambios mensurables en la tasa metabólica en reposo, queman menos calorías con el mismo ejercicio, y tienen más hambre y antojos, así como saciedad reducida a un menor peso. Estos fenómenos, conocidos como adaptación metabólica o termogénesis adaptativa, contrarrestan la pérdida ponderal y provocan la recuperación del peso perdido.
- Los PSS deben considerar prescribir MAO junto con dieta y actividad física para ayudar a los pacientes a lograr los objetivos de salud mediante la pérdida ponderal, en especial cuando las comorbilidades comprometen la salud.[3-5]
- La revisión sistemática de evidencia por la *Endocrine Society* de medicamentos comunes que promueven la ganancia ponderal y el uso de estrategias alternativas es un recurso valioso; esta base de conocimientos debe ser un estándar de atención para el PSS. Siempre que sea posible, para los pacientes con sobrepeso y obesidad, se recomienda utilizar medicamentos que sean neutrales con el peso o que se relacionen con la pérdida ponderal. Véase la tabla 8-1.

- El fundamento para utilizar MAO es ayudar a lograr y mantener mayor pérdida ponderal que la que puede obtenerse mediante la intervención del estilo de vida sola, lo cual beneficia la salud de los pacientes que necesitan perder peso por razones de salud.
- Quienes prescriben deben familiarizarse con **todos** los medicamentos, ya que no hay uno solo que funcione para todos los pacientes. Si los sujetos no responden en las primeras 12 a 16 semanas con por lo menos una pérdida ponderal de 4 a 5%, debe suspenderse el medicamento y probar otro.
- La obesidad es una enfermedad crónica. Los MAO deben utilizarse a largo plazo, al igual que los antihipertensivos e hipolipemiantes.

Como se muestra en la tabla 8-1, en la actualidad hay cuatro medicamentos aprobados por la FDA para el manejo ponderal crónico además de fentermina y unos cuantos compuestos relacionados que están autorizados para usarse a corto plazo. Aunque su abuso potencial es bajo, algunos de estos fármacos están catalogados por la US *Drug Enforcement Agency* y regulados por cada estado. Es importante señalar el hecho de que tres medicamentos han sido aprobados desde 2012 para su uso a largo plazo (reforzando el concepto de que la obesidad es una enfermedad crónica). El mecanismo de acción de los MAO autorizados por la FDA también se muestra en la tabla 8-1. Estos medicamentos (excepto el orlistat) tienen funciones biológicas para suprimir el apetito, afectar el hambre, la saciedad y la respuesta a alimentos muy gratificantes, lo cual facilita que los pacientes sigan las intenciones dietéticas para restringir la ingesta calórica. El fundamento para usar medicamentos para ayudar en la pérdida y mantenimiento ponderales se basa en la comprensión avanzada de la regulación biológica del peso corporal y la ingesta de alimentos. Ha surgido más información respecto a la base biológica de la alimentación, p. ej., el eje intestino-cerebro

de la regulación homeostásica del hambre y la saciedad, y del circuito de recompensa que rige la respuesta a los alimentos con un valor hedónico elevado.[6] Los pacientes con problemas para perder peso sólo con el estilo de vida no tienen "fuerza de voluntad débil". En su lugar, las fuerzas biológicas que contrarrestan la pérdida ponderal son muy poderosas. Inclusive, una vez que ocurre la pérdida ponderal, las adaptaciones metabólicas reducen el metabolismo, agregándose a las fuerzas que contrarrestan la pérdida ponderal y dirigen su recuperación.

Tres razones para utilizar MAO

Los MAO están indicados para adultos con IMC $\geq$ 30 o $\geq$ 27 kg/m^2 y, por lo menos, una comorbilidad, como adyuvantes de una dieta con pocas calorías y actividad física incrementada cuando los pacientes:

1. no tienen éxito para perder peso con los cambios del estilo de vida solos o,
2. necesitan perder 10% o más del peso corporal para obtener beneficios de salud o,
3. necesitan mantener la pérdida ponderal (sin importar los métodos utilizados para lograr la pérdida ponderal inicial).

Incluso con nuestra intervención más intensiva en el estilo de vida, algunos pacientes no tienen éxito para lograr una pérdida ponderal adecuada. En la intervención intensiva del estilo de vida "estándar de oro" Look AHEAD, pese a un mínimo de 24 sesiones de asesoría en el primer año y el uso de reemplazos de comidas, 30% de los pacientes no obtuvo una pérdida ponderal de 5% de la basal.[7] Inclusive, la recuperación del peso perdido ocurrió pese a que la intervención continuó hasta por 4 años. En dicho momento, hubo sólo una diferencia de 3.6% en el peso entre el grupo con la intervención intensiva del estilo de vida y el grupo control.[8] Claramente, el PSS no puede duplicar este grado de intensidad de esfuerzo en la

TABLA 8-1 Medicamentos antiobesidad aprobados en la actualidad en Estados Unidos y cómo funcionan[a]			
MEDICAMENTO	MECANISMO DE ACCIÓN	APROBACIÓN	MEDICAMENTO CATALOGADO
Fentermina	• Amina simpaticomimética; libera noradrenalina y otras monoaminas en menor grado	Aprobada en 1959	• Sí
Orlistat	• Inhibidor de la lipasa pancreática; bloquea la absorción de 30% de la grasa dietética ingerida	Aprobado en 1999 VSR Aprobado en 2007	• No
Fentermina/ Topiramato ER	• Simpaticomimético • Anticonvulsivo (modulador de los receptores de GABA, inhibidor de anhidrasa carbónica, antagonista de glutamato)	Aprobado en 2012	• Sí
Naltrexona SR/ Bupropión SR	• Antagonista de los receptores opioides • Inhibidor de la recaptura de dopamina/noradrenalina	Aprobado en 2014	• No
Liraglutida 3.0 mg	• Agonista de los receptores de GLP-1	Aprobada en 2014	• No

GABA, ácido gamma aminobutírico.
[a]*Información de los datos de prescripción en las etiquetas de producto, excepto cuando se indique.*

intervención empleada en Look AHEAD. Con los esfuerzos de atención primaria por hacer intervenciones del estilo de vida, la pérdida ponderal promedio es de 0.9 a 2.0 kg en 6 meses.[9] Para los tantos pacientes que son incapaces de lograr y mantener la pérdida ponderal con una intervención del estilo de vida sola, los MAO son necesarios para conseguir una pérdida ponderal suficiente y producir mejores beneficios de salud. Además, para los pacientes con complicaciones más graves de la obesidad, como diabetes mellitus tipo 2 (DMT2) o apnea obstructiva del sueño, es necesaria una pérdida ponderal > 10% para maximizar los beneficios de salud. Pese a las limitaciones de la intervención del estilo de vida para pérdida ponderal, se recomienda el tratamiento conductual de alta intensidad para obesidad (≥ 14 consultas en los primeros 6 meses, seguidas por lo menos por el contacto mensual para mantener la pérdida ponderal) como el estándar de atención para el tratamiento de la obesidad, y debe producir una pérdida ponderal de 5 a 10% durante los primeros 6 meses de tratamiento. Varios estudios de asignación aleatoria que utilizan diferentes medicamentos han informado que la combinación de tratamiento conductual intensivo y farmacoterapia es aditiva en términos de pérdida ponderal.

¿Cuánto peso necesita perder un paciente? Los beneficios de salud pueden obtenerse sin normalizar el peso corporal o lograr un IMC < 25 o < 30 kg/m². Se empieza a ver una mejoría en los valores glucémicos, de triglicéridos y HDL-colesterol con pequeñas cantidades de pérdida ponderal (3 a 5%), pero parece haber un beneficio dosis-respuesta adicional con mayor grado de pérdida ponderal.[2] La pérdida ponderal moderada (5 a 10%) también se relaciona con una mejoría de la presión arterial sistólica y diastólica.[2] Hay mejoras graduales en las mediciones de la calidad de vida, depresión, movilidad, disfunción sexual e incontinencia urinaria por esfuerzo que son demostrables con la pérdida ponderal moderada (5 a 10%), y continúan mejorando con una mayor pérdida ponderal.[10] Además, para los pacientes con IMC mayores (≥ 40 kg/m²), la habilidad para perder la misma proporción de peso con una intervención del estilo de vida es igual que aquella para las personas con menor IMC, y hay un beneficio equivalente en términos de mejora de los factores de riesgo con la pérdida ponderal moderada.[10] Para algunas comorbilidades, es necesaria una mayor pérdida ponderal: 10 a 15%, para traducirse en una mejoría clínica. Esto se observa para la apnea obstructiva del sueño y la esteatohepatitis no alcohólica.[10]

Asesoría para el estilo de vida

Todos los pacientes con obesidad o sobrepeso y factores de riesgo cardiovasculares anormales deben asesorarse acerca de la dieta, la actividad física y otras modificaciones en el estilo de vida. De manera específica, debe aconsejarse a los pacientes llevar a cabo una modificación de alta intensidad del estilo de vida, como lo definen los lineamientos de 2013 de los AHA/ACC/TOS acerca del manejo de la obesidad. El PSS debe asesorar a los pacientes respecto a que una combinación de farmacoterapia y modificación intensiva del estilo de vida casi duplica la pérdida ponderal, en comparación con cualquier terapia sola.

La tabla 8-2 muestra la proporción de pacientes que lograron una pérdida ponderal de 5 o 10% a un año en los estudios clínicos que se hicieron para la aprobación de la FDA. Todos los medicamentos se incluyeron, excepto la fentermina. No hay estudios a largo plazo de la fentermina, y su eficacia se explica más adelante. Debe señalarse que en todos los casos hay mayor proporción de sujetos tratados con medicamentos que logran la meta de 5 y 10%, en comparación con placebo. También es importante notar que hay una amplia gama de éxito logrado con placebo solo. Esto se debe a que los componentes, administración e intensidad de la intervención del estilo de vida variaron entre estudios.

En términos del contexto, los estudios que permitieron la aprobación de los MAO se llevaron a cabo junto con una intervención del estilo de vida de asesoría dietética y de actividad física. En cualquier estudio en el que se detuvo el medicamento, se demostró recuperación del peso perdido. Por tanto, las etiquetas estipulan que "están indicados como adyuvante de una dieta hipocalórica y actividad física incrementada para el manejo ponderal crónico en adultos". Como se explica más adelante, el medicamento podría administrase después de que los pacientes pierdan peso en una dieta estricta para producir mayor pérdida ponderal y mantenimiento del avance. Inclusive, en este capítulo se explicará el uso de medicamentos en caso de procedimientos bariátricos, donde los MAO se utilizan como adyuvante del procedimiento quirúrgico para tratar la pérdida ponderal insuficiente o la recuperación del peso perdido, o para mejorar las comorbilidades relacionadas con el peso.

PRÁCTICA ADECUADA PARA PRESCRIBIR MEDICAMENTOS APROBADOS PARA EL MANEJO PONDERAL

Certificación para prescripción

Las etiquetas de la FDA para los MAO estipulan las indicaciones de IMC ≥ 30 kg/m² o IMC ≥ 27 kg/m², con una comorbilidad relacionada con el peso. No es necesario que los pacientes fallen en un intento de pérdida ponderal mientras están bajo el cuidado de un PSS para prescribirle un medicamento; el antecedente de error para mantener con éxito la pérdida ponderal es suficiente. Para los pacientes con complicaciones más graves (*DMT2*, hipertensión y apnea del sueño), los practicantes deben ser más proactivos al utilizar medicamentos y seguir las recomendaciones de los AACE.[4,5] Aquellos pacientes que se benefician con una pérdida ≥ 10% deben recibir un medicamento para redoblar el esfuerzo de pérdida ponderal.

Elección de un medicamento

Los lineamientos de la *Endocrine Society*[3] indican que las contraindicaciones y advertencias deben ser el primer paso para ajustar un medicamento según el perfil farmacológico, excluir medicamentos si están contraindicados o relacionados con advertencias serias. Véase la tabla 8-3 para una descripción de las contraindicaciones

TABLA 8-2 Medicamentos antiobesidad aprobados en Estados Unidos: dosificación y vía de administración; eficacia (proporción de individuos tratados que lograron > 5 y > 10% durante estudios clínicos fase 3)[a]

MEDICAMENTO, NOMBRE GENÉRICO	DOSIS Y VÍA DE ADMINISTRACIÓN	PROPORCIÓN QUE LOGRÓ UNA PÉRDIDA PONDERAL > 5% A UN AÑO[A]	PROPORCIÓN QUE LOGRÓ UNA PÉRDIDA PONDERAL > 10% A UN AÑO[A]
Fentermina	• 8 mg hasta tid, antes de las comidas O • 15, 30 o 37.5 mg una vez al día	En un estudio a 6 meses[11] Fentermina 7 mg = 43.3% Fentermina 15 mg = 46.2% Placebo = 15.5%	No se describió
Orlistat	• 120 mg tid, antes de las comidas O • 60 mg tid antes de las comidas • Oral	En cinco estudios, Orlistat = 35.5% – 54.8% *vs.* placebo = 16 – 27.4%	En cinco estudios, orlistat = 16.4% – 25.8% *vs.* placebo = 3.8% – 9.9%
Fentermina/ Topiramato ER (Phen/TPM)	• 7.5 mg/46 mg qid • 15 mg/92 mg qid, indicado como rescate • Oral, dosificación una vez al día (requiere ajuste)	En dos estudios, Phen/TPM (tres dosis) = 45% – 70%; *vs.* placebo = 17% – 21% Diferencia de placebo = 27.6% – 49.4%	En dos estudios, Phen/TPM (tres dosis) = 19% – 48%; *vs.* placebo = 7% Diferencia de placebo = 11.4% – 40.3%
Naltrexona SR/ Bupropión SR (NB)	• 32 mg/360 mg • Oral; dosificación bid (requiere ajuste)	En tres estudios, NB = 44.2% – 62.3%; *vs.* placebo = 17% – 43% Diferencia de placebo = 14% – 25%	En tres estudios, NB = 15% – 35%; *vs.* placebo = 5% – 21% Diferencia de placebo = 10% – 14%
Liraglutida	• 3.0 mg • Inyección; dosificación una vez al día (requiere ajuste)	En dos estudios, Liraglutida = 62%[12] y 49%[13]; *vs.* placebo = 34.4%[12] y 16.4%[13] Diferencia de placebo = 32.6%[14] y 22.6%[12]	En dos estudios, Liraglutida = 22.4%[13] y 33.9%[12]; *vs.* placebo = 5.5%[13] y 15.4%[12] Diferencia de placebo = 16.9%[12] y 18.5%[14]

[a]*Información de prescripción de las etiquetas del producto, excepto cuando se indica.*

y aspectos de seguridad de los MAO. Elegir un fármaco requiere hacer concordar el perfil del medicamento con el del paciente. Si los sujetos describen dificultad para controlar su apetito, entonces el sentido común dicta que debe elegirse uno de los fármacos que afectan el apetito, en lugar del orlistat. Además, deben considerarse los beneficios dobles: el orlistat puede reforzar una dieta con pocas calorías y disminuir el colesterol LDL plasmático.[15] La liraglutida 3.0 mg puede reducir las cifras glucémicas y, en dosis de 1.8 mg en pacientes con *DMT2*, se relaciona con disminución de los eventos cardiovasculares, además de afectar el apetito y el peso corporal.[16] Véase la tabla 8-4 para una descripción de los beneficios dobles de los MAO.

Dos preguntas a formular antes de elegir el MAO de prescripción

Antes de comenzar la farmacoterapia para obesidad, es importante considerar dos preguntas:

1. ¿Hay alguna contraindicación, interacción farmacológica o efectos adversos indeseables relacionados con este medicamento que pudieran ser problemáticos para este paciente?

2. ¿Este medicamento puede mejorar otros síntomas o afecciones existentes?

TABLA 8-3 Medicamentos aprobados en Estados Unidos: efectos colaterales comunes y aspectos de seguridad[a]

MEDICAMENTO, NOMBRE GENÉRICO	EFECTOS COLATERALES COMUNES	CONTRAINDICACIONES Y ASPECTOS DE SEGURIDAD
Fentermina	• Cefalea, PA elevada, FC aumentada • Insomnio, boca seca, estreñimiento, ansiedad • Cardiovascular: palpitaciones, taquicardia, PA elevada, eventos isquémicos • Sistema nervioso central: sobreestimulación, agitación, mareo, insomnio, euforia, disforia, temblor, cefalea, psicosis • Gastrointestinal: boca seca, sabor desagradable, diarrea, estreñimiento, otras alteraciones gastrointestinales • Alérgico: urticaria • Endocrino: impotencia, cambios en la libido	• Trastornos de ansiedad (estados agitados), antecedente de cardiopatía, hipertensión descontrolada, • Epilepsia • Inhibidores de MAO • Embarazo y lactancia • Hipertiroidismo • Glaucoma • Antecedente de abuso de sustancias • Aminas simpaticomiméticas
Orlistat	• Esteatorrea • Manchas de grasa • Flatulencia con evacuación • Urgencia fecal • Evacuación oleosa • Aumento de la defecación • Incontinencia fecal	• Contraindicado en el embarazo • Advertencia: ↑ exposición a ciclosporina • Insuficiencia hepática (rara) • Requiere coadministración con multivitamínico • Riesgo aumentado de enfermedades de la vesícula biliar • Aumento de oxalato urinario; vigilar la función renal
Fentermina/ Topiramato ER	• Insomnio • Boca seca • Estreñimiento • Parestesias • Mareo • Disgeusia (alteración del gusto)	• Contraindicado en el embarazo • Toxicidad fetal; se sugiere prueba de embarazo mensual • Contraindicado en hipertiroidismo, glaucoma • No utilizar con IMAO o aminas simpaticomiméticas • Acidosis metabólica y nefrolitiasis • Miopía aguda —glaucoma de ángulo cerrado (raro)
Naltrexona SR/ Bupropión SR	• Náusea • Estreñimiento • Cefalea • Vómito • Mareo	• Advertencia de precaución por efectos adversos: riesgo de suicidio en depresión • Contraindicada en el embarazo • Contraindicada en epilepsia, hipertensión descontrolada • No usar con opioides, IMAO • Hepatotoxicidad (rara) • Advertencia: glaucoma de ángulo cerrado
Liraglutida 3.0 mg	• Náusea • Vómito • Diarrea • Estreñimiento • Cefalea • Dispepsia • Fatiga • Mareo • Dolor abdominal	• Advertencia de precaución por efectos adversos: tumores tiroideos de células C en roedores • Contraindicada con antecedentes personales o familiares de cáncer tiroideo medular o neoplasia endocrina múltiple • Pancreatitis • Hipoglucemia en diabetes • Riesgo aumentado de enfermedades de la vesícula biliar

PA, presión arterial; FC, frecuencia cardiaca; IMAO, inhibidor de monoaminooxidasa.
[a]Información de prescripción de las etiquetas del producto, excepto cuando se indica.

Costo y prescripción

Las consideraciones financieras siempre son parte de la decisión sobre cuál fármaco prescribir. Es desafortunado que Medicare Parte D no cubra los MAO. Sin embargo, más de 50% de los planes para empleados permitirá la cobertura de estos medicamentos, pese a los copagos. Además, estos fármacos requieren autorización previa.

TABLA 8-4 Beneficios dobles para guiar la selección de medicamentos contra obesidad

SI EL PACIENTE TIENE OBESIDAD Y	CONSIDERAR ESTE MEDICAMENTO (PERO NO TIENE APROBACIÓN EXPLÍCITA)
Tabaquismo	Naltrexona/bupropión
Depresión	Naltrexona/bupropión
Migrañas	Fentermina/topiramato
Diabetes	Liraglutida 3.0 mg
Estreñimiento crónico	Orlistat
LDL incrementada	Orlistat

LDL, colesterol de lipoproteína de baja densidad.

Determinación de la respuesta y "reglas para suspensión"

El mejor factor predictivo de pérdida ponderal a largo plazo es la inicial. Si los pacientes pierden ≥ 4 a 5% de su peso corporal en las primeras 12 a 16 semanas con la dosis recomendada de un medicamento, se considera que el paciente responde y tiene una elevada probabilidad de pérdida ponderal clínicamente significativa a un año. En contraste, si el paciente pierde < 5% del peso, se considera que no responde y el medicamento debe suspenderse. Cada medicamento aprobado para el manejo ponderal crónico viene con recomendaciones de suspenderlo si no se obtiene una pérdida ponderal de 4 a 5% a las 12 a 16 semanas, dependiendo del fármaco específico. Al utilizar estas recomendaciones en la etiqueta, se guía a los PSS a suspender los medicamentos ineficaces tan pronto como sea posible y considerar emplear otro si está indicado.

Momento para seguimiento y duración de la terapia

Según las *Endocrine Guidelines*,[3] después de la prescripción, los profesionales deben dar seguimiento a los pacientes cada mes durante los primeros 3 meses y luego cada 3 meses. El uso a largo plazo de medicamentos se recomienda para promover el mantenimiento de la pérdida ponderal, pero pueden utilizarse de manera intermitente.[3]

Tratamiento de la obesidad como una enfermedad crónica

- Al igual que otras enfermedades crónicas, no hay un solo medicamento que funcione en todos los pacientes. si éstos no responden con por lo menos una pérdida ponderal de 4 a 5% en 12 a 16 semanas, debe probarse con otro medicamento.
- Si los pacientes sí responden, estos fármacos están aprobados para utilizarse a largo plazo. Cuando se suspende un MAO, debe anticiparse la recuperación del peso perdido.

MEDICAMENTOS CON UNA INDICACIÓN PARA PÉRDIDA PONDERAL O MANEJO PONDERAL CRÓNICO

Las características de los medicamentos con una indicación para manejo ponderal se describen aquí. Esta información complementa las tablas 8-1 a 8-4 y se obtuvo principalmente de las etiquetas de los productos.

Fentermina[17-20]

La fentermina, una amina simpaticomimética, se aprobó en 1959, y durante mucho tiempo se ha distinguido por ser el medicamento prescrito con mayor frecuencia para el tratamiento de la obesidad en Estados Unidos, principalmente debido a que es el menos costoso de los fármacos disponibles. Otros simpaticomiméticos en esta clase incluyen dietilpropión y fendimetrazina. La fentermina está disponible en tabletas de 8 mg,[17] que se administran tres veces al día o como cápsulas de 15 y 30 mg, o tabletas de 37.5 mg, administradas una vez al día. La eficacia de la fentermina es equiparable a la de otros MAO disponibles. La fentermina es un simpaticomimético que aumenta la presión arterial y el pulso, aunque no afecta la tasa metabólica en reposo en humanos.[11] La *Endocrine pharmacotherapy guideline*[3] recomienda **no** prescribir fentermina a pacientes con enfermedad cardiovascular preexistente. Está contraindicada en hipertensión descontrolada, hipertiroidismo, glaucoma o en los siguientes 14 días al uso de un inhibidor de monoaminooxidasa. La fentermina es una sustancia controlada (Clasificación IV y en ocasiones Clasificación II), y algunos comités autorizadores supervisan a quienes la prescriben y limitan su duración de uso. La *Endocrine pharmacotherapy guideline* respalda su prescripción a largo plazo en ciertos pacientes.[3]

CASO DE ESTUDIO 2

Una mujer de 37 años de edad presenta una ganancia ponderal de 7.7 kg después de someterse a tiroidectomía total por cáncer tiroideo papilar 6 meses atrás. Se le prescribió levotiroxina como reemplazo hormonal. Informa seguir una dieta de 1 200 kcal, ejercitarse tres veces/semana, pero no puede perder peso desde la tiroidectomía. Se siente muy frustrada y preocupada por sus antecedentes familiares de obesidad.

La paciente inicia un diario alimenticio y tabletas de 8 mg de fentermina una o dos veces al día para control del apetito, y continúa su modificación del estilo de vida. Pierde 5.4 kg en 3 meses y reduce la fentermina a cada tercer día o sólo en situaciones en las que considera que podría comer en exceso.

Puntos clave: riesgo cardiaco bajo, optimizada en estilo de vida, capaz de usar dosis bajas de medicamentos para mantener la pérdida ponderal.

Fentermina/Topiramato[11,19,20]

La fentermina más topiramato de liberación controlada en dosis bajas (como una sola cápsula) la aprobó la FDA en 2012 como tratamiento para obesidad a largo plazo. La fentermina ya se ha descrito y se ha utilizado durante largo tiempo para el manejo ponderal. El topiramato también se ha utilizado ampliamente para profilaxis de migraña (autorizado en 2005) y epilepsia (aprobado en 1996), y se observó que, en estos casos, produce pérdida ponderal moderada. Se ha demostrado que la combinación tiene eficacia aditiva para pérdida ponderal.[19] La fentermina/topiramato está disponible en cuatro dosis: 3.75/23 mg (dosis de inicio), 7.5/46 mg (dosis terapéutica mínima), 11.25/69 mg o 15/92 mg. Todos los pacientes comienzan con 3.75/23 mg y deben progresar a 7.5/46 mg, con dosis mayores utilizadas si el medicamento es bien tolerado y se requiere eficacia máxima; la dosis máxima es 15/92 mg.

Todos aquellos que prescriben deben ser conscientes del desarrollo potencial de hendiduras orofaciales en productos expuestos a topiramato durante el primer trimestre del embarazo. Por tanto, todas las mujeres en edad reproductiva deben tener una prueba de embarazo negativa antes de que se les prescriban medicamentos, utilizar anticonceptivos y hacerse una prueba mensual casera desde entonces. El fármaco está contraindicado en sujetos con glaucoma, acidosis metabólica y antecedentes de nefrolitiasis por oxalato. Los efectos adversos (EA) más comunes de fentermina/topiramato ER incluyen parestesias, mareo, disgeusia (distorsión del sentido del gusto), insomnio, estreñimiento y boca seca. Las interacciones farmacológicas incluyen riesgo aumentado de hipertensión maligna con inhibidores de monoaminooxidasa (MAO, *monoamine oxidase*) y mayor probabilidad de frecuencia cardiaca y presión arterial elevadas si se utilizan con otra amina simpaticomimética.

De los MAO disponibles en la actualidad, la fentermina/topiramato se considera la que tiene la mayor eficacia para pérdida ponderal. Como se muestra en la tabla 8-2, la probabilidad de una pérdida ponderal de 5 o 10% mientras se utiliza este medicamento, por lo general, es superior a otros fármacos. Los profesionales deben estar familiarizados con el riesgo teratogénico de topiramato para causar paladar hendido durante el embarazo. Por esta razón, la FDA autorizó el programa *Risk Evaluation and Management Strategy* para educar a quienes prescriben acerca de la importancia de utilizar anticoncepción activa en mujeres en edad reproductiva (https://www.qsymiarems.com/). Además de la ansiedad o el antecedente de nefrolitiasis, otras contraindicaciones incluyen cardiopatía coronaria activa o inestable, hipertiroidismo, glaucoma, insomnio o antecedentes de abuso de sustancias o uso reciente de un inhibidor de MAO. Los EA más comunes informados en estudios fase III fueron parestesias, boca seca y estreñimiento.

Lorcaserina[14,21-24]

La lorcaserina fue aprobada por la FDA para el manejo ponderal crónico en 2012 y sacada del mercado en 2020. La lorcaserina se desarrolló como agonista selectivo del receptor de serotonina 2C. En general, este fármaco se consideraba con un perfil de tolerabilidad y seguridad favorable, con un efecto positivo en la disglucemia. Un estudio acerca de desenlaces cardiovasculares realizado en 12 000 voluntarios durante 5 años no demostró diferencias significativas entre lorcaserina y placebo en cuanto al riesgo de eventos adversos cardiovasculares importantes, y se demostró la no inferioridad.[22] El extremo superior unilateral del intervalo de confianza de 95% (IC) de la razón de riesgo (HR, *hazard ratio*) fue menor de 1.4 (el margen de no inferioridad). La HR (IC 95%) fue 1.005 (0.842, 1.198) para lorcaserina *vs.* placebo.[22] Adicionalmente, los ecocardiogramas llevados a cabo durante el estudio no plantearon la valvulopatía.[22] Además, este estudio demostró no sólo seguridad, sino beneficios para la salud. Otra publicación en la misma población mostró que la lorcaserina disminuyó el riesgo de *DMT2* incidental, indujo remisión de la hiperglucemia y redujo el riesgo de complicaciones microvasculares.[23]

Sin embargo, el 14 de enero de 2020, la FDA emitió una comunicación de la seguridad de los medicamentos [*Drug Safety Communication* (DSC)[21]] "alertando al público respecto a que los resultados de un estudio clínico que evaluó la seguridad demostraron un posible incremento de cáncer con el medicamento para manejo ponderal Belviq, Belviq XR (lorcaserina)".

En el informe inicial del estudio de desenlaces cardiovasculares con lorcaserina, las cifras de cáncer en pacientes que recibieron lorcaserina fueron 215 (3.59%), y en el grupo con placebo de 210 (3.50%) con IC 95% de −0.58 a 0.75.[22] Después, la FDA informó que hubo 990 cánceres diagnosticados en 885 pacientes. En general, 7.7% de los participantes en el grupo con lorcaserina y 7.1% en el grupo placebo recibieron un diagnóstico de cáncer. En el grupo con lorcaserina, la proporción de participantes que falleció por cáncer fue 0.9%, mientras que con placebo fue de 0.6%. Este estudio se llevó a cabo en 12 000 pacientes en un lapso de 5 años. Se informaron diversos tipos de cáncer, los cuales ocurrieron con mayor frecuencia en el grupo con lorcaserina, que incluyeron cáncer pancreático, colorrectal y pulmonar. La lorcaserina ya no está disponible en Estados Unidos. El tamizaje para cáncer de los pacientes que tomaron lorcaserina debe seguir las recomendaciones estándar para edad y sexo.

Naltrexona SR/Bupropión SR[12]

El bupropión fue aprobado en 1985 en Estados Unidos para tratar la depresión y cese del tabaquismo (aprobado en 1997). Como se explica más adelante, el bupropión puede producir cierta pérdida ponderal al utilizarlo solo. En contraste, la naltrexona no causa pérdida ponderal cuando se utiliza sola. La FDA aprobó la combinación de estos medicamentos de liberación prolongada para el manejo ponderal crónico en 2014. Se piensa que la combinación también modula la "vía de recompensa" y puede reducir los antojos.

Los efectos colaterales más comunes de la naltrexona SR/bupropión SR son náusea, vómito, estreñimiento, cefalea, mareo, insomnio y boca seca. Para mejorar la tolerabilidad, se utiliza un ajuste gradual específico de la dosis durante 4 semanas, comenzando con una tableta por día durante la primera semana y aumentando una tableta cada semana hasta que se alcanza una dosis de dos tabletas dos veces al día.

Los aspectos de seguridad principales de la naltrexona SR/bupropión SR se relacionan con sus componentes. El bupropión disminuye el umbral convulsivo, por lo que no debe prescribirse en pacientes con antecedentes de convulsiones. De modo similar, debe tenerse precaución en otras situaciones que provoquen convulsiones, y el medicamento no debe administrarse cuando hay una discontinuación abrupta de alcohol, sedantes, antiepilépticos u opioides, o en pacientes con bulimia o anorexia nerviosa. El fármaco está contraindicado en sujetos que toman opioides, ya que la naltrexona bloqueará la acción de los opioides. El medicamento no debe utilizarse en los siguientes 14 días del uso de inhibidores de MAO. Puede ocurrir aumento de la presión arterial con el bupropión. La naltrexona SR/bupropión SR debe evitarse en pacientes con hipertensión descontrolada.

CASO DE ESTUDIO 3

Un hombre de 47 años de edad se presenta con obesidad clase III (IMC 40 kg/m²), prediabetes e hiperlipidemia. Ha perdido 4.5 kg con dieta/ejercicio varias veces, pero es incapaz de mantener la pérdida ponderal. También informa antecedentes de consumo elevado de alcohol y quiere dejar la bebida. El paciente informa antojos y episodios de ingesta excesiva de su alimento favorito, helado, cuando está a dieta. Este paciente es un buen candidato para bupropión/naltrexona debido a sus antojos y deseo de reducir su ingesta de alcohol.

Liraglutida 3.0 mg[13,25-27]

La liraglutida es un agonista del receptor GLP-1 que tiene homología de 97% con GLP-1 nativo. La molécula GLP-1 se ha modificado para extender la vida media circulante desde 1 a 2 minutos hasta 13 horas. La liraglutida fue aprobada en 2010 para el tratamiento de *DMT2* en dosis de hasta 1.8 mg. En humanos, la liraglutida reduce la ingesta de alimentos por su actividad en los receptores de GLP-1 en varias regiones del cerebro. También causa pérdida ponderal mediante sus efectos en el tracto GI al aumentar la saciedad al ralentizar el vaciamiento gástrico. No tiene efecto en el gasto energético. Los problemas

principales de tolerabilidad con liraglutida 3.0 mg son efectos colaterales gastrointestinales, con mayor frecuencia náusea y vómito. La liraglutida se administra una vez al día mediante inyección. Se requiere ajuste gradual de la dosis para minimizar los efectos colaterales, comenzando con 0.6 mg/día subcutáneos durante la primera semana y aumentando 0.6 mg por semana hasta la dosis recomendada de 3.0 mg/día.[13]

Al igual que otros fármacos de la clase agonista del receptor GLP-1, la liraglutida porta una advertencia de precaución por efectos adversos acerca de su relación con cáncer tiroideo medular en roedores, aunque la relevancia para los humanos no se ha determinado. Está contraindicada en personas con antecedentes personales o familiares de carcinoma tiroideo medular o neoplasia endocrina múltiple tipo 2 (NEM2), una afección hereditaria relacionada con tres tipos principales de tumores: cáncer tiroideo medular, tumores paratiroideos y feocromocitoma. Como con todos los medicamentos para manejo ponderal, está contraindicada durante el embarazo. La liraglutida no se ha estudiado en pacientes con antecedentes de pancreatitis, y debe suspenderse si se desarrolla pancreatitis aguda, un evento raro relacionado con los fármacos en esta clase. También se ha observado un incremento de las tasas de colecistitis y colelitiasis en estudios fase III, pero no está claro si los casos se relacionaron con el medicamento o con la pérdida ponderal, que también se vincula con enfermedades de la vesícula biliar. Aunque la liraglutida se asocia con mejoría de la presión arterial y lípidos en sangre, produce un aumento promedio de la frecuencia cardiaca de 2.0 latidos/minuto.

Una de las ventajas de la liraglutida es que también influye en la glucemia. En un estudio de pacientes con prediabetes,[25] se dio seguimiento a los pacientes durante 3 años con liraglutida o placebo. Sólo 2% de los individuos con liraglutida progresaron a diabetes, en comparación con 6% de aquellos con placebo. Aunque no hubo un estudio dedicado a los desenlaces cardiovasculares con liraglutida 3.0 mg, un estudio de los mismos[26] con dosis menores de 1.8 mg en pacientes con *DMT2* demostró menos eventos, lo cual es reconfortante en términos de seguridad de este compuesto. La eficacia de la liraglutida para mantener la pérdida ponderal se examinó en el estudio SCALE Maintenance.[27] En dicho ensayo, 422 sujetos con sobrepeso y obesidad que perdieron ≥ 5% de su peso corporal inicial con una dieta hipocalórica se asignaron al azar para recibir liraglutida 3.0 mg/día o placebo durante 56 semanas. La pérdida ponderal promedio con la dieta inicial fue 6.0%. Al final del estudio, los participantes en el grupo con liraglutida perdieron 6.2% adicional, en comparación con 0.2% con placebo (*P* < .0001), para una pérdida ponderal total > 12% en el grupo con liraglutida 3.0 mg. Este estudio demuestra el beneficio de secuenciar el uso de MAO después de la pérdida ponderal inicial a través del manejo solo del estilo de vida.

IMC disminuyó 0.55 kg/m² en el grupo tratado con el fármaco, en comparación con un incremento de 0.31 kg/m² en el grupo tratado con placebo.[30]

CASO DE ESTUDIO 4

Una mujer de 32 años de edad quisiera perder peso antes de su embarazo. Tiene antecedentes de SOPQ (síndrome de ovario poliquístico) y obesidad desde adolescente, e informa tener una dieta rica en carbohidratos. En la actualidad toma un anticonceptivo oral (ACO), pero informa una historia de oligomenorrea. Ha tomado metformina desde los 16 años de edad, pero no siente que afecte su apetito. Comenzó con liraglutida 0.6 mg/día durante la primera semana e hizo ajustes graduales hasta 3.0 mg/día en un periodo de 4 semanas. Acude a su seguimiento 3 meses después, y perdió 9 kg. Informa menstruación regular gracias a su ACO.

Punto clave: la liraglutida 3.0 mg es una buena opción en pacientes con síndromes de resistencia a insulina, como el SOPQ.

Orlistat[28]

Antes de 2012, el único medicamento de pérdida ponderal para uso a largo plazo era el orlistat, aprobado por la FDA en 1999. La dosis recomendada es 120 mg por vía oral tres veces al día antes de las comidas. También está disponible como cápsulas de 60 mg de venta sin receta (alli), aprobado en 2007. El orlistat no se absorbe en el tracto GI en grado significativo, y sus efectos colaterales se relacionan con el bloqueo de la digestión de triglicéridos en el intestino. Si el orlistat se toma con una comida/alimento rica en grasa, es probable que ocurran efectos de la grasa sin absorber —esteatorrea—. Por tanto, es importante aconsejar a los pacientes acerca de los efectos colaterales gastrointestinales que pueden ocurrir al consumir grasa en exceso. También puede ser útil tomar psyllium junto con el orlistat para minimizar los efectos colaterales gastrointestinales.[29] Debido a que el orlistat puede causar decrementos pequeños, pero significativos de las vitaminas liposolubles, algunos pacientes pueden requerir suplementación vitamínica a la hora de dormir, en particular si se continúa a largo plazo. El orlistat no parece afectar la absorción de otros fármacos, excepto de ciclosporina, ya que aumenta su exposición. El orlistat refuerza el efecto de cumarina, para la cual debe ajustarse la dosis según el valor de la razón normalizada internacional (INR, *international normalized ratio*). Se han informado casos raros de lesión hepática grave en pacientes que toman orlistat; sin embargo, no se ha establecido una relación causal.[28] El orlistat también se ha relacionado con cálculos renales de oxalato de calcio. Pese a estas raras manifestaciones, el orlistat es notable por su seguridad, evidenciada por lograr su estado de venta sin receta para la dosis de 60 mg.

El orlistat es el único medicamento aprobado en la actualidad para el manejo ponderal de adolescentes con obesidad. En 539 adolescentes que recibieron 120 mg de orlistat tres veces al día, en promedio, el

ESTUDIO DE CASO 5

Un abogado de 60 años de edad ha estado tomando orlistat 120 mg tres veces al día antes de las comidas durante 15 años, desde una pérdida ponderal inicial de 18 kg. Informa que cree que el fármaco le ayuda a mantener el peso perdido, en especial en momentos de estrés, como durante los juicios. Comenta: "el orlistat me ayuda a mantener una dieta más sana y puedo evitar los alimentos chatarra porque afectan mi sistema".

Punto clave: el orlistat refuerza la intención de seguir una estrategia dietética de poca grasa.

Comparación entre los medicamentos disponibles respecto a su eficacia para pérdida ponderal

No hay comparaciones directas de estos medicamentos. No obstante, hay un análisis[31] de 28 estudios clínicos de asignación aleatoria de medicamentos para pérdida ponderal que incluyen estudios sobre orlistat ($N = 17$), lorcaserina ($N = 3$), liraglutida ($N = 3$), naltrexona-bupropión ($N = 4$) y fentermina-topiramato ($N = 2$). Los criterios de inclusión e intervenciones del estilo de vida difirieron entre estudios, por lo que los resultados deben interpretarse con precaución. Las tasas de deserción fueron 30 a 45% entre estudios. Los cinco medicamentos se relacionaron con una pérdida ponderal significativamente mayor al primer año que con placebo. En todos los estudios se observó una pérdida ponderal promedio ≥ 5% en 23% de los pacientes tratados con placebo, comparados con 44% de aquellos tratados con orlistat, 49% con lorcaserina, 55% con naltrexona/bupropión, 63% con liraglutida y 75% de los administrados con fentermina/topiramato. Los cocientes de probabilidad más altos para discontinuación del estudio relacionada con el tratamiento se observaron con liraglutida y naltrexona/bupropión.

MEDICAMENTOS QUE PROMUEVEN LA GANANCIA PONDERAL

En la tabla 8-5 se describen los medicamentos identificados en la revisión sistemática de evidencia de 2015 de la *Endocrine Society* como promotores de la ganancia ponderal.[3] Para pacientes con sobrepeso y obesidad y quienes ya han demostrado susceptibilidad a la ganancia de peso, el PSS debe informarles acerca del potencial de una ganancia ponderal adicional con estos medicamentos antes de prescribirlos. No todos los pacientes presentarán ganancia ponderal con los medicamentos identificados en la tabla 8-5, pero deben considerarse medicamentos alternativos si es posible.

| **TABLA 8-5** Medicamentos que promueven la ganancia ponderal y opciones alternativas ||
GANANCIA PONDERAL RELACIONADA CON SU USO	ALTERNATIVAS (REDUCTOR PONDERAL ENTRE PARÉNTESIS)
Medicamentos para diabetes • Insulina • Sulfonilureas • Tiazolidinedionas • Meglitinida	• (Metformina) • Inhibidores de alfa-glucosidasa • Inhibidores de DPP-4 • (Pramlintida) • (Agonistas del receptor GLP-1) • (Inhibidores de SGLT 2)
Antidepresivos/ estabilizadores del estado de ánimo: **Antidepresivos tricíclicos** • Amitriptilina • Doxepina • Imipramina • Nortriptilina • Trimipramina • Mirtazapina	• (Bupropión) • Nefazodona • Fluoxetina, a corto plazo • Sertralina, administrada < 1 año
Antidepresivos/ estabilizadores del estado de ánimo: **Inhibidores selectivos de la recaptación de serotonina** • Paroxetina • Fluvoxamina	
Antidepresivos/ estabilizadores del estado de ánimo: **Inhibidores de monoaminooxidasa** • Fenelzina • Tranilcipromina	
Estabilizadores del estado de ánimo • Litio	
Antipsicóticos • Clozapina • Risperidona • Olanzapina • Quetiapina • Haloperidol • Perfenazina	• Ziprasidona • Aripiprazol
Anticonvulsivos • Carbamacepina • Gabapentina • Valproato	• Lamotrigina • (Topiramato) • (Zonisamida)

| **TABLA 8.5** Medicamentos que promueven la ganancia ponderal y opciones alternativas ||
GANANCIA PONDERAL RELACIONADA CON SU USO	ALTERNATIVAS (REDUCTOR PONDERAL ENTRE PARÉNTESIS)
Antihipertensivos • α-bloqueador • β-bloqueador: atenolol, metoprolol, nadolol, propranolol	• Inhibidores de ECA • Bloqueadores de los canales de calcio • Antagonistas del receptor de angiotensina 2
Anticonceptivos • Progesterona inyectable • Progesterona oral	• Métodos de barrera • DIU • De preferencia los anticonceptivos orales antes que los inyectables
Tratamiento de endometriosis • Acetato de leuprolida de depósito	• Tratamiento quirúrgico
Enfermedades inflamatorias crónicas • Glucocorticoides	• Antiinflamatorios no esteroideos • Antirreumáticos modificadores de la enfermedad
Tratamiento para sida • Las terapias antirretrovirales pueden afectar de modo adverso la distribución de la grasa corporal	• No hay alternativas terapéuticas, pero el monitoreo y asesoría son apropiados

ECA, enzima convertidora de angiotensina; sida, síndrome de inmunodeficiencia adquirida; DIU, dispositivo intrauterino.
Adaptada de Apovian CM, Aronne LJ, Bessesen DH, et al. Pharmacological management of obesity: An Endocrine Society clinical practice guideline. J Clin Endocrinol Metab. *2015;100(2):342-362. Erratum in:* J Clin Endocrinol Metab. *2015;100(5):2135-2136.*

MEDICAMENTOS USADOS FUERA DE INDICACIÓN PARA EL MANEJO PONDERAL

Debido a la cobertura de seguro variable para los MAO, los médicos han prescrito ciertos medicamentos fuera de indicación para el manejo ponderal. En Estados Unidos, siempre que sea posible, es preferible prescribir fármacos aprobados por la FDA debido a que hay más datos disponibles acerca de su uso a largo plazo. Sin embargo, para pacientes sin cobertura, estos medicamentos pueden ser una opción asequible y segura para auxiliar el manejo ponderal.

• Metformina. Es, quizás, el medicamento prescrito con mayor frecuencia en pacientes con obesidad. Es común que se prescriba en sujetos con resistencia a la insulina; la metformina también produce pérdida ponderal moderada. En el estudio DPP (*Diabetes Prevention Program*), la metformina se relacionó con una pérdida ponderal de casi 2%. Al prescribir metformina como auxiliar del manejo ponderal, se recomienda utilizar tabletas de 500 mg ER en una dosis de 2000 mg/día. Las tabletas ER producen menos diarrea.

- Bupropión. Este medicamento está aprobado para el cese del tabaquismo y para depresión. Se evaluó como medicamento único para pérdida ponderal, pero la eficacia no respaldó la búsqueda de aprobación. Aun así, algunos pacientes tienen buena evolución de la pérdida ponderal con una dosis de 360 mg de bupropión en forma de liberación prolongada, y el bupropión puede ser una buena opción para personas con obesidad que necesitan antidepresivos. Véase la sección anterior para otros comentarios.

- Agonistas del receptor GLP-1. Estos medicamentos están aprobados para *DMT2* y se utilizan con frecuencia en pacientes con obesidad para ayudar a la pérdida ponderal. La liraglutida 1.8 mg, exenatida, dulaglutida y otras se relacionan con pérdida ponderal. La semaglutida, aprobada hace poco para diabetes, produce la mayor pérdida ponderal promedio de estas opciones. Véase la sección anterior para otros comentarios.

- Topiramato. Este medicamento se utiliza como profilaxis para migrañas y epilepsia. En dosis mayores, puede deprimir la función cerebral y la memoria, en particular afectando la búsqueda de palabras. Si se utiliza fuera de indicación para manejo ponderal, es necesario tener precaución y hacer un ajuste gradual cuidadoso en mujeres con potencial reproductivo, como ya se describió.

- Inhibidores de SGLT 2. Estos medicamentos se aprobaron para *DMT2* y se utilizan con frecuencia en pacientes con obesidad y *DMT2*, aunque en ocasiones se usan en pacientes que no tienen *DMT2* para ayudar en la pérdida ponderal. En pacientes que no restringen su dieta, el déficit calórico con glucosuria se compensa, por lo general, al aumentar la ingesta de alimentos. Por ello, para lograr la pérdida ponderal máxima, debe asesorarse a los pacientes para restringir su ingesta de alimentos mientras reciben inhibidores de SGLT 2. Aunque estos compuestos tienen efectos positivos en la glucemia, el peso corporal, la presión arterial y el ácido úrico sérico, también se ha demostrado que aumentan el riesgo de infecciones por levaduras, las infecciones de vías urinarias, la cetoacidosis diabética, fracturas y amputación podálica.

- Pramlintida. Este fármaco es un análogo de amilina humana, aprobado para usarse junto con la terapia insulínica en pacientes con diabetes tipo 1 o 2. La pramlintida también se relaciona con pérdida ponderal en pacientes con y sin diabetes. Su efecto colateral principal es la náusea.

- Zonisamida. Este fármaco está aprobado para usarse en epilepsia. Es un inhibidor de anhidrasa carbónica y, al igual que otros antiepilépticos, se ha relacionado con ralentización psicomotora y depresión. En ocasiones se utiliza fuera de indicación para auxiliar el manejo ponderal y, por lo regular, se inicia con 100 mg y se ajusta gradualmente hasta 600 mg. La zonisamida puede emplearse de modo similar al topiramato (en combinación con un estimulante como fentermina o dietilpropión).

NUEVAS ESTRATEGIAS FARMACOLÓGICAS

Gelesis100: una cápsula autorizada por la FDA como dispositivo[32]

En 2019, la FDA aprobó un nuevo dispositivo para el manejo ponderal. El gelesis100 es un gel hidrosoluble no sistémico. En el estómago, la cápsula libera el microgel de celulosa que forma una matriz y ocupa casi 25% del estómago, con la consistencia de alimento. En el intestino grueso, lo degradan enzimas y la celulosa se excreta. El gelesis100 y el placebo se evaluaron[32] durante 24 semanas en pacientes con IMC de 27 a ≤ 40 kg/m² y glucosa plasmática en ayuno de 90 a 145 mg/dL. El tratamiento con gelesis100 causó una mayor pérdida ponderal que el placebo (6.4 *vs.* 4.4%, *P* = 0.0007) y 59% de los pacientes tratados con gelesis100 logró una pérdida ponderal de 5%, y 27% obtuvo una de 10% *vs.* 42, y 15% en el grupo placebo, respectivamente. Por razones que no son claras, las cápsulas parecieron ser más efectivas en pacientes con prediabetes o con *DMT2* sin farmacoterapia previa. El tratamiento con gelesis100 no tuvo riesgos de seguridad aparentes más altos. Las cápsulas están disponibles por prescripción por correo para pacientes con un IMC de por lo menos 25 kg/m², con o sin comorbilidades.

Estrategias combinadas; uso de múltiples medicamentos con cirugía y dispositivos

Después de una cirugía bariátrica, la falla para lograr una pérdida ponderal adecuada o la recuperación del peso perdido son problemas frecuentes. Cerca de 25% de los pacientes fracasa para lograr y mantener una pérdida ponderal de 10%. Los especialistas en obesidad abordan este problema al iniciar los medicamentos para pacientes que no pierden peso con éxito a los 6 meses después de la cirugía. De modo similar, los especialistas en obesidad utilizan múltiples medicamentos simultáneos, en ocasiones fuera de indicación.[33,34] Debido a que la obesidad es una enfermedad heterogénea compleja, es lógico utilizar múltiples estrategias terapéuticas juntas para maximizar la pérdida ponderal. El PSS debe revisar esto como una estrategia especializada y referir a especialistas en obesidad para estas situaciones más complicadas.

¿CUÁNDO REFERIR?

El PSS debe saber cuándo es apropiado referir un paciente a otro clínico con experiencia específica en el manejo farmacológico de la obesidad. Aquí se muestran algunos criterios sugeridos.

- Ausencia de familiaridad con los medicamentos antiobesidad.
- Esquema de medicación complicado, que incluye interacciones farmacológicas y polifarmacia.
- Paciente complicado con múltiples comorbilidades.
- Personal insuficiente para supervisar el peso y otros parámetros (presión arterial) cada mes al inicio de la terapia.

Estrategias en investigación

Hay tres compuestos bajo investigación en estudio fase III:

1. Setmelanotida, un agonista del receptor de melanocortina-4 evaluado para síndromes raros de obesidad genética. Será la primera "terapia personalizada para obesidad", ya que requiere alteraciones genéticas específicas para su uso.
2. Semaglutida 2.4 mg, un agonista del receptor GLP-1 administrado una vez por semana por inyección subcutánea. Este fármaco produce casi el doble de pérdida ponderal que la obtenida en la actualidad con liraglutida 3.0 mg. El compuesto también influye en la glucemia. Ésta será la segunda generación de medicamentos que tiene como objetivo a GLP-1 y guiará una nueva era de pérdida ponderal alcanzable.
3. Tirzepatida, un compuesto de molécula única con doble acción. Esta molécula actúa en los receptores GLP-1 y GIP. En un estudio fase II, produce una pérdida ponderal promedio ~12% y tiene efectos potentes en la glucemia.

Además de estos fármacos emocionantes de fase III en el horizonte, el cambio farmacológico también es promisorio. Más interesante aún es el desarrollo y alteración de péptidos dirigidos a múltiples receptores en la superfamilia de glucagón (GLP-1, GIP y glucagón). Estos compuestos fisiológicos alterados tendrán efectos farmacológicos importantes, al producir más pérdida ponderal y quizás al influir no sólo en la ingesta de alimentos, sino también en el gasto energético. Las compañías farmacéuticas también están explorando estrategias combinadas, en particular con otros agentes biológicos, como pramlintida y PYY.

Suplementos dietéticos para obesidad

Debido a los desafíos del apego a largo plazo a la intervención conductual y la frustración de los pacientes con tasas elevadas de recuperación del peso perdido, muchos pacientes andan a la caza de suplementos dietéticos que pregonan producir la pérdida ponderal. Con frecuencia, los fabricantes defienden que sus suplementos reducen el apetito, alteran la composición corporal, reducen la grasa corporal y aumentan la termogénesis. La industria de los suplementos no está regulada por la FDA, y numerosos estudios han demostrado que lo que se informa como ingredientes activos, con frecuencia no lo son. Los ingredientes comunes en los suplementos dietéticos para pérdida ponderal incluyen hierbas y otros componentes de plantas, fibra dietética, cafeína y minerales.[35] Ha habido casos de suplementos dietéticos que contienen subrepticiamente anfetaminas u otros estimulantes que han tenido efectos colaterales serios en los consumidores.[36] Quince por ciento de los estadounidenses informan haber probado un suplemento dietético para pérdida ponderal y la industria de suplementos en Estados Unidos es un negocio de $2.1 mil millones debido a la publicidad de expectativas poco realistas y beneficios no comprobados. Cuando se evalúa a un paciente para el manejo del sobrepeso u obesidad en el ámbito de atención primaria, el médico debe preguntar por los suplementos dietéticos de venta sin receta que el paciente utiliza para conciliar los medicamentos. Debe aconsejarse a los pacientes que no tomen suplementos que no están aprobados por la FDA para pérdida ponderal sin consultar a su médico.

RESUMEN

Todo el PSS sabe que los pacientes luchan por perder peso y mantener la pérdida ponderal. Es común que el PSS señale el sobrepeso u obesidad, pero no prescriba intervenciones estructuradas acerca de cómo perder peso. Un componente del manejo integral de los pacientes con obesidad incluye conocer los medicamentos disponibles en la actualidad que pueden prescribirse como adyuvantes de la modificación del estilo de vida. El PSS puede tener confianza de que varios medicamentos se han evaluado con rigurosidad respecto a su eficacia y seguridad, y aprender a utilizarlos en la práctica. Comprender las indicaciones, mecanismos básicos, contraindicaciones y escenarios del uso apropiado es importante para aumentar la confianza y competencia de quien prescribe. El manejo ponderal efectivo puede mitigar y remediar muchas de las enfermedades crónicas que se observan en la atención primaria. Los medicamentos son herramientas para el manejo ponderal efectivo. Este capítulo brinda consejos prácticos y útiles para maximizar la pérdida ponderal exitosa con medicamentos utilizados como adyuvantes para la intervención del estilo de vida.

PREGUNTAS DE EXAMEN

1. Un hombre de 30 años de edad se presenta con el profesional de atención primaria para su consulta anual. Su IMC ha aumentado de 30 a 32 kg/m^2 desde su última consulta un año atrás. El paciente tiene antecedentes de depresión mayor e informa un empeoramiento reciente de su estado de ánimo. Ha comenzado un ciclo de fluoxetina con su psiquiatra, quien le dijo que manejara su peso con el profesional primario con la esperanza de que la pérdida ponderal pueda mejorar su estado anímico. El paciente era muy activo antes y hacía yoga con regularidad. Comenta que ha intentado manejar el tamaño de las porciones y los tentempiés, pero los dulces le son reconfortantes. Está interesado en escuchar más acerca de cualquier medicamento que pueda ayudarle a controlar su ganancia ponderal y antojos dulces. Médicamente, utiliza tramadol de manera intermitente para dolor de la región inferior de la espalda. A la evaluación, niega

ideación suicida, sus signos vitales, exploración física y estudios de laboratorio son normales. El paciente tiene seguro gubernamental y cobertura farmacológica limitada. Además de optimizar su nutrición, sueño, estrés y actividad física, ¿qué medicamento antiobesidad sería el más apropiado?

A. Fentermina
B. Naltrexona/bupropión
C. Liraglutida
D. Fentermina/topiramato
E. Orlistat

Respuesta: A. *La fentermina es la opción más apropiada debido a su menor costo directo y la ausencia de contraindicaciones. La naltrexona está contraindicada por el uso de opiáceos o tramadol. El orlistat no afecta el apetito y el paciente dice que su apetito es un problema. La liraglutida y fentermina/topiramato también serían apropiados, pero dado su mayor costo, se considerarían fármacos de segunda elección en este contexto.*

2. Una mujer de 28 años de edad con IMC de 34 kg/m², acude en busca de ayuda por pérdida ponderal. Ha seguido un programa comercial de pérdida ponderal durante varios meses y ha perdido cerca de 6.8 kg, pero siente que ya se estancó y tiene hambre. Sus antecedentes personales indican ansiedad y un trastorno epiléptico manejado con levetiracetam. Tiene dos hijos y se realizó ligadura tubaria. Muestra interés particular en los medicamentos que podrían ayudarle a controlar su apetito, en especial porque quiere continuar sin utilizar las comidas empacadas que proporcionaba su programa previo de pérdida ponderal. Su PA es 125/80 mm Hg, FC 70 lpm y el resto de su exploración física es normal. Su único valor de laboratorio anormal es la hemoglobina A1c de 6.1%. Además de trabajar para optimizar su estilo de vida, ¿cuál de las opciones siguientes preferiría para esta paciente?

A. Fentermina/topiramato ER
B. Naltrexona ER/bupropión ER
C. Liraglutida
D. Fentermina
E. Orlistat

Respuesta: C. *La liraglutida es la mejor respuesta debido a la ausencia de efectos en el umbral convulsivo y la mejoría de la glucemia. Cualquiera, con un efecto estimulante como fentermina o bupropión, puede exacerbar su ansiedad. Satisface los criterios para farmacoterapia antiobesidad con base en su IMC solo, pero también tiene comorbilidades de la obesidad.*

RECURSOS PRÁCTICOS

- Folletos de *obesidad* para el paciente (https://www. obesity.org/information-for-patients/); la revista *Obesity* desarrolló folletos para el paciente que están disponibles en esta liga. Describen diversas estrategias y pueden descargarse e imprimirse.
- Lineamientos completos: *Pharmacological Management of Obesity* (manejo farmacológico de la obesidad) (https:// www.endocrine.org/guidelines-and-clinical-practice/ clinical-practice-guidelines/pharmacological-management-of-obesity); la *Endocrine Society* brinda acceso en línea, descargar los lineamientos completos. *Full Guideline: Pharmacological Management of Obesity* de JCEM en febrero de 2016.
- *American Board of Obesity Medicine* (https://www.abom. org), es un recurso clave para médicos certificados.
- *Obesity Medicine Association* (https://obesitymedicine. org); la OMA proporciona un algoritmo terapéutico para obesidad actualizado cada año, que incluye información acerca de cómo medicar al paciente con obesidad.

REFERENCIAS

1. Hales CM, Carroll MD, Fryar CD, Ogden CL. *Prevalence of Obesity Among Adults and Youth: United States, 2015-2016. NCHS Data Brief, No 288.* National Center for Health Statistics; 2017.
2. Jensen MD, Ryan DH, Donato KA, *et al.* Guidelines (2013) for managing overweight and obesity in adults. *Obesity (Silver Spring).* 2014;22(S2):S1-S410.
3. Apovian CM, Aronne LJ, Bessesen DH, *et al.*; Endocrine Society. Pharmacological management of obesity: an Endocrine Society clinical practice guideline. *J Clin Endocrinol Metab.* 2015;100(2):342-362. Erratum in: *J Clin Endocrinol Metab.* 2015;100(5):2135-2136.
4. Garvey WT, Mechanick JI, Brett EM, *et al.*; Reviewers of the AACE/ACE Obesity Clinical Practice Guidelines. American Association of Clinical Endocrinologists and American College of Endocrinology Comprehensive clinical practice guidelines for medical care of patients with obesity. *Endocr Pract.* 2016;22(7):842-884.
5. Garvey WT, Mechanick JI, Brett EM, *et al.* American Association of Clinical Endocrinologists and American College of Endocrinology comprehensive clinical practice guidelines for medical care of patients with obesity. *Endocr Pract.* 2016;22(suppl 3):1-203.

6. Berthoud HR, Munzberg H, Morrison CD. Blaming the brain for obesity: Integration of hedonic and homeostatic mechanisms. *Gastroenterology.* 2017;152:1728-1738.

7. The Look AHEAD Research Group. Reduction in weight and cardiovascular disease risk factors in individuals with type 2 diabetes: one-year results of the Look AHEAD trial. *Diabetes Care.* 2007;30(6):1374-1383.

8. Look AHEAD Research Group; Wing RR. Long-term effects of a lifestyle intervention on weight and cardiovascular risk factors in individuals with type 2 diabetes mellitus: four-year results of the Look AHEAD trial. *Arch Intern Med.* 2010;170(17):1566-1575.

9. Wadden TA, Butrin ML, Hong PS, Tsai AG. Behavioral treatment of obesity in patients encountered in primary care settings: a systematic review. *J Am Med Assoc.* 2014;312(17):1779-1791.

10. Ryan DH, Yockey SR. Weight loss and improvement in comorbidity: Differences at 5%, 10%, 15%, and over. *Curr Obes Rep.* 2017;6(2):187-194.

11. Phentermine/topiramate (Qsymia) prescribing information. Accessed June 19, 2019. https://www.accessdata.fda.gov/drugsatfda_docs/label/2012/022580s000lbl.pdf

12. Naltrexone SR/Bupropion SR (Contrave®). FDA prescribing information. Accessed June 20, 2019. https://www.accessdata.fda.gov/drugsatfda_docs/label/2014/200063s000lbl.pdf

13. Saxenda® prescribing information. Accessed June 19, 2019. https://www.novo-pi.com/saxenda.pdf

14. Accessed February 24, 2020. https://www.accessdata.fda.gov/drugsatfda_docs/label/2012/022529lbl.pdf

15. Cadegiani FA, Diniz GC, Alves G. Aggressive clinical approach to obesity improves metabolic and clinical outcomes and can prevent bariatric surgery: a single center experience. *BMC Obesity.* 2017;4:9.

16. Erdmann J, Lippi F, Klose G, Schusdziarra V. Cholesterol lowering effect of dietary weight loss and orlistat treatment – efficacy and limitations. *Aliment Pharmacol Ther.* 2004;19(11):1173-1179.

17. Lomaira (phentermine) 8 mg prescribing information. Accessed June 19, 2019. https://lomaira.com/Prescribing_Information.pdf

18. Phentermine (ADIPEX-P) prescribing information. Accessed June 19, 2019. https://www.accessdata.fda.gov/drugsatfda_docs/label/2012/085128s065lbl.pdf

19. Aronne LJ1, Wadden TA, Peterson C, Winslow D, Odeh S, Gadde KM. Evaluation of phentermine and topiramate versus phentermine/topiramate extended release in obese adults. *Obesity (Silver Spring).* 2013;21(11):2163-2171.

20. Hirsch J1, Mackintosh RM, Aronne LJ. The effects of drugs used to treat obesity on the autonomic nervous system. *Obes Res.* 2000;8(3):227-233.

21. https://www.fda.gov/drugs/drug-safety-and-availability/safety-clinical-trial-shows-possible-increased-risk-cancer-weight-loss-medicine-belviq-belviq-xr

22. Bohula EA, Wiviott SD, McGuire DK, *et al.*; on behalf of the CAMELLIA–TIMI 61 Steering Committee and Investigators. Cardiovascular safety of lorcaserin in overweight or obese patients. *N Engl J Med* 2018;379:1107-1117.

23. Bohula EA, Scirica BM, Inzucchi SE, McGuire DK, *et al.*; CAMELLIA-TIMI 61 Steering Committee Investigators. Effect of lorcaserin on prevention and remission of type 2 diabetes in overweight and obese patients (CAMELLIA-TIMI 61): a randomized, placebo-controlled trial. *Lancet.* 2018;392:2269-2279.

24. Sharretts J, Galescu O, Gomatam S, *et al.* Cancer risk associated with lorcaserin—The FDA's review of the CAMELLIA-TIMI 61 trial. *N Engl J Med.* 2020;383:1000-1002.

25. Le Roux CW, Astrup A, Fujioka K, *et al.*; SCALE Obesity Prediabetes NN8022-1839 Study Group. 3 years of liraglutide versus placebo for type 2 diabetes risk reduction and weight management in individuals with prediabetes: a randomized, double-blind trial. *Lancet.* 2016;389(10077):1399-1409.

26. Marso SP, Daniels GH, Brown-Frandsen K, *et al.*; LEADER Steering Committee; LEADER Trial Investigators. Liraglutide and cardiovascular outcomes in type 2 diabetes. *N Engl J Med.* 2016;375:311-322.

27. Wadden TA, Hollander P, Klein S, *et al.*; NN8022-1923 Investigators. Weight maintenance and additional weight loss with liraglutide after low-calorie-diet-induced weight loss: the SCALE Maintenance randomized study. *Int J Obes (Lond).* 2013;37(11):1443-1451.

28. Orlistat (Xenical) prescribing information. Accessed June 20, 2019. https://www.accessdata.fda.gov/drugsatfda_docs/label/2009/020766s026lbl.pdf

29. Cavaliere H, Floriano I, Medeiros-Neto G. Gastrointestinal side effects of orlistat may be prevented by concomitant prescription of natural fibers (psyllium mucilloid). *Int J Obes Relat Metab Disord.* 2001;2(7):1095-1099.

30. Chanoine JP, Hampl S, Jensen C, Boldrin M, Hauptman J. Effect of orlistat on weight and body composition in obese adolescents: a randomized controlled trial. *J Am Med Assoc.* 2005;293(23):2873-2883.

31. Khera R, Murad MH, Chandar AK, *et al.* Association of pharmacological treatments for obesity with weight loss and adverse events. A systematic review and meta-analysis. *J Am Med Assoc.* 2016;315, 2424-2434.

32. Greenway FL, Aronne LJ, Raben A. *et al.* A randomized, double-blind, placebo-controlled study of gelesis100: a novel nonsystemic oral hydrogel for weight loss. *Obesity (Silver Spring).* 2019;27:205-216.

33. Fox CK, Kelly AS. The potential role of combination pharmacotherapy to improve outcomes of pediatric obesity: a case report and discussion. *Front Pediatr.* 2018;6:361.

34. Wilding JP. Combination therapy for obesity. *J Psychopharmacol.* 2017;31(11):1503-1508.

35. Sharpe PA, Granner ML, Conway JM, Ainsworth BE, Dobre M. Availability of weight-loss supplements: results of an audit of retail outlets in a southeastern city. *J Am Diet Assoc.* 2006;106:2045-2051.

36. U.S. Food and Drug Administration. *Tainted Weight Loss Products.* 2017. Accessed March 22, 2020. https://www.fda.gov/drugs/medication-health-fraud/tainted-weight-loss-products

9

CIRUGÍA METABÓLICA Y BARIÁTRICA

Wayne J. English, Vance L. Albaugh

CASO DE ESTUDIO 1

La Srta. Jane M es una mujer de 45 años de edad y durante 20 años ha acudido, cada año, a su consulta para evaluaciones rutinarias, no tiene problemas médicos importantes. Tuvo sobrepeso cuando comenzó su consulta, y su peso sigue aumentando con lentitud cada año pese a múltiples intervenciones conductuales y dietéticas prescritas por usted. Ahora tiene un diagnóstico de obesidad clase 3 con un índice de masa corporal (IMC) de 41 kg/m², y considera referirla para una consulta de pérdida ponderal quirúrgica.

IMPORTANCIA CLÍNICA

La obesidad es una enfermedad que afecta al paciente en su totalidad, tanto física como psicológicamente, y requiere un tratamiento multidisciplinario para tener éxito a largo plazo. Pese a un mayor enfoque en la identificación y desarrollo de tratamientos más efectivos para obesidad, una mayor consciencia de las comorbilidades relacionadas y costos crecientes en el sistema de salud, su prevalencia continúa a la alza. Se ha predicho que la obesidad afectará a casi 50% de los adultos estadounidenses para el año 2030.[1] Para algunos pacientes, la cirugía bariátrica es una buena opción terapéutica.

CIRUGÍA METABÓLICA Y BARIÁTRICA COMO UNA OPCIÓN TERAPÉUTICA EFECTIVA PARA OBESIDAD

Numerosos estudios clínicos han demostrado los efectos benéficos de la cirugía bariátrica en la pérdida ponderal, en su mayoría comparada con la intervención del estilo de vida.[2,3] Datos más recientes han demostrado que además de la pérdida ponderal, la cirugía bariátrica también se relaciona con una menor incidencia de cáncer y riesgo disminuido de mortalidad cardiovascular,

en comparación con controles no quirúrgicos.[4,5] Todos estos estudios demuestran el impacto combinado de la cirugía bariátrica en la pérdida ponderal, junto con una mortalidad cardiovascular disminuida.

La cirugía bariátrica y metabólica se reconoce cada vez más (se ha observado un incremento de 60% de la cantidad de procedimientos realizados desde 2011) como el tratamiento más efectivo y sostenido disponible para el paciente con obesidad moderada a grave y comorbilidades relacionadas. Es típico que estos procedimientos se hagan con técnicas de invasión mínima que provocan estancias hospitalarias breves y dolor posquirúrgico mínimo. Sin duda, el avance continuo del campo quirúrgico bariátrico en términos de seguridad y desenlaces del paciente continuará avivando su crecimiento.

La *American Association of Clinical Endocrinologists* (AACE) y el *Task Force on Obesity* en 2011 recomendaron que la cirugía se indique a pacientes de alto riesgo con obesidad y que se cuenta con evidencia significativa para clasificar a la obesidad como enfermedad. La AACE actualizó los lineamientos para el tratamiento de obesidad en 2019, inicialmente creados en 2013, financiados por *el American College of Endocrinology*, la *Obesity Society* (TOS), la *American Society for Metabolic & Bariatric Surgery* (ASMBS), la *Obesity Medicine Association* (OMA) y la *American Society of Anesthesiologists*, y respaldados después por la *American Society for Nutrition* (ASN), la *Obesity Action Coalition* (OAC) y la *American Society for Parenteral and Enteral Nutrition* (ASPEN). Estos lineamientos de práctica clínica brindan información valiosa de nutrición prequirúrgica y posquirúrgica, y la atención metabólica y no quirúrgica para pacientes metabólicos y bariátricos.

A pesar de los beneficios documentados de la cirugía bariátrica, los profesionales de servicios de salud (PSS) pueden dudar en recomendar estos procedimientos a sus pacientes debido a que "no quieren dañarlos"; cuestionando la eficacia a largo plazo de la cirugía; conocimientos limitados acerca de ella; no querer recomendar la cirugía demasiado pronto; y desconocer si su seguro cubre la cirugía.[6] En este capítulo se explican algunas de las brechas de conocimiento y se revisan los procedimientos primarios realizados con frecuencia en Estados Unidos, las indicaciones, contraindicaciones, y las consideraciones psicológicas y otras especiales al referir a un paciente para cirugía bariátrica y metabólica en atención primaria. En este capítulo también se explican los riesgos, así como los resultados a corto y largo plazos, que pueden esperarse para la vasta mayoría de pacientes. También se explicarán algunas ideas equívocas comunes, de manera específica a través de ejemplos de casos que demuestran la toma de decisiones durante la evaluación del paciente con obesidad que considera la cirugía bariátrica y metabólica.

TIPOS DE PROCEDIMIENTOS

Gastrectomía en manga

La gastrectomía vertical en manga (GVM) es el procedimiento más común llevado a cabo en Estados Unidos, ya que representa alrededor de 61% de todos los procedimientos bariátricos y metabólicos hechos en 2018. En este procedimiento, el volumen gástrico se reduce cerca de 75 a 80%. Esto se logra al retirar el segmento de la curvatura mayor del estómago con conservación del píloro. Se coloca una sonda calibradora intraluminal (*bougie*) a lo largo de la curvatura menor del estómago, y la resección gástrica comienza cerca de 5 a 6 cm proximales al píloro, a lo largo de la curvatura mayor. Luego se hace un corte transversal en dirección vertical hacia, pero sin incluir, el ángulo de His (fig. 9-1).

Al inicio, se creía que la GVM era puramente restrictiva, pero ahora se sabe que las células endocrinas responsables de producir grelina, una hormona gastrointestinal del hambre, se distribuyen principalmente en el estómago y se retiran con el segmento gástrico. En consecuencia, se observa un decremento del hambre y una mejora del metabolismo de la glucosa después de la GVM; el estómago también se vacía más rápido después de ésta, lo cual provoca una rápida exposición a los nutrientes dentro del intestino delgado y una actividad neurohumoral más temprana que altera el hambre y la saciedad.[7]

Al compararse con la derivación gástrica en Y de Roux (DGYR), la GVM tiene una ligera ventaja de seguridad, sobre todo al evitar los riesgos de una obstrucción intestinal y úlceras marginales. Se piensa que el uso crónico de antiinflamatorios no esteroideos (AINE) y ácido acetilsalicílico (ASA) después de la derivación gástrica causa úlceras marginales; por tanto, una GVM puede ser una mejor opción para pacientes que requieren estos medicamentos. Sin embargo, el ASA en dosis bajas diarias parece tolerarse bien por pacientes con derivación gástrica sin riesgos importantes de ulceración marginal.[8] Las principales desventajas de la GVM son que la enfermedad por reflujo gastroesofágico (ERGE) puede empeorar de modo significativo en casi 30% de los

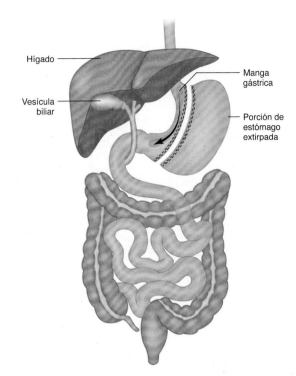

FIGURA 9-1 Gastrectomía vertical en manga.

pacientes, y la resolución de la diabetes mellitus tipo 2 (*DMT2*) no se presenta con tanta frecuencia, con un cociente de probabilidad de 2.11, en comparación con 3.51 encontrado después de la DGYR.[9,10]

Derivación gástrica en Y de Roux

La DGYR implica crear una bolsa gástrica pequeña que mide alrededor de 15 a 30 mL, lo que provoca restricción de la ingesta de alimentos. Además, se produce malabsorción debido al reacomodo del intestino delgado y la desviación del flujo de nutrientes hacia el intestino delgado, lejos del duodeno y región yeyunal proximal. El yeyuno, casi 50 cm distal al ligamento de Treitz, se divide y el extremo proximal se reconecta al intestino delgado después de medir 100 a 150 cm adicionales en dirección distal. Se crea una yeyunoyeyunostomía para restablecer el flujo biliar y de enzimas pancreáticas hacia el intestino delgado distal. Luego se crea la gastroyeyunostomía al unir el extremo distal inicial dividido con la bolsa gástrica.

El intestino delgado desde el ligamento de Treitz hasta la yeyunoyeyunostomía se denomina extremidad biliopancreática o no alimentaria. El segmento del intestino entre la bolsa gástrica y la yeyunoyeyunostomía es la extremidad de Roux o alimentaria, y el intestino delgado restante desde la yeyunoyeyunostomía hasta la válvula ileocecal es el conducto común (fig. 9-2).

Además de causar malabsorción nutricional, la derivación gástrica desvía las secreciones gástricas y biliares inmediatamente hacia el segmento yeyunal medio, lo

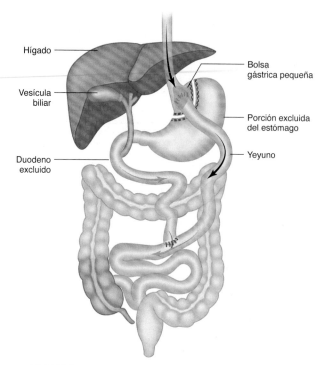

FIGURA 9-2 Derivación gástrica en Y de Roux.

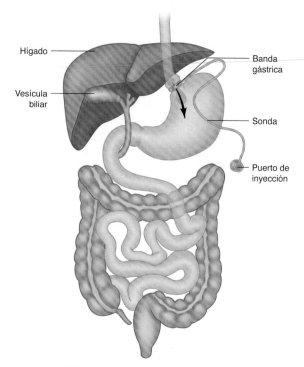

FIGURA 9-3 Banda gástrica ajustable.

que provoca alteraciones complejas neurohormonales, de ácidos biliares y del microbioma que afectan el hambre, la saciedad, la sensibilidad a insulina y la homeostasis de la glucosa.[11]

Bandeo gástrico

La banda gástrica ajustable (AGB, *adjustable gastric banding*) es un procedimiento puramente restrictivo donde se crea una compresión de la región gástrica proximal con un balón ajustable que reduce el flujo de salida gástrico. Durante el procedimiento, se crea un pasaje retrogástrico hacia el ángulo de His y la banda gástrica se empuja a través del mismo, se envuelve alrededor de la región gástrica proximal y se cierra para ajustarla. Se colocan suturas de fijación en la región anterior para asegurar la banda en posición. Se tira de la sonda a través de los puertos laparoscópicos y se fija al puerto de la AGB subcutáneo, que luego se sutura a la fascia del músculo recto para estabilizarla para un futuro acceso. Cambiar la apertura de la banda altera el flujo de salida gástrico y se logra al tener acceso al puerto con una aguja especializada para inflar y desinflar la banda (fig. 9-3).

Estudios previos demostraron pérdida ponderal efectiva y resolución de comorbilidades, pero se ha demostrado que es relativamente ineficaz para producir pérdida ponderal sostenida y resolución de comorbilidades. Inclusive, las intervenciones para manejar complicaciones o la falla para la pérdida ponderal representaron hasta 77% de los pagos de seguro relacionados con la AGB. Las tasas de complicación informadas fueron de hasta 56%, e incluyen prolapso gástrico, deslizamiento de la banda, erosión, disfagia, ERGE y

dismotilidad esofágica.[12] Estas complicaciones pueden ocurrir en cualquier momento, desde semanas hasta incluso años (> 5 a 10+ años) después de la colocación de la AGB, y pueden tener una evolución indolente. Por ejemplo, el reflujo, la pirosis y el dolor epigástrico pueden progresar con lentitud durante años. Además, con frecuencia, la celulitis en el puerto subcutáneo es el signo más temprano de una AGB erosionada, que necesita consulta quirúrgica para su retiro. Se recomienda firmemente la referencia a cirugía bariátrica si hay alguna duda acerca de si los síntomas son consecuencia de una AGB.

La AGB fue aprobada por la *Federal Drug Administration* en 2001. Los procedimientos llevados a cabo por año alcanzaron su máximo en Estados Unidos, en 2009, cuando representaron más de 40% de todos los procedimientos bariátricos y metabólicos. Por el contrario, en 2018, representó sólo 1.1% de todos los procedimientos bariátricos y metabólicos hechos, y la tendencia parece disminuir de manera continua.

Derivación biliopancreática con cruce duodenal

La derivación biliopancreática con cruce duodenal (BPD/DS, *biliopancreatic diversion with duodenal switch*) representó sólo 0.8% de todos los procedimientos bariátricos y metabólicos llevados a cabo en Estados Unidos, en 2018. Aunque es poco frecuente que se realice, comparada con la GVM y la DGYR, tiene mejores resultados al considerar una pérdida ponderal duradera y la resolución de las comorbilidades.[9]

Se desvían las secreciones biliares y pancreáticas al intestino delgado distal, considerablemente en una

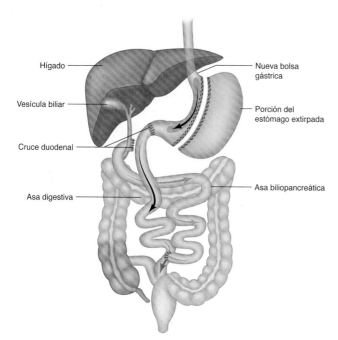

FIGURA 9-4 Derivación biliopancreática con cruce duodenal.

región más distal que la derivación gástrica. Al principio, el procedimiento se hacía con una gastrectomía parcial y resección pilórica, y se conocía como BPD. Sin embargo, se adoptó una técnica conservadora de píloro, y ahora es la técnica más común en la actualidad. Esta adaptación se conoce como cruce duodenal.

El procedimiento DS conservador pilórico implica una GVM como componente inicial del procedimiento, pero se utiliza una sonda calibradora más grande. El segundo componente del procedimiento implica dividir el íleon y el duodeno. El extremo distal engrapado del íleon se conecta con el extremo proximal engrapado del duodeno, creando una duodenoileostomía. El extremo proximal engrapado del íleon se une más distal hacia el íleon terminal, creando una ileoileostomía, desviando con eficacia la bilis y enzimas pancreáticas al íleon distal. Con frecuencia, el conducto común tiene una longitud de 50 a 100 cm, pero una de las desventajas principales del procedimiento es un mayor potencial de anomalías electrolíticas y malabsorción proteica, en comparación con DGYR. Como resultado, algunos cirujanos han aumentado la longitud del conducto común a 200 cm o más (fig. 9-4). En comparación con otros procedimientos bariátricos y metabólicos, la BPD/DS se relaciona con la mayor resolución de la diabetes tipo 2 (*DMT2*).[9]

INDICACIONES Y CONTRAINDICACIONES

Las indicaciones para cirugía bariátrica y metabólica respaldadas por los *National Institutes of Health* (NIH) se resumen en la publicación *Clinical Guidelines on the*

Identification, Evaluation, and Treatment of Overweight and Obesity in Adults. Los NIH especificaron que la cirugía es una opción terapéutica efectiva para obesidad en pacientes con un IMC de 40 kg/m² o 35 kg/m² con comorbilidades relacionadas con obesidad, principalmente hipertensión, *DMT2*, dislipidemia y apnea obstructiva del sueño (http://www.nhlbi.nih.gov/guidelines/obesity/ob_gdlns.pdf). Además, se ha demostrado que la cirugía bariátrica y metabólica es valiosa en pacientes con obesidad clase 1 (IMC entre 30 y 35 kg/m²) y diabetes grave descontrolada. Aunque sólo unas cuantas aseguradoras en Estados Unidos autorizan la cirugía para pacientes en esta categoría, está respaldada por los lineamientos europeos para cirugía bariátrica y metabólica.[13] El centro al cual refiera al paciente sabrá si la obesidad clase 1 está cubierta por el seguro de gastos médicos de su paciente.

Las **contraindicaciones absolutas** para cirugía bariátrica y metabólica pueden incluir, pero no se limitan a:

- Depresión descontrolada
- Ansiedad descontrolada
- Trastorno bipolar descontrolado
- Abuso de sustancias activas (drogas/alcohol)
- Ideación suicida
- Trastorno de personalidad limítrofe
- Esquizofrenia
- Trastorno de la alimentación significativo
- Psicosis aguda
- Ausencia de apego terapéutico definido a la atención médica o psicológica previa
- Reticencia a seguir los lineamientos necesarios después de cirugía bariátrica
- Causas hormonales de obesidad que pueden manejarse con tratamiento médico
- Enfermedad cardiopulmonar grave

Algunos cirujanos quizá no consideren la esquizofrenia como una contraindicación absoluta, pero sí como contraindicación relativa, dependiendo de si el paciente es altamente funcional y ya cuenta con apoyo psiquiátrico y psicológico disponible en el periodo posquirúrgico. Además, la enfermedad cardiopulmonar avanzada puede considerarse una contraindicación relativa para algunos cirujanos. Es imperativo que refiera a los pacientes con riesgo incrementado a centros con experiencia para lidiar con estos tipos de problemas complejos.

Las **contraindicaciones relativas** para cirugía bariátrica y metabólica en las cuales la decisión de proceder con la cirugía se hará de manera individualizada incluyen, pero no se limitan a:

- Antecedente de cáncer en los últimos 5 años
- Cirrosis
- Enfermedad de la colágena vascular
- Enfermedad inflamatoria intestinal (EII)
- Síndrome de Down o discapacidad intelectual

De manera típica, las decisiones de operar pacientes se basan en los recursos disponibles en el centro bariátrico y metabólico y a criterio del cirujano. Muchos cirujanos consideran hacer cirugía bariátrica y metabólica en pacientes con cáncer antes de los 5 años de su diagnóstico, si la enfermedad se relaciona con riesgo de recurrencia bajo y ya no reciben tratamiento. A la cirrosis avanzada con hipertensión portal la mayoría de los cirujanos la consideran una contraindicación absoluta. Inclusive, a la colitis ulcerativa activa o a la enfermedad de Crohn grave también se les considera contraindicación absoluta por la mayoría de los especialistas, ya que es preferible hacer la cirugía bajo condiciones en las cuales se hayan estabilizado los síntomas (un estudio de caso revisa un paciente con EII).

EVALUACIÓN PREQUIRÚRGICA

Es esencial que los pacientes reciban educación prequirúrgica, evaluaciones médicas y psicológicas, y preparación dietética (tabla 9-1). La evaluación prequirúrgica debe ser completa para identificar causas potenciales tratables de la obesidad y determinar factores que aumentarán el riesgo de complicaciones potenciales. El objetivo es optimizar o prehabilitar la salud del paciente y modificar los factores de riesgo para asegurar que la cirugía se lleve a cabo en condiciones óptimas. Se elabora una historia clínica y exploración física

completas para identificar las comorbilidades relacionadas con obesidad y las indicaciones para cirugía. Las pruebas de laboratorio de rutina pueden incluir un perfil metabólico integral (CMP, química sanguínea) y biometría hemática completa (BHC), perfil de lípidos, función tiroidea, examen general de orina, tiempo de protrombina/razón normalizada internacional (PT/INR), tipo de sangre y cuantificación de micronutrientes, que incluyen estudio de hierro, ferritina, vitamina B12, ácido fólico y 25-OH vitamina D. Las compañías aseguradoras pueden no cubrir todos estos estudios de laboratorio sin los diagnósticos apropiados de respaldo y, como mínimo, debe obtenerse una BHC y un CMP. Los estudios de nutrientes son esenciales en el periodo posquirúrgico, y es usual que estén cubiertos por el seguro con un diagnóstico de respaldo de malabsorción posquirúrgica.

Las evaluaciones dietética y psicológica son vitales en la valoración prequirúrgica para identificar posibles áreas de preocupación, como trastorno por atracones, síndrome de ingesta nocturna o depresión no diagnosticada, que podrían comprometer la evolución posquirúrgica. Para lograr estos objetivos, la mayoría de las aseguradoras requiere que los pacientes se sometan a valoración dietética y psicológica antes de la cirugía bariátrica, y es típico que se hagan dentro del centro quirúrgico bariátrico integral. Inclusive, la mayoría de los centros tienen protocolos prequirúrgicos que obligan la asistencia a clases grupales. Se enseña a los

---

TABLA 9-1 Lista de verificación prequirúrgica

LISTA DE VERIFICACIÓN PREQUIRÚRGICA PARA CIRUGÍA METABÓLICA Y BARIÁTRICA

• Historia clínica y exploración física completas	• Identificar causas tratables de la obesidad y atenderlas, si están presentes.
	• Buscar los criterios de inclusión que satisfacen los criterios de los *National Institutes of Health* y de la aseguradora.
	• Registrar las contraindicaciones para cirugía, si están presentes.
	• Documentar la necesidad médica de cirugía, incluidas comorbilidades relacionadas con obesidad, peso, índice de masa corporal.
	• Evaluar el grado de compromiso del paciente.
	• Identificar antecedentes de cáncer, si están presentes.
	• Evaluar el consumo de nicotina (tabaquismo, vapeo, parche, goma de mascar, etc.) y requerir el cese de nicotina; referir para asesoría si es necesario.
• Estudios de laboratorio habituales	• Biometría hemática y perfil metabólico completos, que incluye glucosa sanguínea en ayuno y pruebas de función hepática, son rutinarios durante la consulta inicial.
	• Otros estudios de laboratorio recomendados, si están indicados, comprenden función tiroidea, perfil de lípidos y hemoglobina glucosilada, examen general de orina, tiempo de protrombina y tiempo parcial de tromboplastina.
	• Tipo de sangre y pruebas cruzadas antes de la cirugía.
• Estudios nutricionales adicionales, si están indicados	• Valores de hierro, TIBC, ferritina, vitamina B12, ácido fólico, 25-OH vitamina D, hormona paratiroidea.
• Evaluación dietética	• Educar acerca de la conducta dietética requerida después de la cirugía.
	• Educar acerca del potencial de deficiencias de vitaminas y minerales en el periodo posquirúrgico.
	• Revisar la composición corporal y el balance energético.
	• Establecer objetivos de pérdida ponderal y manejar discrepancias.

TABLA 9-1 Lista de verificación prequirúrgica (Continuación)

LISTA DE VERIFICACIÓN PREQUIRÚRGICA PARA CIRUGÍA METABÓLICA Y BARIÁTRICA

• Evaluación psicológica (incluye valoración del estilo de vida)	• Evaluar el índice de alimentación saludable e identificar atracones y trastorno de la alimentación nocturna; tratar, si están presentes. • Evaluar el estado de ánimo general e identificar o tratar la depresión no diagnosticada/tratada. • Buscar abuso de sustancias y alcohol, y tratar si están presentes. • Identificar medicamentos que pueden contribuir a la pérdida ponderal subóptima. • Evaluar la estructura de apoyo general. • Identificar la necesidad de apoyo y asesoría conductuales adicionales.
• Evaluación por cardiología, si está indicada	• Electrocardiograma • Ecocardiograma • Prueba de esfuerzo • Cateterismo cardiaco • Optimización de la hipertensión

• Evaluación pulmonar, si está indicada	• Detección de apnea del sueño
	   • Cuestionario STOP-BANG
	   • Escala de somnolencia de Epworth
	 • Optimización de EPOC, asma

• Evaluación gastrointestinal (GI), si está indicada	• Esofagogastroduodenoscopia • Estudio contrastado GI superior • Tamizaje para *Helicobacter pylori* • Ecografía de vesícula biliar • Colonoscopia
• Evaluación endocrina, si está indicada	• Optimización de diabetes mellitus • Hemoglobina glucosilada • Prueba con dexametasona • Cortisol urinario de 24 horas • Hormona estimulante de tiroides • Testosterona • Dehidroepiandrosterona
• Prerrequisitos de la aseguradora, si es aplicable	• Confirmar que el paciente tiene cobertura para cirugía bariátrica y metabólica • Documentación del manejo ponderal prequirúrgico • Pérdida ponderal documentada antes de la cirugía

pacientes cómo deberán comer después de la cirugía y estrategias de afrontamiento cuando encuentran desafíos dietéticos y conductuales. Comprender los objetivos de su paciente es importante para el éxito general después de la cirugía, ya que puede haber discrepancias entre los objetivos de pérdida ponderal del paciente y la pérdida ponderal realista potencialmente observada después de la cirugía. Numerosos factores pueden influir en la capacidad del paciente para lograr un resultado óptimo después de la cirugía, que incluyen los perfiles psicológicos antes mencionados, comorbilidades, medicamentos que pueden provocar una pérdida ponderal subóptima, edad y metabolismo, composición corporal y balance energético. Los centros integrales de cirugía bariátrica y metabólica están comprometidos a identificar variaciones en cualquiera de estos factores que pueden predisponer al paciente a desenlaces insuficientes de pérdida ponderal o a la recuperación del

peso perdido después de presentar un nadir ponderal satisfactorio.

Con frecuencia es necesaria la evaluación cardiopulmonar en pacientes interesados en someterse a cirugía bariátrica y metabólica. Las evaluaciones cardiológicas para valoración del riesgo deben seguir los estándares de práctica para la evaluación y manejo prequirúrgicos de pacientes sometidos a cirugía no cardiaca, que pueden incluir electrocardiograma, ecocardiograma, prueba de esfuerzo y cateterismo cardiaco, según se indique.[14] Los pacientes con antecedentes de trombosis venosa profunda sin provocación o embolia pulmonar deben someterse a una evaluación hematológica para descartar un estado hipercoagulable. La autorización pulmonar debe obtenerse en pacientes con enfermedad pulmonar obstructiva crónica (EPOC) para optimizarlos antes de la cirugía. Las radiografías de tórax no se consiguen como rutina, a menos que se indique por clínica. Un estudio de sueño está indicado en pacientes con ronquidos significativos, episodios presenciados de apnea, cefaleas matutinas, somnolencia diurna y desaturación de oxígeno significativa en la oximetría de pulso nocturna. El tamizaje mediante la escala de somnolencia de Epworth o el cuestionario STOP-BANG suelen ayudar a identificar a los pacientes en riesgo para referirlos a polisomnografía nocturna (tabla 9-2).[15,16] En los pacientes recién diagnosticados con apnea obstructiva del sueño debe implementarse el tratamiento con presión positiva continua de la vía aérea (CPAP) para optimizar su estado pulmonar durante por lo menos un mes antes de la cirugía.

Por lo regular, las evaluaciones gastrointestinales (GI) se obtienen conforme se indique por clínica.

Algunos centros hacen esofagogastroduodenoscopia (EGD) rutinaria en todos los pacientes, mientras otros son más selectivos y hacen EGD prequirúrgica sólo cuando está indicada, como en el caso de antecedentes de dispepsia, reflujo, disfagia o enfermedad ulcerativa previa. El tamizaje para *Helicobacter pylori* no se lleva a cabo como rutina, pero debe considerarse en regiones de prevalencia elevada y tratarse con un esquema antibiótico triple si el resultado es positivo. Algunos cirujanos pueden obtener de manera rutinaria una ecografía de la vesícula biliar, pero es usual que se solicite de modo selectivo tal como esté clínicamente indicado. En caso de colelitiasis, los cirujanos pueden elegir una colecistectomía simultánea al procedimiento bariátrico y metabólico.

TABLA 9-2 Escala de somnolencia de Epworth y cuestionario STOP-BANG utilizados para detectar apnea obstructiva del sueño

Escala de somnolencia de Epworth

0-10: Intervalo normal
10-12: Limítrofe
12-24: Anormal

Use la siguiente tabulación para cada pregunta:

0: Probabilidad nula de dormitar
1: Probabilidad mínima de dormitar
2: Probabilidad moderada de dormitar
3: Probabilidad alta de dormitar

¿Qué tan probable es que dormite o se duerma durante lo siguiente?

1. Al estar sentado o leyendo
2. Viendo televisión
3. Sentado inactivo en un sitio público
4. Como pasajero de un automóvil durante una hora sin descanso
5. Recostado descansando cuando las circunstancias lo permiten
6. Sentado y hablando con alguien
7. Sentado en silencio después de una comida sin alcohol
8. En un automóvil cuando se detiene unos cuantos minutos por el tráfico

Cuestionario STOP-BANG

0-2: Bajo riesgo
3-4: Riesgo intermedio
5-8: Alto riesgo

Use la siguiente tabulación para cada pregunta

0: No
1: Sí

S: ¿Sus ronquidos son ruidosos?
T: ¿Se siente cansado durante el día?
O: ¿Alguien ha presenciado alguna apnea mientras duerme?
P: ¿Recibe tratamiento para hipertensión arterial?
B: Índice de masa corporal ≥ 35 kg/m²
A: Edad ≥ 50 años
N: Circunferencia cervical

- Hombres ≥ 43.2 cm
- Mujeres ≥ 40.6 cm

G: Género - masculino

Las valoraciones endocrinas para pacientes con diabetes grave descontrolada, pese a múltiples medicamentos, deben considerarse debido a que la hiperglucemia se relaciona con riesgo incrementado de infecciones, cicatrización deficiente de heridas y hospitalización prolongada. Debe lograrse una cifra de hemoglobina glucosilada prequirúrgica ≤ 8%, de ser posible. Debe solicitarse una hormona estimulante de tiroides en suero si hay evidencia clínica de hipotiroidismo, y tratarse en concordancia. El tamizaje para SOPQ y síndrome de Cushing sólo debe realizarse si hay indicaciones clínicas.

CONSIDERACIONES PSICOLÓGICAS

El objetivo principal de la evaluación psicológica prequirúrgica en pacientes que se preparan para cirugía bariátrica y metabólica es asegurar que están comprometidos con los cambios necesarios por el resto de su vida después de la cirugía, pero de mayor importancia es identificar a aquellos en alto riesgo de recaída potencial de depresión o trastornos conductuales de la alimentación previos, y tratar problemas potenciales que pudiesen contribuir a una mala evolución posquirúrgica.

Con frecuencia, los pacientes con obesidad clase 2 (IMC 35.0 a 39.9 kg/m^2) y 3 (IMC ≥ 40 kg/m^2) son portadores de un diagnóstico de depresión, ansiedad y otros trastornos relacionados con estrés, que incluyen trastornos de alimentación. También es común que tengan problemas de imagen corporal y autoestima baja. El psicólogo puede ayudar a los pacientes a desarrollar estrategias de superación para asegurar una evolución más positiva después de la cirugía. Para subrayar la importancia de contar con servicios de salud conductual continua disponibles en el periodo posquirúrgico, en un estudio se observó que los pacientes con un trastorno psicológico diagnosticado tuvieron 34% mayor probabilidad de readmisión a 30 días, en comparación con quienes no tenían un diagnóstico de trastorno de la salud mental. La probabilidad fue aún mayor (46%) en los diagnosticados con depresión o trastorno bipolar. Debe tenerse consideración especial a los pacientes con depresión que toman antidepresivos y se someten a un procedimiento de DGYR, ya que la malabsorción farmacológica llega a exacerbar los síntomas.

Ser conscientes del potencial de consumo excesivo de alcohol y sustancias ilícitas después de la cirugía es crítico, ya que los pacientes pueden buscar sustitutos para lograr la recompensa dopaminérgica antes obtenida con comida. La desregulación del procesamiento de recompensas de dopamina inducida por obesidad, en teoría, suele provocar ingesta compensatoria excesiva, y se piensa que este proceso se revierte después de DGYR.

Por último, hay algunos estudios que sugieren que hay un aumento potencial del riesgo de autolesión y suicidio después de cirugía bariátrica y metabólica. Sin embargo, otros estudios debaten que el riesgo incrementado ya se encontraba ahí antes de la cirugía y que los pacientes deben supervisarse con cuidado durante el periodo posquirúrgico.[17] Varios aspectos psicosociales que pueden atribuirse potencialmente al suicidio incluyen la ausencia de mejoría de la calidad de vida, limitación física, disfunción sexual o autoestima baja. Los factores adicionales a considerar incluyen antecedentes de abuso físico/sexual previo o falla posquirúrgica percibida debida a una pérdida ponderal insuficiente o recuperación del peso perdido.

REQUISITOS DE PÉRDIDA PONDERAL PREVIA A LA CIRUGÍA

Los requisitos médicos prequirúrgicos de manejo ponderal con pérdida de peso obligatoria en el periodo prequirúrgico los imponen, con frecuencia, numerosas compañías aseguradoras, y puede negarse la cobertura de la cirugía si no se demuestra la pérdida ponderal durante este periodo. No obstante, no hay evidencia que apoye que la pérdida ponderal prequirúrgica obligada por la aseguradora produzca tasas disminuidas de complicaciones o mejores desenlaces después de la cirugía, y estas prácticas deben abandonarse debido a que causan retrasos innecesarios para recibir tratamiento, contribuye a la deserción del paciente y provoca la progresión de las comorbilidades relacionadas con obesidad.[18] Muchos cirujanos prescriben un tratamiento dietético prequirúrgico con muy pocas calorías (DMPC) hasta por 2 a 4 semanas antes de la cirugía para lograr una reducción sustancial del tamaño del hígado, lo cual permite una mejor exposición de la región gastroesofágica durante la cirugía. Se ha demostrado una reducción de 5 a 20% del volumen hepático en pacientes que completan una DMPC prequirúrgica. Además, un estudio demostró que una pérdida ponderal total de más de 3.5% en pacientes que completan DMPC 4 semanas antes de la cirugía se relacionó con pérdida ponderal significativamente mayor a los 12 meses posquirúrgicos, en comparación con quienes perdieron menos peso.[19]

TENDENCIAS DE LOS PROCEDIMIENTOS

En 2018 se hicieron cerca de 252 000 procedimientos bariátricos y metabólicos en Estados Unidos, representando un incremento de 60% en comparación con los llevados a cabo en 2011. En la actualidad, la GVM es el método más común, ya que representa 61% de los tratamientos practicados en Estados Unidos. La cantidad de procesos de DGYR y AGB al año ha disminuido de manera continua desde 2011 y, en la actualidad, representan 17 y 1.1%, respectivamente. No obstante, hubo un ligero incremento de DGYR en 2017 y 2018, en que ésta representó casi 17% de todos los procesos. Las revisiones de los métodos bariátricos y metabólicos, que se explicará de manera breve más adelante en este capítulo, continúan aumentando, a medida que se retiran cantidades cada vez mayores de AGB, y pronto pueden superar la cantidad de métodos de DGYR llevados a cabo durante un año (fig. 9-5).

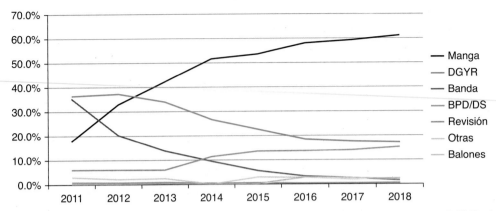

FIGURA 9-5 Tendencias de los procedimientos de cirugía bariátrica y metabólica: 2011-2018. DGYR, derivación gástrica en Y de Roux; BPD/DS, derivación biliopancreática con cruce duodenal.

SEGURIDAD Y EFICACIA DE LA CIRUGÍA METABÓLICA Y BARIÁTRICA

Los procedimientos quirúrgicos bariátricos y metabólicos ahora se encuentran entre los más seguros en Estados Unidos. Este logro extraordinario se debe, sobre todo, a la introducción de técnicas laparoscópicas y la acreditación nacional con un énfasis duradero en la seguridad del paciente y los esfuerzos de mejora continua de la calidad.

Marcando el camino en los esfuerzos de mejora de la calidad se encuentra el *Metabolic and Bariatric Surgery Accreditation and Quality Improvement Program* (MBSAQIP), un esfuerzo conjunto entre el *American College of Surgeons* (ACS) y la *American Society of Metabolic and Bariatric Surgery* (ASMBS) donde se desarrollaron estándares diseñados para optimizar la seguridad del paciente y requiere que los centros ingresen los datos demográficos y evolución de sus pacientes en un registro nacional de datos. Este registro permite un análisis completo de los datos de seguridad y desenlaces a gran escala y que los centros pueden utilizar como una oportunidad para mejorar deficiencias estructurales y de procesos. (Véase Puntos clínicos relevantes para información sobre los centros acreditados en Estados Unidos donde puede referir a su paciente.)

Inclusive, la recuperación y la estancia hospitalaria han disminuido de manera significativa con programas de recuperación reforzados, diseñados para reducir la náusea, el vómito y el dolor posquirúrgicos. Se administran bloqueos nerviosos que duran hasta 24 horas en la región abdominal superior, lo que permite una reducción sustancial del uso posquirúrgico de opiáceos para controlar el dolor. Los esfuerzos por mejorar la calidad y seguridad utilizando programas de recuperación reforzados han reducido la duración de la estancia, incluso para pacientes sometidos a las operaciones más complejas. De manera típica, los pacientes posquirúrgicos obtienen el alta el primero o segundo día posquirúrgicos, la mayoría de las veces sin necesidad de estudios de laboratorio ni radiológicos.

Después del alta, el papel del PSS en el periodo posquirúrgico inmediato es manejar los ajustes farmacológicos, en especial para *DMT2* e hipertensión, pero de mayor importancia, identificar urgencias y referir a un cirujano para una evaluación adicional. Es importante referir a su paciente a cirugía bariátrica para una evaluación inmediata o a la sala de urgencias si sospecha un problema grave en el periodo posquirúrgico inicial, de manera típica en los primeros 7 a 10 días después de la cirugía. Los signos de una emergencia potencial incluyen taquicardia, que es el primer signo de una fuga potencial, fiebre > 38.6 °C, disnea, dolor torácico, dolor y tumefacción en las piernas, náusea y vómito persistentes, e intolerancia a la vía oral.

El análisis comparativo de procedimientos bariátricos y metabólicos demuestra menor tasa de mortalidad que la encontrada con colecistectomía o reemplazo de cadera (0.1, 0.7 y 0.93%, respectivamente). Aminian y cols. revisaron la base de datos del *ACS National Surgical Quality Improvement Program* (NSQIP) para determinar la seguridad de la DGYR en pacientes con *DMT2*, en comparación con pacientes sometidos con frecuencia a otros procedimientos laparoscópicos no bariátricos. Se encontró menor tasa de mortalidad, así como menor tasa de complicaciones inferiores en pacientes sometidos a DGYR, comparados con pacientes sometidos a colecistectomía, apendectomía y colectomía laparoscópicas (figs. 9-6 y 9-7).[20]

DESENLACES ADVERSOS DESPUÉS DE CIRUGÍA METABÓLICA Y BARIÁTRICA

El archivo de datos de participantes del MBSAQIP, basado en cerca de 200 000 operaciones bariátricas y metabólicas llevadas a cabo en 2018, demuestra tasas de morbimortalidad extremadamente bajas en pacientes con DGYR y GVM. Los resultados muestran que las complicaciones son bastante raras tanto con la GVM como con la DGYR, y la mayoría de las complicaciones

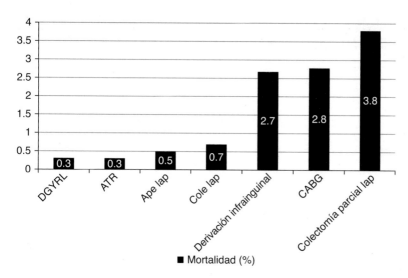

FIGURA 9-6 Tasa comparativa de mortalidad a 30 días entre diferentes procedimientos. Ape, apendectomía; CABG, injerto de derivación de arteria coronaria; Cole, colecistectomía; Lap, laparoscópica; DGYRL, derivación gástrica en Y de Roux laparoscópica; ATR, artroplastia total de rodilla. (Adaptada de Aminian A, Brethauer SA, Kirwan JP, Kashyap SR, Burguera B, Schauer PR. How safe is metabolic/diabetes surgery? *Diabetes Obes Metab.* 2015;17(2):198-201.)

tempranas tienen una incidencia menor de 1%. La GVM tuvo menor probabilidad de producir la mayoría de las complicaciones tempranas (tabla 9-3). Debe señalarse que la tasa de tromboembolia venosa fue una de las pocas complicaciones perioperatorias, similar entre los dos procedimientos, y que se ha demostrado que la trombosis venosa portomesentérica y esplénica, aunque un evento adverso raro, es más común después de la GVM (0.4%) que después de la DGYR (0.2%). La vena porta fue el vaso implicado con mayor frecuencia.

La mayoría de las complicaciones potenciales a largo plazo después de la GVM y la DGYR son menores y tratables, como estreñimiento y síndrome de vaciamiento rápido. Unas pocas complicaciones son más desfavorables, pero extremadamente raras, como la hipoglucemia hiperinsulinémica y la disfunción autonómica. Las complicaciones tardías relativamente más comunes y

las tasas de incidencia reportadas correspondientes se listan en la tabla 9-4. Debe notarse que aunque los síntomas de ERGE pueden mejorar con la pérdida ponderal después de la GVM y la DGYR, se ha informado empeoramiento de los síntomas hasta en un tercio de los pacientes sometidos a GVM, mientras que se ha demostrado una mejoría de los síntomas de ERGE en más de 95% de los pacientes sometidos a DGYR.[21]

Puede ocurrir malabsorción medicamentosa, en especial después de la DGYR, y debe considerarse al manejar a largo plazo las comorbilidades durante el periodo posquirúrgico. Suele resultar un tratamiento deficiente de las enfermedades médicas al prescribir fármacos con la misma dosis y preparación que recibían los pacientes antes de la cirugía. No obstante, debe considerarse disminuir la dosis de ciertos medicamentos a medida que los pacientes pierden peso y sus comorbilidades se resuelven o mejoran.

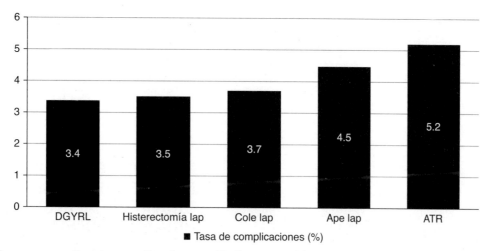

FIGURA 9-7 Tasa comparativa de complicaciones a 30 días entre diferentes procedimientos. Ape, apendectomía; Cole, colecistectomía; Lap, laparoscópica; DGYRL, derivación gástrica en Y de Roux laparoscópica; ATR, artroplastia total de rodilla. (Adaptada de Aminian A, Brethauer SA, Kirwan JP, Kashyap SR, Burguera B, Schauer PR. How safe is metabolic/diabetes surgery? *Diabetes Obes Metab.* 2015;17(2):198-201.)

TABLA 9-3 Desenlaces a 30 días para DGYR y GVM primarias en la base de datos de MBSAQIP, 2018				
	DGYR (N = 48 527)	**GVM (N = 128 209)**	**VALOR DE P**	**TOTAL (N = 176 736)**
Mortalidad a 30 días *n* (%)	61 (.1)	105 (.08)	0.0036	166 (.09)
Reoperación a 30 días *n* (%)	1 139 (2.3)	1 106 (.9)	< 0.0001	2 245 (1.3)
Readmisión a 30 días *n* (%)	2 963 (6.1)	3 627 (2.8)	< 0.0001	6 590 (3.7%)

n, número de pacientes; *DGYR*, derivación gástrica en Y de Roux; *GVM*, gastrectomía vertical en manga.
Adaptada de *American College of Surgeons. Metabolic and Bariatric Surgery Accreditation and Quality Improvement Program. Accessed October 20, 2019. www.facs.org/ quality-programs/mbsaqip*

El monitoreo durante toda la vida de las cifras de vitaminas y minerales es esencial después de cirugía bariátrica y metabólica, y las deficiencias deben corregirse cuando se identifican en el periodo posquirúrgico. Las deficiencias de hierro, calcio, vitamina B$_{12}$, tiamina y vitamina D se encuentran entre las más comunes después de procedimientos bariátricos y metabólicos. Se revisan las cifras de hormona paratiroidea para asegurar una ingesta adecuada de calcio, ya que las cifras séricas reales de calcio permanecerán normales, quizás a expensas de la resorción esquelética. Debido a la malabsorción de grasa después de la DGYR, el monitoreo periódico de las deficiencias de vitaminas liposolubles (en particular A y D) es parte de la atención posquirúrgica rutinaria. Para pacientes que reciben warfarina, las deficiencias de vitamina K suelen provocar anticoagulación excesiva, por

lo que debe vigilarse la PT/INR de manera estrecha. El manejo a largo plazo de las deficiencias nutricionales se explica en el capítulo 10.

PÉRDIDA PONDERAL SOSTENIDA Y DURADERA DESPUÉS DE CIRUGÍA METABÓLICA Y BARIÁTRICA

La pérdida ponderal después de cirugía bariátrica y metabólica puede mantenerse al disponer de un equipo multidisciplinario apropiado, que incluye nutriólogos dietistas registrados, psicólogos y profesionales de práctica avanzada. Un estudio representativo analizó los desenlaces metabólicos y de pérdida ponderal en más de 400 pacientes sometidos a DGYR, con un seguimiento mayor a 90% a 12 años. Al 12° año, en comparación con la basal, 93% mantuvo por lo menos una pérdida ponderal corporal total (PPCT) de 10%, 70% sostuvo una PPCT de por lo menos 20%, y 40% una PPCT de por lo menos 30% (fig. 9-8). En contraste, los pacientes en el grupo control no presentaron una pérdida ponderal significativa durante el periodo de seguimiento de 12 años.[22]

Un ensayo de asignación aleatoria controlado en proceso, el *Surgical Treatment and Medications Potentially Eradicate Diabetes Efficiently* (STAMPEDE), compara la cirugía bariátrica y metabólica con la terapia médica para el tratamiento de *DMT2* y otros factores de riesgo cardiovascular.[23] Los resultados a 5 años de este estudio demostraron tendencia a la pérdida ponderal con el tiempo, que demuestra que DGYR y GVM fueron superiores en comparación con la terapia médica intensiva.[2]

TABLA 9-4 Complicaciones tardías después de cirugía metabólica y bariátrica	
DGYR	**Incidencia**
Estenosis anastomótica de gastroyeyunostomía	5.4-7.3%
Ulceración anastomótica de gastroyeyunostomía (marginal)	2.3-4%
Hernia interna	0.2-2.6%
Obstrucción del intestino delgado	1.4-5.2%
Colelitiasis que requiere colecistectomía	3-13%
Nefrolitiasis	7.7-11%
GVM	**Incidencia**
Estenosis luminal	0.1-1.0%
Fuga de la línea de grapas (después de 30 días)	1.1-3.3%
ERGE sintomático	28-33%
ERGE refractario (que requiere revisión a DGYR)	1.4-2.9%
Esófago de Barrett de inicio reciente	4-17%

ERGE, enfermedad por reflujo gastroesofágico; DGYR, derivación gástrica en Y de Roux; GVM, gastrectomía vertical en manga.

RESOLUCIÓN DE COMORBILIDADES Y REDUCCIÓN DEL RIESGO CARDIOVASCULAR DESPUÉS DE CIRUGÍA METABÓLICA Y BARIÁTRICA

Se observa una reducción significativa o la resolución completa de las comorbilidades relacionadas con obesidad después de la cirugía bariátrica y metabólica (fig. 9-9). Se ha demostrado que la cirugía bariátrica y

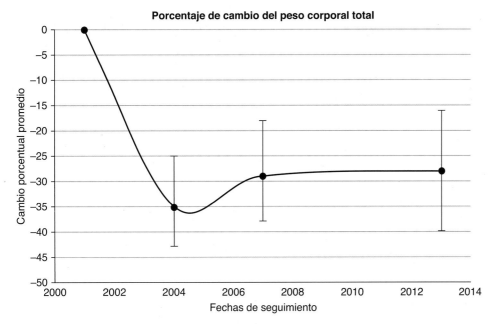

Porcentaje de cambio del peso corporal total

FIGURA 9-8 Cambios del peso corporal total 2, 6 y 12 años después de derivación gástrica en Y de Roux. (Adaptada de Adams TD, Davidson LE, Litwin SE, *et al.* Weight and metabolic outcomes 12 years after gastric bypass. *N Engl J Med.* 2017;377(12):1143-1155.)

metabólica tiene éxito excepcional para tratar *DMT2*, con una tasa de remisión completa significativa para más de 5 años y mortalidad reducida debida a diabetes en 92%.[22] Vale la pena señalar que en el estudio STAMPEDE antes mencionado, todos los pacientes tenían diabetes descontrolada, con cifras promedio de hemoglobina A1C > 9% y una duración promedio de *DMT2* > 8 años. Alrededor de la mitad de los pacientes requería un esquema terapéutico de por lo menos tres medicamentos y 44% de los sujetos necesitaba insulina.[23]

Los pacientes en ambas cohortes quirúrgicas tuvieron mayor probabilidad de lograr cifras de hemoglobina glucosilada ≤ 6%, aunque ya no tomaban medicamentos para la diabetes. Si no lograban una hemoglobina glucosilada de 6%, pero disminuían a ≤ 7%, tenían más probabilidad de lograr un mejor control de su *DMT2* sin utilizar insulina. Los participantes de ambos grupos quirúrgicos presentaron control de *DMT2* con menos medicamentos. Aún más notable, 45% de las personas con DGYR y 25% de los sujetos con GVM fueron capaces de suspender todos los medicamentos para *DMT2*. El porcentaje de pacientes que requirió terapia insulínica disminuyó en las cohortes de la DGYR y la GVM, de 47 a 12%, y de 45 a 11%, respectivamente. El decremento de la necesidad de insulina en ambas cohortes quirúrgicas fue estadísticamente significativo, en comparación con el grupo con terapia médica. La resolución clínica o mejoría de *DMT2* tiene mayor probabilidad de obtenerse en pacientes con una duración más breve de *DMT2* (< 8 años), cifras prequirúrgicas más bajas de hemoglobina glucosilada y un procedimiento de derivación intestinal. Quienes padecían *DMT2* de larga evolución (> 10 años) o *DMT2* grave (que requiere en insulina) tuvieron menor probabilidad de lograr la resolución completa.[24]

Se ha demostrado que la mortalidad debida a enfermedad cardiovascular (ECV) y cáncer es significativamente menor en pacientes sometidos a DGYR. Los factores de riesgo relacionados con mayor riesgo de ECV incluyen hipertensión, *DMT2* y dislipidemia. Adams y cols. demostraron que la *DMT2*, las cifras bajas de colesterol de lipoproteína de alta densidad y las cifras elevadas de triglicéridos, prácticamente fueron erradicadas del grupo quirúrgico. La mortalidad por todas las causas disminuyó 40% en el grupo con derivación gástrica, mientras que la mortalidad debida a diabetes se redujo 92%, y la mortalidad por cardiopatía coronaria disminuyó 56%.[22] Los desenlaces de ECV en los pacientes quirúrgicos fueron superiores, en comparación con los no quirúrgicos con obesidad clase 2 y 3. Una cantidad significativa de sujetos sometidos a cirugía fue capaz de suspender todos los medicamentos para ECV, pero un pequeño porcentaje de ellos en el grupo quirúrgico continuó necesitando tres o más fármacos para ECV. Es importante señalar que no hubo una reducción significativa de los medicamentos para ECV en el grupo con terapia médica.[2] Los pacientes quirúrgicos presentaron una reducción del riesgo de 53% de muerte por ECV y una reducción del riesgo de 33% de primer evento de la misma enfermedad, como un infarto miocárdico o evento vascular cerebral.[25]

Al analizar la relación entre cirugía bariátrica y metabólica y eventos adversos cardiovasculares principales en pacientes con *DMT2*, Aminian y cols. informaron una reducción significativa de 39% de la primera ocurrencia de mortalidad por todas las causas, eventos de arterias coronarias, eventos vasculares cerebrales, insuficiencia cardiaca, nefropatía y fibrilación auricular. Además, se observó una reducción del riesgo de 41% en la cohorte quirúrgica al utilizar el infarto miocárdico, el evento vascular cerebral isquémico y la mortalidad como desenlaces.[5]

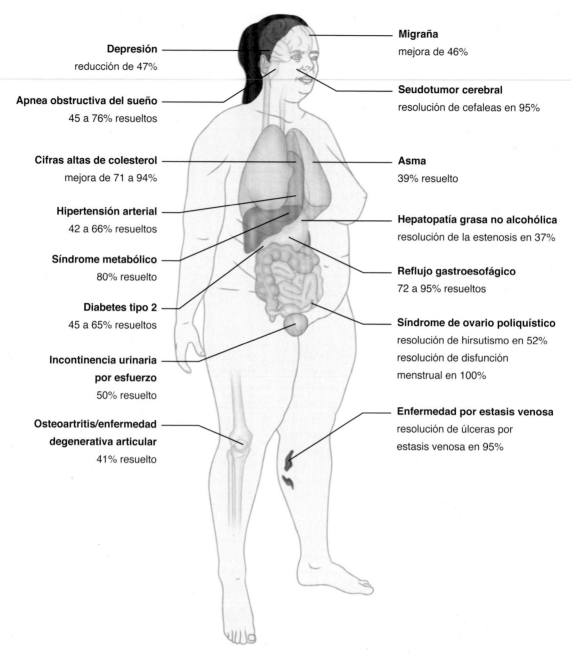

Depresión
reducción de 47%

Apnea obstructiva del sueño
45 a 76% resueltos

Cifras altas de colesterol
mejora de 71 a 94%

Hipertensión arterial
42 a 66% resueltos

Síndrome metabólico
80% resuelto

Diabetes tipo 2
45 a 65% resueltos

**Incontinencia urinaria
por esfuerzo**
50% resuelto

**Osteoartritis/enfermedad
degenerativa articular**
41% resuelto

Migraña
mejora de 46%

Seudotumor cerebral
resolución de cefaleas en 95%

Asma
39% resuelto

Hepatopatía grasa no alcohólica
resolución de la estenosis en 37%

Reflujo gastroesofágico
72 a 95% resueltos

Síndrome de ovario poliquístico
resolución de hirsutismo en 52%
resolución de disfunción
menstrual en 100%

Enfermedad por estasis venosa
resolución de úlceras por
estasis venosa en 95%

FIGURA 9-9 Resolución de comorbilidades después de cirugía bariátrica y metabólica.

REDUCCIÓN DEL RIESGO DE CÁNCER

Los cánceres relacionados con obesidad incluyen el mamario, prostático, colorrectal, endometrial, ovárico, renal, adenocarcinoma esofágico, hepático, pancreático, tiroideo, linfoma no Hodgkin y leucemia. La pérdida ponderal después de cirugía bariátrica y metabólica se relaciona con una reducción significativa de la incidencia global de cáncer y la ocurrencia de cáncer relacionado con obesidad. También parece proteger contra el desarrollo de cáncer de mama.[26]

CIRUGÍA BARIÁTRICA DE REVISIÓN Y REOPERACIÓN

Alrededor de 14% de todos los procedimientos bariátricos y metabólicos realizados en Estados Unidos son revisiones de procedimientos previos. Aunque la pérdida ponderal insuficiente puede tener un papel importante en la reoperación bariátrica, muchos de los procedimientos de reoperación están indicados para corregir complicaciones agudas y crónicas. Las indicaciones para reoperación después de DGYR incluyen fugas, úlceras, sangrado, fístulas gastrogástricas, estenosis de gastro-yeyunostomía, estenosis de yeyunoyeyunostomía, obstrucción intestinal y hernias internas. Las indicaciones para revisión de GVM incluyen fugas de la línea de grapas, sangrado, migración de la manga hacia el mediastino, estenosis gástrica y ERGE crónico intratable. Las indicaciones para revisión de AGB incluyen perforación, intolerancia a la banda, deslizamiento de la banda con prolapso gástrico, erosión de la banda, y complicaciones del puerto y la sonda. Las indicaciones para revisión de BPD/DS son similares a las de la GVM, así como desnutrición proteico-calórica crónica. Los procedimientos de revisión bariátrica y metabólica para manejar la pérdida ponderal insuficiente se consideran sólo cuando hay una causa anatómica, como una fístula gastrogástrica. Se utiliza una radiografía de GI superior para confirmar este diagnóstico. Es importante señalar que las reoperaciones bariátricas deben realizarse por cirujanos experimentados en centros donde se disponga de los recursos para manejar los desafíos de estos procedimientos complejos.

Los pacientes pueden elegir someterse a procedimientos de contorno corporal después de perder una cantidad significativa de peso. Debe tomarse en cuenta la meseta de pérdida ponderal antes de considerar una referencia a cirugía plástica, que por lo general ocurre ≥ 18 meses después de la cirugía. Numerosas aseguradoras no cubren con facilidad la cirugía de contorno corporal a menos que haya problemas médicos específicos relacionados con el panículo colgante, como intertrigo grave y maceración cutánea pese a los esfuerzos por corregirlos con tratamientos tópicos convencionales y cuidado de la piel, y un panículo colgante de posición inferior que interfiere con las actividades diarias normales.

CASOS DE ESTUDIO - CONSIDERACIONES PREQUIRÚRGICAS Y POSQUIRÚRGICAS

Discusión del caso de estudio 1

Como se presentó al inicio del capítulo, Jane es una mujer de 45 años de edad, paciente de larga evolución sin problemas clínicos importantes. Jane ha tenido sobrepeso durante muchos años; sin embargo, su peso continúa aumentando con lentitud pese a múltiples intervenciones conductuales y dietéticas, y es lógico que esté preocupada. En la actualidad tiene obesidad clase 3 (IMC 41 kg/m^2), y usted considera referirla para una interconsulta quirúrgica para pérdida ponderal.

Jane es el tipo de paciente promedio que puede considerarse para cirugía bariátrica. Sin problemas médicos relevantes, su riesgo quirúrgico es muy bajo, y dependiendo de sus objetivos de pérdida ponderal y evaluación quirúrgica, es probable que sea una excelente candidata y se beneficie bastante con la cirugía bariátrica. En general, hay numerosas advertencias e ideas equivocadas acerca de lo que es factible y prohibitivo con la cirugía.

CASO DE ESTUDIO 2

PACIENTE CON CARDIOPATÍA

Mary es una mujer de 62 años de edad con antecedentes clínicos significativos de hipertensión, hiperlipidemia, osteoartritis leve y un infarto miocárdico desde hace 10 años, también tiene insuficiencia cardiaca congestiva conocida con una fracción de eyección de 40%. Sus cateterismos cardiacos previos muestran cardiopatía coronaria estable que no es susceptible a intervención. Su presión arterial se controla con dos medicamentos (un betabloqueador y un inhibidor de la enzima convertidora de angiotensina [ECA]), y toma dos medicamentos hipolipemiantes (una estatina y un secuestrante de ácidos biliares). Tiene glucosa alterada en ayuno y hace poco comenzó metformina (500 mg BID). Su IMC es 43 kg/m^2, y su peso ha continuado aumentando con lentitud durante los últimos años, que no es secundario al empeoramiento de su insuficiencia cardiaca bien controlada. En algún momento estuvo interesada en la cirugía bariátrica, pero un profesional de servicios de salud le dijo que no sería elegible por su diagnóstico de insuficiencia cardiaca.

Los siguientes casos son representativos de los pacientes referidos con frecuencia para cirugía bariátrica y aspectos importantes de manejo.

Discusión del caso de estudio 2

Una idea equivocada común es que la insuficiencia cardiaca es un riesgo prohibitivo para cirugía bariátrica y metabólica electiva. Si no es grave, la insuficiencia cardiaca no es prohibitiva, y se ha demostrado que la función cardiaca mejora después de la cirugía bariátrica. En una revisión sistemática de 23 estudios que evaluaron pacientes con función sistólica conservada, la cirugía bariátrica y metabólica tuvo varios efectos benéficos, que incluyeron masa ventricular izquierda (VI) y grosor relativo de la pared disminuidos, mejoría de la función diastólica VI y reducción del diámetro de la aurícula izquierda.[27] Es obvio que hacer la cirugía en pacientes con obesidad grave e insuficiencia cardiaca en etapa terminal que requieren soporte circulatorio mecánico es un desafío formidable. Por ello, es importante notar que no todos los cirujanos metabólicos y bariátricos se sienten cómodos aceptando a estos pacientes como candidatos quirúrgicos viables, y es crítico que un paciente con riesgo incrementado sea referido a un centro capaz de manejar casos complejos con recursos intensivos apropiados disponibles. En cualquier caso, la cirugía bariátrica y metabólica debería considerarse, ya que puede ser un puente para pacientes con insuficiencia cardiaca avanzada al trasplante cardiaco que de otro modo no serían elegibles con base en su obesidad grave. Cantidades crecientes de centros avanzados, que brindan apoyo clínico integral, e involucran a un equipo multidisciplinario, han demostrado que la cirugía bariátrica y metabólica puede hacerse de manera segura, y los pacientes logran una pérdida ponderal posquirúrgica suficiente para someterse a trasplante cardiaco ulterior.[28] La colaboración cuidadosa entre el centro de cirugía bariátrica y el cardiólogo experimentado en el cuidado de pacientes con insuficiencia cardiaca avanzada es crítica para optimizar el tratamiento y minimizar las complicaciones posquirúrgicas.

CASO DE ESTUDIO 3

PACIENTE CON DEPRESIÓN/ TRASTORNO BIPOLAR

La Srta. B es una mujer de 25 años de edad con antecedentes de un intento de suicidio relacionado con depresión grave cuando era adolescente, y ahora recibe tratamiento diario con risperidona y topiramato, que han sido su esquema terapéutico estable durante los últimos 6 años. Se encuentra bien, excepto por presentar obesidad clase 2 (IMC 35.8 kg/m²) y *DMT2*. Toma metformina a diario para tratar su *DMT2*. Ha intentado perder peso mediante la restricción calórica y el ejercicio durante los últimos años y probado también muchas dietas relámpago, pero su pérdida ponderal a largo plazo ha sido un fracaso. En la actualidad está interesada en la cirugía bariátrica y metabólica debido a que tiene antecedentes familiares potentes de obesidad grave.

Discusión del caso de estudio 3

Los pacientes deben tener estabilidad psicológica durante por lo menos un año después del intento de suicidio. Esta paciente tiene antecedentes de este problema 6 años antes, y en la actualidad está psicológicamente estable. Por ello, puede considerarse una candidata adecuada para cirugía bariátrica y metabólica. Las enfermedades psiquiátricas pueden prolongar la planeación prequirúrgica para cirugía bariátrica y metabólica, pero no deben considerarse una contraindicación absoluta para cirugía. De hecho, muchos medicamentos psicotrópicos se han vinculado a la ganancia ponderal y hacen aún más difícil perder peso. Numerosos estudios han demostrado que la cirugía bariátrica es segura en pacientes con enfermedad psiquiátrica, incluidos aquellos con trastorno bipolar, en tanto estén estables con sus esquemas farmacológicos antes de la cirugía. En algunos pacientes que reciben múltiples medicamentos, puede ser prudente proceder con GVM en lugar de DGYR debido a la preocupación de malabsorción farmacológica, pero cada vez más centros ofrecen cirugía bariátrica exitosa en pacientes psiquiátricos. La salud mental no debe ser una barrera para la cirugía de pérdida ponderal en esta población que evidentemente se benefician en términos de calidad de vida.[29]

CASO DE ESTUDIO 4

PACIENTE QUE TOMA ANTICOAGULANTES ORALES DIRECTOS O WARFARINA

El Sr. M es un hombre de 55 años de edad con antecedentes de reemplazo de válvula mitral mecánica 11 años antes, y requiere anticoagulación vitalicia con un antagonista de vitamina K (warfarina, objetivo de INR 2 a 3). Sus otras afecciones médicas incluyen apnea obstructiva del sueño grave que requiere CPAP, hipertensión, hiperlipidemia, *DMT2*, con tres medicamentos (metformina, sulfonilurea, insulina de acción prolongada) y obesidad (IMC 49 kg/m²). Su endocrinólogo comenzó liraglutida 1.8 mg/día desde 4 meses antes, y ha tenido una pérdida ponderal de 2.7 kg con la terapia agregada. Ha batallado contra la obesidad toda su vida adulta, y su peso aumentó con lentitud durante los últimos años.

Discusión del caso de estudio 4

Aunque tomar medicamentos anticoagulantes aumenta el riesgo perioperatorio de sangrado, no debe impedir una consulta quirúrgica para considerar la cirugía bariátrica y metabólica. Muchos cirujanos están familiarizados con la sustitución de anticoagulantes vitalicios por numerosas razones (p. ej., embolia pulmonar, trombosis venosa profunda, presencia de una válvula mecánica), que se hace con regularidad en la cirugía electiva. La sustitución puede hacerse con antagonistas de vitamina K u otros anticoagulantes nuevos, y aunque los estudios que examinan la eficacia son limitados, sugieren que ésta puede ser similar a la de los pacientes no quirúrgicos. Las estrategias conservadoras que utilizan análogos tradicionales de vitamina K pueden ser más seguros hasta que estudios adicionales analicen los parámetros farmacocinéticos y farmacodinámicos en el paciente poscirugía bariátrica.[30]

Como ya se mencionó, los pacientes sometidos a DGYR, que requieren warfarina, tienen probabilidad de presentar un decremento de las cifras de vitamina K debido a la malabsorción grasa y a la administración de antibióticos al momento de la cirugía. La warfarina se suspende 5 días antes de la cirugía y comienza la sustitución con heparina, si está indicada, 2 a 3 días antes de la cirugía. De manera típica, la warfarina se reinicia en las siguientes 48 horas posquirúrgicas y se obtienen los valores de PT/INR alrededor de una semana después. Debe esperarse una respuesta aumentada a warfarina después de DGYR debido al antagonismo disminuido de vitamina K. Por tanto, es necesario administrar una dosis menor a la prescrita antes de la cirugía cuando se reanuda la warfarina en el periodo posquirúrgico. Pueden hacerse ajustes de dosificación en concordancia con los resultados de PT/INR.

CASO DE ESTUDIO 5

PACIENTE EN TERAPIA INMUNOSUPRESORA

La Srta. B es una mujer de 48 años de edad con uso de esteroides de larga evolución (prednisona 10 mg/día) y metotrexato para artritis reumatoide y desarrollo subsecuente de obesidad (IMC 42 kg/m²). Tiene antecedentes familiares fuertes de obesidad, así como de DMT2 y ECV. Continúa luchando con su peso, el cual, considera, limita su estilo de vida aunque su dolor artrítico está bien controlado con los esteroides crónicos. Quiere perder peso, pero se le ha dicho que sus riesgos para cirugía son demasiado elevados.

CASO DE ESTUDIO 6

PACIENTE QUE SE EMBARAZA DESPUÉS DE LA CIRUGÍA BARIÁTRICA

La Srta. S es una mujer de 28 años de edad sin comorbilidades relacionadas con obesidad, excepto su hipertensión controlada con un inhibidor de ECA. Su embarazo previo fue exitoso sólo después de múltiples rondas de tratamientos para fertilidad, y comenta que su esposo y ella no planean tener otro hijo. Se sometió a DGYR laparoscópica 3 meses atrás, principalmente por pérdida ponderal para ser más activa con su hijo. Su IMC prequirúrgico fue de 46 kg/m². En los últimos 3 meses ha perdido 36 kg y tiene náusea de inicio reciente. A la valoración, se encontró que tiene 6 semanas de embarazo.

Discusión del caso de estudio 5

Aunque el uso crónico prolongado de esteroides y otros inmunosupresores puede afectar de modo negativo la cicatrización y predisponer a infecciones, estos medicamentos no deben verse como contraindicaciones para la pérdida ponderal quirúrgica. En Estados Unidos, análisis grandes de datos nacionales han examinado los desenlaces de pacientes que reciben inmunosupresores al momento de la cirugía bariátrica. Los sujetos tuvieron un ligero aumento del riesgo de infecciones y fuga anastomótica; sin embargo, no hubo cambios en la mortalidad a 30 días, y el perfil de riesgo global a los 30 días siguió siendo aceptable pese a tener alto riesgo, en comparación con pacientes que no recibieron inmunosupresores. Se sabe que estos medicamentos causan ganancia ponderal e impiden en gran medida una pérdida ponderal exitosa, además de empeorar la DMT2. Es apropiado considerar la cirugía bariátrica y metabólica en pacientes que reciben inmunosupresores, en especial debido a que la planeación perioperatoria y selección del procedimiento a detalle pueden disminuir estos riesgos a tasas aún menores.[31] Es típico que se suspendan estos medicamentos por lo menos 7 a 14 días antes de la cirugía, si es posible, y reanudarse alrededor de 2 a 4 semanas después de la cirugía. Reanudar los inmunosupresores en el periodo posquirúrgico será a consideración del cirujano, pero deben tomarse en cuenta las recomendaciones especializadas (reumatología) al decidir cuándo suspender y cuándo reanudar los medicamentos. Hay estudios que sugieren que es seguro continuar con metotrexato en el periodo perioperatorio para reducir el riesgo de exacerbaciones.[32] Además, es seguro continuar hidroxicloroquina en la etapa perioperatoria. De manera típica, los agentes biológicos se suspenden 2 semanas antes de la cirugía, mientras que los no biológicos tienen mayor flexibilidad con base en la historia y la sintomatología.

Discusión del caso de estudio 6

Muchas mujeres con obesidad luchan con la fertilidad, ya que el ambiente hormonal de la obesidad puede afectar e incluso provocar el cese de la menstruación normal. Para los cirujanos no es raro ver una paciente en los primeros meses después de cirugía bariátrica y metabólica que se embaraza de modo inesperado. Esta situación se ha vuelto cada vez más común en mujeres jóvenes que utilizan cirugía bariátrica y metabólica como tratamiento para obesidad. En una declaración conjunta de la ASMBS y el *American College of Obstetricians and Gynecologists* se identificó que la anticoncepción oral puede no tener la misma eficacia en una paciente posquirúrgica y debe considerarse utilizar métodos alternativos que podrían tener perfiles farmacocinéticos más confiables (dispositivo intrauterino, implante subcutáneo).[33] Dado que el embarazo en un momento de pérdida ponderal rápida no es ideal, la mayoría de los cirujanos y centros recomienda evitarlo durante por lo menos 12 a 18 meses, momento en el cual la mayoría de los pacientes han estabilizado su peso corporal. Como en el caso anterior, la paciente que se embaraza de modo inesperado requiere mayor seguimiento y consulta con especialistas en medicina fetal para monitoreo frecuente de la gestación. Numerosas consideraciones relacionadas con asegurar que el feto cuente con los recursos nutricionales óptimos para su desarrollo son la prioridad principal, ya que el desarrollo fetal y la experiencia del embarazo durante la fase de pérdida ponderal rápida no está bien estudiada. Sin embargo, se cuenta con recursos basados en consensos expertos dada la frecuencia creciente de esta situación.

PACIENTE CON CONSUMO ACTIVO DE TABACO

La Srta. Y es una mujer de 32 años de edad con obesidad (IMC 36 kg/m^2) así como *DMT2*, hipertensión e hipercolesterolemia. Sólo toma metformina (1 g BID) para su *DMT2*, pero también un inhibidor de ECA y una estatina. Tiene fuertes antecedentes familiares de enfermedad vascular y diabetes, y está interesada en la cirugía bariátrica para ayudarle a perder peso y controlar mejor su diabetes. Admite fumar una cajetilla de cigarros al día y está renuente a dejarlo porque teme que aumentará 5 kilogramos.

Discusión del caso de estudio 7

El paciente que consume tabaco representa un desafío terapéutico en el cual los riesgos relacionados con complicaciones periquirúrgicas y posquirúrgicas son prohibitivos. Se ha demostrado que el tabaquismo se relaciona con complicaciones pulmonares y de cicatrización de heridas, por lo que muchos cirujanos no realizarán cirugías electivas en pacientes con consumo activo de tabaco.[34] De modo similar, los riesgos relacionados con el consumo activo de tabaco incluyen ulceración marginal y perforación. En el caso anterior, aunque es probable que el cese del tabaquismo provoque un ligero incremento del peso corporal para la paciente, los riesgos de continuar consumiendo tabaco superan el riesgo de un pequeño incremento prequirúrgico del peso corporal. Antes de la cirugía es necesario que los sujetos dejen de fumar; no obstante, el periodo entre el cese y la cirugía debe ser una decisión individualizada entre el paciente y el cirujano. Es probable que la etapa de cese del tabaquismo sea benéfica, pero no se ha estudiado del todo el tiempo mínimo antes de la cirugía bariátrica para reducir el riesgo.

PACIENTE QUE REQUIERE ANTIINFLAMATORIOS NO ESTEROIDEOS DURANTE UN PERIODO PROLONGADO

El Sr. M es un hombre de 52 años de edad con antecedentes de osteoartritis de larga evolución (principalmente bilateral en rodillas y caderas), y ha empeorado durante la última década, por lo que utiliza diclofenaco con regularidad, así como relajantes musculares y paracetamol. Sus antecedentes indican obesidad (IMC 46 kg/m^2), hipertensión y prediabetes. Hace poco

acudió a su médico de atención primaria, quien coordinó una interconsulta con cirugía ortopédica, donde se acordó que tenía osteoartritis grave y es probable que se beneficie con una artroplastia de rodilla bilateral. No obstante, el cirujano ortopédico comentó que el Sr. M debe perder peso para lograr un IMC $\leq$ 40 kg/m^2 antes de considerar hacer el reemplazo articular electivo —nueva política en su práctica grupal.

Discusión del caso de estudio 8

Con el aumento continuo de la prevalencia de obesidad, la situación previa se ha vuelto cada vez más común. En la actualidad, el Sr. M toma AINE (diclofenaco) y tiene una buena respuesta a la terapia, pero la historia natural de su osteoartritis es que continuará empeorando con el tiempo y es probable que requiera más farmacoterapia, a menos que se someta a un reemplazo articular. Hay varios desenlaces posibles para el Sr. M si se somete a cirugía para pérdida ponderal. De manera típica, los pacientes que reciben AINE para dolor por artritis antes de la cirugía pueden ser capaces de suspender todos los medicamentos en unos cuantos meses después de la misma, ya que una pérdida ponderal > 22.7 kg mejora en gran medida el dolor por artritis y la necesidad de medicamentos. En este caso esto es menos probable dado que las articulaciones del Sr. M ya se encuentran en el umbral para reemplazo. Debido a que tiene múltiples articulaciones que pueden requerir reemplazarse, sería prudente proceder con la GVM para pérdida ponderal, ya que los pacientes pueden reanudar de manera segura el uso de AINE > un mes posquirúrgico según lo requieran. En este caso, ya que la GVM y la DGYR tienen pérdida ponderal similar en los primeros 5 años posquirúrgicos, el Sr. M puede perder peso de manera segura con la GVM y continuar su AINE según lo requiera.

Como alternativa, otro escenario común es un paciente que requiere dosis bajas de ASA por tiempo prolongado para cardioprotección u otras indicaciones. De modo similar, estos pacientes pueden someterse de modo seguro a GVM en lugar de DGYR y continuar la profilaxis con ASA a largo plazo si es necesaria. De este modo, el uso a largo plazo de AINE/ASA no debe considerarse prohibitivo para cirugía bariátrica dado que hay opciones disponibles para tratar también la obesidad.

PACIENTE CON ENFERMEDAD INFLAMATORIA INTESTINAL

El Sr. A es un hombre de 42 años de edad con antecedentes de enfermedad de Crohn limitada al colon posoperado de colectomía abdominal total laparoscópica e ileostomía terminal. Niega otras cirugías previas y en la actualidad no toma medicamentos ni corticoesteroides. Tiene obesidad clase 3 (IMC 42.5 kg/m^2), *DMT2*, osteoartritis e hipertensión.

Discusión del caso de estudio 9

El paciente con EII representa varios desafíos para el manejo quirúrgico de la obesidad, aunque dicha enfermedad no debe considerarse una contraindicación para cirugía bariátrica y metabólica. La EII, típicamente considerada como enfermedad de Crohn y colitis ulcerativa, es un espectro de enfermedades, y es común que estos pacientes tengan obesidad relacionada con el uso a largo plazo de corticoesteroides y otros inmunomoduladores. Los cirujanos no operarán pacientes con actividad aguda de la enfermedad y preferirán observar que los esquemas terapéuticos estabilicen al paciente por cierto tiempo antes de considerarlos candidatos quirúrgicos adecuados.

La DGYR no es necesariamente una opción deseable en la enfermedad de Crohn dado que puede afectar cualquier porción del tracto GI, y se relaciona con riesgo incrementado de estenosis, fuga y formación de fístulas a lo largo de las líneas de engrapado. Muchos cirujanos sólo considerarían la GVM en pacientes con EII; no obstante, debe considerarse el hecho de que puede encontrarse afección gástrica en cerca de 5 a 15% de los pacientes con enfermedad de Crohn. Otra consideración para pacientes con obesidad y enfermedad de Crohn, además de las fístulas y fugas, es que sería deseable evitar la DGYR debido al riesgo incrementado de malabsorción con tránsito intestinal más rápido.

Para pacientes que se presentan con colitis ulcerativa, la GVM y la DGYR son opciones razonables. Antes de la cirugía, sería prudente hacer una EGD para descartar la de enfermedad activa en el estómago. También es preferible que el paciente haya tenido enfermedad quiescente durante los últimos 5 años. Es interesante señalar que la cirugía bariátrica en pacientes con obesidad e EII se está estudiando cada vez más y se ha demostrado que estos sujetos pueden beneficiarse con la cirugía y la pérdida ponderal en términos de remisión de EII. Una revisión sistemática de citas particulares refiere una tasa de remisión de EII cercana a 50% en estos pacientes después de cirugía.[35]

CASO DE ESTUDIO 10

PACIENTE CON ENFERMEDAD RENAL EN ETAPA TERMINAL QUE REQUIERE DIÁLISIS

El Sr. J es un hombre de 50 años de edad con IMC de 46.8 kg/m² y antecedentes de hipertensión de larga evolución, prediabetes y nefropatía hipertensiva que requiere hemodiálisis tres veces por semana a través de una fístula en la extremidad superior. Ha luchado contra la obesidad toda su vida y tiene antecedentes familiares importantes de diabetes e hipertensión. Busca la cirugía bariátrica y metabólica debido a que le dijeron que necesita perder 45 kg para ser elegible para un trasplante renal. Sus problemas médicos adicionales incluyen hernias hiatal y umbilical pequeñas, ambas asintomáticas. Ha perdido cantidades variables de peso antes, pero nunca más de 22.5 kg con dieta y ejercicio.

Discusión del caso de estudio 10

Con el incremento estable de la epidemia de diabetes durante los últimos treinta y tantos años, la incidencia de nefropatía relacionada con diabetes continúa aumentando también, y numerosos pacientes desarrollan enfermedad renal en etapa terminal. Además, muchos de estos sujetos tienen obesidad concurrente que representa un desafío para los programas de trasplantes, ya que la obesidad aumenta en gran medida los desafíos técnicos de la operación, así como el riesgo de función retardada del injerto. Dado que los cambios del estilo de vida y la farmacoterapia producen efectos sostenidos mínimos a moderados sobre la pérdida ponderal, la cirugía bariátrica y metabólica se hace cada vez más en pacientes con enfermedad renal en etapa terminal con o sin diálisis en anticipación de un futuro trasplante. La pérdida ponderal quirúrgica en estos pacientes es segura, con una razón riesgo-beneficio aceptable y produce resultados que mejoran la calidad de vida y permiten a los pacientes someterse a un trasplante exitoso.[36] Es interesante señalar que no es raro que los pacientes presenten una mejoría de la función renal después de la cirugía bariátrica, una observación cuyos mecanismos no se han comprendido bien, aunque son bienvenidos. Los pacientes sometidos a cirugía deben vigilarse de manera estrecha y manejarse por el equipo de nefrología.

CASO DE ESTUDIO 11

PACIENTE ADOLESCENTE

Joseph es un joven de 16 años de edad que siempre ha sido "el chico grande" según su familia, pero sus padres se han preocupado por su peso reciente. La obesidad es común en su familia, ya que su madre y su padre tienen obesidad, con un IMC > 40 kg/m², además de varias enfermedades relacionadas con la obesidad, que incluyen *DMT2*, hipertensión, osteoartritis grave e hiperlipidemia. En la actualidad, Joseph se encuentra en el percentil 99 para peso corporal/IMC, y tiene hipertensión limítrofe, sin otras comorbilidades. Los padres de Joseph han probado intervenciones estructuradas de dieta y estilo de vida para Joseph (al igual que para sí mismos), pero nada ha mejorado significativamente el peso del joven. Ambos están interesados en la cirugía bariátrica para sí mismos y tienen curiosidad por saber si y cuándo puede Joseph realizarse la cirugía —porque han escuchado que cada vez hay más adolescentes que se someten a cirugía bariátrica—. Se presentan con él al consultorio porque no quieren que, con el tiempo, Joseph se enferme al grado que ellos lo están.

Discusión del caso de estudio 11

La prevalencia de obesidad adolescente, similar a la obesidad adulta, continúa aumentando con el tiempo. Los adolescentes con obesidad están en alto riesgo de convertirse en adultos con obesidad con disfunción de órgano blanco, incluso como adultos jóvenes. La proporción de cirugía bariátrica en adolescentes se ha incrementado con el tiempo, y el estudio más grande es *Longitudinal Assessment of Bariatric Surgery in Teens* (*Teen*-LABS), donde se demostró que la cirugía bariátrica adolescente es segura y eficaz.[37]

Las indicaciones quirúrgicas en pacientes adolescentes son similares a aquéllas en adultos, en que la obesidad clase 2 y una comorbilidad relacionada con obesidad son indicaciones para cirugía bariátrica y metabólica, y la obesidad clase 3 sola es una indicación para intervención quirúrgica. En pacientes adolescentes, estas categorías se definen como un IMC ≥ 35 kg/m^2 o $\geq 120\%$ del percentil 95 para edad y sexo para obesidad clase 2, mientras que la obesidad clase 3 es un IMC ≥ 40 kg/m^2 o $\geq 140\%$ del percentil 95 para edad y sexo.

Evidencia considerable y lineamientos robustos de buena práctica actuales desarrollados y respaldados por la *American Academy of Pediatrics* apoyan la seguridad y eficacia de la pérdida ponderal quirúrgica para niños y adolescentes, reconociendo que el manejo quirúrgico de la obesidad adolescente, similar a la adulta, continúa siendo más eficaz que las intervenciones farmacológicas o del estilo de vida.[38]

Si se agregan alteraciones visuales y cefaleas a este caso, la cirugía bariátrica y metabólica podría considerarse más urgente dada la posible relación con seudotumor cerebral (STC) que podría provocar ceguera permanente. Está bien documentado que el STC mejora de manera significativa después de cirugía bariátrica y metabólica, evitando la posibilidad de desarrollar ceguera permanente.[39]

PUNTOS CLÍNICOS RELEVANTES

Determinación de los riesgos y resolución de comorbilidades después de cirugía bariátrica y metabólica

En Estados Unidos es importante referir a los pacientes a centros acreditados en todo el país para realizar cirugía bariátrica y metabólica que satisfacen y mantienen elevados estándares para promover la seguridad del paciente y los mejores resultados. Los centros deben tener vías diseñadas para educar a los pacientes y al personal, seguir vías de atención prequirúrgica y posquirúrgica, y protocolos que incluyan la disponibilidad de PSS conductual, y deben ofrecer grupos de apoyo para reforzar el valor de la experiencia del paciente. Para encontrar un centro acreditado cerca de usted, ingrese al sitio de MBSAQIP en internet.

Se dispone de una herramienta calculadora de riesgo validada que utiliza datos de MBSAQIP ajustados por el riesgo para auxiliar a los centros a determinar la selección apropiada de pacientes. La calculadora de riesgo/beneficio de cirugía bariátrica se construyó utilizando los datos recolectados de más de 775 000 operaciones en 925 centros que participaron en MBSAQIP, del 1 de enero de 2013 al 30 de junio de 2018.[40] Véase la figura 9-10 para un ejemplo de la información obtenida de la calculadora de riesgo/beneficio de MBSAQIP, que puede compartirse

con sus pacientes para determinar cuál procedimiento considerar para un mejor tratamiento.

La herramienta calculadora de riesgo Escape Diabetes desarrollada por *Cleveland Clinic* también puede utilizarse para compartir los resultados del tratamiento quirúrgico *vs.* no quirúrgico en pacientes con obesidad y diabetes.[41] Esta calculadora de riesgo se ha validado utilizando alrededor de 14 000 pacientes de *Cleveland Clinic* con *DMT2* y obesidad para predecir el riesgo a 10 años de desarrollar desenlaces adversos cardiovasculares importantes. Véase la figura 9-11 para un ejemplo de un paciente que utiliza esta herramienta de cálculo.

¿CUÁNDO REFERIR?

- Los pacientes con IMC de 40 kg/m^2 o 35 kg/m^2 con comorbilidades relacionadas con obesidad.
- Considerar a los pacientes con obesidad clase 1 (IMC entre 30 y 35 kg/m^2) y diabetes grave descontrolada.

RECURSOS PRÁCTICOS

Los recursos a considerar al referir a un paciente incluyen los siguientes:

- Sitio en internet de MBSAQIP (https://www.facs.org/search/bariatric-surgery-centers); este recurso le ayudará a encontrar un centro de cirugía bariátrica y metabólica acreditado en Estados Unidos.
- Lineamientos de práctica clínica para apoyo en nutrición perioperatoria, metabólica y no quirúrgica para pacientes sometidos a procedimientos bariátricos —actualización en 2019 (https://journals.aace.com/doi/10.4158/GL-2019-0406?url_ver=Z39.88-2003&rfr_id=ori:rid:crossref.org&rfr_dat=cr_pub%3dpubmed); este recurso brinda recomendaciones valiosas para el manejo metabólico, nutricional y no quirúrgico de pacientes bariátricos y metabólicos.
- Calculadora de riesgo/beneficio de cirugía bariátrica de MBSAQIP (https://www.facs.org/quality-programs/mbsaqip/calculator); este recurso determinará el riesgo quirúrgico potencial de su paciente; los desenlaces de pérdida ponderal y la resolución de las comorbilidades.
- Herramienta calculadora Escape Diabetes en el sitio en internet de ASMBS (https://asmbs.org/escape-diabetes); este recurso le ayudará a determinar los desenlaces potenciales de resolución de la diabetes y reducción del riesgo cardiovascular.
- MBSAQIP Standards Manual (Manual de estándares de MBSAQIP) (https://www.facs.org/quality-programs/mbsaqip/standards); este recurso explica los requisitos para ser un centro de cirugía bariátrica y metabólica con acreditación nacional.
- Sitio en internet de ASMBS (https://asmbs.org/); en este recurso puede encontrar valiosos lineamientos por consenso respecto a la cirugía bariátrica y metabólica.

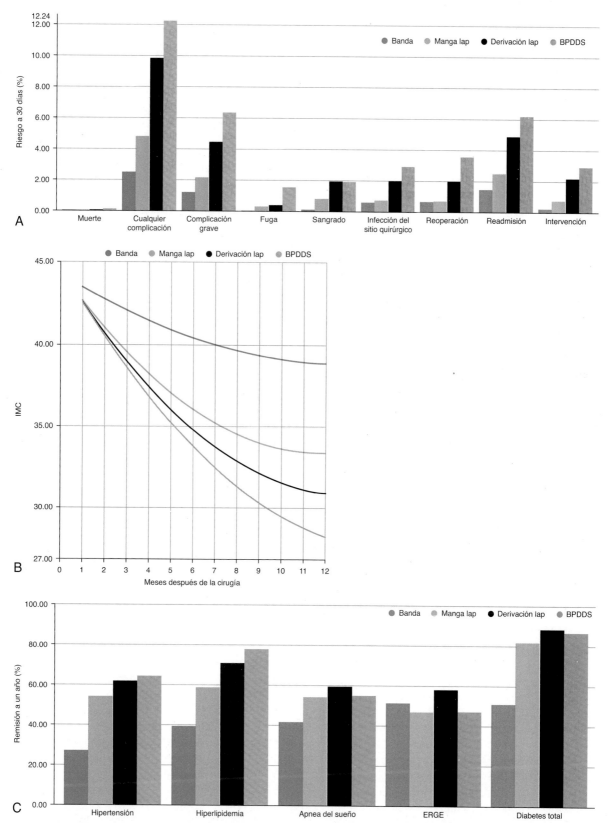

FIGURA 9-10 Ejemplo donde se utilizó la calculadora de riesgo quirúrgico MBSAQIP respecto al riesgo/beneficio para determinar los riesgos relacionados con la cirugía bariátrica y metabólica en una mujer caucásica de 45 años de edad con hipertensión, diabetes tipo 2, hiperlipidemia, enfermedad por reflujo gastroesofágico y apnea obstructiva del sueño. Mide 1.65 m, pesa 122.5 kg y su índice de masa corporal (IMC) es 44.93 kg/m². **A.** Predicción de riesgos relacionados con la cirugía bariátrica y metabólica. **B.** Predicción del cambio de IMC un año después de la cirugía bariátrica y metabólica. **C.** Predicción de la resolución de comorbilidades un año después de la cirugía. BPDDS, derivación biliopancreática con cruce duodenal; ERGE, enfermedad por reflujo gastroesofágico. (Adaptada de American College of Surgeons. Bariatric Surgical Risk/Benefit Calculator. Accessed October 20, 2019. https://www.facs.org/quality-programs/mbsaqip/calculator)

Complicación	Su riesgo actual a 10 años	Su riesgo a 10 años después de cirugía	Cambio absoluto del riesgo a 10 años	Cambio relativo del riesgo a 10 años
Muerte (todas las causas)	3.2%	1.7%	▼ 1.5%	▼ 46%

Su riesgo de muerte (por todas las causas) a 10 años sería 46% menor después de la cirugía para diabetes.

Insuficiencia cardiaca	7.0%	2.3%	▼ 4.7%	▼ 67%

Su riesgo de insuficiencia cardiaca a 10 años sería 67% menor después de la cirugía para diabetes.

Cardiopatía coronaria	4.4%	2.9%	▼ 1.6%	▼ 35%

Su riesgo de cardiopatía coronaria a 10 años sería 35% menor después de la cirugía para diabetes.

Nefropatía diabética	34.8%	10.8%	▼ 24.0%	▼ 69%

Su riesgo de nefropatía diabética a 10 años sería 69% menor después de la cirugía para diabetes.

FIGURA 9-11 Ejemplo donde se utilizó la calculadora de riesgo Escape Diabetes para predecir los riesgos cardiovasculares a 10 años con y sin cirugía bariátrica y metabólica en una mujer afroamericana de 45 años de edad con hipertensión, diabetes tipo 2 con metformina e hiperlipidemia que requiere medicamento. Índice de masa corporal 45 kg/m², presión arterial 140/85 mm Hg, HbA1c 6.5%, creatinina 1.1 mg/dL y triglicéridos 100 mg/dL. (Adaptada de American Society for Metabolic and Bariatric Surgery. Escape Diabetes Risk Calculator. https://asmbs.org/escape-diabetes/risk-calculator)

PREGUNTAS DE EXAMEN

1. ¿Cuál de los siguientes pacientes tiene mayor probabilidad de presentar resolución completa de su diabetes mellitus tipo 2 (DMT2) durante el primer año después de derivación gástrica en Y de Roux laparoscópica?

   A. Una mujer de 25 años de edad (IMC 41 kg/m²) con *DMT2* de 3 años de evolución tratada con metformina y hemoglobina glucosilada prequirúrgica de 6.9%.

   B. Un hombre de 55 años de edad (IMC 44 kg/m²) con *DMT2* de 11 años de evolución que requiere insulina y dos hipoglucemiantes orales (metformina, gliburida) y hemoglobina glucosilada prequirúrgica de 6.5%.

   C. Una mujer de 40 años de edad (IMC 43 kg/m²) con *DMT2* de 4 años de evolución que requiere insulina y dos hipoglucemiantes orales (metformina, gliburida) y hemoglobina glucosilada de 8.2%.

   D. Una mujer de 60 años de edad (IMC 38 kg/m²) con *DMT2* de 10 años de evolución tratada con dos hipoglucemiantes orales (metformina, gliburida) y hemoglobina glucosilada prequirúrgica de 7.8%.

   Respuesta: A. *Los pacientes con diabetes de menor duración y mejor control glucémico antes de la cirugía tienen mayor probabilidad de presentar resolución completa de la DMT2.*

2. Una mujer de 39 años de edad se presenta al consultorio para una exploración física anual de rutina. Su historia clínica incluye obesidad, reflujo gastroesofágico, apnea obstructiva del sueño y trastorno bipolar. Fue admitida al hospital 6 meses atrás por un episodio depresivo mayor e intento suicida. Desde entonces ha hecho un gran avance desde que fue dada de alta del hospital y en la actualidad recibe seguimiento psiquiátrico. Ha aumentado 4.5 kg en los últimos 6 meses, y quiere someterse a cirugía bariátrica para

ayudarle a perder peso. Su IMC es de 37.2 kg/m² y su exploración física no muestra datos patológicos, excepto por la obesidad. ¿Cuál de los siguientes enunciados es la mejor respuesta para esta paciente?

A. Es una candidata apropiada para cirugía bariátrica y la referiré para una consulta de cirugía bariátrica.

B. No satisface los criterios para cirugía bariátrica porque su IMC es muy bajo, pero me gustaría referirla con un especialista en medicina de obesidad para una evaluación médica para pérdida ponderal.

C. No satisface los criterios para cirugía bariátrica porque tiene trastorno bipolar, pero me gustaría referirla con un especialista en medicina de obesidad para una evaluación médica para pérdida ponderal.

D. En este momento no satisface los criterios para cirugía debido a su intento suicida reciente, pero podemos discutir referirla para una consulta de cirugía bariátrica en 6 meses.

Respuesta: D. *Los pacientes pueden considerarse candidatos quirúrgicos adecuados después de encontrarse psicológicamente estables durante por lo menos 12 meses después de un intento suicida.*

REFERENCIAS

1. Ward ZJ, Bleich SN, Cradock AL, *et al.* Projected U.S. State-level prevalence of adult obesity and severe obesity. *N Engl J Med.* 2019;381(25):2440-2450.

2. Schauer PR, Bhatt DL, Kirwan JP, *et al.* Bariatric surgery versus intensive medical therapy for diabetes - 5-year outcomes. *N Engl J Med.* 2017;376(7):641-651.

3. Ikramuddin S, Korner J, Lee WJ, *et al.* Lifestyle intervention and medical management with vs without Roux-en-Y gastric bypass and control of hemoglobin A1c, LDL cholesterol, and systolic blood pressure at 5 years in the diabetes surgery study. *J Am Med Assoc.* 2018;319(3):266-278.

4. Schauer DP, Feigelson HS, Koebnick C, *et al.* Bariatric surgery and the risk of cancer in a large multisite cohort. *Ann Surg.* 2019;269(1):95-101.

5. Aminian A, Zajichek A, Arterburn DE, *et al.* Association of metabolic surgery with major adverse cardiovascular outcomes in patients with type 2 diabetes and obesity. *J Am Med Assoc.* 2019;322(13):1271-1282.

6. Funk LM, Jolles SA, Greenberg CC, *et al.* Primary care physician decision making regarding severe obesity treatment and bariatric surgery: a qualitative study. *Surg Obes Relat Dis.* 2016;12(4):893-901.

7. Mans E, Serra-Prat M, Palomera E, Suñol X, Clavé P. Sleeve gastrectomy effects on hunger, satiation, and gastrointestinal hormone and motility responses after a liquid meal test. *Am J Clin Nutr.* 2015;102(3):540-547.

8. Kang X, Hong D, Anvari M, Tiboni M, Amin N, Gmora S. Is daily low-dose aspirin safe to take following laparoscopic Roux-en-Y gastric bypass for obesity surgery? *Obes Surg.* 2017;27(5):1261-1265.

9. Sudan R, Maciejewski ML, Wilk AR, Nguyen NT, Ponce J, Morton JM. Comparative effectiveness of primary bariatric operations in the United States. *Surg Obes Relat Dis.* 2017;13(5):826-834.

10. Peterli R, Wölnerhanssen BK, Peters T, *et al.* Effect of laparoscopic sleeve gastrectomy vs laparoscopic Roux-en-Y gastric bypass on weight loss in patients with morbid obesity: the SM-BOSS randomized clinical trial. *J Am Med Assoc.* 2018;319(3):255-265.

11. le Roux CW, Aylwin SJ, Batterham RL, *et al.* Gut hormone profiles following bariatric surgery favor an anorectic state, facilitate weight loss, and improve metabolic parameters. *Ann Surg.* 2006;243(1):108-114.

12. Ibrahim AM, Thumma JR, Dimick JB. Reoperation and Medicare expenditures after laparoscopic gastric band surgery. *JAMA Surg.* 2017;152(9):835-842.

13. Fried M, Yumuk V, Oppert JM, *et al.* Interdisciplinary European guidelines on metabolic and bariatric surgery. *Obes Surg.* 2014;24(1):42-55.

14. Fleisher LA, Fleischmann KE, Auerbach AD, *et al.* 2014 ACC/AHA guideline on perioperative cardiovascular evaluation and management of patients undergoing noncardiac surgery: a report of the American College of Cardiology/American Heart Association Task Force on practice guidelines. *J Am Coll Cardiol.* 2014;64(22):e77-e137.

15. Johns MW. A new method for measuring daytime sleepiness: the Epworth sleepiness scale. *Sleep.* 1991;14(6):540-545.

16. Chung F, Abdullah HR, Liao P. STOP-bang questionnaire: a practical approach to screen for obstructive sleep apnea. *Chest.* 2016;149(3):631-638.

17. Castaneda D, Popov VB, Wander P, Thompson CC. Risk of suicide and self-harm is increased after bariatric surgery – a systematic review and meta-analysis. *Obes Surg.* 2019;29(1):322-333.

18. Kim JJ, Rogers AM, Ballem N, Schirmer B; American Society for Metabolic and Bariatric Surgery Clinical Issues Committee. ASMBS updated position statement on insurance mandated preoperative weight loss requirements. *Surg Obes Relat Dis.* 2016;12(5):955-959.

19. Hutcheon DA, Hale AL, Ewing JA, *et al.* Short-term preoperative weight loss and postoperative outcomes in bariatric surgery. *J Am Coll Surg.* 2018;226(4):514-524.

20. Aminian A, Brethauer SA, Kirwan JP, Kashyap SR, Burguera B, Schauer PR. How safe is metabolic/diabetes surgery? *Diabetes Obes Metab.* 2015;17(2):198-201.

21. Varban OA, Thumma JR, Telem DA, *et al.* Surgeon variation in severity of reflux symptoms after sleeve gastrectomy. *Surg Endosc.* 2020;34(4):1769-1775.

22. Adams TD, Davidson LE, Litwin SE, *et al.* Weight and metabolic outcomes 12 years after gastric bypass. *N Engl J Med.* 2017;377(12):1143-1155.

23. Schauer PR, Kashyap SR, Wolski K, *et al.* Bariatric surgery versus intensive medical therapy in obese patients with diabetes. *N Engl J Med.* 2012;366(17):1567-1576.

24. Schauer PR, Burguera B, Ikramuddin S, *et al.* Effect of laparoscopic Roux-en Y gastric bypass on type 2 diabetes mellitus. *Ann Surg.* 2003;238(4):467-484, discussion 484-465.

25. Sjöström L, Peltonen M, Jacobson P, *et al.* Bariatric surgery and long-term cardiovascular events. *J Am Med Assoc.* 2012;307(1):56-65.

26. Wiggins T, Antonowicz SS, Markar SR. Cancer risk following bariatric surgery-systematic review and meta-analysis of national population-based cohort studies. *Obes Surg.* 2019;29(3):1031-1039.

27. Cuspidi C, Rescaldani M, Tadic M, Sala C, Grassi G. Effects of bariatric surgery on cardiac structure and function: a systematic review and meta-analysis. *Am J Hypertens.* 2014;27(2):146-156.

28. Greene J, Tran T, Shope T. Sleeve gastrectomy and left ventricular assist device for heart transplant. *J Soc Laparoendosc Surg.* 2017;21(3):e2017.00049.

29. Szmulewicz A, Wanis KN, Gripper A, *et al.* Mental health quality of life after bariatric surgery: a systematic review and meta-analysis of randomized clinical trials. *Clin Obes.* 2019;9(1):e12290.

30. Hakeam HA, Al-Sanea N. Effect of major gastrointestinal tract surgery on the absorption and efficacy of direct acting oral anticoagulants (DOACs). *J Thromb Thrombolysis.* 2017;43(3):343-351.

31. Mazzei M, Zhao H, Edwards MA. Perioperative outcomes of bariatric surgery in the setting of chronic steroid use: an MBSAQIP database analysis. *Surg Obes Relat Dis.* 2019;15(6):926-934.

32. Loza E, Martinez-Lopez JA, Carmona L. A systematic review on the optimum management of the use of methotrexate in rheumatoid arthritis patients in the perioperative period to minimize perioperative morbidity and maintain disease control. *Clin Exp Rheumatol.* 2009;27(5):856-862.

33. Kominiarek MA, Jungheim ES, Hoeger KM, Rogers AM, Kahan S, Kim JJ. American Society for Metabolic and Bariatric Surgery position statement on the impact of obesity and obesity treatment on fertility and fertility therapy Endorsed by the American College of Obstetricians and Gynecologists and the Obesity Society. *Surg Obes Relat Dis.* 2017;13(5):750-757.

34. Grønkjær M, Eliasen M, Skov-Ettrup LS, *et al.* Preoperative smoking status and postoperative complications: a systematic review and meta-analysis. *Ann Surg.* 2014;259(1):52-71.

35. Shoar S, Shahabuddin Hoseini S, Naderan M, *et al.* Bariatric surgery in morbidly obese patients with inflammatory bowel disease: a systematic review. *Surg Obes Relat Dis.* 2017;13(4):652-659.

36. Jamal MH, Corcelles R, Daigle CR, *et al.* Safety and effectiveness of bariatric surgery in dialysis patients and kidney transplantation candidates. *Surg Obes Relat Dis.* 2015;11(2):419-423.

37. Inge TH, Courcoulas AP, Jenkins TM, *et al.* Weight loss and health status 3 years after bariatric surgery in adolescents. *N Engl J Med.* 2016;374(2):113-123.

38. Armstrong SC, Bolling CF, Michalsky MP, Reichard KW; SECTION ON OBESITY, SECTION ON SURGERY. Pediatric metabolic and bariatric surgery: evidence, barriers, and best practices. *Pediatrics.* 2019;44(6):e20193223.

39. Chandra V, Dutta S, Albanese CT, Shepard E, Farrales-Nguyen S, Morton J. Clinical resolution of severely symptomatic pseudotumor cerebri after gastric bypass in an adolescent. *Surg Obes Relat Dis.* 2007;3(2):198-200.

40. American College of Surgeons. Bariatric Surgical Risk/Benefit Calculator. Accessed October 20, 2019. https://www.facs.org/quality-programs/mbsaqip/calculator

41. American Society for Metabolic and Bariatric Surgery. Diabetes Surgery Risk Calculator. Accessed October 20, 2019. https://asmbs.org/escape-diabetes/risk-calculator

CUIDADO POSQUIRÚRGICO DEL PACIENTE BARIÁTRICO

Christopher D. Still, Peter N. Benotti, Shannon Marie McShea, Fahad Zubair

CASO DE ESTUDIO 1

Una mujer de 45 años de edad se presenta con fatiga de 5 meses de evolución además de poca tolerancia al ejercicio, torpeza y entumecimiento de las extremidades inferiores. Se sometió a derivación gástrica en Y de Roux (DGYR) laparoscópica sin complicaciones hace 4 años. Durante los primeros 18 meses posquirúrgicos se apegó a todos los suplementos nutricionales prescritos y siguió una dieta rica en proteína y con poco contenido de carbohidratos. Perdió 34.5 kg (equivalentes a 33% de su peso prequirúrgico) y fue capaz de suspender todos sus hipoglucemiantes orales. Sintiéndose bien, la paciente no regresó al consultorio desde su consulta posquirúrgica a los 2 años. También dejó de tomar los suplementos de vitaminas y minerales prescritos durante los últimos 12 meses. Medicamentos: ninguno. Suplementos: ninguno.

A la exploración, pesa 86.2 kg, mide 1.65 m, índice de masa corporal (IMC) 31.7 kg/m^2, frecuencia respiratoria (FR) 14 rpm, presión arterial (PA) 126/84 mm Hg y frecuencia cardiaca (FC) 98 lpm. Conjuntivas pálidas; abdomen, buena cicatrización de las heridas laparoscópicas; a la exploración neurológica se aprecia percepción alterada de la posición y vibración; prueba de Romberg positiva.

Pruebas de laboratorio: biometría hemática completa (BHC) - Hb/Hct 10.4 g/dL/31.7%, volumen corpuscular medio (CVM) 93 fL, química sanguínea: glucosa 124 mg/dL, colesterol total 210 mg/dL, TG 120 mg/dL, colesterol de lipoproteína de alta densidad (HDL) 48 mg/dL, colesterol de lipoproteína de baja densidad (LDLc) 110 mg/dL, HbA1c 6.2%.

IMPORTANCIA CLÍNICA

Una mayor conciencia de los múltiples beneficios para la salud de la cirugía bariátrica y metabólica ha provocado un incremento estable de la cantidad de procedimientos llevados a cabo. Aunque muchos centros de cirugía bariátrica y metabólica han introducido equipos de atención multidisciplinaria para optimizar el cuidado perioperatorio de sus pacientes, todos los pacientes regresan con su profesional de servicios de salud (PSS) después de la cirugía para recibir atención continua a largo plazo, la cual puede incluir la colaboración del equipo quirúrgico. Como resultado, el PSS puede ser el primero en evaluar afecciones médicas y nutricionales que surgen de estos procedimientos.

El papel prominente de la cirugía bariátrica y metabólica para proporcionar una pérdida ponderal duradera y la resolución de múltiples comorbilidades relacionadas con la obesidad está bien establecido y respaldado por evidencia rápidamente creciente. Por ejemplo, los cambios fisiológicos gastrointestinales (GI) inducidos por cirugía, que incluyen el aumento de las cifras posprandiales de hormonas GI contribuyen a mejorar el control de la diabetes y, en algunos pacientes, a la remisión completa. Sin embargo, las alteraciones anatómicas y fisiológicas también pueden tener consecuencias no planeadas que pueden provocar deficiencias nutricionales.[1,2]

Las revisiones anatómicas permanentes del intestino proximal alteran la biodisponibilidad y absorción de nutrientes como resultado del decremento de la secreción de ácido gástrico y el cambio de la exposición de los alimentos a los transportadores mucosos duodenales y yeyunales proximales. La importancia de la relación entre el intestino proximal normal y la absorción de nutrientes se resume en la fig. 10-1, donde se ilustran los sitios de absorción de nutrientes en el tracto GI. Los cambios adaptativos que ocurren después de la cirugía y su efecto en la conservación de la absorción de carbohidratos y proteínas también tienen importancia clínica. Como regla, la frecuencia de las consecuencias nutricionales y metabólicas de estos procedimientos tiene una relación directa con la extensión de las alteraciones de la anatomía del intestino proximal que tienen el mayor impacto en la pérdida ponderal. Por ejemplo, los procedimientos puramente restrictivos, como la banda gástrica ajustable (AGB, *ajustable gastric band*), se relacionan con una pérdida ponderal mínima y un menor riesgo de problemas nutricionales y metabólicos, mientras que los procedimientos que producen malabsorción, como la derivación

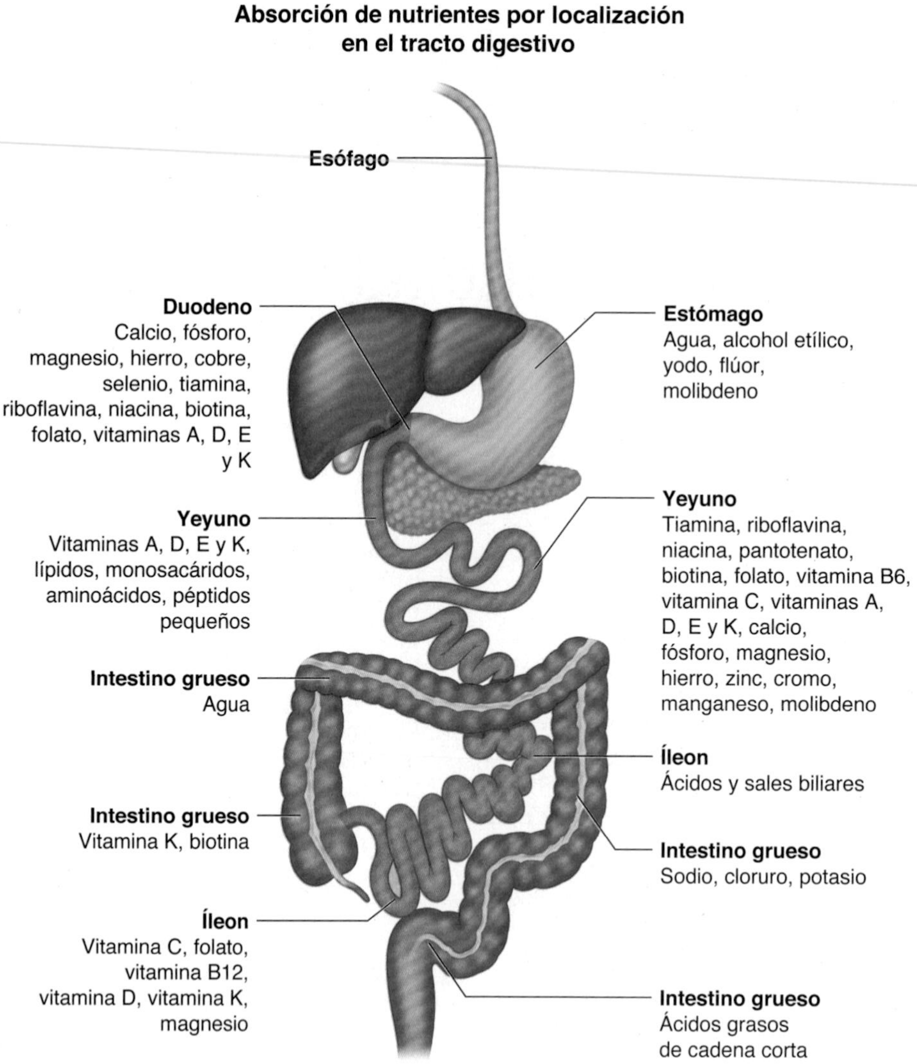

**Absorción de nutrientes por localización
en el tracto digestivo**

Esófago

Duodeno
Calcio, fósforo,
magnesio, hierro, cobre,
selenio, tiamina,
riboflavina, niacina, biotina,
folato, vitaminas A, D, E
y K

Estómago
Agua, alcohol etílico,
yodo, flúor,
molibdeno

Yeyuno
Vitaminas A, D, E y K,
lípidos, monosacáridos,
aminoácidos, péptidos
pequeños

Yeyuno
Tiamina, riboflavina,
niacina, pantotenato,
biotina, folato, vitamina B6,
vitamina C, vitaminas A,
D, E y K, calcio,
fósforo, magnesio,
hierro, zinc, cromo,
manganeso, molibdeno

Intestino grueso
Agua

Íleon
Ácidos y sales biliares

Intestino grueso
Vitamina K, biotina

Intestino grueso
Sodio, cloruro, potasio

Íleon
Vitamina C, folato,
vitamina B12,
vitamina D, vitamina K,
magnesio

Intestino grueso
Ácidos grasos
de cadena corta

FIGURA 10-1 Sitios de absorción de nutrientes en el tracto gastrointestinal.

biliopancreática (BPD, *biliopancreatic diversion*) tienen la trayectoria más profunda de pérdida ponderal y el mayor riesgo de estas complicaciones. El PSS debe estar familiarizado con los detalles anatómicos de los procedimientos que, a su vez, facilitarán la evaluación de las complicaciones relacionadas con la cirugía. Estos detalles se muestran en el capítulo 9. En este capítulo se revisará el manejo médico, metabólico y nutricional de los pacientes sometidos a cirugía bariátrica y metabólica con un énfasis en el reconocimiento de las complicaciones, el manejo actual, estrategias de prevención y la colaboración cercana con el centro quirúrgico multidisciplinario.[3]

MANEJO POSQUIRÚRGICO TEMPRANO (< 3 MESES)

Desde el advenimiento de las técnicas laparoscópicas, un mejor manejo anestésico y posoperatorio mediante protocolos para recuperación temprana después de cirugía bariátrica (ERABS, *early recovery after bariatric*

surgery), los pacientes reciben el alta, en promedio, 1 a 2 días después de la cirugía. Aunque esto es benéfico para el paciente, es importante que el PSS se familiarice con los distintos procedimientos de cirugía bariátrica, así como con las complicaciones potenciales en el periodo posquirúrgico temprano.

Fuga anastomótica

Con la creación de centros de excelencia y mejores técnicas laparoscópicas, la incidencia de una fuga anastomótica posquirúrgica es extremadamente baja.[4] Sin embargo, cuando ocurre, es usual que los signos y síntomas se vuelvan aparentes el 3° o 4° día posquirúrgicos, con frecuencia después del alta hospitalaria. Las fugas anastomóticas son más comunes en pacientes sometidos a DGYR, pero pueden ocurrir con la gastrectomía en manga (SG, *sleeve gastrectomy*). El PSS debe familiarizarse con los signos y síntomas de la fuga anastomótica y, de mayor importancia, estar en contacto con el cirujano bariátrico para su manejo. Esta afección es una emergencia quirúrgica y requiere un alto índice de sospecha.

> Los **signos** principales de fuga anastomótica incluyen:
>
> - Taquicardia > 120 latidos por minuto
> - Frecuencia respiratoria > 22 por minuto
> - Fiebre
> - Extravasación de medio de contraste al rastreo por tomografía computarizada (TC) o serie gastrointestinal superior
>
> Los principales **síntomas** de fuga anastomótica incluyen:
>
> - Dolor de hombro
> - Febrícula
> - Dolor abdominal
> - Dificultad para respirar

Aunque la evaluación sugerida para sospecha de fuga anastomótica debe hacerse con una BHC con diferencial y un perfil metabólico completo y solicitar un rastreo por TC con contraste del abdomen, el paso siguiente más importante, si se sospecha o diagnostica una fuga anastomótica, es la pronta comunicación y transferencia a cirugía bariátrica. Con la detección temprana, con frecuencia el manejo conservador con un stent endoscópico y antibióticos parenterales es suficiente para manejar a estos pacientes. De nuevo, esto subraya la necesidad de la colaboración entre el PSS y el equipo de cirugía bariátrica para asegurar los mejores desenlaces posibles para los pacientes.

Náusea y vómito

Puede ocurrir náusea y vómito después de cualquier procedimiento de cirugía bariátrica.[5] Aunque la mayoría de las veces no tienen relación con alguna obstrucción o defecto anatómico de la cirugía, si el paciente no es capaz de mantener la vía oral por 24 horas, se justifica una evaluación. La náusea sola es más común. Por lo regular puede manejarse con antieméticos, como clorhidrato de ondansetrón, 4 mg por vía oral, e hidratación. Al igual que para la sospecha de una fuga anastomótica, los pacientes con náusea o vómito persistentes deben ser evaluados por el equipo de cirugía bariátrica.

Una secuela importante de la náusea y el vómito persistentes es la encefalopatía de Wernicke.[6] Ésta es la única "emergencia médica" verdadera con la que el PSS debe estar familiarizado y facilitar el tratamiento, incluso antes de referir al paciente con el equipo quirúrgico. Los pacientes con vómito persistente pueden depletar sus reservas de tiamina en unos cuantos

días. Los signos y síntomas de la deficiencia de tiamina (encefalopatía de Wernicke) son:

- Ataxia (marcha inestable)
- Nistagmo (movimientos descontrolados repetitivos de los ojos)
- Confusión (desorientación, dificultad para enfocarse o tomar decisiones)

Debido a la anatomía GI alterada por la cirugía bariátrica y metabólica, así como por el vómito persistente, disminuyen las cifras de vitamina B1 (tiamina). Inclusive, con la adición común de dextrosa a la hidratación intravenosa, la vitamina B1 se torna intracelular, lo cual reduce aún más las reservas. El PSS debe tener un alto índice de sospecha para encefalopatía de Wernicke y un umbral bajo para su tratamiento. Si no se trata, la encefalopatía de Wernicke puede provocar un evento vascular cerebral pontino irreversible. Si se trata en etapas tempranas, los síntomas deberán resolverse con rapidez sin secuelas. Dependiendo de la gravedad de la deficiencia, el tratamiento debe consistir de:[7]

- Administración intravenosa (IV) de 200 mg de tiamina tres veces por día, o,
- Administración oral de 500 mg una o dos veces al día durante 3 a 5 días consecutivos seguidos de 250 mg durante los siguientes 3 a 5 días, o,
- Administración intramuscular (IM) de 250 mg/día durante 3 a 5 días o 100 a 150 mg al mes.

Una vez que el paciente puede tolerar la ingesta oral, se recomienda la suplementación con 100 mg de tiamina durante por lo menos 30 días. Es importante señalar que es común confundir la encefalopatía de Wernicke con una deficiencia de vitamina B12 debido a la ataxia, pero desafortunadamente, la suplementación de vitamina B12 no tendrá efecto para tratar la encefalopatía de Wernicke. En conclusión, siempre que un paciente de cirugía bariátrica se presente con náusea y vómito persistentes, debe considerarse la suplementación de tiamina.

> La deficiencia de tiamina es una urgencia médica. Cualquier paciente de cirugía bariátrica que se presente con vómito persistente y signos/síntomas de síndrome de Wernicke-Korsakoff debe tratarse de manera empírica mediante la suplementación de tiamina.

MANEJO MÉDICO INTERMEDIO DESPUÉS DE CIRUGÍA BARIÁTRICA (< 6 MESES)

Como se explicó en el capítulo 9, la cirugía bariátrica y metabólica es la estrategia terapéutica más eficaz a largo plazo para el paciente con obesidad grave u obesidad moderada más una complicación médica. Como resultado de la pérdida ponderal y de los cambios anatómicos y fisiológicos relacionados, hay una mejoría o resolución de los problemas médicos crónicos relacionados con la obesidad, como diabetes mellitus, apnea obstructiva del sueño, hepatopatía grasa, hipertensión y dislipidemia. En esta sección se revisará el manejo médico óptimo después de la cirugía bariátrica y metabólica.

Manejo de diabetes

Se ha demostrado que la cirugía bariátrica y metabólica es una opción terapéutica segura y eficaz para los pacientes con diabetes mellitus tipo 2 (*DMT2*). Por razones que no se entienden por completo, puede haber una mejora de la sensibilidad a insulina inmediatamente después de la cirugía bariátrica y metabólica, e incluso antes de ocurrir la pérdida ponderal apreciable.[8] Por esta razón, debe reducirse o suspenderse la dosis de cualquier hipoglucemiante prequirúrgico pronto después de la cirugía para evitar la hipoglucemia. Para pacientes que se manejan con insulina, es común suspender el esquema diario de insulina y reemplazarlo por un factor de corrección desplazable según sea necesario, en particular en pacientes sometidos a DGYR o BPD. Incluso, ya que la ingesta dietética se reduce en gran medida tanto en volumen como en tiempo de consumo, es usual que los medicamentos de acción más prolongada como insulina glargina se toleren mejor si se requiere insulina posquirúrgica.

Dependiendo del grado de control glucémico prequirúrgico, los pacientes con control adecuado mediante medicamentos orales pueden requerir poco o ningún hipoglucemiante, en especial durante el periodo posquirúrgico inmediato (7 a 10 días). Si un paciente con DGYR requiere reanudar los medicamentos orales, se recomiendan las formulaciones de liberación regular y en presentación líquida o masticable en vez de las formulaciones de liberación prolongada/sostenida para maximizar la absorción.[3] Los pacientes sometidos a SG pueden no requerir cambios en su formulación. La metformina, tanto regular como de liberación prolongada, puede no ser bien tolerada debido a la intolerancia GI con cualquier procedimiento en los primeros 30 días posquirúrgicos. Las tiazolidinedionas (TDZ) suelen tolerarse mejor que la metformina; no obstante, debido a su propensión a causar ganancia ponderal o retrasar la pérdida ponderal, deben prescribirse juiciosamente. Las sulfonilureas, aunque mejor toleradas desde el punto de vista GI, llegan a producir hipoglucemia significativa, por lo que deben suspenderse por completo o utilizarse en dosis menores con monitoreo frecuente de la glucosa sanguínea. Se han aprobado clases farmacológicas más novedosas para el tratamiento de *DMT2*. Es típico que estos medicamentos no causen hipoglucemia, sean relativamente bien tolerados y es posible que aumenten la pérdida ponderal. Los agonistas del péptido similar a glucagón-1 (GLP-1) y los inhibidores del cotransportador de sodio y glucosa 2 (SGLT2) están aprobados para el control glucémico y se ha demostrado que algunos agentes en estas clases terapéuticas reducen los eventos cardiovasculares.[9-11]

Manejo antihipertensivo

Por diversas razones, es habitual que la presión arterial disminuya en el periodo posquirúrgico inmediato. Esto, a su vez, indica que deben utilizarse dosis reducidas de antihipertensivos. Usualmente, las dosis farmacológicas pueden disminuirse a la mitad, y los inhibidores de la enzima convertidora de angiotensina (ECA) y bloqueadores del receptor de angiotensina II (ARB) que se suspenden 48 horas antes de la cirugía pueden reiniciarse después de la misma en dosis reducidas. Es típico que los diuréticos se suspendan después de la cirugía para evitar la deshidratación y las anomalías electrolíticas. Como ya se explicó, los medicamentos prescritos a pacientes con DGYR deben ser de liberación regular y en formulación masticable/líquida para asegurar la máxima absorción.

Manejo de la depresión

Debido al efecto de abstinencia potencial de suspender de modo abrupto los psicotrópicos (en particular los antidepresivos), deben continuarse después de la cirugía tan pronto como el paciente sea capaz de tolerar la vía oral. Al igual que otros medicamentos, también deben prescribirse en la forma masticable/líquida de liberación regular para pacientes con DGYR. Si es posible, los medicamentos que pueden causar ganancia ponderal, como los antidepresivos tricíclicos y mirtazapina, deben suspenderse y reemplazarse por una alternativa.

Es usual que la depresión y la calidad de vida mejoren unas cuantas semanas o meses después de la cirugía bariátrica y metabólica. Sin embargo, el PSS debe reevaluar al paciente de manera continua en busca de recurrencia de depresión o el desarrollo de depresión nueva. La depresión sin tratamiento puede contribuir a la ganancia ponderal posquirúrgica. Los pacientes que presentan síntomas de depresión mayor deben considerarse para referencia a un especialista en salud mental. En un metaanálisis reciente, los pacientes de cirugía bariátrica y metabólica tuvieron cuatro veces mayor probabilidad de cometer suicidio o intentar lastimarse que los controles pareados.[12]

Manejo del colesterol

Aunque no tan inmediata como la mejoría de la sensibilidad a insulina/control glucémico, se ha demostrado que el perfil de lípidos mejora de manera significativa a partir de los 3 a 12 meses después de la cirugía bariátrica y metabólica. Dado que las estatinas pueden causar náusea en el periodo posquirúrgico inmediato y las cifras de transaminasas hepáticas aumentar con la pérdida ponderal rápida, debe considerarse suspender los hipolipemiantes durante las primeras 12 semanas después de la cirugía y reevaluar si la necesidad supera el riesgo de reiniciar en el periodo posquirúrgico inmediato. No obstante, para pacientes a quienes se prescriben estatinas para prevención secundaria de eventos coronarios agudos, el medicamento debe continuar durante el periodo posquirúrgico inmediato.

Manejo con ácido acetilsalicílico y antiinflamatorios no esteroideos

Debido al riesgo incrementado de úlceras posquirúrgicas, estenosis y sangrado, el uso crónico de antiinflamatorios no esteroideos (AINE) debe evitarse en pacientes con DGYR.[3] Numerosos estudios han demostrado incremento de las complicaciones, en especial con el uso concomitante de tabaco. Si no puede evitarse la administración crónica de antiinflamatorios, el procedimiento bariátrico sin riesgo de ulceración marginal, como la SG, puede ser lo mejor para el paciente. En personas con DGYR, los ciclos breves (3 a 10 días) de terapia antiinflamatoria como ibuprofeno o naproxeno para ataques gotosos agudos, cefaleas migrañosas y tensión musculoesquelética aguda se toleran bien, pero deben tomarse con alimentos para reducir el efecto de irritación mucosa directa. En general, se considera seguro que los pacientes reanuden la terapia con dosis bajas de ácido acetilsalicílico para obtener los beneficios cardioprotectores antiplaquetarios después de los primeros 30 días de su cirugía.

Manejo anticonceptivo oral

Debido a la mejoría inmediata en la sensibilidad a insulina y el metabolismo de estrógeno después de cirugía bariátrica y metabólica, es común que las tasas ovulatorias mejoren poco después del procedimiento quirúrgico bariátrico pese a la poca, si existe, pérdida ponderal. Empero, el embarazo no se recomienda durante por lo menos 12 meses después de la cirugía debido al catabolismo aumentado y al incremento del riesgo de deficiencias nutricionales.[13] Al igual que con otros medicamentos, la absorción de los anticonceptivos orales puede ser inconsistente en pacientes con DGYR, por lo que debe recomendarse un método anticonceptivo de barrera alternativo. Esto se vuelve un tema importante a discutir con las pacientes, en particular para aquellas con síndrome de ovario poliquístico (SOPQ) o amenorrea con infertilidad resultante durante muchos años antes de la cirugía y tienen la idea equivocada de que no serán capaces de concebir.

Los medicamentos como acetato de medroxiprogesterona (Depo-Provera) inyectable pueden ser eficaces para prevenir el embarazo, pero también suelen inhibir la pérdida ponderal después de la cirugía y deben evitarse, si es posible. Puede considerarse el uso de dispositivos intrauterinos como método anticonceptivo alternativo. Además, los parches anticonceptivos en mujeres con IMC > 35 kg/m² deben utilizarse con precaución debido a la pérdida significativa de eficacia y falta de fiabilidad.

Manejo de la apnea obstructiva del sueño

La apnea obstructiva del sueño (AOS), medida con el índice apnea-hipopnea (IAH) y la somnolencia diurna, mejora con frecuencia después de la cirugía bariátrica. Muchos pacientes pueden necesitar un reajuste de la mascarilla a medida que el contorno facial cambia con la pérdida ponderal. Aunque numerosos pacientes simplemente dejan de usar dispositivos orales o de presión positiva continua de la vía aérea (CPAP, *continuous positive airway pressure*), se recomienda repetir el estudio del sueño antes de tomar la decisión de suspender CPAP para asegurar que el tratamiento ya no es necesario.[14] Cambiar la prescripción a AutoPAP, que detecta la cantidad mínima de presión inhalatoria necesaria durante la noche y ajustarla en concordancia, puede ser otra opción. Aunque no hay lineamientos específicos para el momento de la reevaluación, varios programas de cirugía bariátrica de gran volumen recomiendan repetir el estudio del sueño después de una pérdida ponderal de 30 a 40% o 6 a 8 meses después de la cirugía.

CONSECUENCIAS A LARGO PLAZO DE LA CIRUGÍA METABÓLICA (> 6 MESES)

Enfermedad ósea metabólica después de cirugía bariátrica

Originalmente se pensaba que la obesidad fortalecía los huesos debido a la carga de peso a largo plazo. Sin embargo, evidencia más reciente sugiere que la obesidad puede no proteger la salud ósea. Los factores que contribuyen al riesgo de fractura específico de un sitio en la obesidad incluyen efectos de las adipocinas en la fisiología ósea, inflamación sistémica, movilidad reducida y deficiencia de vitamina D.

La prevalencia de deficiencia de vitamina D en individuos con obesidad varía entre 20 y 85%. Los mecanismos incluyen ausencia de exposición solar suficiente para convertir 7-dehidrocolesterol (7-DHC) en vitamina D3 y el secuestro de vitamina D en el tejido adiposo.[15] En pacientes con sobrepeso y obesidad, se ha demostrado que la pérdida ponderal moderada provoca un decremento leve de la densidad ósea de la cadera, sin afectar la columna vertebral. Con un mayor grado de pérdida ponderal, la cirugía bariátrica y metabólica se relaciona con deterioro de la salud ósea con efectos específicos, mostrados en la tabla 10-1.

TABLA 10-1 Hallazgos clínicos que muestran el deterioro de la salud ósea después de cirugía metabólica

EFECTOS DE LA CIRUGÍA METABÓLICA EN LA SALUD ÓSEA

- Alteraciones de la remodelación ósea con incremento de los marcadores de remodelación.
- Aumento de la tasa de pérdida ósea.
- Pérdida ósea por imagenología cuantitativa (DEXA).
- Alteraciones en la fuerza del hueso.
- Deterioro microarquitectónico relacionado con cifras aumentadas de PTH.
- Aumento del riesgo de fractura con el tiempo después de la cirugía.

DEXA, absorciometría de rayos X de energía dual; PTH, hormona paratiroidea.

Debido a una mayor malabsorción, los procedimientos DGYR y BPD se relacionan con el mayor riesgo de pérdida ósea y riesgo de fractura, en comparación con SG o AGB. La patogenia de la pérdida ósea después de cirugía bariátrica y metabólica es multifactorial. La cirugía que produce malabsorción provoca un decremento de la absorción intestinal de calcio y vitamina D. La producción disminuida de ácido gástrico relacionada con la cirugía y el uso de antiácidos reducirá aún más la absorción de calcio, que provoca hipocalcemia, un estímulo para la liberación de hormona paratiroidea (PTH, *parathyroid hormone*) y un diagnóstico de hiperparatiroidismo secundario. Esto, a su vez, aumenta la pérdida ósea. La evidencia también sugiere que la pérdida ósea después de cirugía bariátrica correlaciona con la cantidad de pérdida ponderal y la velocidad a la que ocurre debido a la mayor activación del eje calcio-PTH. También se ha demostrado que la cirugía aumenta los marcadores de recambio óseo, telopéptido N-terminal de colágena tipo I (NTX), fosfatasa alcalina específica de hueso (BSAP, *bone-specific alkaline phosphatase*) y osteocalcina. Un marcador importante, esclerostina, se produce en los osteocitos, y su función principal es inhibir la formación de hueso. La descarga mecánica del hueso después de la pérdida ponderal se ha relacionado con aumento de esclerostina, que provoca pérdida significativa de la densidad mineral ósea (DMO). El monitoreo de la salud ósea en pacientes posquirúrgicos sometidos a cualesquiera de los tipos de procedimientos bariátricos es crítico para su conservación. Los lineamientos para el monitoreo se resumen en la tabla 10.2.[16]

Los índices bioquímicos para la evaluación diagnóstica para enfermedad ósea metabólica incluyen valores séricos de calcio, fósforo, magnesio, 25(OH)D (y 1, 25(OH)D en caso de compromiso de la función renal), BSAP u osteocalcina, la PTH y un marcador de resorción ósea, como N-telopéptido (NTX) en orina, excreción de calcio en orina de 24 horas, albúmina y prealbúmina. El monitoreo rutinario debe incluir sólo PTH, 25(OH)D cada 3 a 6 meses durante el primer año, y cada año después para

pacientes sometidos a AGB, SG o DGYR. Para aquellos que se han sometido a BPD con o sin cruce, se recomienda lo siguiente: PTH y excreción urinaria de calcio en 24 horas cada 6 a 12 meses, N-telopéptido urinario anual y osteocalcina según se requiera[3] (tabla 10-3).

La absorciometría de rayos X de energía dual (DEXA, *dual-energy x-ray absorptiometry*) es el estándar de oro para medir la densidad ósea; los resultados se informan en puntaje T y Z. El puntaje Z (Z-score) debe utilizarse para mujeres premenopáusicas y hombres menores de 50 años. Este puntaje es la DMO del paciente expresada en desviaciones estándar (DE) de la media en la población de referencia pareada por edad y sexo. Un puntaje Z bajo (menor de -2.0) es preocupante por una masa ósea menor, comparada con un individuo similar pareado por edad. Aunque el puntaje T también se calcula como DE de la media, el grupo comparativo es el de adultos jóvenes sanos. La Organización Mundial de la Salud (OMS) clasifica los puntajes T por arriba de -1 DE como normales, entre -1 y -2.5 DE como osteopenia y, por debajo de -2.5 DE, como osteoporosis. Los lineamientos recomiendan DEXA 2 años después de la cirugía tanto para mujeres como para hombres después de cualquier tipo de cirugía bariátrica y metabólica. El PSS debe evaluar cada paciente posquirúrgico con base en factores de riesgo, que incluyen edad, cifras basales de vitamina D y PTH, trayectoria de pérdida ponderal y nivel de actividad para la toma de decisiones relacionadas con la valoración de la densidad ósea.[17]

Un rastreo DEXA anormal puede ser indicativo de enfermedad tanto primaria como secundaria. En el

---

TABLA 10-2 Tamizaje de laboratorio y monitoreo de la salud ósea después de la cirugía

LINEAMIENTOS PARA EL MONITOREO DE LA SALUD ÓSEA DESPUÉS DE CIRUGÍA METABÓLICA

Pruebas de laboratorio usadas en la evaluación de la salud ósea.

- Calcio, fósforo, magnesio
- 25(OH) vitamina D (y 1, 25(OH) vitamina D en caso de disfunción renal)
- Fosfatasa alcalina específica de hueso u osteocalcina
- Hormona paratiroidea (PTH)
- Excreción urinaria de calcio en 24 horas
- Cifras de vitamina A y K$_1$
- Albúmina, prealbúmina
- DEXA al inicio y a los 2 años de seguimiento

DEXA, absorciometría de rayos X de energía dual.

TABLA 10-3 Monitoreo rutinario para enfermedad ósea metabólica en pacientes de cirugía bariátrica

SG/DGYR	BPD CON/SIN DS
Cada 3-6 meses durante el primer año y luego anual:	Cada 3 meses durante el primer año, luego cada 3-6 meses:
25(OH)D	25(OH)D
Opcional:	Albúmina/prealbúmina
PTH	Cada 6-12 meses:
El monitoreo con DEXA puede estar indicado al inicio y alrededor de 2 años después.	Hormona paratiroidea (PTH) Calcio en orina de 24 horas
	Anual:
	N-telopéptido en orina
	Según sea necesario:
	Osteocalcina El monitoreo con DEXA puede estar indicado al inicio y alrededor de 2 años después.

BPD con/sin DS, derivación biliopancreática con o sin cruce duodenal; DEXA, absorciometría de rayos X de energía dual; DGYR, derivación gástrica en Y de Roux; SG, gastrectomía en manga.

paciente posquirúrgico bariátrico, siempre debe sospecharse enfermedad ósea secundaria debido a deficiencias nutricionales. La etiología de casos confirmados de deficiencia de vitamina D, hipocalcemia, hipomagnesemia, hipofosfatemia, fosfatasa alcalina aumentada, hiperparatiroidismo secundario e incluso deficiencia proteica o de vitamina B12 debe definirse con claridad y tratarse en concordancia. El tratamiento también debe incluir ejercicio con carga de peso y entrenamiento de resistencia para mitigar la pérdida ósea después de la cirugía.

Para tratar la deficiencia de vitamina D, la *Endocrine Society* recomienda una dosis dos o tres veces mayor (6 000 a 10 000 UI/día) para sujetos con obesidad, con síndrome de malabsorción y los que reciben medicamentos que afectan el metabolismo de la vitamina D. Se sugiere la terapia de mantenimiento de por lo menos 3 000 a 6 000 UI/día. Por lo general, la corrección de la deficiencia de vitamina D en pacientes de cirugía bariátrica requiere dosis mayores, en particular en procedimientos que causan malabsorción. Se recomienda una repleción de hasta 50 000 a 150 000 UI de D2 o D3 al día durante 1 o 2 semanas. Puede ser necesaria una dosis de mantenimiento de hasta 50 000 UI, 1 a 3 veces por semana. Está demostrado que el colecalciferol (D3) es superior para mantener las cifras de 25(OH)D, y se recomienda particularmente si la dosificación es menor a una vez por semana. Es recomendable que tanto D2 como D3 se ingieran con alimentos que contienen grasa para maximizar su absorción.

Para pacientes con densidad ósea disminuida de modo persistente por DEXA, con evidencia clínica y bioquímica de enfermedad ósea, debe considerarse la farmacoterapia adicional con un bisfosfonato. Las recomendaciones actuales incluyen terapia intravenosa con ácido zoledrónico, 5 mg una vez al año, o ibandronato, 3 mg cada 3 meses, debido al mayor riesgo de ulceración anastomótica y la absorción disminuida en pacientes con DGYR. Los sujetos sin preocupación por el riesgo de ulceración o la ausencia de absorción pueden complementarse vía oral con alendronato 70 mg/semana, risedronato 35 mg/semana (o 150 mg/mes) o ibandronato 150 mg/mes.

Nefrolitiasis después de cirugía bariátrica

Está establecido un incremento claro de la incidencia de nefrolitiasis después de las cirugías bariátrica y metabólica, en particular en pacientes con BPD y DGYR, en quienes el riesgo de cálculos de oxalato de calcio es tres veces mayor que los controles pareados por edad. Un estudio reciente también reveló una incidencia de 7.6% de nefrolitiasis después de cualquier cirugía bariátrica con una incidencia de nefrolitiasis posDGYR de 8.1%. El desarrollo de cálculos después de procedimientos bariátricos malabsortivos (BPD/DGYR) y restrictivos (SG) se produce en gran medida por cambios en los perfiles urinarios de 24 horas, como aumento del oxalato urinario, volumen urinario disminuido y reducción de las cifras de citrato en orina, que aumentan el riesgo de cálculos renales.[18] La absorción incrementada de oxalato y un estado hiperoxalúrico se facilitan por el aumento de oxalato en el colon, relacionado con el aumento de los ácidos grasos y sales biliares colónicos, así como alteraciones en la microflora intestinal.

El factor más importante para prevenir la formación de cálculos es aumentar la ingesta de líquido, ya que mayor volumen urinario produce un efecto dilucional que provoca razones de saturación disminuidas. Los pacientes deben esforzarse por mantener una producción de orina diaria de por lo menos 2 L al aumentar su ingesta hídrica, limitar el oxalato dietético (< 150 mg/día) y la ingesta de grasa (< 40 g/día) y consumir el límite diario recomendado de calcio (1 000 a 1 200 mg/día).[19] También se recomienda el calcio suplementario, ya que se une a oxalato y provoca su excreción en las heces. Los pacientes posquirúrgicos que desarrollan cálculos sintomáticos deben someterse a una evaluación e intervención por un urólogo.

Hipoglucemia hiperinsulinémica posprandial

Una complicación metabólica no intencionada importante que se ha reconocido cada vez más es la hipoglucemia hiperinsulinémica posprandial (también denominada hipoglucemia posderivación o HGPD), caracterizada por síntomas hipoglucémicos que se desarrollan 1 a 3 horas después de una comida, relacionados con una cifra baja de glucosa sanguínea < 54 mg/dL y aliviados por la ingesta de carbohidratos. La HGPD es distinta a una condición llamada síndrome de vaciamiento rápido, donde ocurren síntomas vasomotores en cuestión de minutos a una hora después de una comida con alto contenido calórico, causado por la entrada rápida de alimentos hiperosmóticos al yeyuno, lo cual induce desplazamientos hídricos en el intestino delgado.[20] Por lo general, el vaciamiento rápido o *dumping* ocurre pronto después de la cirugía, con mayor frecuencia después de DGYR, mientras que la HGPD clásica con frecuencia se desarrolla entre 1 y 4 años después de la cirugía.

Dado que la HGPD se ha reconocido cada vez más, estudios adicionales con cantidades más grandes de pacientes sugieren que esta condición se relaciona con mayor frecuencia con DGYR, pero también se ha descrito después de BPD con DS y GS. La prevalencia exacta de este padecimiento aún se desconoce, pero con cantidades crecientes de pacientes sometidos a cirugías bariátricas, es probable que los PSS encuentren a dichos sujetos.

El mecanismo preciso para los cambios en la homeostasis de la glucosa que ocurren con HGPD aún no es claro, y es probable que tenga múltiples factores contribuyentes.[21] El mecanismo propuesto incluye la entrada rápida de la glucosa ingerida al yeyuno como resultado de la anatomía alterada del intestino proximal después de la DGYR, que causa un pico rápido de la concentración de glucosa. Junto con el rápido incremento de glucosa, hay un aumento marcado de las cifras de GLP-1, inducido por la comida que provoca un efecto reforzado de incretina y un aumento abrupto de las cifras de insulina. Además, es posible que la supresión de la liberación de insulina en respuesta a las cifras decrecientes de glucosa esté alterada en pacientes con HGPD. La presentación de HGPD puede ser muy variable e incluye signos y síntomas neuroglucopénicos de confusión, debilidad, aturdimiento, mareo, visión borrosa, desorientación y pérdida del estado de alerta, e indicaciones de estimulación adrenérgica que incluyen sudoración, taquicardia y temblor. Si el PSS sospecha el diagnóstico, pero no lo confirma, debe considerarse la referencia a Endocrinología para una evaluación provocadora con una prueba de tolerancia mixta con alimentos o el monitoreo continuo de glucosa en busca de excursiones exageradas de glucosa en pacientes sintomáticos.

La variabilidad de los signos y síntomas, la ausencia de la conciencia del paciente en la hipoglucemia y de una fisiopatología clara, la convierten en una condición desafiante. El consumo de carbohidratos complejos como arroz integral, cereales, papas, chícharos y maíz (elote) es útil si los pacientes pueden reconocer los síntomas próximos. Los esfuerzos para educar a los pacientes y sus familiares respecto a cómo reconocer la condición y disponer de glucagón para administrarlo cuando los pacientes no pueden ingerir carbohidratos orales son estrategias importantes a considerar.

El ajuste dietético con supervisión por un nutriólogo dietista registrado (NDR) debe ser la primera línea de tratamiento para la HGPD. Las comidas mixtas pequeñas frecuentes con carbohidratos de índice glucémico bajo han sido exitosas. Hace poco se informó en un estudio de asignación aleatoria controlado que el uso supervisado de una dieta con pocos carbohidratos disminuye los picos glucémicos, aumenta los nadires de glucosa y reduce las cifras de insulina. Los componentes básicos de la estrategia dietética de primera elección implicaron una dieta mixta que limita los alimentos con carbohidratos con índice glucémico alto y enfatiza el consumo de proteína (tabla 10-4). La estrategia dietética puede ser más agresiva si los síntomas persisten pese a los cambios dietéticos, que consisten en mayor restricción de alimentos con carbohidratos y el reforzamiento de la ingesta de proteínas.

Si los síntomas persisten a pesar de los cambios dietéticos supervisados, el PSS puede considerar acarbosa, que disminuye la absorción de glucosa al inhibir la α-glucosidasa intestinal. Debe considerarse la referencia a un especialista en medicina de obesidad certificado o endocrinólogo, si es necesario agregar tratamiento farmacológico, el cual puede incluir un ciclo de diazóxido u octreótido, que inhiben la secreción de insulina.

Cuando los tratamientos dietéticos y farmacológicos no tienen éxito, la cirugía es una opción. La colocación de una sonda de alimentación por gastrostomía en el estómago remanente después de la DGYR permite que el alimento líquido pase a través del duodeno y yeyuno proximal, lo que normaliza las respuestas glucémicas. El tránsito rápido de alimento digerido del reservorio gástrico pequeño al yeyuno puede alterarse al crear restricción del flujo de salida por bandeo o un abordaje endoscópico. Si es necesario debido a los síntomas, puede ser necesaria la inversión quirúrgica del procedimiento bariátrico. En el pasado se utilizaba la pancreatectomía parcial, pero este procedimiento ya no se recomienda debido a la morbilidad y el riesgo de síntomas recurrentes.

Uso/abuso posquirúrgico de sustancias

Los pacientes de cirugía bariátrica, en particular aquellos sometidos a un procedimiento de DGYR, tienen mayor probabilidad que la población general de morir por causas relacionadas con drogas o alcohol, según un metaanálisis reciente.[22] Aunque se desconoce la razón exacta para este incremento de la mortalidad en pacientes con DGYR, la absorción y metabolismo del alcohol aumenta debido a la anatomía alterada después de la DGYR. Además, todos los pacientes con antecedentes de uso/abuso de alcohol o drogas antes de la cirugía, tienen una tasa más alta de recidiva posquirúrgica. El PSS debe ser consciente de este problema y discutir la educación acerca del abuso de sustancias con todos los pacientes posquirúrgicos bariátricos.

Dolor abdominal posquirúrgico

Pese a que el dolor abdominal después de cirugía bariátrica y metabólica puede tener diversas etiologías, las causas más comunes son colelitiasis, tabaquismo, uso de AINE y hernias internas en pacientes con DGYR.

Con la pérdida ponderal rápida pueden formarse cálculos biliares y causar dolor del cuadrante superior derecho (CSD) o malestar con o sin la ingesta de alimentos. Ecografía del CSD y un perfil metabólico completo son los estudios preferidos para diagnosticar colelitiasis. Con cualquier procedimiento, el tabaquismo crónico causa cambios microvasculares que provocan la formación de úlceras y estenosis. Si el tabaquismo cesa y un ciclo de 2 a 4 semanas de un inhibidor de la bomba de protones no alivia los síntomas, puede requerirse una endoscopia superior (también conocida como esofagogastroduodenoscopia, EGD). El uso de AINE como ibuprofeno o naproxeno en pacientes con DGYR puede causar úlcera gástrica o estenosis anastomóticas que provocan dolor abdominal. Si la suspensión del AINE y un ciclo de 2 a 4 semanas de un inhibidor de la bomba de protones no alivian los síntomas, al igual que en los fumadores, se justifica una EGD.

TABLA 10-4 Estrategia para el tratamiento dietético de la hipoglucemia

Principios del tratamiento dietético de la hipoglucemia posprandial

- Evitar alimentos y bebidas con carbohidratos con alto índice glucémico (cereal, dulces, arroz, refrescos, jugos).
- Dar prioridad a la proteína en cada comida y colación (pollo, pescado, huevo, carne).
- Consumir pequeñas porciones de alimentos con carbohidratos de bajo índice glucémico (quinoa, vegetales sin almidón, bayas).
- Dejar al final los alimentos con carbohidratos y consumirlos en porciones pequeñas.

Cortesía de Nicole Rubenstein, RD, Kaiser Permanente Colorado.

Otra causa de dolor abdominal crónico o intermitente en pacientes posquirúrgicos laparoscópicos con DGYR es una hernia interna, la cual es la protrusión del intestino a través de un defecto mesentérico que puede provocar una obstrucción, isquemia o infarto del intestino delgado. La mayoría de las hernias internas ocurre entre 6 y 24 meses después de la cirugía cuando se ha perdido la masa grasa apreciable y ocurren defectos. Si se sospecha, se recomienda un rastreo por TC del abdomen y una evaluación quirúrgica urgente.

CONSECUENCIAS NUTRICIONALES DESPUÉS DE CIRUGÍA METABÓLICA

Desnutrición proteica

La desnutrición proteica es una complicación nutricional importante de la cirugía bariátrica y metabólica ocasionada por los cambios anatómicos y fisiológicos con la cirugía. La incidencia general de esta complicación es mínima después de cirugías puramente restrictivas (AGB) y aumenta directamente con la cantidad o alteración del intestino proximal y malabsorción. Pese a estos cambios quirúrgicos, ningún estudio ha demostrado malabsorción proteica después de la DGYR, y hay evidencia de que la absorción proteica se conserva después de este procedimiento.[23] Un reservorio gástrico pequeño, la anorexia, vómito, alteraciones del gusto y el olfato después de la cirugía, así como las aversiones alimenticias pueden contribuir a una menor ingesta de proteína dietética. La desnutrición proteica se reconoce por cifras séricas de albúmina < 3.5 g/dL (normal: 3.5 a 5 g/dL) en ausencia de hepatopatía grave, pérdida proteica por el tracto gastrointestinal o pérdida proteica por nefropatía. La hipoalbuminemia grave (albúmina < 2.5 g/dL) se relaciona con aumento de la morbimortalidad.

La ingesta adecuada de proteínas después de la cirugía es importante para conservar la masa corporal magra. Los beneficios adicionales de la ingesta adecuada de proteína incluyen un incremento moderado del gasto energético y reforzamiento de la saciedad. Los lineamientos actuales establecen que la ingesta proteica se individualice y que la monitoree un NDR con atención al género, edad y peso. Una ingesta mínima de proteína de 60 g/día y hasta 1.5 g/kg del peso corporal ideal (PCI) debería ser adecuada.[3] Sin embargo, puede requerirse una mayor ingesta de proteínas de hasta 2.1 g/kg de PCI si se recomienda de manera individualizada. Pese a estas recomendaciones, numerosos estudios han demostrado que un gran porcentaje de pacientes posquirúrgicos tiene ingestas proteicas menores de 60 g/día durante el primer año después de la cirugía, lo que a su vez provoca un decremento de la masa corporal magra que da paso a obesidad sarcopénica.

Por lo general, los pacientes con una nutrición normal pueden tolerar el catabolismo proteico a corto plazo sin consecuencias. No obstante, la desnutrición proteica crónica llega a tener consecuencias graves.[24] Por esta razón, la educación y supervisión continuas del paciente por un NDR es un componente esencial del cuidado posquirúrgico. Se recomienda el uso libre de suplementos proteicos modulares de fácil digestión y absorción para asegurar una ingesta proteica de entre 60 y 120 g/día. Los pacientes que demuestran desnutrición proteica creciente durante el periodo posquirúrgico deben considerarse para referencia con intervenciones nutricionales más intensivas, que incluyen alimentación nasoyeyunal, alimentación por gastrostomía a través del remanente gástrico excluido o nutrición parenteral total.

Deficiencias de micronutrientes

Los micronutrientes, también denominados vitaminas y minerales, son sustancias necesarias para el organismo sólo en pequeñas cantidades. Sin embargo, son esenciales para el desarrollo, crecimiento y salud general. Los micronutrientes no los produce de manera natural el cuerpo, y deben obtenerse de fuentes dietéticas o suplementos. La absorción de micronutrientes después de la cirugía bariátrica y metabólica puede estar limitada por la exposición disminuida al ácido gástrico, el menor volumen de la ingesta de alimentos y la alteración quirúrgica del tracto gastrointestinal. Como se demostró en la fig. 10-1, la absorción de micronutrientes ocurre en diferentes secciones del tracto intestinal.[1] El riesgo de deficiencias de micronutrientes aumenta con la extensión de los cambios anatómicos del intestino proximal que afectan la absorción. Un paciente sometido a BPD o DGYR está en mayor riesgo de deficiencias que un paciente sometido a SG o AGB. Es importante señalar que los pacientes con AGB que está demasiado justa o mal posicionada pueden presentar vómito prolongado que provoca deficiencias de micronutrientes.

Los pacientes de cirugía bariátrica deben someterse a supervisión y cuidados nutricionales vitalicios. La siguiente es una revisión de cada micronutriente y las recomendaciones respecto a la evaluación clínica perioperatoria, la suplementación posquirúrgica rutinaria de micronutrientes (tabla 10-5), las recomendaciones para el monitoreo de micronutrientes (tabla 10-6), los signos y síntomas de deficiencia (tabla 10-7) y el tratamiento de dichas deficiencias.[7] Se revisará la prevalencia de deficiencias de micronutrientes antes y después de cirugía bariátrica. Es importante señalar que las deficiencias de tiamina y vitamina D ya se explicaron como causas subyacentes al síndrome de Wernicke-Korsakoff y la enfermedad ósea metabólica, respectivamente.

Hierro

Una de las complicaciones nutricionales más importantes y comunes de la cirugía bariátrica y metabólica es la deficiencia de hierro resultante de los cambios anatómicos y fisiológicos permanentes de la anatomía del intestino proximal. El hierro es esencial para la salud debido a su papel principal en el transporte y almacenamiento de oxígeno como componente de hemoglobina y mioglobina muscular, respectivamente. Además, su habilidad para cambiar entre el estado ferroso (Fe^{2+})

TABLA 10-5 Suplementación recomendada de vitaminas y minerales después de cirugía bariátrica[a]

	AGB	SG	DGYR	BPD/DS
Vitamina B1[b]	• Mínimo 12 mg/día • En riesgo: por lo menos 50-100 mg/día			
Vitamina B12[b]	• 300-500 μg/día por vía oral, tableta desintegrable, SL o nasal o • 1 000 μg/mes IM			
Folato[b]	• 400-800 μg/día por vía oral • 800-1 000 μg/día M en edad reproductiva			
Calcio	1 200-1 500 mg/día	1 200-1 500 mg/día	1 200-1 500 mg/día	1 800-2 400 mg/día
Vitamina A	5 000 UI/día	5 000-10 000 UI/día	5 000-10 000 UI/día	10 000 UI/día
Vitamina E[b]	15 mg/día			
Vitamina K	90-120 μg/día	90-120 μg/día	90-120 μg/día	300 μg/día
Vitamina D[b]	Por lo menos 3 000 UI/día para mantener D, 25 (OH) > 30 ng/mL			
Hierro	Por lo menos 18 mg/día	M que no menstrúan y H 18 mg/día de multivitamínicos	Por lo menos 65-60 mg/día en M que menstrúan después de SG	DGYR, BPD/DS y pacientes con antecedentes de anemia
Zinc	8-11 mg/día	8-11 mg/día	8-11 mg/día	16-22 mg/día
Cobre	1 mg/día	1 mg/día	1-2 mg/día	2 mg/día

AGB, banda gástrica ajustable; BPD/DS, derivación biliopancreática con cruce duodenal; M, mujeres; IM, intramuscular; H, hombres; DGYR, derivación gástrica en Y de Roux; SG, gastrectomía en manga; SL, sublingual.
Hay varias preparaciones multivitamínicas especializadas disponibles para pacientes de cirugía bariátrica. Estas preparaciones tienen cantidades más altas de vitamina B12, hierro y vitamina D, en comparación con muchos multivitamínicos completos estándar para satisfacer las necesidades suplementarias establecidas por ASMBS. Los multivitamínicos específicos para pacientes con BPD/DS también tienen vitaminas liposolubles adicionales (A, D, E y K). Utilizar dichos productos puede ayudar a asegurar que el paciente obtiene las dosis recomendadas, disminuye la carga farmacológica y aumenta el apego.
[a]*Adaptada de Parrott J, Frank L, Rabena R, Craggs-Dino L, Isom KA, Greiman L. American society for metabolic and bariatric surgery integrated health nutritional guidelines for the surgical weight loss patient 2016 update: micronutrients. Surg Obes Relat Dis. 2017;13(5):727-741.*
[b]*La suplementación vitamínica recomendada es la misma en todos los procedimientos bariátricos.*

y férrico (Fe^{3+}) es la base para su importante papel en el transporte de electrones y la generación de energía mitocondrial. En conjunto, estas funciones explican la relación común entre la deficiencia de hierro y la fatiga refractaria.

La patogenia de la deficiencia de hierro que complica la cirugía bariátrica y metabólica es multifactorial. Una reducción marcada del ácido gástrico en el reservorio gástrico pequeño, junto con el uso de antiácidos, limita la solubilidad del hierro ingerido. Además, la derivación del duodeno y yeyuno proximal en DGYR elimina el contacto de los alimentos con los sitios principales de absorción de hierro. Otros factores que contribuyen son la reducción del consumo de alimentos que contienen hierro hem, aversiones alimenticias y anorexia.

El diagnóstico de deficiencia de hierro en ausencia de inflamación se basa en la relación entre las cifras circulantes de ferritina y las reservas de hierro. Una cifra de ferritina < 30 ng/mL es diagnóstica de deficiencia absoluta de hierro en ausencia de inflamación. La presencia de inflamación se detecta con facilidad a través de la medición de las cifras circulantes de proteína C reactiva

(PCR), un marcador bien reconocido de inflamación. Una cifra de PCR > 3 mg/L indica inflamación, por lo que la ferritina ya no es un factor predictivo preciso para las reservas de hierro. Junto con las cifras de PCR > 3 mg/L, las cifras de ferritina entre 30 y 100 ng/mL o un valor normal de la misma junto con una saturación de transferrina (T_{sat}) < 20% también son consistentes con deficiencia de hierro. El PSS debe ser consciente de que la inflamación se resuelve con lentitud durante la pérdida ponderal quirúrgica, y de que la deficiencia de hierro es un estímulo fuerte para reforzar la absorción del mismo. Por lo general, el diagnóstico de deficiencia de hierro requiere varias pruebas de laboratorio combinadas, que incluyen ferritina, PCR y saturación de transferrina.

La absorción de hierro después de cirugía bariátrica y metabólica disminuye por todos los procedimientos actuales y se ha informado una prevalencia de deficiencia de hierro a corto e intermedio plazos después de la cirugía de 20 a 50%.[26] Varios estudios han demostrado que la prevalencia aumenta con el tiempo después de la cirugía. Los pacientes con el mayor riesgo

TABLA 10-6 Monitoreo nutricional recomendado después de cirugía metabólica y bariátrica[a]

	TAMIZAJE (ESTUDIOS ADICIONALES)	PREQX	3 MESES POSQX	6 MESES POSQX	ANUAL
Vitamina B1	Tiamina en sangre total	X	Cualquier momento N/V-	–	–
Vitamina B12	B12 sérica (AMM, homocisteína)	X	DGYR SG BPD/DS	DGYR SG BPD/DS	X
Folato	Folato (folato eritrocitario, homocisteína, AMM)	X	X	X	X
Vitamina A	Retinol plasmático (RBP-proteína de unión a retinol)	X		BPD/DS	X
Vitamina D	25(OH)D	X	X	X	X
Vitamina E/K	α-tocoferol/filoquinona en plasma (PT-tiempo de protrombina)	X			X
Hierro[b]	Ferritina (hierro en suero, TSAT, TIBC, BHC)	X	X	X	X
Zinc[b]	Zinc en plasma o suero (zinc eritrocitario, zinc urinario)	X			DGYR SG BPD/DS
Cobre[b]	Cobre en suero (ceruloplasmina, superóxido dismutasa eritrocitaria)	X			DGYR SG BPD/DS
PTH	PTH, calcio en suero	X	X	X	X
Calcio	Combinación: vitamina D25(OH), ALP, P sérico, calcio en orina de 24 h en comparación con el calcio dietético	X	X	X	X
DEXA		X			Cada 2 años

X = todos los procedimientos bariátricos.

ALP, fosfatasa alcalina; BPD/DS, derivación biliopancreática con cruce duodenal; BHC, biometría hemática completa; DEXA, absorciometría de rayos X de energía dual; AMM, ácido metilmalónico; N/V, náusea y vómito; P, fósforo; PTH, hormona paratiroidea; DGYR, derivación gástrica en Y de Roux; preqx/posqx, pre y posquirúrgico; SG, gastrectomía en manga; TIBC, capacidad total de unión a hierro; TSAT, saturación de transferrina.

[a]Adaptada de Parrott J, Frank L, Rabena R, Craggs-Dino L, Isom KA, Greiman L. American society for metabolic and bariatric surgery integrated health nutritional guidelines for the surgical weight loss patient 2016 update: micronutrients. Surg Obes Relat Dis. 2017;13(5):727-742.

[b]Ferritina, zinc y cobre son reactantes de fase aguda. Sus cifras pueden fluctuar según la edad o la presencia de infección o inflamación.

de deficiencia posquirúrgica y anemia por deficiencia de hierro (ADH) incluyen mujeres menstruantes, hombres de mayor edad (> 40 años) y aquellos con cifras bajas de ferritina antes de la cirugía. Los signos y síntomas de presentación de ADH incluyen fatiga, dificultad para respirar, palidez conjuntival y anemia microcítica. Los lineamientos actuales recomiendan que todos los pacientes posquirúrgicos reciban hierro complementario en dosis de 45 a 60 mg/día.[7] Los suplementos orales deben tomarse en dosis divididas y separados de los suplementos de calcio. El apego terapéutico a los

suplementos es un problema importante, ya que el tratamiento con hierro oral puede inducir efectos colaterales GI, principalmente estreñimiento. El tamizaje laboratorial para el estado del hierro debe llevarse a cabo por lo menos cada año, y con mayor frecuencia si hay deficiencia para evaluar la eficacia del tratamiento.

El tratamiento de primera elección para la deficiencia de hierro es hierro oral en dosis de 150 a 200 mg/día.[27] El hierro oral puede aumentar a 300 mg dos o tres veces al día a tolerancia. La absorción puede reforzarse al agregar ácido ascórbico. Durante el periodo posquirúrgico,

TABLA 10-7 Hallazgos clínicos de deficiencias de vitaminas/minerales[a]

SIGNOS Y SÍNTOMAS DE DEFICIENCIA

Vitamina B1 (tiamina)	Debilidad muscular, ataxia, pérdida de reflejos Disfunción oculomotora (nistagmo/oftalmoplejia), parestesias, confusión, insuficiencia cardiaca/edema (*beriberi* húmedo) Tríada de la encefalopatía de Wernicke: cambios del estado mental, cambios oculomotores, marcha atáxica
Vitamina B12 (cobalamina)	Neuropatía sensitiva distal Pérdida de la propiocepción, ataxia Anemia macrocítica Demencia, depresión Glositis
Folato	Anemia macrocítica, defectos del tubo neural Pancitopenia leve
Hierro	Anemia microcítica, fatiga, desempeño laboral disminuido, glositis, coiloniquia, pica, piernas inquietas
Calcio	Enfermedad ósea, hiperparatiroidismo secundario
Vitamina D	Osteomalacia, debilidad y dolor muscular, calambres, sensación de hormigueo, dolor óseo, hipocalcemia, tetania
Vitamina A	Manchas de Bitot, ceguera nocturna Hiperqueratosis Ceguera
Vitamina E	Neuropatía (sensitiva y motora) Ataxia Hemólisis
Vitamina K	Coagulación alterada Osteoporosis
Zinc	Gusto/olfato disminuidos, cicatrización alterada, exantema, pérdida de cabello, glositis, diarrea
Cobre	Anemia hipocrómica, neutropenia, ataxia, parestesias, mieloneuropatía

[a]*Adaptada de Parrott J, Frank L, Rabena R, Craggs-Dino L, Isom KA, Greiman L. American society for metabolic and bariatric surgery integrated health nutritional guidelines for the surgical weight loss patient 2016 update: micronutrients. Surg Obes Relat Dis. 2017;13(5):727-743.*

la inflamación sistémica disminuye y la eritropoyesis alterada que acompaña a la deficiencia de hierro reforzará la absorción. La falla para responder al hierro oral es una indicación para la infusión parenteral de hierro. En la actualidad no hay lineamientos para el tratamiento de pacientes con deficiencia de hierro prequirúrgica. Estos sujetos deben tratarse antes de la cirugía para restablecer las reservas normales de hierro y reducir el riesgo de anemia posquirúrgica. La decisión de tratar con hierro intravenoso está en función de la presencia y gravedad de la anemia, la eficacia del hierro oral, el desarrollo de efectos colaterales GI, el apego del paciente a la suplementación oral, la pérdida crónica de sangre, y el costo y seguridad de los protocolos de infusión.

Vitamina B12

La vitamina B12 (cobalamina) es una vitamina hidrosoluble necesaria para el funcionamiento adecuado de numerosos procesos hematológicos y neurológicos. El ácido gástrico, el factor intrínseco y las enzimas proteolíticas en las secreciones gástricas son necesarios para utilizar la vitamina B12 de las fuentes alimenticias. Las cirugías bariátricas que limitan la exposición a las secreciones gástricas aumentan el riesgo de deficiencia.

El tamizaje prequirúrgico para deficiencia de vitamina B12 se recomienda en todos los pacientes. La deficiencia se encuentra en 2 a 18% de los pacientes con obesidad y aumenta a 6 a 30% si se utilizan inhibidores de la bomba de protones. La deficiencia de vitamina B12 también se observa con el uso crónico de metformina. Las cifras séricas de B12 por sí solas, en especial cuando se encuentran en el límite inferior del intervalo normal, pueden ser inadecuadas para diagnosticar su deficiencia. Las cifras aumentadas de ácido metilmalónico (AMM) son una mejor prueba, ya que son específicas para los cambios metabólicos encontrados en la deficiencia de vitamina B12. La prevalencia informada de deficiencia de vitamina B12 en los 2 a 5 años siguientes a la cirugía es < 20% en DGYR, y de 4 a 20% en SG. La suplementación rutinaria después de cirugía bariátrica se recomienda por uno de los métodos siguientes:

- 300 a 500 µg orales en tableta desintegrante, formulación sublingual o líquida,
- 1 000 µg intramusculares (IM) por mes o, intranasal (dosis según la recomendación del fabricante).

La deficiencia de vitamina B12 puede manifestarse como anemia macrocítica, glositis, neuropatía sensitiva distal, pérdida de la propiocepción, ataxia y cambios neuropsiquiátricos. El tratamiento de la deficiencia de vitamina B12 sin síntomas neurológicos es 1 000 µg/mL IM semanales durante 8 semanas. Para aquellos con síntomas neurológicos, el tratamiento es 1 000 µg/mL IM diarios durante 5 días, seguido por dosis mensuales de por vida.

Vitamina B1 (tiamina)

La tiamina (B1) es una vitamina hidrosoluble esencial para el metabolismo de los carbohidratos. También juega un papel en la contracción muscular y la conducción nerviosa. El difosfato de tiamina es la forma activa de tiamina y se mide mejor en sangre total, ya que su concentración en plasma es mínima. Las cifras plasmáticas de tiamina reflejan la ingesta reciente, no las reservas corporales. La albúmina es el transportador de tiamina; por lo cual, la hipoalbuminemia reflejará cifras bajas de tiamina.

Se ha informado una prevalencia de deficiencia de vitamina B1 en pacientes antes de la cirugía bariátrica de hasta 29%, mientras que la prevalencia informada después de cirugía bariátrica ha sido < 1 a 49% según el procedimiento quirúrgico y el tiempo desde la cirugía. El tamizaje posquirúrgico se recomienda en cualquier paciente de alto riesgo quirúrgico, que incluye aquellos con náusea y vómito crónicos, sobrecrecimiento bacteriano del intestino delgado o antecedentes de insuficiencia cardiaca que requiriera terapia con diuréticos de asa (como furosemida). La desnutrición, pérdida ponderal rápida y consumo excesivo de alcohol aumentan el riesgo de deficiencia.

La dosis mínima diaria de suplementación posquirúrgica de vitamina B1 es 12 mg para todos los pacientes quirúrgicos. Esta cantidad es mayor que los 1.5 mg típicos contenidos en los suplementos multivitamínicos de venta sin receta. En concordancia, es común recomendar un suplemento con complejo B que contenga 50 mg de B1.

Además de la presentación aguda descrita antes en este capítulo, los signos y síntomas de deficiencia de B1 incluyen debilidad muscular, parestesias, alteraciones oculares y de la marcha, cambios del estado mental (confusión/memoria alterada) e insuficiencia cardiaca (también llamada *beriberi* húmedo). En el paciente de cirugía bariátrica, la deficiencia de B1 puede presentarse como una constelación de síntomas neurológicos que incluyen encefalitis, disfunción oculomotora y alteraciones de la marcha (encefalopatía de Wernicke).

Ácido fólico

Es una vitamina hidrosoluble necesaria para cada célula en el organismo. Está implicado en la síntesis de ADN, la división y crecimiento celulares, y la formación de células sanguíneas. La prevalencia de deficiencia de ácido fólico en pacientes con obesidad es de hasta 54%. Se ha informado que la prevalencia posquirúrgica de deficiencia de ácido fólico después de procedimientos DGYR y SG es de hasta 65 y 18%, respectivamente. La suplementación recomendada después de cirugía bariátrica y metabólica es de 400 a 800 µg diarios (las mujeres en edad reproductiva deben tomar 800 a 1 000 µg/día para disminuir el riesgo de defectos del tubo neural). La deficiencia de ácido fólico puede presentarse con hallazgos similares a los de la deficiencia de B12, que incluyen anemia macrocítica, estomatitis angular, glositis y síntomas neurológicos (más comunes en la deficiencia de B12, raros en la deficiencia de ácido fólico). El tratamiento oral de la deficiencia de ácido fólico es 1 000 µg/día. No se recomiendan dosis mayores de ácido fólico debido a que pueden enmascarar una deficiencia de vitamina B12. Por tanto, se sugiere buscar y corregir la deficiencia de vitamina B12.

Vitamina A

Es una vitamina liposoluble que tiene un papel vital en la vista, la función inmune, el crecimiento óseo, el crecimiento y reparación celulares, la reproducción y el desarrollo embrionario/fetal. El estado de la vitamina A se mide mediante las cifras plasmáticas de retinol y de la proteína de unión a retinol (RBP, *retinol binding protein*). Se ha informado una prevalencia de deficiencia prequirúrgica de 14%, mientras que la deficiencia posquirúrgica se encuentra en 8 a 11% de los pacientes con DGYR y hasta 70% de los pacientes con BPD/DS en los siguientes 4 años. Los lineamientos actuales recomiendan la suplementación rutinaria de vitamina A después de cirugía bariátrica en dosis diarias de 5 000 UI para AGB, 5 000 a 10 000 UI para SG y DGYR, y 10 000 UI para BPD/DS.

Las deficiencias de vitamina A pueden presentarse inicialmente con ceguera nocturna, cicatrización alterada, gusto disminuido e hiperqueratinización cutánea. También pueden observarse manchas de Bitot, parches de hiperqueratinización en la conjuntiva. A medida que la deficiencia de vitamina A persiste, puede provocar daño corneal y ceguera.

El tratamiento de la deficiencia de vitamina A se basa en hallazgos corneales, en cuyo caso debe administrarse vitamina A en dosis de 50 000 a 100 000 UI intramusculares durante 3 días seguidas de 50 000 UI IM durante 2 semanas. En caso de ausencia de afección corneal, deben administrarse dosis para repleción de 10 000 a 25 000 UI al día hasta observar una mejora. Debe evaluarse el estado de hierro, cobre y zinc en caso de deficiencia de vitamina A, ya que ésta puede afectar el metabolismo de estos minerales. Las deficiencias simultáneas afectarán la corrección de la deficiencia de vitamina A.

Vitamina D

Tiene papeles esenciales en la salud ósea, la homeostasis de calcio/fósforo, la función inmune y la reducción de la inflamación. La evaluación prequirúrgica del estado de vitamina D se recomienda en todos los pacientes, ya que la prevalencia informada de esta deficiencia ha sido de hasta 90%. Se ha informado deficiencia posquirúrgica de hasta 100%. La deficiencia de vitamina D puede causar calambres y dolor muscular, hormigueo, tetania, hipocalcemia e hiperparatiroidismo secundario, aumentando el riesgo de enfermedad ósea metabólica. La dosis de suplementación para todos los pacientes quirúrgicos es de 3 000 UI de D3 al día para mantener una cifra de 25(OH)D > 30 ng/mL.

El tratamiento incluye una dosis diaria de D3 de 3 000 a 6 000 UI o una a tres veces por semana de 50 000 UI de D2. Pueden ser necesarias cifras más altas de 25(OH)D para suprimir las cifras de PTH. En un estudio de pacientes con DGYR, se observó menor incidencia de aumento de PTH e hiperparatiroidismo secundario en pacientes que tenían cifras de 25 (OH) D > 40 ng/mL.

Calcio

Es necesario en el organismo para la salud ósea, la contracción muscular, la conducción nerviosa y otros procesos metabólicos en el organismo. La absorción de calcio depende de la vitamina D. La deficiencia de calcio a largo plazo puede provocar enfermedad ósea metabólica e hiperparatiroidismo secundario. Se ha reportado aumento persistente de PTH en pacientes bariátricos. Empero, no se cuenta con evidencia sólida de que se relacione con pérdida o recambio óseo. En presencia de cifras séricas normales de calcio y cifras suficientes de vitamina D, no hay evidencia que respalde los intentos de suplementación agresiva para disminuir las cifras de PTH. La suplementación recomendada de calcio después de cirugía bariátrica depende del procedimiento quirúrgico.[7] Los pacientes sometidos a AGB, SG y DGYR deben tomar 1 200 a 1 500 mg/día. La dosis recomendada para pacientes con BPD/DS es 1 800 a 2 400 mg/día. La suplementación de calcio debe dividirse por lo menos en dos dosis diarias para mejorar la absorción. La formulación de calcio es importante. El carbonato de calcio no se absorbe bien en entornos muy ácidos y debe tomarse con las comidas. En contraste, la absorción de citrato de calcio es independiente del ácido gástrico, y puede tomarse con o sin alimentos. El citrato de calcio se recomienda para pacientes sometidos a procedimientos quirúrgicos que reducen el ácido gástrico, y cualquiera que toma antiácidos, como bloqueadores H2 e inhibidores de la bomba de protones.

Vitamina E

Funciona en el organismo como antioxidante que protege a las células del daño por los radicales libres. La vitamina E es necesaria para el desarrollo apropiado de los eritrocitos y la función del sistema inmune. Se ha informado que la deficiencia prequirúrgica tiene una prevalencia de 2.2%. La deficiencia posquirúrgica es infrecuente, y la suplementación recomendada es de 15 mg/día. En mujeres lactantes, la dosis debe aumentarse a 19 mg/día. Los procedimientos que provocan malabsorción (BPD/DS) pueden requerir dosis más altas para mantener las cifras.

Vitamina K

Es una vitamina liposoluble que tiene un papel importante en la síntesis de factores de coagulación, el metabolismo óseo y la regulación del calcio sanguíneo. La prevalencia prequirúrgica de deficiencia de vitamina K no se ha estudiado a profundidad. Sin embargo, un estudio reportó que 40% de los pacientes precirugía bariátrica tenían insuficiencia de vitamina K, independiente de otras deficiencia vitamínicas simultáneas. Las cifras de vitamina K fueron menores en pacientes con diabetes y con mayor IMC. Aunque la deficiencia posquirúrgica es infrecuente, la deficiencia de vitamina K se presenta como una secuela de la coagulación alterada (equimosis fácil, sangrado mucoso, hematuria) y enfermedad ósea metabólica. La dosis de suplementación recomendada para AGB, SG y DGYR es 90 a 120 µg/día (los multivitamínicos más completos proporcionan esta cantidad). Para pacientes con BPD/DS, se requieren 300 µg/día, por lo que es necesario un suplemento de vitamina K además del multivitamínico estándar. Se cuenta con varias formulaciones de vitaminas especializadas para bariatría que satisfacen los requerimientos de vitamina K.

La recomendación terapéutica para la deficiencia de vitamina K causada por malabsorción aguda es de 10 mg parenterales de vitamina K. En casos de malabsorción crónica, las opciones terapéuticas incluyen una dosis oral diaria de vitamina K de 1 a 2 mg o una dosis parenteral semanal de 1 a 2 mg.

Zinc

Este mineral es necesario para la función adecuada de numerosos sistemas corporales, que incluyen el inmune, reproductivo, endocrino, tegumentario y digestivo. Los pacientes con obesidad tienen cantidades menores de zinc en suero, plasma y eritrocitos, en comparación con los controles delgados. El zinc es un reactante de fase aguda negativo, y en estados de enfermedad o inflamación, las cifras de zinc estarán disminuidas. El tratamiento con suplementos de zinc se utiliza para la depleción grave y en aquellos con signos y síntomas de deficiencia. El zinc tiene un papel importante en el metabolismo del hierro Y en el ADH puede ser secundaria a deficiencia de zinc. Ésta se observa en 24 a 28% de los pacientes antes de todos los procedimientos de cirugía bariátrica y aumenta a 70% después de BPD/DS, 40% después de DGYR, 19% después de SG y 34% después de AGB.

La suplementación recomendada de zinc es 8 a 11 mg para pacientes con AGB y SG, 8 a 22 mg para pacientes con DGYR y 22 mg para pacientes con BPD/DS. Los suplementos multivitamínicos con minerales más completos proporcionan cantidades adecuadas de zinc. Al utilizar multivitamínicos con minerales para suplementar zinc, se recomienda tomar un compuesto que tenga una razón de 8 a 15 mg de zinc por 1 mg de cobre. La deficiencia temprana de zinc puede presentarse con alteración del sentido del gusto y del olfato, exantema, infecciones por disfunción inmune e infertilidad. En estados de deficiencia grave, pueden encontrarse síntomas adicionales que incluyen diarrea, hipogonadismo, alopecia, acrodermatitis enteropática (exantema tipo eccematoso), retraso de la cicatrización de heridas y ceguera nocturna (por deficiencia secundaria de vitamina A). El tratamiento con suplementos de zinc se utiliza para depleción grave y en aquellos con signos y síntomas de deficiencia. El tratamiento recomendado incluye 60 mg de zinc orales dos veces al día hasta que mejoren las cifras. Los suplementos de zinc deben administrarse por separado de otras vitaminas y minerales (en especial hierro, calcio y cobre).

Cobre

Es necesario para la función normal del sistema nervioso, la producción de eritrocitos y leucocitos, y el transporte de hierro. La prevalencia informada de deficiencia de cobre antes de cirugía bariátrica es hasta de 70% en mujeres preBPD. La *American Society for Metabolic and Bariatric Surgery* (ASMBS) recomienda el tamizaje de las cifras séricas de cobre ceruloplasmina antes de la DGYR y BPD/DS. Debe tenerse precaución a la interpretación, ya que ambos son reactantes de fase aguda positivos que pueden aumentar debido a inflamación o enfermedad. La prueba preferida para determinar la deficiencia de cobre es la superóxido dismutasa eritrocitaria, pero su uso puede estar limitado por la disponibilidad y el costo. La prevalencia de deficiencia posquirúrgica varía desde 10 y 20% después de la DGYR hasta 90% después de BPD/DS.

El gluconato o el sulfato de cobre son las fuentes recomendadas para la suplementación de cobre. Se recomienda una dosis de 1 mg/día para pacientes con AGB y SG y una dosis de 2 mg/día para aquellos con DGYR y BPD/DS. Los síntomas de deficiencia de cobre se manifiestan con hallazgos hematológicos (anemia hipocrómica, neutropenia, pancitopenia) y neurológicos (neuropatía, parestesias, alteraciones de la marcha, espasticidad). Puede observarse hipopigmentación del cabello, piel y uñas junto con hipercolesterolemia.

El tratamiento para la deficiencia leve a moderada incluye 3 a 8 mg/día hasta que las cifras se normalicen. Las deficiencias graves pueden requerir la administración IV de cobre en dosis de 2 a 4 mg/día durante 6 días o hasta resolver los síntomas neurológicos. Con cualquier antecedente de deficiencia de cobre, las cifras deben vigilarse cada 3 meses.

RECUPERACIÓN DEL PESO PERDIDO DESPUÉS DE CIRUGÍA BARIÁTRICA

La recuperación del peso perdido puede ocurrir después de cualquiera de los procedimientos bariátricos.[28] Además de los cambios en la dieta y actividad física, la defensa biológica de nuestra adiposidad mediante varias vías metabólicas y fisiológicas adaptativas busca restaurar el peso corporal. Aunque estos procesos metabólicos ocurren tanto con la pérdida ponderal médica como quirúrgica, se piensa que son menos prominentes después de la pérdida ponderal quirúrgica, lo cual la convierte en una herramienta más poderosa para el manejo ponderal a largo plazo. Todos los pacientes que presentan recuperación del peso perdido o pérdida ponderal inadecuada después de cirugía bariátrica y metabólica deben someterse a una evaluación integral en busca de:

1. Defectos anatómicos
2. Indiscreción dietética
3. Poca actividad física y ejercicio
4. Depresión no suicida
5. Medicamento que promueve la ganancia ponderal
6. Vías biológicas y fisiológicas

Defectos anatómicos

Aunque es poco frecuente, algunos pacientes presentan ganancia ponderal más rápida después de la cirugía debido a una complicación anatómica. Éstas incluyen la formación de una fístula gastrogástrica (G-G), anastomosis demasiado dilatada o estómago remanente más grande de lo esperado después de la SG. Con frecuencia, los defectos anatómicos suelen detectarse mediante una radiografía contrastada gastrointestinal superior (UGI, *upper gastrointestinal*), una endoscopia superior o rastreo por TC con contraste. Éstas las debe revisar un cirujano bariátrico, familiarizado con los procedimientos bariátricos.

Indiscreción dietética

La "indiscreción" dietética es la causa más común de recuperación del peso perdido después de cirugía bariátrica. Entre 12 a 16 meses después de la cirugía es común que los pacientes cambien de ingerir dos a tres comidas estructuradas por día a un patrón más de "pastoreo/picoteo". Inclusive, la ingesta calórica total aumenta y la composición de macronutrientes puede cambiar para incluir alimentos y bebidas con mayor densidad energética.

Influencias fisiológicas y ejercicio

Al igual que la dieta, el apego del paciente a su actividad física recomendada puede disminuir en los meses/años posquirúrgicos. La actividad física y ejercicio intensos son una parte crucial del mantenimiento ponderal. Después de la pérdida ponderal rápida, los pacientes pueden presentar reducción de la masa muscular con el decremento resultante del gasto energético en reposo. El entrenamiento de resistencia junto con una ingesta adecuada de proteína ayuda a mantener la masa muscular y, a su vez, la tasa metabólica.

Depresión y recuperación del peso perdido

La depresión es otra causa de la recuperación del peso perdido, y suele ocurrir en el periodo posquirúrgico inmediato (~6 a 8 meses). Puede provocar que algunos pacientes se "automediquen" con alimento, en especial carbohidratos, con frecuencia cayendo en el patrón alimenticio de picoteo. Es importante hacer tamizaje a los pacientes en busca de depresión mediante un inventario objetivo para depresión e iniciar tratamiento, si lo amerita.

Medicamentos que promueven cambios ponderales

Otra etiología de la recuperación del peso perdido son los medicamentos. Es importante obtener una historia farmacológica detallada para asegurar que las medicinas que toman los pacientes no provoquen ganancia ponderal o inhiban la pérdida ponderal. Algunos ejemplos de medicamentos que promueven la pérdida ponderal o inhiben la pérdida ponderal se incluyeron en el capítulo 2. Aunque puede o no haber una causa identificable para la recuperación del peso perdido después de la cirugía bariátrica, los fármacos antiobesidad deben considerarse en pacientes con pérdida ponderal inadecuada o ganancia ponderal después de cirugía bariátrica. En el capítulo 8 se muestra más información e indicaciones al respecto.

Vías biológicas y fisiológicas

El peso de un individuo está influenciado por varios factores: genéticos, ambientales y de regulación hormonal. El "punto fijo" es el intervalo ponderal en el que nuestros cuerpos están programados para funcionar de manera óptima. Cuando el peso corporal disminuye por una ingesta calórica reducida, las cifras hormonales y los adipocitos envían señales al cerebro para aumentar el apetito. Debido a estos procesos, con frecuencia es difícil que las personas mantengan una pérdida ponderal significativa durante un periodo prolongado sin cierta recuperación del peso perdido.

RESUMEN

A medida que la conciencia y resultados benéficos de la cirugía bariátrica y metabólica para obesidad continúan aumentando, más pacientes elegirán someterse a estos procedimientos como estrategia a largo plazo para el manejo de la obesidad. En concordancia, se esperará que los PSS vigilen y manejen a pacientes en cuanto a complicaciones metabólicas y nutricionales. La colaboración estrecha entre el programa quirúrgico multidisciplinario y la red de atención primaria es esencial para mejorar la participación del paciente y la calidad de la atención médica y nutricional después de la cirugía.

La deficiencia de hierro es la deficiencia nutricional más común después de la cirugía bariátrica.

- Como resultado de la inflamación sistémica crónica, la obesidad se relaciona con secuestro anormal de hierro.
- Se observa deficiencia de hierro en hasta 40% de los candidatos para cirugía metabólica.
- Después de la cirugía, la prevalencia es mayor debido a que los procedimientos quirúrgicos interfieren con la absorción de hierro.

Debido a que la inflamación sistémica altera las cifras de los marcadores de laboratorio habituales del hierro nutricional, el diagnóstico de deficiencia de hierro en obesidad es desafiante.

- Las pruebas de laboratorio necesarias incluyen ferritina, saturación de transferrina, hemoglobina y PCR (marcador de inflamación).
- Cuando no hay inflamación (PCR normal), la ferritina < 30 ng/mL es diagnóstica de deficiencia de hierro.
- En presencia de inflamación (PCR aumentada), cifras de ferritina de hasta 100 ng/mL reflejan deficiencia de hierro cuando la saturación de transferrina es < 20%.
- El tratamiento primario para deficiencia de hierro es 100 a 200 mg/día de hierro oral en dosis divididas.
- Durante la terapia con hierro es esencial mantener un seguimiento estrecho con estudios de laboratorio frecuentes.
- La absorción del hierro oral es variable según el tipo de cirugía.
- Los efectos colaterales gastrointestinales que provocan el apego deficiente del paciente son comunes.
- Una respuesta deficiente al tratamiento o efectos colaterales GI significativos son indicaciones para terapia con hierro intravenoso.

··

PUNTOS CLÍNICOS RELEVANTES

Enfermedad ósea metabólica

La obesidad, alguna vez considerada como que fortalecía el hueso debido a la carga de peso incrementada a largo plazo y una mayor densidad ósea, puede no proteger la salud ósea.

Los factores que contribuyen al riesgo de fracturas relacionadas con obesidad incluyen:

- Proteínas inflamatorias secretadas por el tejido adiposo
- Inflamación sistémica relacionada con obesidad
- Movilidad reducida
- Deficiencia de vitamina D

La prevalencia de deficiencia de vitamina D en individuos con obesidad varía entre 20 y 85%. Los factores que contribuyen incluyen:

- Ausencia de exposición solar requerida para convertir a vitamina D3
- Secuestro de vitamina D en el tejido adiposo

Los profesionales de servicios de salud deben evaluar a cada paciente con base en sus factores de riesgo, que incluyen:

- Edad
- Estado basal de vitamina D y PTH
- Trayectoria de pérdida ponderal
- Grado de actividad

El tratamiento primario para mitigar la pérdida ósea consiste en:

- Mantener valores normales de calcio y vitamina D
- Monitoreo rutinario regular
- Fomentar la actividad física regular y, en especial, el entrenamiento de resistencia

UÁNDO REFERIR?

ferencia a un centro multidisciplinario de cirugía bariátrica
considerarse para:

usea, vómito y sospecha de obstrucción después de la cirugía.

specha de hipoglucemia hiperinsulinémica posprandial.

eocupación por deficiencias de macro y micronutrientes.

ta de apego dietético.

sarrollo de problemas conductuales o psicológicos.

cuperación posquirúrgica del peso perdido.

CASOS DE ESTUDIO

Discusión del caso de estudio 1 • Desarrollo de deficiencia de hierro y vitamina B12

La cirugía bariátrica se relaciona con el desarrollo de varias deficiencias de micronutrientes que es predecible con base en la anatomía quirúrgica y los cambios dietéticos impuestos. La fatiga e intolerancia al ejercicio de la paciente puede deberse a ADH, y quizás a una deficiencia de vitamina B12. Los pacientes sometidos a un procedimiento de DGYR están en riesgo particular de desarrollar deficiencia de hierro y ADH debido a la menor ingesta y absorción de hierro, y, para las mujeres menstruantes, una mayor pérdida de hierro. La valoración diagnóstica debe incluir BHC, cifras de ferritina, hierro y capacidad total de unión a hierro. La ferritina sérica es el indicador más sensible del estado del hierro. La concentración sérica de ferritina refleja el tamaño del compartimento de reserva de hierro.

Las alteraciones sensoriales neurológicas de la paciente en las extremidades inferiores de torpeza y entumecimiento pueden deberse a varias deficiencias vitamínicas, la más notable, de vitamina B12. Aunque la deficiencia de B12 es predecible, es típico que el inicio de los signos y síntomas se retrase meses o años debido al almacenamiento hepático prolongado de la vitamina. Los efectos clínicos de la deficiencia son similares a aquellos de la anemia perniciosa —hematológicos y neurológicos—. Pueden observarse leucocitos polimorfonucleares hipersegmentados y eritrocitos macrocíticos en el frotis de sangre periférica, junto con anemia macrocítica. El estado de la vitamina B12 se evalúa con mayor frecuencia al medir las cifras séricas o plasmáticas de la vitamina. Sin embargo, un indicador bioquímico más sensible de deficiencia es el aumento de las cifras séricas de homocisteína y ácido metilmalónico, las cuales aumentan cuando el suministro de B12 es bajo y confirman virtualmente el diagnóstico. En esta paciente, una deficiencia combinada de hierro y vitamina B12 provocarían un CVM normal.

El tratamiento consistiría en la suplementación oral con una preparación de sales de hierro que contenga sulfato, gluconato o fumarato ferroso. La dosificación típica de la terapia de hierro es 150 a 300 mg/día vía oral (VO) administrados en 2 o 3 dosis divididas durante 4 a 6 meses

o hasta que las cifras séricas de ferritina se normalicen. La coadministración de ácido ascórbico (vitamina C), el mejor agente reductor conocido, se recomienda para aumentar la absorción de hierro. La reposición de vitamina B12 puede lograrse al prescribir B12 cristalina oral 500 µg/día, como aerosol nasal cada semana de 500 µg de cianocobalamina en gel o pro inyección intramuscular 100 µg cada mes. La vía de administración se basa en la preferencia del paciente y el monitoreo del estado de la vitamina B12.

CASO DE ESTUDIO 2

RECUPERACIÓN TARDÍA DEL PESO PERDIDO DESPUÉS DE UNA CIRUGÍA EXITOSA

Mary es una mujer de 48 años de edad sometida a un procedimiento de DGYR laparoscópico sin complicaciones hace 5 años. Su historia clínica indica antecedentes de diabetes, depresión, cefaleas migrañosas y alergias estacionales. Su peso prequirúrgico era de 145 kg. Logró un peso nadir de 101.6 kg, 15 meses después de la cirugía, que representa una pérdida ponderal de 30%. Se presenta en la actualidad buscando una "segunda cirugía", ya que ha aumentado 21.8 kg.

La paciente fue vista 2 años atrás. Comenta que estaba bien y que no pensó que fuera necesario regresar. Cuando comenzó a recuperar peso, le dio vergüenza y pensó que era su culpa. Dice que "la vida se interpuso en el camino...", y simplemente perdió el rumbo de su dieta y actividad física regular prescritas. Comenta que su hambre ha aumentado durante los últimos 6 meses.

Sus medicamentos actuales incluyen metformina 500 mg BID, propranolol 160 mg QD, paroxetina 37.5 mg QD y difenhidramina 25 mg al acostarse. A la exploración, pesa 123.4 kg, mide 1.65 m, IMC 45.4 kg/m², PA 120/82 mm Hg y FC 76 lpm. El resto de la exploración sólo indica heridas laparoscópicas abdominales bien cicatrizadas. Glucosa sanguínea de 88 mg/dL y HbA1c de 5.6%.

Discusión del caso de estudio 2

La historia de Mary es bastante típica de la ganancia ponderal posquirúrgica. Los puntos relevantes son que estuvo bien durante los 2 primeros años después de la cirugía y no creyó que el seguimiento regular fuese necesario. Cuando comenzó a experimentar recuperación del peso perdido, le dio vergüenza y dudó en regresar en busca de ayuda porque creyó que era su culpa. El hecho es que, aunque la cirugía bariátrica y metabólica es el tratamiento más efectivo para el manejo ponderal a largo plazo, la recuperación del peso perdido es común en todos los diversos procedimientos. La clave para lidiar con la ganancia ponderal posquirúrgica es la intervención temprana.

Al evaluar a los pacientes con ganancia ponderal posquirúrgica hay varias áreas clave a considerar. En ocasiones, los defectos anatómicos contribuyen a la recuperación del peso perdido. Aunque relativamente infrecuente, puede ocurrir una fístula G-G donde hay comunicación entre la nueva bolsa y el remanente gástrico. En cualquier caso, debe considerarse UGI o una endoscopia superior para descartar fístula G-G o anastomosis aumentada de tamaño. Si fuera el caso, y el cirujano considera que es lo suficientemente grande para ser un factor importante en la ganancia ponderal de la paciente, podría estar justificada una revisión quirúrgica. Con frecuencia, una UGI o endoscopia son importantes para que el paciente vea de modo objetivo que no hay indicaciones para la intervención quirúrgica y que el manejo médico deberá enfocarse en combatir la recuperación del peso perdido.

Una vez descartado algún defecto anatómico, deben considerarse otras causas de la recuperación del peso perdido. La primera evaluación debe ser una revisión detallada de los medicamentos para determinar si la paciente toma algún medicamento que promueva la ganancia ponderal o inhiba la pérdida ponderal. En el caso de Mary, toma varios medicamentos que se sabe causan ganancia ponderal; paroxetina, propranolol y difenhidramina. Deben considerarse medicamentos alternativos que, por lo menos, sean neutrales con el peso en caso de no ayudar con la pérdida ponderal. En el caso de Mary, puede considerarse bupropión en lugar de paroxetina, un inhibidor de ECA en vez de propranolol, y cetirizina en lugar de difenhidramina.

El área siguiente a evaluar es la indiscreción dietética. Entre los 12 a 16 meses posquirúrgicos, es común que los pacientes liberalicen su dieta, tolerando porciones más grandes de alimentos, tomen colaciones durante el día (conocidas como picoteo) y consuman alimentos con mayor densidad energética. Al igual que en el caso de Mary, el énfasis dietético debe enfocarse en satisfacer las necesidades proteicas, incluir vegetales y frutas, y limitar los carbohidratos refinados.

El tamizaje para depresión es importante en pacientes con ganancia ponderal posquirúrgica. Puede provocar que algunos pacientes se "automediquen" con alimentos, en especial carbohidratos, con frecuencia cayendo en el patrón alimenticio de picoteo. Es importante evaluar a los pacientes en busca de depresión mediante un inventario objetivo para depresión e iniciar tratamiento si está justificado.

El área siguiente a evaluar es la actividad física y el ejercicio. Éste es crucial para el mantenimiento ponderal. La actividad física, junto con una ingesta adecuada de proteína, ayuda a mantener la masa muscular que, a su vez, mantiene el gasto energético en reposo. Es probable que Mary se beneficie con una revisión de cómo reiniciar su rutina de ejercicio y quizá con una referencia a un entrenador para lograr mayor responsabilidad.

Mary comenta que su apetito ha aumentado durante los últimos 6 meses. Hay varios factores fisiológicos que posee nuestro cuerpo para mantener la adiposidad y recuperar el peso. Se denomina punto fijo, y es el intervalo ponderal dentro del cual nuestros cuerpos están programados para funcionar de manera óptima. Debe educarse a los pacientes acerca de los cambios biológicos que ocurren con la pérdida ponderal extensa y mantener expectativas realistas.

Por último, y quizá más importante, el seguimiento regular es crucial para Mary, en cuanto a asesoría, monitoreo y responsabilidad. El tratamiento debe dirigirse a las causas subyacentes de la recuperación del peso perdido y, si está indicado, el uso adyuvante de un medicamento antiobesidad.

CASO DE ESTUDIO 3

HIPOGLUCEMIA POSDERIVACIÓN

Jenny es una mujer de 35 años de edad que se presenta al consultorio después de manifestar un episodio presíncope en el trabajo por la mañana. Informa que comenzó a sentirse temblorosa, mareada y presentó sudoración fría. Tuvo episodios similares en el último mes que se resolvieron con unos cuantos dulces. Hoy no tenía dulces y después de 5 minutos, presentó visión borrosa y "comenzó a ver estrellas". Se sentó en el piso y su compañero de trabajo le trajo un refresco del dispensador cercano. Jenny comenta que comió un bagel como desayuno 2 horas antes del inicio de sus síntomas.

Jenny tiene antecedentes de obesidad grave. Se sometió a DGYR laparoscópica 2 años atrás. Al momento de la cirugía, pesaba 145 kg, con un IMC de 50 kg/m². Su evolución posquirúrgica no tuvo complicaciones. Sus únicos medicamentos son multivitamínicos completos infantiles masticables dos veces al día, citrato de calcio con vitamina D dos veces al día, inyecciones mensuales de vitamina B12 y paracetamol, si lo necesita.

A la exploración, su peso es de 79.2 kg, con un IMC de 27 kg/m². La PA sedente es 108/68 mm Hg con una FC de 70 lpm y PA de pie de 110/66 mm Hg y FC de 72 lpm.

Los ruidos cardiacos son normales y sus incisiones abdominales han sanado. Su glucosa sanguínea en la clínica es de 92 mg/dL.

Discusión del caso de estudio 3

La HGPD después de cirugía bariátrica ocurre con una prevalencia general estimada de alrededor en 10 a 15% de los pacientes. Es usual que la HGPD se desarrolle tarde (1 a 4 años) después de la cirugía y debe distinguirse del síndrome de vaciamiento rápido, que causa síntomas vasomotores pocos minutos después de una comida y ocurre principalmente después de la DGYR. Los síntomas neuroglucopénicos siguen el patrón de la tríada de Whipple: cifras plasmáticas de glucosa disminuidas relacionadas con síntomas y resolución con la administración de glucosa.

Con frecuencia, la HGPD sigue a la derivación gástrica, pero se ha descrito en pacientes después de gastrectomía en manga y cruce duodenal. Los factores relacionados con mayor susceptibilidad a HGPD incluyen sexo femenino, ausencia de diabetes prequirúrgica y un periodo más prolongado después de la cirugía.

Debe prescribirse un glucómetro para documentar la glucosa sanguínea cuando ocurran los síntomas. El monitoreo glucémico continuo (CGM, *continuous glucose monitoring*) también puede ser útil para advertir a los pacientes de posibles síntomas inminentes. La base del tratamiento para la HGPD es la prevención mediante modificaciones dietéticas con supervisión estrecha por un NDR. Las modificaciones dietéticas recomendadas incorporan comidas mixtas pequeñas frecuentes, que incluyen proteínas y grasas, y limitar los carbohidratos simples.

Para aliviar la hipoglucemia grave, la paciente debe consumir 15 g de carbohidratos (tabletas/gel de glucosa, jugo). Si la vía oral de la paciente no es segura o está inconsciente, debe administrarse una inyección de glucagón. Para hipoglucemia leve a moderada se recomiendan carbohidratos complejos para evitar una respuesta de "yo-yo" (glucosa sanguínea que aumenta con rapidez sólo para disminuir de nuevo en respuesta a los carbohidratos simples).

En resumen, la HGPD después de cirugía bariátrica es frecuente y puede ser peligrosa para los pacientes. Está indicada la referencia a un especialista en medicina de obesidad o endocrinología para pacientes que continúan teniendo síntomas pese a la modificación y educación dietéticas. Para información adicional, vea la sección acerca de la HGPD en este capítulo.

PREGUNTAS DE EXAMEN

1. Una mujer de 45 años de edad con obesidad clase III, diabetes tipo 2 e hipertensión, regresa para seguimiento 2 meses después de un procedimiento de DGYR sin complicaciones. No tiene náusea, vómito ni dolor abdominal. Consume tres comidas y dos colaciones al día que consisten en batidos proteicos, huevos, palitos de queso, rebanadas de pavo y caldo de pollo. Durante la última semana ha notado varios episodios de aturdimiento y diaforesis que se resuelven al comer yogur o varias galletas. Sus medicamentos incluyen ramipril 5 mg/día, metformina 500 mg BID, gliburida 5 mg/día y omeprazol 20 mg/día. Sus suplementos incluyen dos tabletas masticables de un multivitamínico con minerales.

   A la exploración, pesa 99.8 kg (ha perdido 9 kg desde la cirugía), PA 100/68 mm Hg y FC 96 lpm. Está cómoda y no presenta angustia. El abdomen revela buena cicatrización de las heridas laparoscópicas, ruidos intestinales activos normales, ausencia de hipersensibilidad y no hay rebote.

   ¿Cuál es la acción más apropiada a seguir para manejar los síntomas de esta paciente?

   A. Agregar alimentos con carbohidratos a su dieta
   B. Eliminar el ramipril
   C. Discontinuar la gliburida
   D. Incrementar la ingesta de líquido

   > **Respuesta: C.** *La paciente se presenta con síntomas consistentes con hipoglucemia. Los secretagogos de insulina, como sulfonilureas, deben suspenderse después de la cirugía bariátrica. Agregar carbohidratos complejos a su dieta también será benéfico como recomendación secundaria. La presión arterial de la paciente está bien controlada, lo cual puede justificar la suspensión de ramipril; sin embargo, es más probable que sus síntomas se deban a hipoglucemia. Se aconseja a todos los pacientes que permanezcan bien hidratados.*

2. Un hombre de 52 años de edad se presenta a la sala de urgencias 3 semanas después de una SG laparoscópica sin complicaciones por presentar náusea persistente, vómito y diplopia. Sólo ha sido capaz de tolerar pequeñas cantidades de agua y gelatina sin azúcar. Se siente aturdido y su orina huele mal. No toma medicamentos ni suplementos nutricionales. A la exploración parece letárgico y deshidratado; afebril; PA 98/68 mm Hg, FC 108 lpm y FR 14 rpm. A la exploración cefálica presenta nistagmo y parálisis unilateral de los músculos extraoculares. La exploración cardiaca, pulmonar y abdominal no presenta datos patológicos. Tiene debilidad de brazos y piernas.

   Además de insertar un catéter intravenoso, ¿cuál es el paso más importante a seguir en su manejo?

   A. Infundir solución salina normal con dextrosa a 5%
   B. Inyectar vitamina B12, 1000 μg IM
   C. Insertar una sonda nasogástrica
   D. Inyectar tiamina 200 mg IV

   > **Respuesta: D.** *El paciente se presenta con los signos y síntomas clásicos de síndrome de Wernicke, la única urgencia nutricional médica que puede ocurrir después de cirugía bariátrica y metabólica. Todos los pacientes deben tratarse de inmediato con tiamina IV antes de la administración de dextrosa, lo cual puede precipitar encefalopatía de Wernicke y el desarrollo de un evento vascular cerebral pontino irreversible. La deficiencia de vitamina B12 ocurre meses o años después de la cirugía bariátrica por el almacenamiento hepático. La inserción de una sonda nasogástrica, si está indicada, debe realizarse con extrema precaución debido a la anatomía alterada y el volumen reducido del estómago.*

REFERENCIAS

1. Rubin D, Levin M. Mechanisms of intestnal adaptation. *Best Pract Res Clin Gastroenterol.* 2016;30:237-248.

2. Bojsen-Moller K, Jacobsen S, Dirksen C, *et al.* Accelerated protein digestion and amino acid absorption after roux-en-Y gastric bypass. *Am J Clin Nutr.* 2015;102:600-607.

3. Mechanick J, Apovian C, Brethauer S, *et al.* Clinical practice guidelines for the perioperative nutritional, metabolic, and nonsurgical support of the bariatric surgery patient—2019 update: cosponsored by American Association of Clinical Endocrinologists, the Obesity Society, and American Society for Metabolic & Bariatric Surgery. *Obesity.* 2020;28(4):O1-O58.

4. Shukeri WFWM, Hassan MH, Hassan WMNW, Zaini RHM. Anastomotic leak after bariatric surgery from a critical care perspective: a lesson shared. *Malays J Med Sci.* 2018;25(5):158-159. doi:10.21315/mjms2018.25.5.15

5. Groene P, Eisenlohr J, Zeuzem C, Dudok S, Karcz K, Hofmann-Kiefer K. Postoperative nausea and vomiting in bariatric surgery in comparison to non-bariatric gastric surgery. *Wideochir Inne Tech Maloinwazyjne.* 2019;14(1):90-95. doi:10.5114/wiitm.2018.77629

6. Kushner RF, Cummings S, Herron DM. Bariatric surgery: postoperative nutritional management. In: Chen W, ed. *UpToDate.* UpToDate; 2019. Accessed October 22, 2019.

7. Parrott J, Frank L, Rabena R, Craggs-Dino L, Isom KA, Greiman L. American society for metabolic and bariatric surgery integrated health nutritional guidelines for the surgical weight loss patient 2016 update micronutrients. *Surg Obes Relat Dis.* 2017;13(5):727-741.

8. Cavin J, Bado A, Le Gail M. Intestinal adaptations after bariatric surgery: consequences on glucose homeostasis. *Trend Endocrin Metab.* 2017;28:354-364.

9. Marso SP, Daniels GH, Brown-Frandsen K, *et al;* LEADER Steering Committee; LEADER Trial Investigators. Liraglutide and cardiovascular outcomes in type 2 diabetes. *N Engl J Med* 2016;375:311-322.

10. Zinman B, Wanner C, Lachin JM, *et al;* for the EMPA-REG OUTCOME Investigators. Empagliflozin, cardiovascular outcomes, and mortality in type 2 diabetes. *N Engl J Med.* 2015;373:2117-2128.

11. Neal B, Perkovic V, Mahaffey KW, *et al;* on behalf of the CANVAS Program Collaborative Group. Canagliflozin and cardiovascular and renal events in type 2 diabetes. *N Engl J Med* 2017;377(7):644-657.

12. King W, Belle S, Hinerman A, Mitchell J, Steffen K, Courcoulas A. Patient behaviors and characteristics related to weight regain after roux-en-Y gastric bypass: a multicenter prospective cohort study. *Ann Surg.* 2019. doi:10.1097/SLA.0000000000003281.

13. Monson M, Jackson M. Pregnancy after bariatric surgery. *Clin Obstet Gynecol.* 2016;59(1):158-171.

14. de Raaff C, Gorter-Stam M, de Vries N, *et al.* Perioperative management ofobstructive sleep apnea in bariatric surgery: a consensus guideline. *Surg Obes Relat Dis.* 2017;13(7):1095-1109.

15. Gregory NS. The effects of bariatric surgery on bone metabolism. *Endocrinol Metab Clin North Am.* 2017;46(1):105-116.

16. Kushner RF, Still CD. *Nutrition and Bariatric Surgery.* CRC Press; 2014.

17. Bredella M, Greenblatt L, Eajaza A, Torriani M, Yu EW. Effects of Roux-en-Y gastric bypass and sleeve gastrectomy on bone mineral density and marrow adipose tissue. *Bone.* 2017;95:85-90.

18. Mishra T, Shapiro J, Ramirez L, Kallies KJ, Kothari SN, Londergan TA. Nephrolithiasis after bariatric surgery: a comparison of laparoscopic Roux-en-Y gastric bypass and sleeve gastrectomy. *Am J Surg.* 2020;219(6):952-957.

19. Reece J, Vosburg R, Goyal N. *Bariatric surgery and stone risk.* In: *Nutritional and Medical Management of Kidney Stones.* Springer; 2019:169-179.

20. Eisenberg D, Azagury D, Ghiassi S, Grover B, Kim J. ASMBS position statement on postprandial hyperinsulinemic hypoglycemia after bariatric surgery. *Surg Obes Relat Dis.* 2017;13:371-378.

21. Salehi M, Vella A, McLaughlin T, Patti M. Hypoglycemia after gastric bypass surgery: current concepts and controversies. *J Clin Endocrinol Metab.* 2018;103:2815-2826.

22. White G, Courcoulas A, King W. Drug- and alcohol-related mortality risk after bariatric surgery: evidence from a 7-year prospective multicenter cohort study. *Surg Obes Relat Dis.* 2019;15(7):1160-1169. doi:10.1016/j.soard.2019.04.007

23. Steenackers N, Gesquiere I, Matthys C. The relevance of dietary protein after bariatric surgery: what do we know? *Curr Opin Clin Nutr Metab Care.* 2018;21:58-63.

24. Ito MK, Goncalves V, Faria S, *et al.* Effect of protein intake on the protein status and lean mass of post-bariatric surgery patients: a systematic review. *Obes Surg.* 2017;27:502-512.

25. Clark SF. Vitamins and trace elements In: Mueller S, ed. *The ASPEN Adult Nutrition Support Core Curriculum.* 2nd ed. American Society for Parenteral and Enteral Nutrition; 2012:121-148.

26. McCracken E, Wood GC, Prichard W, *et al.* Severe anemia after roux-en-Y gastric bypass: a cause for concern. *Surg Obes Relat Dis.* 2018;14:902-909.

27. Munoz M, Botella-Romero F, Gomez-Ramirez S, *et al.* Iron deficiency and anaemia in bariatric surgery patients: causes, diagnosis, and proper management. *Nutr Hosp.* 2009;24:640-654.

28. Maleckas A, Gudaityt R, Petereit R, Venclauskas L, Veli kien D. Weight regain after gastric bypass: etiology and treatment options. *Gland Surg.* 2016;5(6):617-624. doi:10.21037/gs.2016.12.02

OBESIDAD PEDIÁTRICA Y ADOLESCENTE

Edmond Pryce Wickham III, Melanie K. Bean

CASO DE ESTUDIO

Una niña de 10 años de edad acude a consulta por primera vez para atención primaria continua. En la consulta, la madre de la paciente expresa preocupación por el peso creciente de su hija. La madre informa una ganancia ponderal estable durante los últimos 6 años, pese a la participación regular de su hija en diversos deportes, y le preocupa que pueda tener alguna enfermedad médica responsable de su ganancia ponderal. La paciente tiene antecedentes de asma y recibió varios ciclos de esteroides orales; sin embargo, en la actualidad maneja su asma con el uso intermitente de un agonista beta-adrenérgico y no ha requerido esteroides orales durante los últimos 3 años. No tiene antecedentes de retraso del desarrollo ni problemas de aprendizaje, pero la madre sí ha notado un desempeño escolar decreciente durante los últimos 2 años, y cree que se relaciona con el acoso escolar del cual ha sido víctima. El padre de la niña tiene obesidad. La niña tiene antecedentes familiares fuertes de diabetes mellitus tipo 2 (*DMT2*), pero no hay enfermedad tiroidea en la familia.

A la exploración física, la paciente mide 147 cm, pesa 53.6 kg, con un índice de masa corporal (IMC) de 24.8 kg/m^2 y presión arterial de 119/78 mm Hg. Su exploración física es significativa para acantosis nigricans leve en la región de la nuca, ausencia de tiromegalia, desarrollo mamario etapa 3 y vello púbico etapa 2. No se le han realizado estudios de laboratorio.

IMPORTANCIA CLÍNICA

La prevalencia de sobrepeso y obesidad en la infancia ha aumentado drásticamente, de tal modo que casi uno de cada cinco niños, en Estados Unidos, se clasificaría con obesidad, y uno de cada tres niños, con sobrepeso.[1] Los jóvenes con obesidad están en riesgo significativo de desarrollar comorbilidades relacionadas con el peso durante la vida, y dichas afecciones pueden ya estar presentes durante la infancia y la adolescencia. Por tanto, la prevención, identificación y tratamiento efectivos de la obesidad por los profesionales de servicios de salud (PSS) que cuidan a los jóvenes, son vitales. La valoración y manejo clínicos de niños y adolescentes con obesidad deben modificarse para considerar la etapa del desarrollo específico del niño y su desarrollo físico. Este capítulo en especial está compuesto por el contenido de los capítulos precedentes, y destaca las consideraciones específicas para la valoración y tratamiento de la obesidad pediátrica en el ámbito de atención primaria, que incluye una clasificación apropiada del estado ponderal en niños, distintos componentes de la valoración integral enfocada en obesidad pediátrica y la importancia de los cambios familiares en el manejo ponderal conductual como tratamiento para la obesidad en jóvenes. Además, se revisará el papel potencial de la farmacoterapia y la cirugía bariátrica y metabólica (MBS, *metabolic and bariatric surgery*) en adolescentes con obesidad grave.

DEFINICIÓN DE SOBREPESO Y OBESIDAD PEDIÁTRICOS

Clasificación del estado ponderal durante la infancia

Al igual que en adultos, el IMC es la evaluación de detección recomendada para el estado ponderal en niños a partir de los 2 años de edad y más.[2,3] Aunque no es una medida directa de la grasa corporal, por lo general, el IMC correlaciona con métodos más directos y robustos para medir la grasa corporal en niños, y correlaciona tanto con los riesgos de salud actuales como futuros, incluida la morbimortalidad. En consecuencia, se recomienda el cálculo, documentación e interpretación del IMC por lo menos cada año como parte de la atención pediátrica en salud.

Sin embargo, la interpretación clínica del IMC en niños es más compleja que en adultos, ya que el peso y la estatura son dinámicos y se espera que cambien como parte del crecimiento y desarrollo normales del niño. Inclusive, a diferencia de otros parámetros de crecimiento, el IMC no aumenta simplemente del nacimiento a la edad adulta. De hecho, es típico que se espere que el IMC disminuya comenzando en el segundo año de vida, alcance un nadir a los 5 a 6 años de edad y luego aumente de manera estable durante la infancia tardía y la adolescencia. El vértice de esta trayectoria de IMC con forma de *v* o *u* se denomina "recuperación de adiposidad", y los niños que presentan recuperación de adiposidad antes de los 4 años de edad están en mayor riesgo de obesidad en etapas ulteriores de la vida.[4]

Teniendo en cuenta estos patrones normales del desarrollo, es típico que un valor absoluto de IMC no sea suficiente para caracterizar el estado ponderal y de adiposidad en niños y adolescentes más jóvenes, y los percentiles de IMC específicos para la edad y el sexo deben determinarse para niños ≥ 2 años de edad en Estados Unidos según los datos de IMC revisados en 2000 por los *Centers for Disease Control and Prevention* (CDC) (https://www.cdc.gov/growthcharts/cdc_charts.htm). Los percentiles de IMC específicos para edad y sexo pueden evaluarse al graficar el IMC calculado del niño en la carta de IMC apropiada de los CDC (fig. 11-1). Como alternativa, varias calculadoras de percentiles pediátricos de IMC

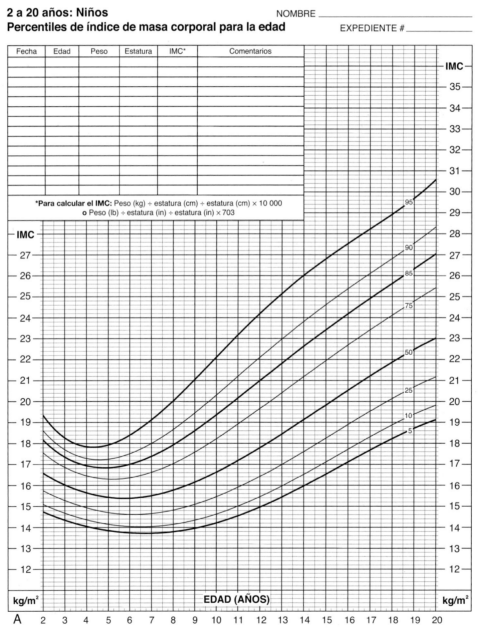

2 a 20 años: Niños
Percentiles de índice de masa corporal para la edad

FIGURA 11-1 Gráficas de crecimiento según el índice de masa corporal para la edad de los *Centers for Disease Control and Prevention* de 2002. **A** Niños. **B** Niñas. (Reimpresa de Centers for Disease Control and Prevention. *Clinical Growth Charts.* https://www.cdc.gov/growthcharts/clinical_charts.htm#Set1)

2 a 20 años: Niñas
Percentiles de índice de masa corporal para la edad

NOMBRE _____

EXPEDIENTE # _____

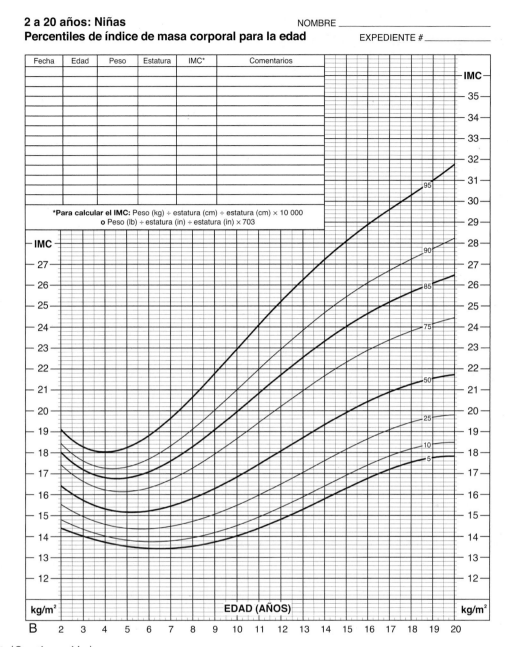

FIGURA 11-1 (Continuación)

en línea (https://www.cdc.gov/healthyweight/bmi/calculator.html) están disponibles para el público general; numerosos expedientes clínicos electrónicos también contienen funciones automatizadas para calcular los percentiles de IMC de poblaciones pediátricas.

El estado del peso corporal de un niño o adolescente ≥ 2 años de edad puede clasificarse según los percentiles determinados de IMC para la edad y el sexo (tabla 11-1). De manera específica, un IMC con percentil ≥ 85, pero < 95, es consistente con sobrepeso, y un IMC con percentil ≥ 95 (o un IMC absoluto ≥ 30 kg/m², cualquiera que sea menor) es consistente con obesidad. Un PSS astuto (y los padres) puede cuestionar cómo más de 5% de los niños pueden tener obesidad considerando la definición propuesta (IMC con percentil

≥ 95). Para evitar el traslado superior en las curvas de crecimiento de peso para edad e IMC para edad como resultado del incremento secular del peso corporal que ocurrió durante las décadas de 1980 y 1990, los datos de peso para niños de 6 años de edad y más, utilizados para desarrollar las curvas de 2000 de CDC, excluyeron los datos recolectados después de 1980.

En fecha más reciente, la clasificación de obesidad en jóvenes se ha revisado para incluir una definición de obesidad grave (IMC ≥ 120% del percentil 95 apropiado para edad y sexo o un IMC absoluto ≥ 35 kg/m²) para subrayar los riesgos de salud incrementados de la ganancia ponderal grave en niños y adolescentes.[5] Esta categoría de obesidad grave en jóvenes se ha refinado para incluir definiciones propuestas para obesidad clase 2

| **TABLA 11-1** Clasificación de las categorías de índice de masa corporal pediátrico ||
PERCENTIL DE IMC PARA EDAD Y SEXO	**CLASIFICACIÓN PONDERAL**
< percentil 5	Peso bajo
Percentil 5 a 84	Peso saludable
Percentil 85 a 94	Sobrepeso
≥ percentil 95 o IMC absoluto ≥ 30 kg/m²	Obesidad
IMC ≥ percentil 95 o IMC absoluto ≥ 30 kg/m²	Obesidad clase 1
IMC ≥ 120% del percentil 95 apropiado para edad y sexo o IMC absoluto ≥ 35 kg/m²	Obesidad clase 2[a]
IMC ≥ 140% del percentil 95 apropiado para edad y sexo o IMC absoluto ≥ 40 kg/m²	Obesidad clase 3[a]

IMC: índice de masa corporal.
[a]*La obesidad clases 2 y 3 puede clasificarse también como obesidad grave.*

(IMC ≥ 120% del percentil 95 apropiado para edad y sexo o un IMC absoluto ≥ 35 kg/m²) y Clase 3 (IMC ≥140% del percentil 95 o un IMC absoluto ≥ 40 kg/m²) para coincidir con las definiciones en adultos, así como los criterios para MBS en adolescentes.[1,2,6] La figura 11-2 contiene tablas de crecimiento especializadas que pueden utilizarse para determinar la gravedad y clase de obesidad pediátrica.[5]

Aunque los datos crecientes respaldan que la ganancia ponderal rápida en etapas tempranas de la vida y la infancia pueden conllevar un riesgo incrementado de obesidad en etapas ulteriores de la infancia, la importancia de un IMC elevado en niños < 2 años de edad no se ha establecido de manera definitiva.[3] Inclusive, tanto los CDC como la *American Academy of Pediatrics* (AAP) recomiendan utilizar los estándares de crecimiento de la Organización Mundial de la Salud (OMS) de 2006 (https://www.cdc.gov/growthcharts/who_charts.htm), en lugar de las referencias de crecimiento de 2000 de CDC, para evaluar los patrones de crecimiento de lactantes < 2 años de edad debido a que los estándares de crecimiento de la OMS tienen datos longitudinales más consistentes e incluyen predominantemente lactantes alimentados al seno materno.[7] Aunque los estándares de crecimiento de 2006 de la OMS incluyen una gráfica de referencia de IMC que comienza al nacimiento, el panel experto de CDC-AAP no recomienda su uso clínico antes de los 2 años de edad.[7] Como alternativa, los lineamientos proponen que, en niños < 2 años de edad, una razón peso para talla ≥ 97.7° percentil según los estándares de crecimiento de la OMS puede representar

una definición apropiada de obesidad;[2] sin embargo, se desconoce la utilidad clínica de esta definición.

Una estrategia adicional que considera las características dinámicas del IMC en jóvenes es el uso de puntajes z (*z-score*) de IMC (o puntajes estándar); un puntaje z del IMC corresponde al número de desviaciones estándar que el IMC de un niño determinado se aleja del 50 percentil específico para la edad y sexo correspondientes. Sin embargo, aunque las calculadoras automatizadas de percentiles de IMC pediátricos también pueden generar puntajes z y, con frecuencia, los puntajes z de IMC se informan en las publicaciones científicas, la utilidad clínica del puntaje z de IMC para la atención directa del paciente es limitada.

Prevalencia de sobrepeso y obesidad en jóvenes

Las tasas de sobrepeso y obesidad en jóvenes estadounidenses han aumentado sustancialmente durante los últimos 40 a 50 años en todos los grupos de edad y raza/etnia.[1,2] De acuerdo con datos de la *National Health and Nutrition Examination Survey* (NHANES) de 2015-2016, 18.5% de los niños en Estados Unidos de 2 a 19 años de edad tenía obesidad, y 35.1%, sobrepeso.[8] Las tasas de prevalencia de obesidad en niños y adolescentes aumenta junto con la edad, y es ligeramente mayor en niños, en comparación con las niñas en todos los grupos de edad (fig. 11-3).[8] La obesidad también afecta de manera desproporcionada a jóvenes afroamericanos e hispanos; no obstante, ningún grupo étnico/racial es inmune a la epidemia de obesidad pediátrica.[8] Aunque las tasas reportadas son mínimas en niños asiáticos americanos, es preocupante que los percentiles de IMC propuestos de obesidad pediátrica puedan subestimar los riesgos de salud relacionados con la adiposidad creciente en esta población.[2]

Pese a que las tasas globales pueden presentar una meseta en algunos grupos de edad pediátricos,[8] la prevalencia de obesidad grave continúa aumentando a un paso alarmante.[1] Según los datos de la NHANES de 2015-2016, 6.0% de los niños estadounidenses entre 2 y 19 años de edad tiene obesidad grave (Clase 2 o mayor). La prevalencia estimada de obesidad grave se incrementa con la edad, ya que se estima que 9.5 y 4.5% de los jóvenes estadounidenses de 16 a 19 años satisface las definiciones propuestas de obesidad Clase 2 y Clase 3, respectivamente.[1]

Impacto sobre la salud del sobrepeso y la obesidad durante la infancia

Los niños con sobrepeso y obesidad tienen probabilidad de presentar obesidad persistente como adultos. Con base en la prevalencia actual de peso excesivo en jóvenes, los modelos predictivos sugieren que ~50 a 60% de la generación actual de niños estadounidenses tendrá obesidad cuando cumplan 35 años de edad.[9] La obesidad infantil se relaciona con morbilidad vitalicia significativa y mortalidad, que incluyen un riesgo incrementado

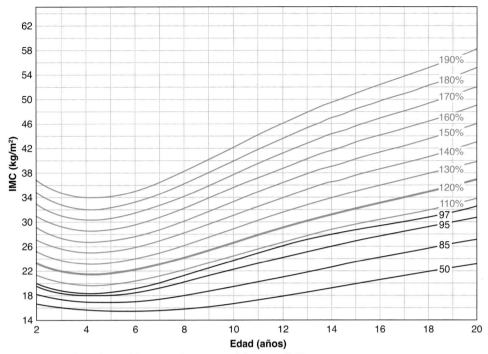

Fuente: IMC de CDC. IMC calculado como % del percentil 95.

A

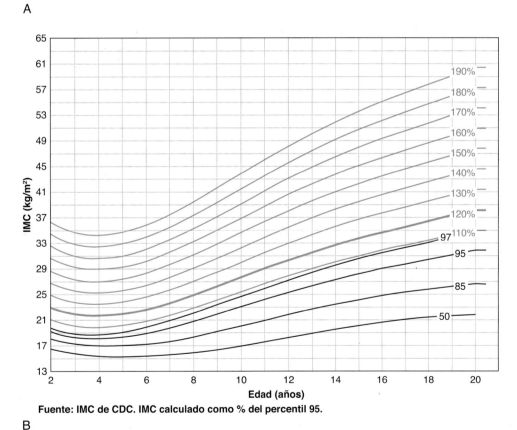

Fuente: IMC de CDC. IMC calculado como % del percentil 95.

B

FIGURA 11-2 Curvas de crecimiento modificadas de índice de masa corporal (IMC) según los *Centers for Disease Control and Prevention* (CDC) para obesidad grave en niños (A) y niñas (B). (Reimpresa con permiso de Kelly AS, Barlow SE, Rao G, *et al*. Severe obesity in children and adolescents: identification, associated health risks, and treatment approaches. A scientific statement from the American Heart Association. *Circulation*. 2013;128:1689-1712.)

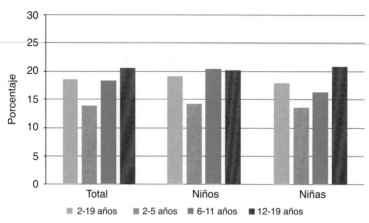

Prevalencia de obesidad en jóvenes entre 2 y 19 años de edad,
por sexo y edad: Estados Unidos, 2015-2016

FIGURA 11-3 Prevalencia de obesidad en jóvenes entre 2 y 19 años de edad, por sexo y edad: Estados Unidos, 2015-2016. (Adaptada de Hales CM, Carroll MD, Fryar CD, Ogden CL. Prevalence of Obesity Among Adults and Youth: United States, 2015-2016. *NCHS Data Brief*. 2017;(288):1-8. Data from the National Health and Nutrition Examination Survey (NHANES).)

de *DMT2*, enfermedad cardiovascular y muerte prematura en la edad adulta.[3,5,10] El riesgo de desarrollar muchas de las afecciones relacionadas con el peso en la infancia (fig. 11-4) aumenta con la gravedad de la obesidad. Incluso, la obesidad pediátrica se relaciona con reducciones significativas de la calidad de vida.[11] Como resultado de la obesidad y de las comorbilidades relacionadas con el peso, se ha proyectado un decremento de la esperanza de vida, y se espera que los jóvenes de hoy tengan vidas más cortas que las de sus padres.[12] Por tanto, el desarrollo de las habilidades requeridas para la atención integral y compasiva de los jóvenes con sobrepeso y obesidad, que incluyen comprender las complejidades de la enfermedad y las recomendaciones terapéuticas basadas en evidencias, es fundamental para todos los PSS que atienden niños.

ETIOLOGÍA DE LA GANANCIA PONDERAL ANORMAL EN JÓVENES

Al igual que en adultos, la etiología del desequilibrio del metabolismo energético que provoca ganancia ponderal excesiva en la infancia es compleja, y es resultado de interacciones de la conducta individual y familiar, de factores ambientales y de la susceptibilidad genética. El estado ponderal parental tiene una fuerte relación con el estado ponderal de su descendencia, tanto durante la infancia como en la edad adulta. De hecho, si un niño tiene un padre con obesidad, el riesgo de obesidad del niño aumenta tres a cuatro veces.[13] Tener dos padres con obesidad se relaciona con incremento del riesgo de obesidad mayor de 10 veces en el niño.[13] La relación observada entre el IMC de los padres y del niño puede ser consecuencia de una combinación de factores genéticos y ambientales compartidos; sin embargo, los factores genéticos parecen ser el factor más potente. De hecho, estudios en gemelos indican una heredabilidad de hasta

70 a 80% para IMC y adiposidad.[14] Sin embargo, como otros fenotipos de enfermedades complejas, la obesidad es resultado de la interacción de la predisposición genética que se expresa casi por completo con detonantes y exposiciones ambientales.

Para la mayoría de los jóvenes con obesidad, la susceptibilidad genética hacia una ganancia ponderal excesiva es poligénica, resultado del riesgo acumulativo de múltiples *loci* genéticos, cada uno contribuyendo a variaciones relativamente pequeñas del peso corporal.[14] En las discusiones con los pacientes y sus familias se debe reconocer la fuerte contribución genética a la obesidad mientras se promueve la autonomía y autoeficacia para cambiar las conductas modificables y factores dentro del ambiente obesogénico, lo cual forma la base de los tratamientos efectivos y mitiga el riesgo genético. Debido a que en la actualidad no se cuenta con marcadores genéticos con utilidad clínica para obesidad, los PSS deben obtener la historia familiar de sobrepeso y obesidad de los familiares.

Condiciones genéticas específicas relacionadas con obesidad

A pesar de que la obesidad grave de inicio temprano puede ser consecuencia de una sola mutación genética o defectos en regiones cromosómicas específicas, dichas condiciones son raras.[15] No obstante, los PSS deben estar alertas a las características clínicas que sugieren un síndrome subyacente, y etiologías monogénicas que pueden estar presentes. Los diagnósticos específicos suelen representar riesgos adicionales para la salud de los individuos afectados que justifican el monitoreo continuo o tienen un impacto en las recomendaciones terapéuticas clínicas y su respuesta. La mayoría de los niños con síndromes genéticos relacionados con obesidad manifiestan hiperfagia grave y tienen una o más características clínicas sugerentes:

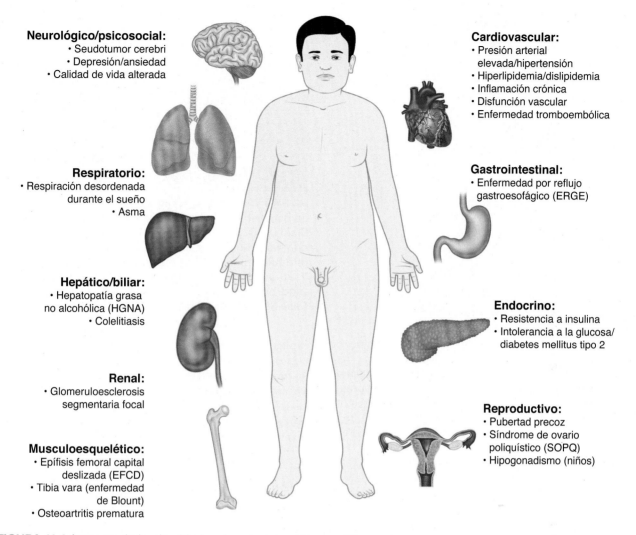

Neurológico/psicosocial:
• Seudotumor cerebri
• Depresión/ansiedad
• Calidad de vida alterada

Cardiovascular:
• Presión arterial
  elevada/hipertensión
• Hiperlipidemia/dislipidemia
• Inflamación crónica
• Disfunción vascular
• Enfermedad tromboembólica

Respiratorio:
• Respiración desordenada
  durante el sueño
• Asma

Gastrointestinal:
• Enfermedad por reflujo
  gastroesofágico (ERGE)

Hepático/biliar:
• Hepatopatía grasa
  no alcohólica (HGNA)
• Colelitiasis

Endocrino:
• Resistencia a insulina
• Intolerancia a la glucosa/
  diabetes mellitus tipo 2

Renal:
• Glomeruloesclerosis
  segmentaria focal

Reproductivo:
• Pubertad precoz
• Síndrome de ovario
  poliquístico (SOPQ)
• Hipogonadismo (niños)

Musculoesquelético:
• Epífisis femoral capital
  deslizada (EFCD)
• Tibia vara (enfermedad
  de Blount)
• Osteoartritis prematura

FIGURA 11-4 Impacto de la obesidad en la salud de niños y adolescentes.

• Anomalías del neurodesarrollo (p. ej., retraso del desarrollo, discapacidad intelectual o problemas conductuales).
• Rasgos fenotípicos (p. ej., estatura corta, rasgos físicos dismórficos, distrofia de retina, sordera).
• Endocrinopatías relacionadas (p. ej., hipogonadismo hipogonadotrópico que provoca retraso de la pubertad).

Obesidad sindrómica

Síndrome de Prader-Willi

La etiología más común de obesidad sindrómica es el síndrome de Prader-Willi (SPW), un padecimiento de impronta genómica multisistémica, resultado de la ausencia de expresión de los genes paternos localizados en la región cromosómica 15q11-q13 y afecta a cerca de 1 en 10 000 a 30 000 personas.[16] Los lactantes con SPW tienen hipotonía significativa y alteraciones alimentarias. Como consecuencia, el SPW puede presentarse inicialmente con ganancia ponderal deficiente y retraso del crecimiento durante los primeros 2 años de vida; la hiperfagia característica y la ganancia ponderal grave

relacionada surgen de manera típica más tarde durante la infancia.[16] Las características clínicas del SPW a buscar incluyen:

• Hipotonía significativa y alteraciones alimentarias al nacimiento.
• Ganancia ponderal deficiente y retraso del crecimiento durante los primeros 2 años de vida.
• Retraso del desarrollo y estatura corta, o velocidad de crecimiento disminuida.
• Ojos con forma de almendra, labio superior delgado, y manos y pies pequeños (fig. 11-5).

De manera típica, los niños con SPW presentan hipogonadismo hipogonadotrópico y deficiencia de hormona de crecimiento. La administración de hormona de crecimiento humano recombinante (hGH) en jóvenes con SPW provoca una mayor estatura, mejora la composición corporal y la fuerza física, y tiene efectos cognitivos benéficos.[17] Como resultado, el inicio temprano de la terapia con hGH se recomienda en lactantes y niños con SPW; y la evidencia sugiere que los beneficios de hGH continúan en adultos con SPW.[17] En consecuencia, los PSS que

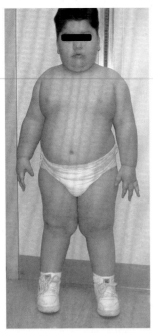

FIGURA 11-5 Características físicas típicas de un niño con síndrome de Prader-Willi. Las características incluyen obesidad grave, estatura corta, ojos con forma de almendra, labio superior delgado con las comisuras hacia abajo, manos y pies pequeños, y bordes rectos de la región interna de las piernas (Reimpresa de Angulo MA, Butler MG, Cataletto ME. Prader-Willi syndrome: a review of clinical, genetic, and endocrine findings. *J Endocrinol Invest*. 2015;38(12):1249-1263.)

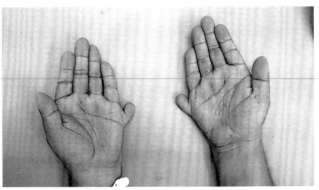

FIGURA 11-6 Braquidactilia y polidactilia en el síndrome de Bardet-Biedl. Los individuos con síndrome de Bardet-Biedl (SBB) pueden tener manos y pies dismórficos, que incluyen dedos adicionales (polidactilia) o cortos (braquidactilia). (Reimpresa de Madireddi J, Acharya V, Suryanarayana J, Hande HM, Shetty R. Bardet-Biedl syndrome: multiple fingers with multiple defects. *BMJ Case Rep*. 2015;2015:bcr2015211776.)

atienden jóvenes (y adultos) con SPW deben colaborar con endocrinólogos pediátricos o adultos, así como con otros especialistas para asegurar una atención integral.

Síndrome de Bardet-Biedl

La segunda etiología sindrómica más común de obesidad es el síndrome de Bardet-Biedl (SBB), un padecimiento recesivo homocigótico multisistémico que afecta a casi 1 en 125 000 a 175 000 nacidos vivos.[18] Además de la obesidad grave de inicio temprano, otras características clínicas del SBB a buscar comprenden:

- Pérdida visual progresiva como resultado de una afección retiniana conocida como distrofia de conos y bastones.
- Extremidades dismórficas que incluyen polidactilia, sindactilia y braquidactilia (fig. 11-6).
- Anomalías del tracto renal, que comprende enfermedad poliquística renal.
- Discapacidad para el aprendizaje, retraso del desarrollo o discapacidad intelectual.

Sin embargo, la presentación clínica del SBB es variable y también puede incluir retraso del desarrollo/discapacidad intelectual más grave, rasgos faciales dismórficos que implican una frente prominente o hipertelorismo con ojos hundidos, anomalías dentales, pérdida auditiva,

hipogonadismo (en particular en varones) y ataxia con coordinación alterada.[18] Con excepción de la polidactilia, muchos de los signos y síntomas del SBB pueden no ser aparentes al nacimiento, sino surgir durante la infancia o la adolescencia temprana. Es probable que la variabilidad del fenotipo clínico en pacientes con SBB se produzca por el hecho de que se han identificado más de 20 genes causantes de la enfermedad, en que cada uno codifica para proteínas esenciales para el complejo corporal basal/cilio primario.[19] El enfoque principal del tratamiento en el SBB es el manejo clínico y de apoyo de las comorbilidades relacionadas con el síndrome, que incluyen enfermedades oculares, renales y obesidad.[19] Los pacientes con SBB también tienen mayor riesgo de *DMT2*, hipertensión y síndrome metabólico, y deben someterse a tamizaje y tratamiento apropiado para mitigar el deterioro acelerado de la vista y de la función renal. Al igual que con el SPW, el PSS debe colaborar con otros especialistas para asegurar la atención óptima de individuos con SBB.

Obesidad monogénica

Deficiencia de receptor de melanocortina 4

La causa monogénica más común de obesidad de inicio temprano es una mutación heterocigótica en el gen que codifica para el receptor de melanocortina 4 (MC4R), un regulador crítico del apetito y del metabolismo energético, que afecta a casi 4 a 6% de los pacientes con obesidad grave.[15,20] En contraste con la mayoría de otras etiologías monogénicas o sindrómicas de la obesidad, los individuos con mutaciones heterocigóticas de MC4R no presentan estatura corta, retraso del desarrollo/discapacidad intelectual ni rasgos fenotípicos típicos. Aunque el crecimiento lineal acelerado en la infancia y la hiperinsulinemia pueden ser características sutiles relacionadas con mutaciones en MC4R, los jóvenes con obesidad, pero sin mutaciones de MC4R, también pueden manifestar aceleración del crecimiento similar, pero menos prominente, e hiperinsulinemia.[21] Dada la ausencia de características definitivas además de la obesidad grave de inicio temprano, la identificación clínica de individuos con mutaciones en el MC4R puede ser desafiante sin una evaluación genética (véase más adelante). En la actualidad, la base del tratamiento para pacientes con mutaciones heterocigóticas del MCR4 es la modificación integral del estilo de vida, con la adición potencial de cirugía para pérdida ponderal.[22] Hace poco, la FDA (*Federal Drug Administration*) aprobó la setmelanotida, un agonista selectivo del MCR4, para el tratamiento de mutaciones genéticas raras del MCR4. Aunque el tratamiento de las mutaciones del MC4R no se incluyó en la aprobación inicial de la FDA, el papel del fármaco en individuos con defectos menores del MC4R es promisorio y justifica una mayor investigación.[23]

Las mutaciones en otros genes únicos (p. ej., leptina, receptor de leptina, proopiomelanocortina [POMC] y proproteína convertasa) también pueden provocar obesidad grave de inicio temprano, pero estos defectos son extremadamente raros, y es típico que se relacionen con disfunción endocrina secundaria (p. ej., hipogonadismo central, insuficiencia suprarrenal o hipotiroidismo), y no es común encontrarlas en la práctica clínica.[24]

Cuándo realizar una evaluación genética

Los lineamientos de la *Endocrine Society* recomiendan considerar la evaluación genética en pacientes con obesidad grave de inicio temprano (antes de los 5 años de edad) con características clínicas de síndromes genéticos o antecedentes familiares de obesidad grave.[2] El diagnóstico de SPW se confirma mediante un análisis de metilación de ADN, y las pruebas de secuenciación de ADN para mutaciones en MC4R están disponibles en el mercado. Sin embargo, la evaluación genética/tamizaje para etiologías de obesidad, como otras afecciones, debe ofrecerse en el contexto de una asesoría genética de alta calidad para que las familias y pacientes estén bien informados de los riesgos, beneficios e implicaciones potenciales de la valoración. Debe obtenerse el permiso de los padres para la evaluación genética antes de llevarla a cabo, así como el consentimiento del niño, cuando sea apropiado. De este modo, la valoración genética se lleva a cabo idealmente en colaboración con asesores genéticos dedicados y genetistas clínicos, por lo que se recomienda la referencia.

Alteraciones endocrinas relacionadas con obesidad

Las alteraciones endocrinas como hipercortisolismo, hipotiroidismo y deficiencia de hormona de crecimiento, también pueden provocar una ganancia ponderal excesiva, pero es raro que estas afecciones sean la causa primaria de la obesidad en niños.[15] Inclusive, es típico que los jóvenes con causas endocrinas de obesidad tengan otros síntomas sugerentes del diagnóstico más allá de la ganancia ponderal. Una clave clínica importante que puede indicar una endocrinopatía subyacente es la estatura corta e, incluso más específica, una estatura de lento crecimiento.[15] Por

tanto, además de evaluar las tendencias de peso e IMC, la evaluación clínica de los jóvenes con obesidad debe incluir una revisión cuidadosa del aumento de estatura del paciente. Numerosos niños con sobrepeso y obesidad presentan tasas de crecimiento ligeramente aceleradas (velocidades de estatura), en comparación con sus pares con peso saludable durante la infancia tardía y la adolescencia temprana, de tal modo que las niñas de 10 a 12 años de edad y los niños de 11 a 13 años de edad con sobrepeso y obesidad son ~3 cm más altos que los jóvenes del mismo sexo con un peso saludable.[25] Sin embargo, la discrepancia de estatura entre jóvenes según el estado ponderal ya no es aparente en grupos de mayor edad a medida que ambos grupos se acercan a su estatura adulta predicha determinada por genética.[25]

Es probable que el "estirón" o brote de crecimiento y la maduración esquelética avanzada en niños con obesidad esté dirigido, en parte, por un inicio temprano de la pubertad (y el incremento relacionado de los esteroides sexuales) en jóvenes con adiposidad corporal excesiva.[26] Las niñas con sobrepeso y obesidad tienen mayor probabilidad de presentar un inicio más temprano del desarrollo mamario y del vello púbico, además de periodos menstruales.[27] La relación entre IMC, grasa corporal y desarrollo puberal en jóvenes varones es menos clara, y los estudios sugieren que los niños con sobrepeso/obesidad tienen mayor probabilidad de tener desarrollo puberal temprano y tardío.[26,28] Las cifras elevadas de insulina y leptina también están implicadas en la aceleración temprana del crecimiento relacionada con el peso en ambos sexos.[26]

Dada la baja prevalencia de afecciones endocrinas subyacentes en jóvenes asintomáticos con sobrepeso y obesidad, los lineamientos recomiendan *no* realizar una evaluación de laboratorio rutinaria para detectar etiologías endocrinas de la ganancia ponderal excesiva (incluidos estudios de función tiroidea), a menos que el niño tenga una de las siguientes:[2,3]

- Crecimiento atenuado de la estatura (o estatura más corta que la anticipada según el potencial genético y familiar).
- Signos o síntomas claros sugerentes de una alteración endocrina subyacente a la ganancia ponderal.

Sin embargo, cuando la valoración clínica o los estudios sugieren una alteración endocrina, se justifica la referencia a un especialista en endocrinología pediátrica.

Obesidad hipotalámica

Tomando en cuenta el papel central de las intrincadas vías del sistema nervioso central implicadas en la regulación del apetito y el metabolismo energético, el daño de esta área en el hipotálamo por tumores, cirugía, radiación, traumatismo o enfermedad inflamatoria, puede provocar obesidad marcada.[29] Los niños y adolescentes con obesidad hipotalámica manifiestan hiperfagia grave, así como cambios metabólicos que provocan un gasto energético reducido que puede contribuir a una ganancia ponderal continua, incluso en caso de modificación del estilo de vida y restricción calórica agresiva.[29]

EVALUACIÓN CLÍNICA DE PACIENTES PEDIÁTRICOS CON SOBREPESO Y OBESIDAD

Como se explicó en líneas anteriores, se recomienda una evaluación del estado ponderal y del riesgo de obesidad por lo menos cada año como parte de la atención pediátrica rutinaria. Debido al riesgo vitalicio sustancial del sobrepeso y la obesidad, así como el papel central de la ingesta dietética y la actividad física regular en la salud y la prevención de enfermedades crónicas, se recomienda que los PSS pediátricos evalúen, de manera rutinaria y detallada, los patrones dietéticos y de actividad física de los niños, sin importar el IMC actual del paciente. Para niños y adolescentes con sobrepeso u obesidad establecidos, el encuentro inicial debe enfocarse en:

- Establecer la compenetración con el paciente y la familia.
- Identificar cualquier etiología que contribuya a la ganancia ponderal excesiva.
- Tamizaje para la presencia de comorbilidades relacionadas con el peso.
- Valoración apropiada para la edad de las conductas dietéticas, de actividad física, conductas sedentarias y patrones de sueño.
- Desarrollo e implementación colaborativas de un plan terapéutico apropiado para la edad, basado en la familia, que incluya la disposición del paciente/familia para cambiar, valores y objetivos específicos.

Cómo iniciar una discusión respecto al peso y conductas saludables durante los encuentros pediátricos

Es trágico que muchos jóvenes con sobrepeso y obesidad se enfrentan a estigmatización y discriminación significativas en casa, en la escuela, a través de los medios y, desafortunadamente, en el sistema de salud.[30] En consecuencia, es imperativo que los PSS desarrollen y refinen una estrategia y ambiente clínicos que minimicen la estigmatización relacionada con el peso. Una estrategia particular para establecer la compenetración y reducir los estigmas ponderales es que el PSS pida permiso antes de discutir problemas de peso o relacionados con el mismo. Al igual que muchos aspectos de la atención pediátrica, los PSS deben modificar esta estrategia para considerar la etapa de desarrollo del paciente. Por ejemplo, incluso cuando el padre de un niño mayor o adolescente inicia una discusión con un PSS acerca del peso, es importante que también busque el consentimiento verbal del paciente.

Aunque los lineamientos pediátricos recomiendan los términos clínicos "sobrepeso" y "obesidad" para la documentación clínica, los expertos sugieren el uso de términos diferentes durante los encuentros clínicos para reducir la estigmatización.[3] En un sondeo a padres de niños de entre 2 y 18 años de edad respecto a las percepciones de distintos términos relacionados con el peso utilizados por el PSS, los padres indicaron que las palabras más neutras como "peso", "peso no saludable" o "IMC elevado" son más deseables, motivadoras, y menos estigmatizantes que los términos "pesado", "regordete", "obeso", o "gordo".[31] También puede ser útil revisar las preocupaciones respecto al peso en el contexto de la revisión de la gráfica de crecimiento del paciente: *"El IMC de su hijo ha aumentado durante los últimos años y ahora se encuentra por arriba del percentil 95. ¿Tiene alguna preocupación de su peso?"*

Además de la selección amable de términos para describir el peso durante los encuentros, se motiva a los proveedores a utilizar preguntas abiertas al inicio para evaluar el grado de preocupación de los padres y niños, seguidas de cuestionamientos más directos, pero naturales, para reunir aspectos adicionales de la historia. Durante este proceso, los PSS deben involucrar al niño y adolescente de manera consistente según su desarrollo respectivo y practicar la escucha reflexiva, tanto con el paciente como con su tutor.

Componentes de la historia clínica en niños con sobrepeso y obesidad

Historia ponderal

La evaluación inicial de un niño o adolescente con sobrepeso u obesidad debe contener una historia clínica completa que incluya detalles respecto al inicio y patrón de la ganancia ponderal anormal. Como se explicó antes, la obesidad grave de inicio temprano (antes de los 5 años de edad) puede sugerir una etiología monogénica o sindrómica. El inicio súbito de la ganancia ponderal deberá aprontar a los proveedores a explorar las relaciones temporales con el inicio o reemplazo de medicamentos, cambios significativos en el entorno social (p. ej., de residencia, divorcio de los padres, muerte de un familiar) o el surgimiento de síntomas de alimentación desordenada u otro problema médico subyacente. Además, los PSS deben investigar acerca de los esfuerzos previos de cambio conductual (que incluyen a quienes colaboraron en las modificaciones), así como la participación en el tratamiento dedicado para obesidad, que incluye intervenciones dietéticas, programas de manejo ponderal estructurados o basados en la comunidad, o el uso de medicamentos antiobesidad.

Antecedentes médicos y quirúrgicos

Debe obtenerse una historia clínica detallada que contenga el diagnóstico y tratamiento de cualquier comorbilidad relacionada con el peso. La presencia de otros diagnósticos médicos (y farmacoterapia relacionada) puede no sólo aumentar el riesgo de obesidad del niño, sino además tener un impacto significativo en la estrategia terapéutica para la obesidad. Debe obtenerse información detallada respecto al uso actual y previo de medicamentos, incluyendo los de venta sin receta y suplementos de vitaminas/minerales. Los niños con trastornos del espectro autista, síndrome de X frágil y trisomía 21, tienen mayor probabilidad de tener sobrepeso y obesidad, y es común que se requieran planes terapéuticos individualizados, enfocados en las preferencias alimenticias, en el retraso del desarrollo/discapacidades intelectuales, o cambios conductuales. Los jóvenes con trastorno de hiperactividad y déficit de atención (THDA) también tienen mayor riesgo de obesidad, en particular aquellos que no reciben farmacoterapia.[32] Para los jóvenes con antecedentes de ansiedad, depresión y otros trastornos del estado de ánimo, la entrevista clínica también debe incluir la historia de los tratamientos previos y actuales, y abarcar tanto las terapias conductuales como el uso de medicamentos. Debe hacerse una revisión completa por sistemas (que incluya ronquidos/alteraciones del sueño, cefaleas, dolor abdominal, irregularidad menstrual, hirsutismo, dolor de cadera/rodilla/pierna, poliuria, polidipsia, estado de ánimo deprimido y ansiedad) para auxiliar al PSS a identificar cualquier comorbilidad y problema relacionados con el peso que no se hayan identificado antes.

Historia del nacimiento

Para niños de menor edad, los detalles de la historia del nacimiento y etapas tempranas de su vida pueden brindar información respecto a la obesidad y otros riesgos de enfermedad cardiometabólica. Una historia materna de diabetes mellitus gestacional durante el embarazo, consumo materno de tabaco, un mayor peso al nacer y parto por cesárea se relacionan con mayor riesgo de obesidad en el producto.[33] La lactancia al seno materno puede relacionarse con menor riesgo de obesidad en el niño y la introducción de alimentos sólidos antes de los 4 meses de edad puede relacionarse con aumento del riesgo.[33] Sin embargo, la evidencia respecto a estos factores de riesgo dietéticos tempranos es inconsistente.[33]

Historia del desarrollo

Obtener la historia del desarrollo, notar cualquier retraso en el lenguaje temprano y el desarrollo motriz fino y grueso es vital y puede proporcionar claves que sugieran una etiología genética o sindrómica subyacente a la ganancia ponderal del niño. La historia del desarrollo debe expandirse para incluir cualquier problema respecto a la velocidad atenuada del crecimiento, así como la historia de desarrollo puberal temprano o tardío, según sea apropiado.

Antecedentes familiares

Los antecedentes familiares deben incluir la presencia de miembros de la familia con antecedentes de sobrepeso y obesidad (así como aquellos sometidos a MBS), *DMT2*, diabetes mellitus gestacional, hipertensión, dislipidemia y enfermedad cardiovascular prematura.

Antecedentes sociales

La historia social debe comprender una evaluación de la situación de vivienda del niño; el desempeño escolar que incluya cualquier discapacidad del aprendizaje o programas educativos individualizados (PEI); guardería, supervisión y empleo antes y después de la escuela; y patrones de consumo de sustancias. Como parte de la historia social, es importante identificar a cualquier cuidador además de los padres (p. ej., abuelos, niñeros)

que tienen papeles significativos en la vida del niño, los cuales necesiten involucrarse en los planes terapéuticos. Dada la relación con la obesidad infantil (así como las implicaciones pertinentes para el desarrollo de planes terapéuticos), debe añadirse una valoración de seguridad alimentaria. Aunque se dispone de valoraciones validadas más completas, la inclusión de una sola pregunta (*"Durante el último año, ¿le preocupó quedarse sin comida antes de obtener dinero o vales para comprar más?"*) puede identificar a una familia con inseguridad alimentaria. Desafortunadamente, el acoso escolar basado en el peso es muy prevalente, tanto en la escuela como en casa, y debe valorarse.[30] Una proporción significativa de jóvenes con obesidad comenta que uno de sus padres le molesta o acosa por su peso y la entrevista clínica puede ser una oportunidad para que los PSS modelen la discusión utilizando palabras neutras para el peso, sin estigmatización.

Valoración de los patrones dietéticos y de actividad física en niños

Otras porciones esenciales de la historia pediátrica incluyen la identificación de conductas modificables clave, relacionadas con el metabolismo energético, que contienen una evaluación apropiada para la edad de los patrones dietéticos y de actividad física.[34] Los PSS pueden utilizar un cuestionario de tamizaje (tabla 11-2) para obtener dicha información. Como con todos los componentes del encuentro pediátrico, el paciente debe involucrarse en las valoraciones de los patrones dietéticos y de actividad según sea apropiado para su edad y desarrollo, utilizando un lenguaje neutral sin críticas, y una estrategia para la entrevista que reduzca los estigmas. Además, como parte de la valoración de los patrones dietéticos y de actividad física, los profesionales también pueden comenzar a involucrarse con los pacientes y sus familias para identificar las conductas específicas para reducir la ingesta energética y aumentar la actividad.

Valoraciones dietéticas

Las medidas tradicionales de la valoración dietética como el registro dietético de 24 horas, registros de alimentos y cuestionarios de frecuencia de alimentos se han validado para usarse en niños, y es común que se empleen en estudios de investigación. No obstante, es típico que el uso de estos instrumentos en una práctica clínica atareada no sea útil. En su lugar, los lineamientos proponen que los profesionales evalúen varias conductas clave que tienen un impacto significativo en la ingesta energética de niños, que incluye: 1) el consumo de bebidas endulzadas con azúcar (BEA), 2) la frecuencia de alimentos consumidos fuera de casa, en especial en restaurantes de comida rápida, 3) tamaño de las porciones, y 4) frecuencia, calidad y sitio de las comidas y refrigerios.[34]

Las valoraciones de las BEA deben extenderse más allá de refrescos e incluir el consumo de jugo, limonada, leche saborizada, té dulce, bebidas deportivas, bebidas energéticas y bebidas con café. El consumo de BEA en jóvenes ha aumentado drásticamente durante las últimas décadas, y cada vez más estudios longitudinales y de corte transversal apoyan una relación entre la ingesta de BEA y

TABLA 11-2 Cuestionario pediátrico de dieta y actividad física

Favor de completar este formulario con la mayor precisión posible. No hay respuestas correctas o incorrectas.

Esta información nos ayudará a tener un mejor panorama de los patrones dietéticos actuales de su hijo.

Patrones dietéticos:

¿Cuántas comidas ingiere su hijo en un día típico? _____ al día

Su hijo come regularmente:

Desayuno	Sí _____ No _____
Comida	Sí _____ No _____
Cena	Sí _____ No _____

¿Cuántos refrigerios/colaciones come su hijo en un día típico? _____ al día
¿Qué tipo de refrigerio come su hijo en un día típico? _____

¿Cuántas porciones de fruta come su hijo en un día típico? (Marque uno)

Ninguna	1	2	3	4	5 o más

¿Cuántas porciones de vegetales come su hijo en un día típico? (Marque uno)

Ninguna	1	2	3	4	5 o más

Elija los tipos de bebidas que consume normalmente su hijo:

☐ Jugo   ☐ Limonada   ☐ Bebidas deportivas   ☐ Café endulzado

☐ Refresco regular   ☐ Té endulzado   ☐ Bebidas energéticas

En un día típico, ¿cuántos de estos tipos de bebidas consume su hijo? (Cuéntelas todas juntas y anote el total)

_____

Normalmente, ¿quién prepara los alimentos en su casa?

☐ Mamá   ☐ Papá   ☐ Abuelo/a   ☐ Este niño/a   ☐ Hermano/a   ☐ Otro: _____

Normalmente, ¿quién hace las compras en la casa?

☐ Mamá   ☐ Papá   ☐ Abuelo/a   ☐ Este niño/a   ☐ Hermano/a   ☐ Otro: _____

¿Cuántas veces por semana comen juntos como familia? (Marque uno)

Nunca	1	2	3	4	5 o más

¿Cuántas veces por semana su hijo come comida rápida? (Marque uno)

Nunca	1	2	3	4	5 o más

Preocupaciones sobre los hábitos alimenticios de su hijo:

¿Está satisfecho con los hábitos alimenticios de su hijo?	Sí _____ No _____
¿Tiene alguna preocupación de los tamaños de las porciones de su hijo?	Sí _____ No _____
¿Alguna vez su hijo ha comido en secreto o escondido comida?	Sí _____ No _____
¿Alguna vez su hijo ha comido para sentirse mejor o más feliz?	Sí _____ No _____
¿El peso de su hijo afecta cómo se siente consigo mismo?	Sí _____ No _____

Actividad física y tiempo de pantalla:

¿Cuántas veces por semana su hijo hace actividad física (su respiración se vuelve más rápida)? (Marque el que describa mejor una semana típica.)

Nunca	1-2 días/semana	3-4 días/semana	5-6 días/semana	Diario

¿En qué tipo de actividad física le gusta participar a su hijo? _____

TABLA 11-2 Cuestionario pediátrico de dieta y actividad física   (Continuación)

¿Cuántas horas pasa su hijo viendo TV/películas, sentado a la computadora, jugando videojuegos o al teléfono o tableta **en un día típico entre semana**? _____ horas/día.

¿Cuántas horas pasa su hijo viendo TV/películas, sentado a la computadora, jugando videojuegos o al teléfono o tableta **en un día típico de fin de semana**? _____ horas/día.

Conductas de sueño:

¿Su hijo ve TV u otro dispositivo (p. ej., teléfono móvil) en la habitación donde duerme?

Sí _____ No _____

¿A qué hora se acuesta su hijo a dormir un día típico **entre semana**? _____

¿A qué hora se queda dormido su hijo después de acostarse un día típico **entre semana**? _____

¿A qué hora despierta su hijo un día típico **entre semana**? _____

¿A qué hora se acuesta su hijo a dormir un día típico **en fin de semana**? _____

¿A qué hora se queda dormido su hijo después de acostarse un día típico **en fin de semana**? _____

¿A qué hora despierta su hijo un día típico **en fin de semana**? _____

¿Con cuál de los siguientes hábitos (si los tiene) se siente listo para ayudar a cambiar a su hijo y familia? Marque todos los que sean aplicables:

☐ Beber menos refrescos y jugo
☐ Elegir refrigerios saludables
☐ Comer más frutas y vegetales
☐ Comer menos comida rápida
☐ Comer más comidas en familia
☐ Planear las comidas
☐ Jugar al aire libre/ser más activos con mayor frecuencia
☐ Pasar menos tiempo viendo TV y jugando videojuegos o en la computadora
☐ Sacar la TV/computadora de la habitación donde duerme

---

la ganancia ponderal durante la infancia y la adolescencia;[35] inclusive, estudios de intervención pediátrica han demostrado que la eliminación de calorías de BEA provoca una reducción del IMC.[35] Por tanto, la ingesta de BEA representa un objetivo terapéutico clave cuando el paciente y la familia están listos para llevar a cabo dichos cambios.

La relación entre el consumo de jugo de fruta a 100% y riesgo de obesidad en niños es menos claro.[34,36] Sin embargo, una declaración de la AAP destaca que el jugo de fruta a 100% no proporciona beneficios nutricionales para los lactantes menores de un año de edad, y no ofrece beneficios de salud en comparación con la fruta completa en niños de mayor edad.[37] De este modo, las guías de la AAP recomiendan evitar el jugo de fruta a 100% en lactantes menores de 12 meses, y limitarlo en lactantes mayores y niños: ≤ 113.6 mL/día en lactantes mayores y preescolares de 1 a 3 años de edad; ≤ 170.5 mL/día en preescolares y escolares de 4 a 6 años de edad; y ≤ 227 mL/día en niños y adolescentes de 7 a 18 años de edad.[37]

Debe recomendarse el consumo de agua simple y leche con poco contenido de grasa como bebidas ideales para niños.[38] El consumo de bebidas que contienen endulzantes no nutritivos y artificiales sin o con pocas calorías en niños es controversial, pero su uso puede ser razonable durante un periodo limitado cuando se utiliza para apoyar la transición entre BEA regulares y agua.[38] Sin embargo, las bebidas con endulzantes artificiales no ofrecen beneficios nutricionales, en comparación con el agua simple, y sería ideal que sean limitadas en la dieta infantil.[38]

El consumo de alimentos en restaurantes y sitios de comida rápida fuera de casa puede relacionarse con una mayor ingesta energética como resultado de un mayor consumo de BEA y alimentos con alta densidad energética, así como porciones más grandes.[38] Al igual que en adultos, la investigación demuestra que los niños a quienes se presentan porciones más grandes de alimentos consumen más calorías.[34] Una estrategia que puede ser eficaz para reducir las porciones es comer en platos de menor tamaño, ya que esto se relaciona con un decremento de la cantidad de energía consumida en una comida. Los niños de 3 a 5 años de edad también consumieron ~25% menos de una entrada cuando se les permitió servirse, en comparación a cuando la entrada se sirvió en porciones preestablecidas en un plato individual.[39] Los recursos educativos respecto a los objetivos calóricos diarios recomendados y tamaños de porciones apropiados con base en la edad están disponibles en https://www.choosemyplate.gov/. Los proveedores y cuidadores también pueden considerar utilizar la mano del niño como referencia para estimar los tamaños de porciones apropiados, lo que sugiere que la palma del niño, hacer un cuenco con la mano y formar un puño reflejan de manera típica los tamaños de porciones aproximados de carnes/proteínas, almidones/granos y refrigerios, respectivamente, con menos preocupaciones relacionadas con administrar porciones excesivas de frutas y vegetales.

Otros patrones dietéticos importantes a evaluar en la población pediátrica comprenden la frecuencia, momento, calidad y entorno de las comidas y refrigerios.[34,38] Una menor frecuencia de las comidas, que incluyen omitir el desayuno, por lo regular se ha implicado como factor contribuyente a la obesidad en jóvenes, pero los resultados del estudio fueron inconsistentes y no se estableció una relación causal.[34] Aunque la relación entre el consumo del desayuno y la obesidad no se ha establecido firmemente, el consumo regular del desayuno aún puede ser un objetivo apropiado para la intervención en cuanto a un mejor desempeño cognitivo y académico.[40] A medida que los niños crecen, omitir la comida/almuerzo en la escuela se ha observado con frecuencia y puede relacionarse con alimentación excesiva subsecuente en casa por la tarde.

El consumo de refrigerios ha aumentado de manera marcada en niños y adolescentes durante las últimas décadas, y representa más de 25% de la ingesta energética diaria para la mayoría de los jóvenes.[41,42] A pesar de que una frecuencia incrementada de colaciones se relaciona con una mayor ingesta energética total diaria, no se ha relacionado de manera consistente con el IMC en jóvenes.[41] No obstante, dado que los alimentos energéticamente densos y las BEA representan las fuentes principales de las calorías de refrigerios en niños,[41] la ingesta de los mismos (p. ej., modificar la frecuencia o calidad de las colaciones) puede ser un objetivo de cambio conductual apropiado.

La mayoría de los niños no consume la cantidad recomendada de porciones de frutas y vegetales por día.[43] Debido a que la mayoría de estos alimentos son ricos en fibra y agua, se ha propuesto aumentar su ingesta como objetivo conductual para promover la saciedad y reducir la ingesta energética si estos elementos reemplazan a otros alimentos con alta densidad energética.[34] Las frutas y vegetales son componentes esenciales de una dieta saludable, y su ingesta inadecuada se relaciona con un mayor riesgo vitalicio de enfermedad cardiovascular y ciertos cánceres;[44,45] fomentar que los niños y adolescentes sustituyan con frutas y vegetales otros alimentos procesados con alta densidad energética es una recomendación nutricional lógica. Los PSS deben tener precaución al brindar la recomendación de simplemente agregar frutas y vegetales a la ingesta dietética del niño (en contraste con sustituir los alimentos con alta densidad energética por frutas y verduras); aunque la calidad dietética podría mejorar, esta estrategia no produciría una reducción de la ingesta energética.

Un componente vital de la valoración dietética es determinar el contexto en el cual el niño consume sus comidas y refrigerios. Comer mientras se mira pantallas, y la frecuencia de comidas familiares son dos escenarios específicos que tienen importancia especial para la evaluación. Comer frente a una pantalla puede disminuir la atención a las señales de hambre y saciedad, y provoca una alimentación distraída. Inclusive, comer mientras se ve televisión se relaciona con un mayor consumo de alimentos de alta densidad energética y BEA en niños y adolescentes.[46] Una frecuencia incrementada de comidas en familia se relaciona con una mejor calidad dietética y un menor IMC en niños y adolescentes, y estas relaciones saludables parecen persistir en todos los grupos de edad, estados socioeconómicos, tipo de comida (desayuno, comida o cena) y la cantidad de padres presentes.[47] Además, consumir comidas en familia se relaciona con tasas más bajas de alimentación desordenada, abuso de sustancias, depresión y suicidio; una mejor calidad de vida; y un mejor desempeño académico en niños.[48] Así, se recomienda en gran medida que las familias coman juntas, a la mesa, con las pantallas o monitores apagados.

Patrones de alimentación desordenada

Como parte de una valoración dietética, el PSS debe incluir una evaluación breve en busca de patrones de alimentación desordenada, ya que los atracones y la pérdida de control al comer son las conductas más comunes observadas en niños y adolescentes con sobrepeso y obesidad. Aunque es raro que se satisfagan todos los criterios diagnósticos para trastorno por atracones, los atracones subumbral y la pérdida de control al comer se observan en 22 a 31% de los jóvenes con sobrepeso y obesidad.[49] Incluso, el elemento de pérdida de control se relaciona, con frecuencia, con una mayor psicopatología y angustia en los pacientes pediátricos. Con un tamizaje breve de cuatro elementos (tabla 11-3) puede identificarse a los adolescentes a referir para una evaluación y tratamiento más completos con un especialista en trastornos de la alimentación.[50] Otras conductas desreguladas subclínicas a evaluar incluyen la frecuencia de esconder, acaparar o robar comida. Aunque estas conductas pueden ser normales en cierto grado en cuanto a desarrollo, también pueden relacionarse con prácticas de alimentación ineficientes (p. ej., demasiado restrictivas) o con la ausencia de autorregulación en niños, que podrían ser un objetivo terapéutico.

Valoración de la actividad física y de la conducta sedentaria

Además de evaluar las conductas relacionadas con la ingesta energética, los PSS deben valorar las conductas relacionadas con el gasto energético en jóvenes, que incluyen: 1) los patrones de actividad física (AF) como ejercicio y AF por el estilo de vida, 2) tiempo frente a pantallas y otras conductas sedentarias, y 3) duración y calidad del sueño. La edad es una consideración importante al evaluar cada uno de estos dominios en pacientes pediátricos.

TABLA 11-3 Tamizaje para trastorno de la alimentación
1. ¿Te preocupa haber perdido el control de cuánto has comido? SÍ[a] NO
2. ¿Alguna vez has comido en secreto? SÍ[a] NO
3. ¿Has tenido o tienes algún trastorno de la alimentación? SÍ[a] NO
4. ¿Has intentado vomitar cuando te sientes demasiado lleno? SÍ[a] NO

Para utilizar en adolescentes de 12 a 18 años de edad.
[a]*Considerar la referencia a un especialista en trastornos de la alimentación si hay dos o más respuestas afirmativas o si la respuesta a la Pregunta 3 es SÍ.*
Adaptada de Cotton M, Ball C, Robinson P. Four simple questions can help screen for eating disorders. J Gen Int Med. 2003;18:53-56.

Evidencia de alta calidad apoya los numerosos beneficios para la salud la AF en todos los grupos de edad, sin importar el estado ponderal.[51] Para tal fin, los lineamientos recomiendan que todos los jóvenes de 6 a 17 años de edad participen en por lo menos 60 minutos de AF moderada a vigorosa al día.[52] Es muy importante destacar que los 60 minutos de AF no deben ser consecutivos, y que los episodios más breves pueden contribuir de manera acumulativa a estos objetivos. Para maximizar los beneficios de salud, los lineamientos aclaran que, en el transcurso de la semana, los niños y adolescentes deben participar de manera rutinaria en tres tipos diferentes de AF (aeróbica de intensidad vigorosa, fortalecimiento muscular y fortalecimiento óseo), incorporando cada tipo por lo menos tres (pero no necesariamente los mismos) días a la semana.[52] En jóvenes, la distinción entre AF (cualquier movimiento corporal producido por los músculos esqueléticos que requiere gasto energético) y ejercicio (una forma específica de AF que se planea, estructura, repite y se lleva a cabo con el objetivo de mejorar la salud o la aptitud física) puede ser importante, en particular en niños de menor edad, en quienes la mayor parte de la AF consistirá en el juego activo y no en el ejercicio específico.[34] De este modo, los lineamientos recomiendan que los niños en edad preescolar (de 3 a 5 años de edad) estén físicamente activos a lo largo del día, participando en diversos tipos de actividades.[52]

Es preocupante que la mayoría de los jóvenes estadounidenses no satisfaga estas recomendaciones mínimas diarias de AF.[51] De hecho, el grado de AF disminuye dramáticamente durante la adolescencia, en particular en niñas, minorías étnicas/raciales y jóvenes con obesidad.[53] Es alarmante que 56% de las niñas afroamericanas informaran no participar en *cualquier* AF a los 16 a 17 años de edad.[53] Como parte de una evaluación de los patrones de AF, es importante explorar las barreras potenciales para participar en AF y ejercicio con mayor regularidad, como el acceso a sitios seguros, limitaciones físicas (p. ej., dolor articular, asma descontrolada), autoeficacia reducida (p. ej., "No estoy segura de qué tipo de ejercicio debo hacer") y preocupaciones por estigmas (p. ej., "Las otras niñas en el gimnasio no tienen sobrepeso"). Es importante enfatizar que en jóvenes físicamente inactivos con obesidad, los pequeños incrementos de AF pueden producir una mejoría significativa de los factores de riesgo cardiometabólicos, incluso cuando no se logran los 60 minutos diarios de AF recomendados.[2] Así, es apropiado colaborar con los pacientes y sus familias para establecer objetivos razonables y alcanzables para aumentar la AF.

Los métodos para evaluar el grado y patrones de AF en jóvenes que pueden ser aplicables en clínica incluyen cuestionarios y monitores portátiles de AF, como acelerómetros, podómetros y monitores de frecuencia cardiaca.[34] Pese a que los resultados de los cuestionarios son objeto de sesgo de recuerdo y es común que sobreestimen la cantidad de tiempo transcurrido en AF, su uso aún puede ser razonable en el ámbito clínico para establecer el grado basal y patrones de AF, y evaluar la respuesta al tratamiento, en particular en niños de mayor edad y adolescentes. Con frecuencia, los niños < 10 años de edad no pueden responder de modo confiable a los cuestionarios

de AF y, en su lugar, deben obtenerse las estimaciones de los padres sobre la AF del niño.[34] Los detalles respecto al tiempo transcurrido en juegos al aire libre, receso y educación física en la escuela, así como programas deportivos comunitarios entre semana pueden brindar información útil respecto a los patrones de AF en niños de menor edad.[34] La tabla 11-2 contiene un ejemplo de un cuestionario que incluye valoraciones de AF que pueden ser aplicables a la práctica de atención primaria.

Con una mayor disponibilidad en el mercado de monitores portátiles personales de actividad física, estos dispositivos también pueden usarse para brindar más datos a los pacientes, familias y PSS respecto a la AF para establecer un estado basal y objetivos, cuando estén disponibles.[34] Sin embargo, es probable que la precisión de dichos monitores disponibles en el mercado sean pocos para la población pediátrica dados los métodos de análisis y el impacto del tamaño corporal, el sitio de colocación y tipo de AF. No obstante, se ha propuesto un conteo por podómetro de 8 000 "pasos" durante un periodo de 60 minutos como una estimación razonable de 60 minutos de AF moderada a vigorosa en jóvenes de 10 a 15 años.[54]

Una valoración del tiempo transcurrido en conductas sedentarias también es vital en la población pediátrica. A pesar de que los patrones de conductas sedentarias y AF pueden estar relacionados, tanto una AF disminuida, como una conducta sedentaria aumentada, parecen ser factores de riesgo independientes para obesidad en jóvenes, y ambas conductas deben considerarse objetivos apropiados para intervenciones conductuales. La actividad sedentaria incluye ver televisión, videojuegos, teléfonos inteligentes, tabletas y computadoras, y ahora se refleja en los lineamientos actualizados de la AAP.[55,56] Los lineamientos revisados aún recomiendan limitar el uso de medios a videollamadas sólo en niños menores de 18 meses y < 1 hora de tiempo de pantalla de alta calidad desde niños menores de 18 meses a 5 años de edad. Las recomendaciones para niños en edad escolar y adolescentes no incluyen recomendaciones absolutas para el tiempo total de pantalla, pero fomentan que los padres continúen estableciendo límites de tiempo de pantalla en cada edad, desarrollen un plan familiar de uso de medios (https://www.healthychildren.org/English/media/), modelen conductas relacionadas con el uso de medios y creen zonas definidas libres de medios o momentos para evitar utilizarlos durante las comidas o a la hora de dormir.

Al igual que en adultos, la evidencia creciente sugiere que la duración inadecuada de sueño y la calidad disminuida del mismo durante la infancia se relacionan con un riesgo incrementado de obesidad.[38] De hecho, un metaanálisis respecto a la relación entre sueño y obesidad pediátrica encontró que, en niños menores de 10 años de edad, por cada aumento de una hora de sueño, el riesgo de sobrepeso u obesidad disminuía ~9%.[57] Como resultado, es esencial una valoración de la duración y patrones de sueño del niño. Los objetivos terapéuticos potenciales respecto al sueño incluyen retirar los medios/pantallas de la habitación del niño, establecer un horario de sueño consistente y fomentar objetivos de duración de sueño apropiados para la edad. Las recomendaciones

TABLA 11-4 Duración recomendada para un sueño saludable en lactantes, niños y adolescentes

CATEGORÍA	INTERVALO DE EDAD	DURACIÓN DE SUEÑO RECOMENDADA (HORAS CADA DÍA)
Neonatos	0-3 meses	14-17
Lactantes menores	4-11 meses	12-15
Lactantes mayores	1-2 años	11-14
Preescolares	3-5 años	10-13
Niños en edad escolar	6-13 años	9-11
Adolescentes	14-17 años	8-10
Adultos	18-64 años	7-9

Adaptada de Hirshkowitz M, Whiton K, Albert SM, et al. National Sleep Foundation's sleep time duration recommendations: methodology and results summary. Sleep Health. 2015;1(1):40-43.

de la *National Sleep Foundation* respecto a la duración apropiada del sueño según el grupo de edad se resumen en la tabla 11-4.[58]

Exploración física pediátrica

La exploración física en lactantes, niños y adolescentes con ganancia ponderal excesiva debe incluir los siguientes seis elementos: 1) medición precisa de peso/talla, cálculo de IMC y determinación de percentiles de talla/peso/IMC; 2) interpretación de las mediciones antropométricas actuales respecto a los patrones de crecimiento previos; 3) medición e interpretación adecuadas de la presión arterial; 4) evaluación del estado puberal (según sea apropiado); 5) valoración de signos clínicos sugerentes de una etiología sindrómica o endocrina de la ganancia ponderal; y 6) hallazgos a la exploración asociados con comorbilidades relacionadas con el peso.

Mediciones antropométricas en niños

El peso debe medirse con el paciente vestido con ropa ligera. En sitios que brindan atención predominante a niños, es vital asegurar un acceso fácil a una báscula precisa que sea adecuada para jóvenes con más obesidad grave. Al igual que en adultos, es importante que la medición y el reporte del peso lo realice personal del consultorio, de tal modo que promueva la privacidad y reduzca la estigmatización. Por ejemplo, puede ser apropiado preguntar al paciente (o su tutor) si le gustaría saber los resultados de la medición en vez de comunicar el valor sin pensar.

En niños ≥ 2 años de edad que son capaces de sostenerse de pie sin asistencia, la estatura debe medirse (hasta el 0.1 cm más cercano) utilizando un estadímetro, después de que el paciente se ha retirado los zapatos y cualquier trenzado/adorno (si es factible). Durante la medición, el niño o adolescente debe mantenerse de pie con los pies extendidos, juntos y contra la pared; con las piernas rectas y los brazos a los costados, y viendo hacia el frente. En lactantes y niños menores de 2 años, debe determinarse la longitud recumbente (contraria a la estatura de pie), idealmente utilizando una mesa de medición especial. Debido a los desafíos para la medición precisa de la estatura y la longitud recumbente, se aconseja medir la estatura (o longitud) por duplicado y realizar mediciones adicionales cuando las dos primeras mediciones son discrepantes.

En Estados Unidos, debe determinarse el IMC absoluto y los percentiles de peso, estatura e IMC específicos para la edad y el sexo en niños ≥ 2 años de edad utilizando las tablas de crecimiento de 2000 de los CDC. En lactantes, debe calcularse la razón peso-longitud recumbente y determinar los percentiles específicos para edad y sexo, junto con los percentiles de peso y longitud utilizando los estándares de crecimiento de 2006 de la OMS (https://www.cdc.gov/growthcharts/who_charts.htm).[3,5]

Valoración de los patrones de crecimiento

Es importante evaluar la estatura, peso e IMC actuales del paciente (y percentiles relacionados) en el contexto de las mediciones antropométricas previas, si están disponibles, ya que los cambios temporales pueden brindar información adicional pertinente. Es probable que un niño o adolescente cuya trayectoria de IMC cruza de manera estable las líneas percentilares de IMC presente ganancia ponderal continua, incluso si su IMC actual es menor que el percentil 95.

Como se explicó, con frecuencia los jóvenes con obesidad presentan su aceleración puberal de la estatura a una edad ligeramente más temprana que sus coetáneos preadolescentes y adolescentes tempranos con peso saludable.[25] Una ralentización del aumento de la estatura, evaluada respecto al potencial genético y la etapa puberal, debe aprontar una evaluación clínica o laboratorial adicional en busca de etiologías endocrinas de ganancia ponderal anormal, que incluyen hipotiroidismo, hipercortisolismo o deficiencia de la hormona de crecimiento.[2,15]

Medición e interpretación de la presión arterial pediátrica

La exploración física de los niños con sobrepeso y obesidad ≥ 3 años de edad debe incluir la medición e interpretación cuidadosas de la presión arterial (PA). Las lecturas de PA deben obtenerse con los tamaños de mango y valores adecuados, y compararlos con los valores normativos con base en la edad, sexo y estatura del paciente.[59] En la población pediátrica, los valores de PA con percentil ≥ 95 o un valor absoluto ≥ 130/80 mm Hg son consistentes con hipertensión (HTN) y percentil ≥ 90, pero < 95 o un valor absoluto ≥ 120/80 mm Hg (si es menor que el percentil 90 en jóvenes de mayor edad) se clasifican como "presión arterial elevada". Las lecturas anormales de PA obtenidas utilizando un dispositivo automatizado deben confirmarse mediante auscultación. Además, las lecturas elevadas de PA deben confirmarse en consultas subsecuentes (y sería ideal que se realice monitoreo ambulatorio de la presión arterial) antes de diagnosticar HTN.[59] En el sitio en Internet de la AAP se dispone de una herramienta para la interpretación de las lecturas de PA pediátricas según edad, sexo y estatura (https://www.mdcalc.com/aap-pediatric-hypertension-guidelines).

La prevalencia de HTN primaria (esencial) ha aumentado de manera sustancial en la población pediátrica junto con la epidemia de obesidad, y la obesidad explica ~85 a 90% de los casos de HTN en adolescentes de 12 a 18 años de edad.[60] A pesar de que el PSS debe mantener un alto índice de sospecha para una causa secundaria de HTN en todos los jóvenes, como enfermedad parenquimatosa renal y coartación de aorta, los lineamientos de la AAP señalan que los niños ≥ 6 años de edad no requieren una evaluación extensa para causas secundarias de HTN (más allá de un examen general de orina y una química sanguínea completa) si 1) tienen antecedentes familiares positivos para HTN o sobrepeso u obesidad, y 2) no hay antecedentes de hallazgos a la exploración física (p. ej., taquicardia, soplo cardiaco, pulsos distales disminuidos, presión arterial que discrepa entre las extremidades superiores e inferiores, edema) que sugieran una causa secundaria de HTN.[59] Del mismo modo que en adultos, la presión arterial elevada también puede ser indicador sutil de la presencia de respiración desordenada durante el sueño y debe considerarse una valoración diagnóstica más detallada. Se dispone de lineamientos estándar para la clasificación, evaluación clínica y tratamiento de HTN en niños y adolescentes, que incluye una guía respecto a las indicaciones para referencia a un especialista en HTN pediátrica (p. ej., cardiólogo o nefrólogo pediatras).[59]

Otros componentes de la exploración pediátrica

Las características adicionales de la exploración incluyen la búsqueda de acantosis nigricans y fibromas, hipertrofia amigdalina, bocio, hepatomegalia, acné e hirsutismo. La exploración física pediátrica debe incluir una evaluación cuidadosa de las extremidades inferiores y la marcha, ya que los niños y adolescentes jóvenes con obesidad pueden ser particularmente vulnerables a desarrollar afecciones ortopédicas relacionadas con el peso como resultado de la maduración esquelética continua.

La tibia vara (enfermedad de Blount) se produce por la disrupción de la región medial de la placa de crecimiento tibial proximal, y provoca arqueamiento uni o bilateral de la extremidad inferior (*genu varo*). Es importante notar que el *genu varo* es un hallazgo fisiológico normal en lactantes, pero es típico que tenga una transición a una alineación más neutra a los 24 meses de edad como parte del desarrollo esquelético normal.[61] La inclinación persistente, progresiva, unilateral o dolorosa de las extremidades inferiores justifica una evaluación más detallada, que incluya estudios radiográficos y la referencia a un especialista ortopédico.[61]

La epífisis femoral capital deslizada (EFCD) se refiere al desplazamiento de la cabeza femoral desde el cuello femoral a través de la placa de crecimiento. Es típico que la afección se observe en la adolescencia temprana o intermedia, y la obesidad es un factor de riesgo significativo.[61] Los adolescentes con EFCD pueden presentarse con 1) cojera o 2) dolor agudo o intermitente en la ingle, el muslo o la rodilla, en ausencia de antecedentes de traumatismos. Los hallazgos a la exploración física relacionados con EFCD incluyen cojera a la ambulación, rotación externa del pie del lado afectado y rotación interna limitada o dolorosa de la cadera afectada. El diagnóstico se confirma mediante radiografías anteroposterior y en ancas de rana de la pelvis; se recomienda obtener imágenes de ambos lados, ya que 20% de los casos de EFCD es bilateral, aunque un lado puede ser asintomático.[61] En caso de encontrarse, la EFCD requiere evaluación y cirugía urgentes.

Debe hacerse una exploración fundoscópica para buscar papiledema si el paciente informa cefaleas; la presencia de este hallazgo puede sugerir seudotumor cerebral y justifica una evaluación neurológica urgente. Los PSS también deben permanecer alertas a la presencia de otros hallazgos a la exploración física (además de la estatura corta y el retraso del desarrollo) que puedan indicar la presencia de una etiología sindrómica o genética específica, poniendo particular atención en los rasgos faciales o anomalías que afectan los dedos, manos o pies.

Estadificación puberal

Cuando sea apropiada, la exploración física pediátrica también deberá incluir una valoración del desarrollo puberal del niño según la puntuación de madurez sexual (PMS) (estadificación de Tanner [tabla 11-5]). De manera típica, el desarrollo mamario (telarca) y el aumento de tamaño testicular (gonadarca) son los primeros signos de pubertad en mujeres y hombres, respectivamente; sin embargo, el desarrollo de vello púbico puede ser el signo inicial de la pubertad (en lugar del desarrollo mamario) en ~15% de las niñas.[62] Una PMS precisa requiere palpación y es importante diferenciar el tejido mamario glandular del tejido adiposo (adipomastia).

La pubertad precoz se define como el inicio de los cambios puberales en niñas menores de 8 años de edad y en niños antes de los 9 años.[63] Se ha debatido una menor edad para el inicio de la pubertad normal en niñas, en particular en niñas negras no hispanas y mexicoestadounidenses o niñas con sobrepeso/obesidad, en quienes el inicio del desarrollo mamario puede observarse antes de los 8 años en ~12% de las niñas.[27] Aunque el inicio de la menstruación (menarca) ocurre de manera típica 2 a 2.5 años después del inicio de la pubertad, la edad promedio de la menarca es sólo ligeramente más temprana en niñas con un IMC ≥ percentil 85 (12.06 años de edad),

TABLA 11-5 Puntuación de madurez sexual en niñas y niños		
	DESARROLLO MAMARIO	**DESARROLLO DE VELLO PÚBICO**	**DESARROLLO TESTICULAR/PENEANO**
Prepúber (Etapa 1)	Ausencia de botones mamarios	Prepúber (puede incluir algunos vellos)	Prepúber
Etapa 2	Botón mamario subareolar	Vello púbico escaso, fino, recto, de manera típica en la base del pene o a lo largo de los labios	Aumento de tamaño testicular y escrotal, sin aumento de tamaño peneano
Etapa 3	Elevación del contorno mamario y aumento de tamaño de la areola	Vellos púbicos largos, oscuros y rizados limitados al monte púbico	Aumento de tamaño testicular y escrotal, el pene crece en longitud
Etapa 4	La areola forma un montículo secundario por arriba del contorno de la mama	Vello púbico de calidad adulta, aún sin extenderse a los muslos	Mayor aumento de los testículos y escroto, el pene crece en longitud
Etapa 5	Mama femenina madura con contorno mamario colgante, recesión de la areola	El vello púbico tiene una distribución de triángulo invertido y se extiende a los muslos	Genitales masculinos maduros

Adaptada de Wolf RM, Long D. Pubertal Development. Pediatr Rev. 2016;37(7):292-300.

en comparación con las niñas con peso saludable (12.57 años de edad).[27] A pesar de que el inicio temprano de la pubertad en niñas antes de los 8 años puede considerarse normal en ciertos grupos, las niñas con 1) inicio de la pubertad antes de los 7 años o 2) el inicio antes de los 8 años con una evolución rápidamente progresiva o un incremento significativo de la velocidad de crecimiento deben referirse a un endocrinólogo pediatra para evaluación adicional.

Por el contrario, el retraso de la pubertad se define como la ausencia de desarrollo mamario o testicular a los 13 años de edad en niñas y a los 14 años en niños.[62] Los jóvenes con obesidad y retraso de la pubertad también deben referirse para evaluación endocrina. En caso de un desarrollo puberal de otro modo normal, la ausencia de menarca a los 16 años (amenorrea primaria) justifica mayor investigación. En particular, las niñas adolescentes con síndrome de ovario poliquístico (SOPQ) pueden presentar amenorrea primaria (en lugar de periodos menstruales irregulares);[64] y el diagnóstico debe considerarse en niñas adolescentes con obesidad (en particular aquéllas con acantosis) si la menarca no ha ocurrido en los 3 años siguientes al inicio de la pubertad y la paciente ha alcanzado la etapa 4 o 5 de desarrollo mamario según la PMS.

Tamizaje recomendado para comorbilidades y estudios de laboratorio en la población pediátrica

Debido a que el sobrepeso y obesidad pediátricos se relacionan con riesgo incrementado de desarrollar comorbilidades cardiometabólicas significativas, incluso durante la infancia, es vital hacer un tamizaje

apropiado para dichas afecciones, muchas de las cuales pueden ser asintomáticas y al mismo tiempo representar un riesgo vitalicio significativo. Las *Expert Committee Guidelines* de 2007 recomiendan realizar un tamizaje de laboratorio para *DMT2*/prediabetes, dislipidemia y hepatopatía grasa no alcohólica (HGNA) con base en la gravedad de la ganancia ponderal y otros factores de riesgo (tabla 11-6).[3] Los lineamientos de la *Endocrine Society* recomiendan un tamizaje con estudios de laboratorio en niños con IMC con percentil ≥ 85.[2]

El tamizaje para *DMT2* o prediabetes sin diagnosticar debe comenzar en jóvenes con IMC con percentil ≥ 85 a los 10 años de edad o al inicio de la pubertad, lo primero que suceda, y puede consistir en una de las siguientes pruebas de laboratorio: medición de glucosa sérica en ayuno, prueba de tolerancia a la glucosa oral de 2 horas o HgbA1c.[65] Los criterios diagnósticos para glucosa alterada en ayuno, tolerancia a la glucosa alterada y diabetes mellitus evidente en la población pediátrica son los mismos que para adultos.[65] Aunque la *American Diabetes Association* sugiere que la HgbA1c aún puede ser una prueba de tamizaje apropiada en niños y adolescentes dada su facilidad de recolección,[65] los lineamientos de la *Endocrine Society* advierten que la HgbA1c puede no tener la sensibilidad diagnóstica adecuada en la población pediátrica, al subestimar la prevalencia tanto de prediabetes como de diabetes establecida.[65] A pesar de la presencia frecuente de resistencia a insulina en jóvenes con obesidad, la medición de las concentraciones de insulina en ayuno no se recomienda debido a la ausencia de puntos de corte bien definidos para distinguir jóvenes resistentes y sensibles a insulina.[2]

Pese a la importancia clínica de detectar HGNA en jóvenes con sobrepeso y obesidad, no se ha establecido

TABLA 11-6 Tamizaje de laboratorio recomendado para factores de riesgo cardiometabólico en jóvenes con sobrepeso y obesidad

IMC	PRUEBAS RECOMENDADAS
percentil > 85 a 94, sin factores de riesgo	Perfil de lípidos en ayuno
percentil > 85 a 94, con factores de riesgo[a]	Perfil de lípidos en ayuno Tamizaje para intolerancia a la glucosa[b] Cifras de AST y ALT
percentil ≥ 95	Perfil de lípidos en ayuno Tamizaje para intolerancia a la glucosa[b] Cifras de AST y ALT

ALT: alanina aminotransferasa; AST: aspartato aminotransferasa; IMC:, índice de masa corporal.

[a]*Los factores de riesgo incluyen antecedentes familiares de enfermedades relacionadas con obesidad, como diabetes mellitus tipo 2 (DMT2); presión arterial elevada; lípidos aumentados; o consumo de tabaco.*

[b]*Detección de intolerancia a la glucosa mediante uno de los siguientes: glucosa plasmática en ayuno, prueba de tolerancia a la glucosa oral o HgbA1c.*

Adaptada de Krebs NF, Himes JH, Jacobson D, Nicklas TA, Guilday P, Styne D. Assessment of Child and Adolescent Overweight and Obesity. Pediatrics. 2007;120(suppl 4):S193-S228 y Styne DM, Arslanian SA, Connor EL, et al. Pediatric obesity-assessment, treatment, and prevention: an endocrine society clinical practice guideline. J Clin Endocrinol Metab. 2017;102(3):709-757.

una estrategia ideal para detectar esta enfermedad en la población pediátrica. Tanto el panel de expertos de Barlow como las directrices de la *Endocrine Society* recomiendan obtener las cifras séricas de aspartato aminotransferasa (AST) y alanina aminotransferasa (ALT) en busca de HGNA.[3,34] Estas recomendaciones son consistentes con las de la *North American Society for Pediatric Gastroenterology, Hepatology and Nutrition*, que proponen utilizar un límite superior normal específico para sexo de ALT de 22 U/L en mujeres y 26 U/L en hombres. No se recomienda el uso rutinario de ecografía abdominal como tamizaje para HGNA en la población pediátrica.[66] El diagnóstico y gravedad de HGNA se establece de manera definitiva mediante la biopsia hepática en pacientes pediátricos debido a que la validez de los métodos de valoración no invasivos, como la elastografía transitoria en esta población aún no se ha confirmado.[66]

Aunque las estimaciones de la prevalencia de respiración desordenada durante el sueño (apnea obstructiva del sueño [AOS]) en jóvenes con obesidad varía de manera considerable (entre ~5 y 35%), no se recomienda el tamizaje rutinario para su presencia.[5] Sin embargo, los PSS deben mantener un alto índice de sospecha y considerar la referencia para polisomnografía si hay antecedentes de presión arterial elevada, ronquidos, interrupciones presenciadas de la respiración durante el sueño, enuresis secundaria, somnolencia diurna o deterioro del desempeño escolar.[34]

TRATAMIENTO DEL SOBREPESO Y OBESIDAD PEDIÁTRICOS

La base del tratamiento para la obesidad pediátrica es la modificación del estilo de vida basada en la familia, que incluye la modificación dietética, actividad física regular y apoyo conductual.[2,3] Además, los planes terapéuticos para obesidad pediátrica deben ser apropiados para la edad, tener sensibilidad cultural e individualizarse según la gravedad de la obesidad. Para guiar a los proveedores a establecer un plan terapéutico apropiado de manera colaborativa, las recomendaciones del comité experto de 2007, respaldadas por la AAP proponen una estrategia sistemática para la intensidad del tratamiento clínico que resume cuatro etapas específicas.[3] Según este algoritmo propuesto, el tratamiento debe comenzar en la etapa menos intensiva, de acuerdo con la edad del paciente, su IMC, riesgos de salud y motivación; luego el tratamiento se avanza a través de las etapas subsecuentes con base en la respuesta clínica. La tabla 11-7 resume los objetivos ponderales recomendados y la etapa terapéutica inicial según la edad y categoría de IMC del niño.[3] Es importante señalar que para niños de menor edad con sobrepeso u obesidad menos grave, el objetivo ponderal recomendado puede incluir mantenimiento de peso o desacelerar la ganancia ponderal en lugar de la pérdida ponderal evidente. Es importante reconocer que, aunque muchos componentes de las etapas están basados en evidencias, la estrategia misma por etapas no se ha evaluado con rigurosidad.

Varias estrategias clave son vitales en todas las etapas del tratamiento para obesidad pediátrica:

- El enfoque del manejo ponderal conductual pediátricos es establecer patrones saludables dietéticos, familiares y de actividad que sean sostenibles a largo plazo y consideren el horario, entorno de vivienda, recursos disponibles, valores culturales y preferencias del paciente y su familia.
- Debe motivarse a la familia completa a involucrarse en los cambios conductuales saludables y desalentarse la identificación específica del niño o adolescente como el "paciente" o único objetivo para un cambio.
- Los PSS deben trabajar en colaboración con los pacientes pediátricos (según sea apropiado para la edad) y sus familias, utilizando técnicas de entrevista motivacional para identificar conductas que la familia esté lista para modificar.
- Debe fomentarse el cambio conductual efectivo al guiar a la familia en el desarrollo de unos cuantos objetivos específicos y alcanzables, y en el desarrollo colaborativo de planes de implementación para identificar de manera proactiva y desarrollar planes para superar barreras y considerar estrategias para aumentar la probabilidad de lograr los objetivos (p. ej., cambios ambientales para promover el control de los estímulos). Establecer metas mediante el constructo SMART (*Specific, Measurable, Achievable y Action-oriented, Realistic and Time-based*: objetivos específicos, mensurables,

TABLA 11-7 Objetivos ponderales pediátricos según la edad y categoría de IMC		
EDAD	**CATEGORÍA DE IMC**	**OBJETIVO PONDERAL**
2-5 años	percentil 85 a 94 *sin* riesgos para la salud	Mantener la velocidad de incremento del peso
	percentil 85 a 94 con riesgos para la salud	Mantener la velocidad de incremento del peso o ralentizar la ganancia ponderal
	percentil ≥ 95	Mantener el peso (la pérdida ponderal de hasta 0.5 kg/mes puede ser aceptable si el IMC es > 21 kg/m²)
6-11 años	percentil 85 a 94 *sin* riesgos para la salud	Mantener la velocidad de incremento del peso
	percentil 85 a 94 con riesgos para la salud	Mantener el peso
	percentil 95 a 99	Pérdida ponderal gradual (1 lb/mes o 0.5 kg/mes)
	percentil > 99	Pérdida ponderal (máximo 1 kg/semana)
12-18 años	percentil 85 a 94 *sin* riesgos para la salud	Mantener la velocidad de incremento del peso; después de completado el crecimiento lineal, mantener el peso
	percentil 85 a 94 con riesgos para la salud	Mantener el peso o pérdida ponderal gradual
	percentil 95 a 99	Pérdida ponderal (máximo 1 kg/semana)
	percentil > 99	Pérdida ponderal (máximo 1 kg/semana)[a]

IMC: índice de masa corporal.

[a] *Una pérdida ponderal más rápida puede ser apropiada en adolescentes con obesidad grave tratados con farmacoterapia o cirugía bariátrica y metabólica.*

Adaptada de Barlow SE; Expert Committee. Expert committee recommendations regarding the prevention, assessment, and treatment of child and adolescent overweight and obesity: summary report. Pediatrics. *2007;120(suppl 4):S164-S192.*

alcanzables, orientados a la acción, realistas y basados en el tiempo) puede ayudar en este proceso. Incluso, las familias pueden trabajar para alcanzar metas más altas (p. ej., "Mi hijo será activo durante una hora al día") al dividir las conductas en pasos más manejables y alcanzables que luego pueden utilizarse como cimientos (p. ej., "Mi hijo y yo jugaremos afuera durante 30 minutos después de recogerlo de la escuela 2 días de la próxima semana").

- Los PSS deben fomentar el seguimiento puntual, apropiado para la etapa de tratamiento, para involucrarse con las familias y pacientes al evaluar el progreso dirigido a los objetivos, sin críticas, y revisar el plan terapéutico según sea apropiado.

Papel de los padres en el tratamiento para obesidad pediátrica

La participación parental es un componente esencial de todo tratamiento efectivo para obesidad pediátrica, ya que los padres son vitales para promover conductas saludables en los niños. Los padres tienen una gran influencia en la comida casera y el ambiente de ejercicio. Además, son importantes modelos a seguir para los patrones alimenticios y de actividad, y el peso de padres e hijos tiene una relación estrecha. De hecho, algunos estudios han demostrado que en niños comprometidos en programas de modificación del estilo de vida, la pérdida ponderal parental (incluso cuando los padres no son los objetivos específicos de la intervención) tiene una correlación con la respuesta terapéutica del niño.[67] Como resultado, las intervenciones

conductuales para jóvenes con sobrepeso u obesidad deben basarse en la familia e involucrar de manera específica a los padres en el tratamiento de la obesidad mediante estrategias, como monitoreo parental, establecimiento de límites, reducción de barreras, manejo de conflictos familiares y modificación del ambiente hogareño. Es importante enfatizar que el tratamiento para obesidad pediátrica debe enfocarse, principalmente, en la familia, en lugar de sólo el niño como el paciente identificado. De hecho, los tratamientos exclusivos para los padres han tenido resultados comparables (e incluso superiores) para niños de 6 a 11 años de edad.[68] Aunque hay menor claridad acerca de la manera más efectiva en que los padres se involucren en el tratamiento para obesidad de su adolescente, hay prácticas bien establecidas que pueden usar los padres para promover el desarrollo de conductas saludables en sus hijos. Por ello, los esfuerzos para reforzar las habilidades parentales son componentes importantes del tratamiento para obesidad pediátrica en todos los intervalos de edad.

Estilos de crianza

Los PSS deben motivar a los padres para que adopten un estilo de crianza conocido como crianza autoritativa, que se caracteriza tanto por la capacidad de respuesta (p. ej., estar en sintonía con las necesidades y emociones del niño, promoviendo la autonomía) como por una firmeza consistente (altas demandas) respecto a establecer límites y proporcionar estructura. Los padres que utilizan el estilo de crianza autoritativa moldean la conducta de sus hijos mediante la explicación y el razonamiento, discutiendo límites; escuchan y reconocen el punto de vista de sus hijos, pero no necesariamente lo aceptan. Es importante distinguir las características de este estilo de crianza autoritativo ("amar estableciendo límites") de otros estilos de crianza, como el parental autoritario o el permisivo. Un estilo de crianza autoritario ("estricto y severo") se caracteriza por grandes demandas, pero poca respuesta (tener muy altas expectativas de los hijos, pero proveer poca retroalimentación y cariño); de manera típica, los padres que utilizan un estilo de crianza autoritario imponen numerosas reglas que con frecuencia parecen arbitrarias y pueden responder a los errores del niño o "rotura de reglas" de manera severa. Por otra parte, la crianza permisiva se distingue por pocas demandas, pero una gran respuesta (emocionalmente cálidos, pero sin brindar una guía ni reglas). Es importante señalar que, comparados con estos estilos de crianza, una estrategia autoritativa se relacionó con resultados ponderales más saludables en niños y adolescentes.[69] Para lograr esto, los profesionales deben fomentar que los padres establezcan (y discutan) los límites apropiados para la edad de sus hijos y refuercen de manera consistente dichos límites con calidez y comprensión.

Estilos de alimentación

La alimentación autoritativa (p. ej., proporcionar elecciones dentro de parámetros; evitar la restricción o control excesivos) es un constructo separado (pero no necesariamente relacionado) que también se ha asociado con mejores resultados ponderales en niños.[70,71] Un objetivo principal de la alimentación por los padres es enseñar a los niños a autorregular su ingesta dietética y comer según las señales de hambre y saciedad. La alimentación demasiado permisiva (p. ej., sin estructura ni normas alrededor de la alimentación) no enseña límites a los niños y se relaciona con mayor ingesta de alimentos de alta densidad energética. Además, un estilo de alimentación restrictivo (p. ej., tener reglas estrictas respecto a la comida) puede enseñar a los niños a comer (o no comer) en respuesta a la culpa o el remordimiento, o debido a que el acceso a alimentos o bebidas puede estar prohibido en casa. La alimentación demasiado restrictiva puede relacionarse con conductas alimenticias desreguladas, que incluyen robar, esconder o almacenar alimentos, o comer en exceso/tener atracones cuando el alimento deseado está presente. Ni el patrón alimenticio permisivo ni el restrictivo ayudan a los niños a autorregular su ingesta dietética con base en las señales de hambre y saciedad. Los recursos disponibles en https://www.ellynsatterinstitute.org/ pueden ser útiles para promover la alimentación autoritativa y enseñar a los padres la "división de responsabilidad" en la alimentación (es responsabilidad de los padres brindar opciones de alimentos saludables durante las comidas y refrigerios en horarios estructurados, mientras que es responsabilidad del niño determinar específicamente cuál de los alimentos ofrecidos y cuánto de ellos consumir). Las estrategias de alimentación autoritativa ayudan a los niños a desarrollar patrones alimenticios y ponderales saludables.

Tratamiento etapa 1: prevención plus (prevención adicional)

La etapa 1 (prevención adicional) está diseñada para implementarse en el consultorio del PSS y se enfoca en desarrollar y reforzar hábitos de alimentación y actividad saludables para la familia entera. El término "prevención adicional" destaca el papel central de promover hábitos dietéticos saludables, actividad física regular, actividad sedentaria reducida y sueño suficiente en jóvenes de todas las edades sin importar el peso corporal; no obstante, estas conductas también son objetivos terapéuticos clave al manejar el desequilibrio en el metabolismo energético que contribuye al sobrepeso y obesidad pediátricos (tabla 11-8). Durante esta etapa terapéutica, debe permitirse que el niño o adolescente autorregule su ingesta dietética, dentro de los límites que los padres establezcan (p. ej., ingerir las comidas y refrigerios en horarios predecibles, evitar las pantallas mientras se come, comer a la mesa), mientras se evita controlar en exceso las conductas alimenticias (p. ej., forzar al niño a limpiar el plato, restringir alimentos en exceso). La frecuencia de las consultas de seguimiento durante la etapa 1 de tratamiento debe individualizarse al cuadro clínico y considerar los objetivos específicos y motivación del paciente y su familia. Si la respuesta clínica deseada apropiada para la edad (tabla 11-7) no se ha logrado después de 3 a 6 meses, el algoritmo terapéutico de la AAP recomienda intensificar la estrategia terapéutica a la etapa 2.

Tratamiento etapa 2: manejo ponderal estructurado

La atención durante la etapa 2 también está diseñada para implementarse en el ámbito de atención primaria y se distingue principalmente de la etapa 1 por el grado reforzado de apoyo y estructura para ayudar a las familias a implementar cambios conductuales sostenidos. Para este fin, las recomendaciones para la atención etapa 2 incluyen el desarrollo de un plan alimenticio específico, diseñado para reducir la ingesta energética, en colaboración

---

TABLA 11-8 Objetivos conductuales clave para el tratamiento del sobrepeso y obesidad pediátricos

- Minimizar o eliminar la ingesta de bebidas endulzadas con azúcar.
- Consumir ≥ 5 porciones de frutas y vegetales diario.
- Comer un desayuno saludable diario.
- Establecer límites de tiempo de pantalla apropiados para la edad, que incluyen establecer zonas (p. ej., habitaciones por la noche) y momentos (p. ej., durante las comidas) libres de pantallas.
- Ser físicamente activos un total de ≥ 60 minutos a diario.
- Preparar más comidas en casa.
- Comer en familia a la mesa cinco o seis veces por semana.
- Establecer un horario regular para dormir según las recomendaciones específicas para la edad.

Adaptada de Barlow SE; Expert Committee. Expert committee recommendations regarding the prevention, assessment, and treatment of child and adolescent overweight and obesity: summary report. Pediatrics. 2007;120(suppl 4):S164-S192.

con un nutriólogo dietista registrado (NDR); fomentar que la familia (y jóvenes si es apropiado según el desarrollo) monitoreen los objetivos de conductas dietéticas y de actividad mediante registros; y una mayor frecuencia de consultas de seguimiento (por lo menos una vez al mes).[3] Además del desarrollo e implementación de un plan alimenticio determinado, aumentar la actividad física y reducir las actividades sedentarias continúan siendo objetivos terapéuticos clave durante la etapa 2, ya que la participación regular en AF es un factor predictivo importante del mantenimiento de la pérdida ponderal, incluso en la población pediátrica. En un metaanálisis del impacto de las intervenciones de manejo ponderal pediátrico implementadas en atención primaria se demostró que dichas intervenciones provocaron reducciones pequeñas, pero significativas del IMC en todos los grupos de edad, con reducciones mayores del IMC observadas con una duración más prolongada del tratamiento y contacto más frecuente con el equipo de atención.[72]

Intervenciones dietéticas pediátricas

Un componente fundamental de la etapa 2 del tratamiento para obesidad pediátrica es el desarrollo de un plan alimenticio específico, que debe diseñarse e implementarse en colaboración con un NDR o con un PSS que ha recibido capacitación adicional en el uso de dichos planes.[3] Como resultado, el PSS que trata jóvenes con sobrepeso y obesidad debe buscar e identificar un NDR en su comunidad local que pueda trabajar hábilmente con familias para establecer un plan alimenticio estructurado. En lugar de instituir una "dieta" definida, el plan dietético de la etapa 2 debe enfocarse en el consumo de comidas (desayuno, comida y cena) equilibradas en cuanto a macronutrientes, con uno o dos refrigerios programados, con énfasis en el control de las porciones, en el consumo de alimentos con poca densidad energética como frutas o vegetales, y la ingesta reducida de alimentos procesados (o bebidas) ricas en grasa saturada, azúcar añadida y sodio.[3]

Al igual que en adultos, la habilidad para mantener el apego a una estrategia dietética particular que provoque déficit energético parece eclipsar cualquier enfoque particular de la composición de macronutrientes en la población pediátrica. Una mejor calidad dietética (p. ej., mayor consumo de carbohidratos complejos y proteína magra) puede auxiliar el apego a una dieta con restricción energética al acentuar la saciedad; la ingesta de estos alimentos también tiene un papel clave para mejorar la salud y reducir riesgos patológicos. Sin embargo, un enfoque en la calidad dietética sólo producirá pérdida ponderal si también crea un déficit de energía. Para tal fin, puede ser apropiado discutir las necesidades calóricas diarias estimadas recomendadas apropiadas para la edad y el sexo (tabla 11-9) con los padres y pacientes adolescentes para guiar la planeación de los alimentos y ajustar la ingesta dietética para lograr objetivos, incluso si no se implementa un registro calórico formal. Así, para adolescentes puede ser apropiado discutir y registrar la ingesta calórica, con el apoyo de los padres, para ayudarlos a aprender cómo hacer elecciones dietéticas que mantengan la ingesta dentro de los

TABLA 11-9 Necesidades calóricas diarias pediátricas estimadas (kcal/día) por edad y sexo[a]

EDAD (AÑOS)	HOMBRES	MUJERES[b]
2	1 000	1 000
3	1 000-1 400	1 000-1 200
4	1 200-1 400	1 200-1 400
5	1 200-1 400	1 200-1 400
6	1 400-1 600	1 200-1 400
7	1 400-1 600	1 200-1 600
8	1 400-1 600	1 400-1 600
9	1 600-1 800	1 400-1 600
10	1 600-1 800	1 400-1 800
11	1 800-2 000	1 600-1 800
12	1 800-2 200	1 600-2 000
13	2 000-2 200	1 600-2 000
14	2 000-2 400	1 800-2 000
15	2 200-2 600	1 800-2 000
16-18	2 400-2 800	1 800-2 000

Adaptada de U.S. Department of Health and Human Services and U.S. Department of Agriculture. 2015-2020 Dietary Guidelines for Americans. 8th ed. December 2015. https://health.gov/our-work/food-nutrition/2015-2020-dietary-guidelines/guidelines/appendix-2
[a]Intervalo basado en un grado de actividad física sedentario a moderado; necesidades calóricas mayores pueden ser apropiadas para niños más activos. Pueden requerirse objetivos calóricos diarios menores para inducir un balance energético negativo necesario para la pérdida ponderal.
[b]Las estimaciones para mujeres no incluyen mujeres embarazadas ni lactantes.

objetivos calóricos recomendados. Hasta ahora no hay evidencia de que el monitoreo de la ingesta energética, en el contexto de un programa de pérdida ponderal, se relacione con mayor riesgo de conductas de alimentación desordenada;[73] en contraste, dado que las etiquetas calóricas son ubicuas, enseñar a los adolescentes y sus padres cómo utilizar esta información de manera adecuada para hacer elecciones que sean consistentes con sus objetivos puede fortalecerlos para involucrarse de manera más efectiva en su manejo ponderal. No obstante, el monitoreo calórico es laborioso y puede no ser apropiado en todos los adolescentes o pacientes más jóvenes. Una estrategia alternativa que puede ser más fácil de utilizar en todos los grupos de edad y adoptarse por las familias es usar la guía de planeación de comidas *MyPlate* (p. ej., ½ plato con frutas y vegetales, ¼ con proteína magra, ¼ con granos enteros) para ayudar a mejorar la calidad dietética e inducir un déficit energético al controlar las porciones.

Automonitoreo conductual

Un componente adicional de la etapa 2 del tratamiento para obesidad pediátrica es la implementación de técnicas de automonitoreo para evaluar el compromiso con conductas dirigidas de dieta, actividad y crianza. Aunque dicho automonitoreo no necesariamente debe incluir completar un diario dietético detallado o registrar la ingesta calórica (a menos que los padres o jóvenes de mayor edad estén motivados a llevar a cabo dichas tareas específicas), el automonitoreo es una estrategia terapéutica clave que ayuda a las familias a evaluar y ajustar el progreso hacia sus objetivos conductuales elegidos, y debe promoverse. Las estrategias y objetivos para el automonitoreo pueden tomar diversas formas (p. ej., planeación de comidas; monitoreo de ingesta de BEA o frutas/vegetales; registrar la frecuencia de consumo de desayuno o comidas familiares en un calendario; utilizar monitores de actividad física o diarios de sueño; o registrar el peso) con base en los objetivos individuales, la edad del paciente, las preferencias familiares y recursos disponibles (p. ej., acceso a aplicaciones móviles o monitores de actividad física para registro).

Tratamiento etapa 3: intervención multidisciplinaria integral

Para pacientes que no han presentado una respuesta clínica significativa (tabla 11-7) con el tratamiento etapa 2, la atención debe intensificarse a la etapa 3, que consiste en una intervención multidisciplinaria integral que incluye un programa estructurado de modificación conductual con seguimiento frecuente (idealmente semanal) y se administre por un equipo de atención integrado que incluya un NDR, un especialista conductual (p. ej., psicólogo, trabajador social u otro PSS mental) y especialista en ejercicio (p. ej., fisioterapeuta o fisiólogo del ejercicio). La estructura del equipo y frecuencia de contacto semanal sugerido, requeridas para las intervenciones terapéuticas etapa 3 pueden exceder la capacidad y recursos disponibles en numerosos consultorios de atención primaria. Aunque los programas etapa 3 están disponibles, con frecuencia en centros especializados de tratamiento para obesidad pediátrica, los PSS deben familiarizarse con los recursos específicos disponibles para las familias dentro de sus áreas locales de práctica.

Una revisión sistemática dirigida realizada por el *US Preventive Services Task Force* (USPSTF) respecto a la eficacia de las intervenciones para manejo ponderal en niños respalda la eficacia de las intervenciones multidisciplinarias integrales de moderada o alta intensidad en jóvenes de 4 a 18 años, con una diferencia de 1.9 a 3.3 kg/m² de reducción de IMC a los 12 meses, en comparación con las intervenciones de control.[74] Es importante señalar que las intervenciones multidisciplinarias parecen ser más efectivas en niños de menor edad (6 a 9 años de edad) y jóvenes con obesidad menos grave.[75]

Tratamiento etapa 4; intervención de atención terciaria

Los jóvenes con obesidad más grave, incluidos aquellos con etiologías genéticas o sindrómicas de la obesidad o múltiples comorbilidades relacionadas con el peso, que no han presentado una pérdida o mantenimiento ponderales adecuados en respuesta a la modificación intensiva del estilo de vida (etapa 3) sola, pueden beneficiarse con tratamientos más especializados basados en evidencias, que incluyen el uso de farmacoterapia antiobesidad o MBS. Los datos respecto al uso de otras estrategias adyuvantes adicionales en la población pediátrica que incluyen dietas con muy pocas calorías o programas terapéuticos residenciales son limitados y han demostrado un éxito variable. Es importante enfatizar que la modificación intensiva del estilo de vida, basada en la familia sigue siendo la base esencial para que el tratamiento etapa 4 sea eficaz y duradero. Según las recomendaciones, el tratamiento etapa 4, en especial la MBS, debe hacerse en coordinación con equipos terapéuticos especializados en centros dedicados a la obesidad pediátrica.[2,3]

Farmacoterapia en adolescentes con obesidad grave

Los lineamientos clínicos pediátricos y las declaraciones de opinión proponen un papel potencial para la farmacoterapia antiobesidad en adolescentes con obesidad, cuando se utilizan junto con la modificación continua del estilo de vida.[2,3,76] No obstante, aunque los criterios adultos apoyan el uso de farmacoterapia antiobesidad con base en los umbrales del IMC, los criterios ideales para utilizar farmacoterapia en la población pediátrica aún no son claros. Por lo menos dos paneles expertos recomiendan reservar la farmacoterapia antiobesidad en pacientes < 18 años con obesidad Clase 1 (IMC $\geq$ 30 kg/m² o percentil $\geq$ 95), y sólo debe ser prescrita por médicos con experiencia en el uso de dichos medicamentos en esta población y en conjunto con una modificación multidisciplinaria intensiva del estilo de vida (intervención etapa 3).[2,76] Por último, al igual que en adultos, la respuesta terapéutica debe vigilarse de manera estrecha, y los medicamentos sólo deben continuarse más allá de las 12 semanas en pacientes pediátricos que presentan una reducción > 4 a 5% del IMC.[2] Además, en la actualidad sólo dos medicamentos antiobesidad cuentan con la aprobación de la FDA para utilizarse en niños y adolescentes < 18 años de edad con obesidad: orlistat y fentermina (véase el capítulo 8 de Farmacoterapia).

El orlistat, un inhibidor de lipasa que bloquea la absorción lipídica, está aprobado por la FDA para el tratamiento de la obesidad en niños $\geq$ 12 años de edad en la misma dosis utilizada en la población adulta (120 mg por vía oral tres veces al día). En estudios clínicos acerca de jóvenes con obesidad, la adición de orlistat a la modificación del estilo de vida provoca reducciones de IMC de -0.94 a -0.50 kg/m² en un lapso de 6 a 12 meses, en comparación con placebo.[77] Los efectos colaterales adversos gastrointestinales relacionados con frecuencia con orlistat pueden ser particularmente problemáticos para los jóvenes y limitar la tolerabilidad farmacológica en esta población. Al considerar el riesgo de malabsorción de vitaminas liposolubles y minerales con orlistat, los jóvenes que reciben el medicamento también deben recibir un multivitamínico diario.

La fentermina, un inhibidor de la recaptura de noradrenalina, ha sido aprobada por la FDA desde 1959 para el tratamiento a corto plazo de la obesidad en individuos ≥ 16 años de edad, aunque pocos estudios han evaluado de manera específica su uso en adolescentes.[76] En un pequeño estudio retrospectivo que comparó 6 meses de fentermina 15 mg una vez al día más modificación del estilo de vida contra la modificación del estilo de vida sola en adolescentes con obesidad, la fentermina se relacionó con reducciones ponderales e IMC promedio de -3.23 kg (intervalo de confianza de 95% [IC], -5.95 a -0.52) y -1.57 kg/m² (IC 95%, -2.78 a -0.36), respectivamente.[78] Aunque el uso de fentermina no se relacionó con cambios significativos en la presión arterial sistólica o diastólica, se observaron aumentos leves (pero persistentes) de la frecuencia cardiaca en el grupo con fentermina durante el periodo de estudio de 6 meses. Este medicamento es una clase de anfetamina y una sustancia controlada Clase 4 que incluye advertencias de seguridad respecto a su abuso, por lo que deben seguirse los estatutos y reglamentos estatales respecto a su uso. Como resultado, algunos paneles expertos no recomiendan su uso para tratar la obesidad en niños y adolescentes.[2]

La liraglutida (en dosis de hasta 1.8 mg/día) está aprobada por la FDA para utilizarse en niños y adolescentes de 10 años o más con DMT2;[79] la dosis de 3.0 mg se aprobó hace poco como medicamento para pérdida ponderal en jóvenes con obesidad (sin DMT2) de 12 años o más. Un estudio de asignación aleatoria doble ciego, controlado con placebo que incluyó adolescentes de 12 a 17 años de edad con obesidad en quienes se administró liraglutida 3.0 mg/día vs. placebo, combinados con una modificación intensiva del estilo de vida, demostró reducciones moderadas, pero significativas del peso corporal (diferencia estimada, -4.50 kg) después de 56 semanas de tratamiento.[80] De modo similar a los adultos, se informó con mayor frecuencia la presencia de síntomas gastrointestinales, que incluyeron náusea, vómito y diarrea, en jóvenes tratados con liraglutida, comparada con placebo. No es claro cuál será el impacto de los efectos colaterales gastrointestinales y la vía de administración subcutánea de liraglutida en la aceptación clínica del medicamento en la población pediátrica.

La metformina, una biguanida que mejora la sensibilidad a insulina y reduce la producción hepática de glucosa, está aprobada por la FDA para el tratamiento de DMT2 en niños ≥ 10 años de edad, pero no tiene una indicación aprobada para el tratamiento para obesidad en poblaciones adultas ni pediátricas. Sin embargo, dado los efectos supresores potenciales del apetito de metformina, su perfil de seguridad favorable y extensa experiencia en la población pediátrica, el impacto leve del medicamento en el peso se ha estudiado de manera más extensa en jóvenes, en comparación con otros agentes farmacológicos aprobados para obesidad. En un metaanálisis, el uso de metformina se relacionó con una reducción pequeña, pero significativa del IMC (-0.86 kg/m²; IC 95%, -1.44 a -0.28) a los 6 a 12 meses en estudios de niños y adolescentes.[77] Es importante señalar que 80% de los estudios de metformina en niños requirieron que

los jóvenes tuvieran evidencia de hiperinsulinemia, resistencia a la insulina o intolerancia a la glucosa.[77] Como tal, la metformina puede ser un componente de un plan terapéutico integral que incluya la modificación del estilo de vida en adolescentes con sobrepeso y obesidad que están en riesgo de desarrollar DMT2 como jóvenes con prediabetes, síndrome metabólico y SOPQ. La metformina también puede tener un papel potencial para mitigar la ganancia ponderal relacionada con antipsicóticos atípicos en la población pediátrica.[34]

MBS pediátrica

En contraste con el papel poco claro de la farmacoterapia antiobesidad en la población pediátrica, la evidencia creciente apoya el papel de la MBS como parte de un plan terapéutico integral en jóvenes con obesidad grave.[2,6,81] La derivación gástrica en Y de Roux (DGYR) y la gastrectomía vertical en manga (GVM) son los dos procedimientos de MBS más comunes llevados a cabo en adolescentes. Aunque la DGYR se consideraba el procedimiento estándar de oro en esta población, la GVM se practica cada vez más en jóvenes con obesidad grave. Pese al interés potencial en el papel de la banda gástrica ajustable laparoscópica en la población adolescente, no está aprobada por la FDA para utilizarse en personas menores de 18 años y ya no se usa.

Varios estudios de cohorte longitudinal han demostrado el impacto de la MBS en la pérdida ponderal y las comorbilidades relacionadas con el peso en adolescentes con obesidad grave, la cual demostró reducciones significativas (cambio ponderal ~26%) y sostenidas (≥ 5 años) del peso e IMC en jóvenes sometidos a la MBS.[81,82] Estas respuestas clínicas tienen una magnitud similar a los resultados de MBS en adultos. Inclusive, los jóvenes con obesidad grave pueden presentar una mejoría significativa de las comorbilidades relacionadas con el peso (que incluyen DMT2, HTN, AOS y HGNA) y calidad de vida después de la MBS.[6] Un estudio reciente, publicado por el consorcio *Teen-Longitudinal Assessment of Bariatric Surgery* (Teen-LABS) destacó tasas de remisión continuas de DMT2 y HTN en adolescentes de 86 y 68%, respectivamente, 5 años después de la MBS, tasas que fueron sustancialmente mayores que las observadas en adultos sometidos a la MBS.[82]

Con base en este cuerpo creciente de evidencia, la *American Society for Metabolic and Bariatric Surgery* (ASMBS) liberó lineamientos revisados de buena práctica para la población pediátrica en 2018, donde recomendó considerar la MBS en jóvenes con obesidad Clase 2 (IMC ≥ 35 kg/m² o IMC ≥ 120% del percentil 95 apropiado para edad y sexo) con comorbilidades significativas relacionadas con el peso u obesidad Clase 3 (IMC ≥ 40 kg/m² o IMC ≥ 140% del percentil 95 apropiado para edad y sexo) sin comorbilidades, que no han presentado pérdida ponderal suficiente con una modificación intensiva del estilo de vida.[6] Las contraindicaciones en la población pediátrica incluyen una causa médicamente corregible de obesidad, abuso de sustancias descontrolado, trastorno de la alimentación o del estado de ánimo y dificultad para apegarse a la modificación del estilo de vida o al seguimiento. De acuerdo con los lineamientos más recientes de la ASMBS, la edad o la madurez física/sexual ya no se han propuesto como requisitos específicos de elegibilidad para jóvenes sometidos a cirugía de pérdida ponderal. Los lineamientos recomiendan encarecida y consistentemente que la MBS pediátrica sólo se debe realizar en centros especializados con equipos de atención integral que incluyan de manera específica un especialista en obesidad y un especialista conductual pediátricos.[6,81] El *Metabolic and Bariatric Surgery Accreditation and Quality Improvement Program* (MBSAQIP) incluye una denominación pediátrica específica para ayudar al PSS a identificar dichos programas.

Las complicaciones quirúrgicas son infrecuentes en jóvenes sometidos a MBS y, cuando ocurren, es típico que sean menores y ocurran en el periodo posquirúrgico temprano (p. ej., náusea y deshidratación).[6,81] La evidencia existente no sugiere que la MBS provoque una alteración del crecimiento significativa cuando se lleva a cabo en la población pediátrica.[81] No obstante, como en los adultos, las deficiencias de micronutrientes, en especial la de hierro, son comunes en jóvenes después de la DGYR y de la GVM. Así, debe asesorarse a los jóvenes que consideran MBS (y demostrar comprensión) respecto a la necesidad del apego vitalicio a los suplementos habituales de vitaminas y minerales, así como las recomendaciones de seguimiento médico continuo.[6]

A pesar de que la cantidad de procedimientos quirúrgicos realizados en individuos menores de 18 años de edad ha aumentado de manera significativa, sólo una pequeña fracción de ellos satisface los criterios y puede beneficiarse con la MBS si se somete a cirugía.[81] En consecuencia, la declaración de la AAP respecto a la MBS pediátrica fomenta en grado sumo que los PSS comprendan el papel potencial de la MBS en el tratamiento integral de jóvenes con obesidad grave y discuta las opciones para referencia a programas pediátricos designados por el MBSAQIP en jóvenes que satisfacen las indicaciones quirúrgicas; los autores de la declaración también recomiendan ampliamente que las aseguradoras públicas y privadas den cobertura de la MBS a los pacientes pediátricos que satisfacen las indicaciones establecidas basadas en evidencias.[81]

RESUMEN

Debido a la elevada prevalencia de sobrepeso y obesidad pediátricos, el impacto sustancial de la obesidad en la salud actual y futura de los niños, y la importancia de la identificación y tratamiento de los jóvenes en riesgo, el profesional debe hacer una valoración rutinaria de adiposidad (mediante la determinación del IMC y los percentiles de IMC apropiados para la edad y el sexo) como parte de la atención pediátrica rutinaria. En jóvenes con IMC elevados, los PSS deben hacer una historia y exploración física con cuidado con el objetivo de identificar cualquier afección subyacente que pudiera contribuir directamente a la ganancia ponderal del niño, así como cualquier enfermedad que provoque obesidad. Aunque las etiologías

genéticas y sindrómicas raras de la ganancia ponderal anormal deben considerarse cuando hay antecedentes de obesidad grave de inicio temprano; la velocidad de crecimiento atenuada puede indicar una etiología endocrina de ganancia ponderal anormal. El tamizaje para posibles comorbilidades relacionadas con el peso debe llevarse a cabo con base en la sospecha clínica y los lineamientos establecidos, considerando los puntos de corte apropiados para sexo y edad cuando sea oportuno. La modificación del estilo de vida diseñada para inducir un balance energético negativo es la base de todos los tratamientos para obesidad pediátrica (con un énfasis relativamente mayor en la reducción de la ingesta energética, en comparación con el aumento del gasto energético para producir la pérdida ponderal) y la participación de los padres para promover el cambio basado en la familia, ya que las habilidades parentales empíricas son componentes esenciales del manejo ponderal conductual pediátrico. La modificación del estilo de vida en el IMC en niños y adolescentes es más benéfica cuando las intervenciones se inician en etapas tempranas de la vida antes de que se establezca una obesidad más grave. Además de la modificación intensiva del estilo de vida, el tratamiento integral de la obesidad grave en niños de mayor edad y adolescentes puede incluir el uso de farmacoterapia o MBS cuando se hace con equipos multidisciplinarios con experiencia en el uso de estas modalidades en la población pediátrica.

PUNTOS CLÍNICOS RELEVANTES

- Aproximadamente uno de cinco y uno de tres jóvenes en Estados Unidos tiene obesidad y sobrepeso, respectivamente.
- El tamizaje para adiposidad excesiva en niños y adolescentes debe incluir el cálculo del IMC y la determinación de los percentiles de IMC apropiados para edad y sexo según las tablas de crecimiento de 2000 de los CDC: un IMC ≥ 85, pero < 95 es consistente con sobrepeso; un IMC ≥ percentil 95 (o un IMC absoluto de ≥ 30 kg/m²) es consistente con obesidad.
- La valoración clínica inicial debe consistir en: 1) una historia detallada; 2) una valoración apropiada para la edad de las conductas dietéticas, de AF, conductas sedentarias y patrones de sueño; 3) una revisión cuidadosa de los patrones de crecimiento previos; y 4) una exploración física detallada para evaluar el desarrollo puberal (según sea apropiado), identificar las características dismórficas y detectar condiciones ortopédicas relacionadas con el peso, como tibia vara (enfermedad de Blount) y EFCD.
- Las mediciones de la presión arterial en niños deben interpretarse en comparación con los valores normativos con base en edad, sexo y estatura del paciente. Valores de percentil ≥ 90 o 120/80 mm Hg se consideran elevados, y valores persistentes ≥ 95 o 130/80 mm Hg son consistentes con HTN.
- La mayoría de los jóvenes con obesidad no tiene defectos genéticos identificables responsables de su ganancia ponderal. No obstante, la historia de obesidad grave

e hiperfagia de inicio temprano en presencia de retraso del neurodesarrollo, rasgos dismórficos o endocrinopatías, como hipogonadismo, deben alertar al PSS acerca de la posibilidad de un síndrome genético específico, que justifica una evaluación adicional.

- Una velocidad reducida de la estatura en un niño con obesidad debe alertar al PSS acerca de la posibilidad de una afección endocrina subyacente, responsable de la ganancia ponderal anormal.
- Numerosas comorbilidades relacionadas con el peso que aparecen durante la infancia, y los jóvenes con un IMC con percentil ≥ 85, deben someterse a tamizaje de laboratorio rutinario para las alteraciones cardiometabólicas comunes, que incluyen intolerancia a la glucosa ("prediabetes") y *DMT2*, dislipidemia y HGNA.
- La base del tratamiento para obesidad pediátrica es la modificación del estilo de vida basada en la familia, que incluye los cambios dietéticos, AF regular y apoyo conductual que involucra a la familia completa.
- La participación parental es un componente esencial de los tratamientos efectivos, y el PSS debe apoyar a los padres para modificar el ambiente del hogar, los modelos a seguir deseados para lograr conductas saludables y la implementación de la crianza y alimentación autoritativas.
- Las estrategias conductuales exitosas para pérdida ponderal pediátrica deben implicar cambios dietéticos diseñados para inducir un balance energético negativo. Las conductas dietéticas de alto desempeño incluyen reducir la ingesta de BEA, el tamaño de las porciones, la ingesta de refrigerios y la frecuencia de las comidas fuera de casa, así como establecer comidas familiares libres de distracciones.
- La AF regular se relaciona con prevención de la obesidad y comorbilidades, así como con el mantenimiento ponderal. Los PSS deben motivar a las familias para que sean activas juntas y establecer objetivos para aumentar el nivel de actividad hacia los 60 minutos diarios recomendados.
- Las intervenciones pediátricas para modificación del estilo de vida son más eficaces para reducir la trayectoria del IMC cuando se inician en etapas tempranas de la vida, antes de que se establezca una obesidad más grave. Los objetivos ponderales recomendados deben determinarse con base en la edad y categoría del IMC del niño.
- Si no se logran los objetivos ponderales iniciales, el PSS debe considerar los recursos en su comunidad para implementar una estrategia terapéutica más estructurada y un mayor apoyo para las familias, como el desarrollo de un plan alimenticio estructurado en colaboración con un nutriólogo dietista registrado o la referencia a una intervención multidisciplinaria integral del estilo de vida.
- El PSS puede considerar la adición fuera de indicación de metformina a la modificación del estilo de vida en niños de mayor edad en alto riesgo de comorbilidades relacionadas con la resistencia a insulina, como

DMT2 y SOPQ. En la actualidad pocos medicamentos antiobesidad están aprobados para jóvenes, y deben limitarse a un PSS con experiencia en su uso en la población pediátrica.
- Cada vez hay más evidencia que apoya la seguridad y eficacia a largo plazo de la MBS en el tratamiento de la obesidad grave y comorbilidades relacionadas con el peso en niños de mayor edad y adolescentes. Aunque la MBS adolescente sólo puede realizarse en centros especializados con equipos de atención pediátrica integral, el PSS debe discutir la referencia a dichos programas para jóvenes interesados que satisfacen las indicaciones quirúrgicas.

¿CUÁNDO REFERIR?

- Niño con obesidad grave de inicio temprano antes de los 5 años de edad e hiperfagia, en particular si hay anomalías del neurodesarrollo o rasgos físicos dismórficos. Referir a especialista en genética o medicina de obesidad pediátrica.
- Niño con velocidad alterada de estatura, pubertad temprana (inicio antes de los 7 a 8 años de edad en niñas o 9 años de edad en niños) o retraso de la pubertad (ausencia de desarrollo mamario a los 13 años de edad [o menarca a los 16 años] en niñas o ausencia de crecimiento testicular a los 14 años de edad en niños). Referir a endocrinología pediátrica.
- Niño con arqueamiento persistente, progresivo, unilateral o doloroso de extremidades inferiores. Referir a radiología y especialista en ortopedia.
- Niño con cojera o dolor agudo o intermitente de ingle, muslo o rodilla en ausencia de antecedentes de traumatismo. Referir para radiografías de pelvis. Referir con urgencia a especialista en ortopedia para imagenología si es sugestivo de EFCD.
- Niño con mediciones confirmadas y repetidas de presión arterial con percentil ≥ 95 para la edad, sexo y estatura o ≥ 130/80 mm Hg. Considerar la referencia a especialista en hipertensión pediátrica (p. ej., cardiología o nefrología).
- El niño no ha alcanzado los objetivos ponderales recomendados utilizando la estrategia terapéutica implementada en atención primaria, pero la familia está interesada en intensificar el tratamiento. Referir a un nutriólogo dietista registrado o un programa multidisciplinario integral del estilo de vida.
- El niño tiene patrones alimenticios desordenados, como atracones o pérdida de control al comer, o conductas compensatorias, como purgas. Referir a un especialista en trastornos de la alimentación.
- Niño de mayor edad o adolescente con obesidad Clase 2 (IMC ≥ 35 kg/m^2 o IMC ≥ 120% del percentil 95 apropiado para edad y sexo) con comorbilidades significativas relacionadas con el peso u obesidad Clase 3 (IMC ≥ 40 kg/m^2 o IMC ≥ 140% del percentil 95 apropiado para edad y sexo) sin comorbilidades, que no ha presentado una pérdida ponderal suficiente con la modificación intensiva del estilo de vida. Referir a un centro especializado en obesidad pediátrica con un programa dedicado a MBS.

CASO DE ESTUDIO

Discusión

En la población pediátrica, los valores del IMC deben evaluarse en el contexto de los percentiles apropiados para edad y sexo según las tablas de crecimiento de 2000 de los CDC. Pese a que el IMC absoluto de esta niña es < 25 kg/m² (el punto de corte adulto para definir sobrepeso), es percentil > 95 para niñas de 10 años de edad (IMC correspondiente de 22.9 kg/m²) y sería consistente con obesidad. Además, el IMC de esta niña es ~108% del percentil 95 del IMC (24.8/22.9 × 100 = 108) y sería consistente con obesidad Clase 1 (IMC con percentil ≥ 95, pero < 120% del percentil 95 de IMC). Como parte de la conversación inicial, usted también se une a la preocupación de la madre acerca del peso de su hija, pero también involucra a la niña en la discusión.

Profesional: *Parece que tu mamá está un poco preocupada por tu salud y cómo tu peso puede influir en ella. ¿Te preocupa algo de tu salud o tu peso?*

Paciente: *Creo que soy bastante sana, pero me gustaría perder algo de peso para que los niños en la escuela dejen de molestarme.*

Profesional: *Lamento que tengas que pasar por eso. Considero que los temas como el peso pueden ser muy personales para ciertas personas. ¿Está bien si seguimos platicando al respecto?*

Durante la discusión actual que involucra tanto a la paciente como a su madre, usted confirma que la paciente fue producto de una gestación a término, durante la cual la madre tuvo diabetes gestacional, y nació por cesárea. No hubo complicaciones para la niña después del nacimiento. Su madre nota que comenzó a preocuparse por el peso de su hija cuando tenía alrededor de 4 años de edad. La madre señala que la ganancia ponderal comenzó después de que la paciente fue tratada con prednisona en varias ocasiones por su asma. Pese a que la paciente no ha recibido esteroides adicionales durante los últimos años, ha presentado una ganancia ponderal continua y estable. Usted confirma que la niña alcanzó sus hitos del desarrollo de manera apropiada y no ha habido problemas de aprendizaje ni discapacidades. Confirma que nunca ha habido preocupación de que la paciente no creciera de manera adecuada respecto a su estatura. La madre niega problemas de pubertad temprana y la paciente no ha tenido la menarca.

Después de confirmar la porción médica de la historia, hace una transición para obtener una historia enfocada en la dieta, la actividad y el sueño. Para continuar formando la compenetración y minimizar los estigmas, ofrece lo siguiente:

Profesional: *Me gustaría obtener más información de los hábitos alimenticios y de actividad tanto tuyos como de tu familia. No hay respuestas correctas o incorrectas para estas preguntas. La información será útil para ayudarnos*

a determinar los pasos siguientes para mejorar juntos tu salud. ¿Puedes contarme cómo es un día típico incluyendo la hora a la que despiertas y te vas a dormir, cuándo y qué comes usualmente y cómo te gusta pasar el tiempo?

Paciente: *Bueno, mis días son bastante distintos según el día escolar o el fin de semana.*

Profesional: *Es lógico. Comencemos por los días de escuela y luego me cuentas qué haces diferente los fines de semana.*

Después de completar la historia, revisa los datos clínicos de la evaluación. Revisa la medición de PA de 119/78 mm Hg obtenida por el personal clínico al compararla con los valores normales para una niña de 10 años de edad, que se encuentra en el percentil 90 (con base en la estatura de 147 cm). Este valor es > 90, pero menor al percentil 95 y es consistente con "presión arterial elevada". Usted lo anota para reevaluarlo al seguimiento. Revisa la gráfica de crecimiento previa de la paciente obtenida de su proveedor previo y confirma que su estatura ha aumentado de manera estable dentro del percentil 90. Una revisión de su IMC muestra que ha tenido recuperación de adiposidad alrededor de los 4 años de edad. Usted no identificó antes algún rasgo facial que pareciera dismórfico ni anomalías en las manos o pies de la paciente a la exploración.

Con base en la historia normal del desarrollo de la paciente, la velocidad de crecimiento y ausencia de problemas en los hallazgos a la exploración, usted decide que la valoración adicional en busca de etiologías sindrómicas o endocrinas (incluidas las pruebas de función tiroidea) para la ganancia ponderal de esta paciente no está justificada y comunica estas recomendaciones a la familia; sin embargo, sí discute las sugerencias respecto al tamizaje de laboratorio para comorbilidades relacionadas con el peso. Dado que la paciente tiene 10 años de edad, ha comenzado la pubertad y tiene un IMC con percentil ≥ 95, recomienda obtener una glucosa en ayuno, perfil de lípidos, AST y ALT.

Por último, comienza una plática acerca de los objetivos terapéuticos, destacando la importancia de los cambios basados en la familia. Después de indicar los numerosos beneficios de la AF regular y reflexionar en la frustración de la familia acerca de que el peso de la paciente no ha disminuido pese al ejercicio regular, revisa que el ejercicio por sí solo no es suficiente para inducir un balance energético negativo que provoque la pérdida ponderal, y le gustaría ayudar a la familia a identificar algunos cambios en los patrones alimenticios que pueden mejorar su salud:

Profesional: *Pasamos algún tiempo hablando de las rutinas y patrones alimenticios normales de su familia. Después de esta plática, ¿hay algún cambio que cree podría ayudarles a mejorar su salud y peso que puedan estar listos a implementar?*

Madre: *Sí, creo que deberíamos comer menos en la calle.*

Profesional: *Comer menos suena un gran cambio; veamos si podemos ser más específicos con su meta y su plan (para que averigüemos qué significa 'menos').*

Madre: *Muy bien, creo que podemos dejar de salir a comer.*

Profesional: *Ese sería un excelente objetivo y sería saludable para usted y su familia que todos coman juntos en casa. Sin embargo, consideremos si eliminar totalmente las salidas a comer es realista... ¿o quizás reducir la cantidad de comidas fuera sería más realista para empezar? Sé que para otras familias atareadas que comen fuera con frecuencia, un gran paso podría ser primero intentar limitar la cantidad de veces que come fuera cada semana. Ustedes se conocen mejor, ¿qué cree que pueda ser más realista para ustedes?*

Usted trabaja con la paciente y su familia para identificar dos objetivos estilo SMART respecto a los cambios dietéticos: 1) "Reduciremos las veces que salimos a comer el próximo mes a una por semana," y 2) "Haremos porciones de refrigerios en bolsas pequeñas después de regresar de la tienda y los niños puedan elegir una bolsa para disfrutar cada día (con las pantallas apagadas) cuando lleguen de la escuela". Para terminar el encuentro, proporciona a la paciente y su madre copias de sus objetivos por escrito, expresa confianza en su habilidad para lograr estos objetivos y les pregunta si les gustaría regresar a la clínica en un mes para revisar su progreso.

PREGUNTAS DE EXAMEN

1. Evalúa a un niño de 13 años de edad con obesidad. El IMC actual del paciente es 31.8 kg/m². El valor del IMC que corresponde al percentil 95 según los CDC de 2000 para un varón de 13 años de edad es 25.1 kg/m².

   ¿Cuál de las siguientes sería la clasificación más apropiada respecto a la gravedad de la obesidad del niño según las definiciones pediátricas?

   A. Obesidad Clase 1
   B. Obesidad Clase 2
   C. Obesidad Clase 3
   D. Obesidad mórbida

   Respuesta: B. *En niños y adolescentes más jóvenes, la clasificación del estado ponderal, incluida la gravedad de la obesidad, no siempre puede determinarse mediante los valores de IMC absoluto por sí solos. Aunque el IMC absoluto de este niño se encuentra en el intervalo para obesidad Clase 1 según los criterios adultos (30 a < 35 kg/m²), un IMC de 31.8 kg/m² es ~ 127% del percentil 95 para un niño de 13 años de edad (31.8/25.1 × 100 = 127), lo cual es consistente con obesidad Clase 2 en niños (definida por un IMC entre 120 y 140% del percentil 95). Para un niño de 13 años de edad, un IMC > 35.1 kg/m² (140% de 25.1 kg/m² [es decir, 25.1 x1.4]) sería consistente con obesidad Clase 3. El término obesidad mórbida debe evitarse tanto en poblaciones adultas como pediátricas.*

2. Una niña de 10 años de edad regresa para seguimiento de su obesidad. Acude acompañada de su madre. En la consulta previa, la paciente y su madre identificaron reducir el consumo de postres con alta densidad calórica como un objetivo dietético en su plan familiar de modificación del estilo de vida. Cuando evalúa el progreso de la familia, la madre indica que ha habido un gran conflicto entre los miembros de la familia respecto a las mejores estrategias para lograr dicho objetivo. Como parte del tratamiento, ha apoyado a la madre a adoptar una crianza y alimentación más autoritativas.

   ¿Cuál de las siguientes respuestas de la madre sería más consistente con esta estrategia?

   A. "Necesitamos hacer algunos cambios y todos en la familia dejaremos de comer postre."
   B. "Todo aquel que coma sus vegetales durante la cena puede comer postre."
   C. "Hemos decidido limitar el postre a una vez por semana. ¿Qué día les gustaría disfrutarlo esta semana?"
   D. "Esto no funcionará. Debemos escoger un objetivo diferente."

   Respuesta: C. *Un estilo de crianza autoritativo se relaciona con menores tasas de obesidad pediátrica y debe fomentarse como parte del cambio conductual basado en la familia. La crianza autoritativa (como en la respuesta C) se caracteriza por una alta respuesta y grandes demandas ("amar estableciendo límites"). Pese a que la respuesta "A" hace alusión a un cambio familiar, es probable que sea más consistente con un estilo autoritario o demasiado restrictivo. El uso de la comida como recompensa o promover que el niño sólo reciba postre después de comer ciertos alimentos o "limpiar" su plato debe evitarse (respuesta B). A pesar de que las familias deben decidir cuáles son los objetivos específicos que están listos a perseguir, la respuesta D sugiere un estilo de crianza más permisivo.*

REFERENCIAS

1. Skinner AC, Ravanbakht SN, Skelton JA, Perrin EM, Armstrong SC. Prevalence of obesity and severe obesity in US children, 1999-2016. *Pediatrics.* 2018;141(3):e20173459. PubMed PMID: 29483202; PMCID: PMC6109602.

2. Styne DM, Arslanian SA, Connor EL, *et al.* Pediatric obesity-assessment, treatment, and prevention: an endocrine society clinical practice guideline. *J Clin Endocrinol Metab.* 2017;102(3):709-757. PubMed PMID: 28359099; PMCID: PMC6283429.

3. Barlow SE; Expert Committee. Expert committee recommendations regarding the prevention, assessment, and treatment of child and adolescent overweight and obesity: summary report. *Pediatrics.* 2007;120(suppl 4):S164-S192. PubMed PMID: 18055651.

4. Whitaker RC, Pepe MS, Wright JA, Seidel KD, Dietz WH. Early adiposity rebound and the risk of adult obesity. *Pediatrics.* 1998;101(3):E5. PubMed PMID: 9481024.

5. Kelly AS, Barlow SE, Rao G, *et al.;* on behalf of the American Heart Association Atherosclerosis Hypertension, and Obesity in the Young Committee of the Council on Cardiovascular Disease in the Young, Council on Nutrition, Physical Activity, and Metabolism, and Council on Clinical Cardiology. Severe obesity in children and adolescents: identification, associated health risks, and treatment approaches. A scientific statement from the American Heart Association. *Circulation.* 2013;128(15):1689-1712. PubMed PMID: 24016455.

6. Pratt JSA, Browne A, Browne NT, *et al.* ASMBS pediatric metabolic and bariatric surgery guidelines, 2018. *Surg Obes Relat Dis.* 2018;14(7):882-901. PubMed PMID: 30077361; PMCID: PMC6097871.

7. *WHO Growth Standards Are Recommended for Use With Children Younger Than Aged 2 Years in the United States.* Division of Nutrition, Physical Activity, and Obesity, National Center for Chronic Disease Prevention and Health Promotion; 2015. Updated April 15, 2015. Accessed January 30, 2020. https://www.cdc.gov/nccdphp/dnpao/growthcharts/who/recommendations/index.htm

8. Hales CM, Carroll MD, Fryar CD, Ogden CL. Prevalence of obesity among adults and youth: United States, 2015-2016. *NCHS Data Brief.* 2017;288:1-8. PubMed PMID: 29155689.

9. Ward ZJ, Long MW, Resch SC, Giles CM, Cradock AL, Gortmaker SL. Simulation of growth trajectories of childhood obesity into adulthood. *N Engl J Med.* 2017;377(22):2145-2153. PubMed PMID: 29171811.

10. Franks PW, Hanson RL, Knowler WC, Sievers ML, Bennett PH, Looker HC. Childhood obesity, other cardiovascular risk factors, and premature death. *N Engl J Med.* 2010;362(6):485-493. PubMed PMID: 20147714; PMCID: PMC2958822.

11. Schwimmer JB, Burwinkle TM, Varni JW. Health-related quality of life of severely obese children and adolescents. *J Am Med Assoc.* 2003;289(14):1813-1819. PubMed PMID: 12684360.

12. Olshansky SJ, Passaro DJ, Hershow RC, *et al.* A potential decline in life expectancy in the United States in the 21st century. *N Engl J Med.* 2005;352(11):1138-1145. PubMed PMID: 15784668.

13. Whitaker KL, Jarvis MJ, Beeken RJ, Boniface D, Wardle J. Comparing maternal and paternal intergenerational transmission of obesity risk in a large population-based sample. *Am J Clin Nutr.* 2010;91(6):1560-1567. PubMed PMID: 20375189.

14. Rohde K, Keller M, la Cour Poulsen L, Bluher M, Kovacs P, Bottcher Y. Genetics and epigenetics in obesity. *Metabolism.* 2019;92:37-50. PubMed PMID: 30399374.

15. Reinehr T, Hinney A, de Sousa G, Austrup F, Hebebrand J, Andler W. Definable somatic disorders in overweight children and adolescents. *J Pediatr.* 2007;150(6):618-622. e5. PubMed PMID: 17517246.

16. Angulo MA, Butler MG, Cataletto ME. Prader-Willi syndrome: a review of clinical, genetic, and endocrine findings. *J Endocrinol Invest.* 2015;38(12):1249-1263. PubMed PMID: 26062517; PMCID: PMC4630255.

17. Deal CL, Tony M, Hoybye C, *et al.;* the 2011 Growth Hormone in Prader-Willi Syndrome Clinical Care Guidelines Workshop Participants. Growth Hormone Research Society workshop summary: consensus guidelines for recombinant human growth hormone therapy in Prader-Willi syndrome. *J Clin Endocrinol Metab.* 2013;98(6):E1072-E1087. PubMed PMID: 23543664; PMCID: PMC3789886.

18. Castro-Sanchez S, Alvarez-Satta M, Valverde D. Bardet-Biedl syndrome: a rare genetic disease. *J Pediatr Genet.* 2013;2(2):77-83. PubMed PMID: 27625843; PMCID: PMC5020962.

19. Forsythe E, Kenny J, Bacchelli C, Beales PL. Managing Bardet-Biedl syndrome-now and in the future. *Front Pediatr.* 2018;6:23. PubMed PMID: 29487844; PMCID: PMC5816783.

20. Vaisse C, Clement K, Durand E, Hercberg S, Guy-Grand B, Froguel P. Melanocortin-4 receptor mutations are a frequent and heterogeneous cause of morbid obesity. *J Clin Invest.* 2000;106(2):253-262. PubMed PMID: 10903341; PMCID: PMC314306.

21. Martinelli CE, Keogh JM, Greenfield JR, *et al.* Obesity due to melanocortin 4 receptor (MC4R) deficiency is associated with increased linear growth and final height, fasting hyperinsulinemia, and incompletely suppressed growth hormone secretion. *J Clin Endocrinol Metab.* 2011;96(1):E181-E188. PubMed PMID: 21047921.

22. Censani M, Conroy R, Deng L, *et al.* Weight loss after bariatric surgery in morbidly obese adolescents with MC4R mutations. *Obesity (Silver Spring).* 2014;22(1):225-231. PubMed PMID: 23740648; PMCID: PMC3880391.

23. Collet TH, Dubern B, Mokrosinski J, *et al.* Evaluation of a melanocortin-4 receptor (MC4R) agonist (Setmelanotide) in MC4R deficiency. *Mol Metab.* 2017;6(10):1321-1329. PubMed PMID: 29031731; PMCID: PMC5641599.

24. Huvenne H, Dubern B, Clement K, Poitou C. Rare genetic forms of obesity: clinical approach and current treatments in 2016. *Obes Facts.* 2016;9(3):158-173. PubMed PMID: 27241181; PMCID: PMC5644891.

25. Johnson W, Stovitz SD, Choh AC, Czerwinski SA, Towne B, Demerath EW. Patterns of linear growth and skeletal maturation from birth to 18 years of age in overweight young adults. *Int J Obes.* 2012;36(4):535-541. PubMed PMID: 22124455; PMCID: PMC3312969.

26. Shalitin S, Kiess W. Putative effects of obesity on linear growth and puberty. *Horm Res Paediatr.* 2017;88(1):101-110. PubMed PMID: 28183093.

27. Rosenfield RL, Lipton RB, Drum ML. Thelarche, pubarche, and menarche attainment in children with normal and elevated body mass index. *Pediatrics.* 2009;123(1):84-88. PubMed PMID: 19117864.

28. Crocker MK, Stern EA, Sedaka NM, *et al*. Sexual dimorphisms in the associations of BMI and body fat with indices of pubertal development in girls and boys. *J Clin Endocrinol Metab*. 2014;99(8):E1519-E1529. PubMed PMID: 24780051; PMCID: PMC4121027.

29. Lustig RH. Hypothalamic obesity: causes, consequences, treatment. *Pediatr Endocrinol Rev*. 2008;6(2):220-227. PubMed PMID: 19202508.

30. Pont SJ, Puhl R, Cook SR, Slusser W, Section on Obesity and the Obesity Society. Stigma experienced by children and adolescents with obesity. *Pediatrics*. 2017;140(6):e20173034. PubMed PMID: 29158228.

31. Puhl RM, Peterson JL, Luedicke J. Parental perceptions of weight terminology that providers use with youth. *Pediatrics*. 2011;128(4):e786-e793. PubMed PMID: 21949145.

32. Cortese S, Tessari L. Attention-deficit/hyperactivity disorder (ADHD) and obesity: update 2016. *Curr Psychiatr Rep*. 2017;19(1):4. PubMed PMID: 28102515; PMCID: PMC5247534.

33. Woo Baidal JA, Locks LM, Cheng ER, Blake-Lamb TL, Perkins ME, Taveras EM. Risk factors for childhood obesity in the first 1,000 days: a systematic review. *Am J Prev Med*. 2016;50(6):761-779. PubMed PMID: 26916261.

34. Krebs NF, Himes JH, Jacobson D, Nicklas TA, Guilday P, Styne D. Assessment of child and adolescent overweight and obesity. *Pediatrics*. 2007;120(suppl 4):S193-S228. PubMed PMID: 18055652.

35. Scharf RJ, DeBoer MD. Sugar-sweetened beverages and children's health. *Annu Rev Public Health*. 2016;37:273-293. PubMed PMID: 26989829.

36. Crowe-White K, O'Neil CE, Parrott JS, *et al*. Impact of 100% fruit juice consumption on diet and weight status of children: an evidence-based review. *Crit Rev Food Sci Nutr*. 2016;56(5):871-884. PubMed PMID: 26091353.

37. Heyman MB, Abrams SA; Section on Gastroenterology, Hepatology, and Nutrition, and Committee on Nutrition. Fruit juice in infants, children, and adolescents: current recommendations. *Pediatrics*. 2017;139(6):e20170967. PubMed PMID: 28562300.

38. Daniels SR, Hassink SG; Committee on Nutrition. The role of the pediatrician in primary prevention of obesity. *Pediatrics*. 2015;136(1):e275-e292. PubMed PMID: 26122812.

39. Orlet Fisher J, Rolls BJ, Birch LL. Children's bite size and intake of an entree are greater with large portions than with age-appropriate or self-selected portions. *Am J Clin Nutr*. 2003;77(5):1164-1170. PubMed PMID: 12716667; PMCID: PMC2530925.

40. Hoyland A, Dye L, Lawton CL. A systematic review of the effect of breakfast on the cognitive performance of children and adolescents. *Nutr Res Rev*. 2009;22(2):220-243. PubMed PMID: 19930787.

41. Piernas C, Popkin BM. Trends in snacking among U.S. children. *Health Aff (Millwood)*. 2010;29(3):398-404. PubMed PMID: 20194979; PMCID: PMC2837536.

42. Sebastian R, Goldman J, Wilkinson Enns C. *Snacking Patterns of U.S. Adolescents: What We Eat in America, NHANES 2005-2006*. US Department of Agriculture, Food Surveys Research Group; 2010.

43. Kim SA, Moore LV, Galuska D, *et al*.; Centers for Disease Control and Prevention. Vital signs: fruit and vegetable intake among children - United States, 2003-2010. *MMWR Morb Mortal Wkly Rep*. 2014;63(31):671-676.

44. He FJ, Nowson CA, MacGregor GA. Fruit and vegetable consumption and stroke: meta-analysis of cohort studies. *Lancet*. 2006;367(9507):320-326. PubMed PMID: 16443039.

45. Riboli E, Norat T. Epidemiologic evidence of the protective effect of fruit and vegetables on cancer risk. *Am J Clin Nutr*. 2003;78(suppl 3):559S-569S. PubMed PMID: 12936950.

46. Avery A, Anderson C, McCullough F. Associations between children's diet quality and watching television during meal or snack consumption: a systematic review. *Matern Child Nutr*. 2017;13(4):e12428. PubMed PMID: 28211230.

47. Dallacker M, Hertwig R, Mata J. The frequency of family meals and nutritional health in children: a meta-analysis. *Obes Rev*. 2018;19(5):638-653. PubMed PMID: 29334693.

48. Harrison ME, Norris ML, Obeid N, Fu M, Weinstangel H, Sampson M. Systematic review of the effects of family meal frequency on psychosocial outcomes in youth. *Can Fam Physician*. 2015;61(2):e96-e106. PubMed PMID: 25676655; PMCID: PMC4325878.

49. He J, Cai Z, Fan X. Prevalence of binge and loss of control eating among children and adolescents with overweight and obesity: an exploratory meta-analysis. *Int J Eat Disord*. 2017;50(2):91-103. PubMed PMID: 28039879.

50. Cotton MA, Ball C, Robinson P. Four simple questions can help screen for eating disorders. *J Gen Intern Med*. 2003;18(1):53-56. PubMed PMID: 12534764; PMCID: PMC1494802.

51. Physical Activity Guidelines Advisory Committee. *2018 Physical Activity Guidelines Advisory Committee Scientific Report*. US Department of Health and Human Services; 2018.

52. US Department of Health and Human Services. *Physical Activity of Guidelines for Americans*. 2nd ed. US Department of Health and Human Services; 2018.

53. Kimm SY, Glynn NW, Kriska AM, *et al*. Decline in physical activity in black girls and white girls during adolescence. *N Engl J Med*. 2002;347(10):709-715. PubMed PMID: 12213941.

54. Jago R, Watson K, Baranowski T, *et al*. Pedometer reliability, validity and daily activity targets among 10- to 15-year-old boys. *J Sports Sci*. 2006;24(3):241-251. PubMed PMID: 16368634.

55. Council on Communications and Media. Media and young minds. *Pediatrics*. 2016;138(5):e20162591. PubMed PMID: 27940793.

56. Council on Communications and Media. Media use in school-aged children and adolescents. *Pediatrics*. 2016;138(5):e20162592. PubMed PMID: 27940794.

57. Chen X, Beydoun MA, Wang Y. Is sleep duration associated with childhood obesity? A systematic review and meta-analysis. *Obesity (Silver Spring)*. 2008;16(2):265-274. PubMed PMID: 18239632.

58. Hirshkowitz M, Whiton K, Albert SM, *et al*. National Sleep Foundation's sleep time duration recommendations: methodology and results summary. *Sleep Health*. 2015;1(1):40-43. PubMed PMID: 29073412.

59. Flynn JT, Kaelber DC, Baker-Smith CM, *et al*.; Subcommittee on Screening and Management of High Blood Pressure in Children and Adolescents. Clinical practice guideline for screening and management of high blood pressure in children and adolescents. *Pediatrics*. 2017;140(3):e20171904. PubMed PMID: 28827377.

60. Viera AJ, Neutze DM. Diagnosis of secondary hypertension: an age-based approach. *Am Fam Physician.* 2010;82(12):1471-1478. PubMed PMID: 21166367.

61. Scherl SA. Common lower extremity problems in children. *Pediatr Rev.* 2004;25(2):52-62. PubMed PMID: 14754927.

62. Wolf RM, Long D. Pubertal development. *Pediatr Rev.* 2016;37(7):292-300. PubMed PMID: 27368360.

63. Long D. Precocious puberty. *Pediatr Rev.* 2015;36(7):319-321. PubMed PMID: 26133309.

64. Rachmiel M, Kives S, Atenafu E, Hamilton J. Primary amenorrhea as a manifestation of polycystic ovarian syndrome in adolescents: a unique subgroup? *Arch Pediatr Adolesc Med.* 2008;162(6):521-525. PubMed PMID: 18524741.

65. American Diabetes Association. 2. Classification and diagnosis of diabetes: standards of medical care in diabetes-2020. *Diabetes Care.* 2020;43(suppl 1):S14-S31. PubMed PMID: 31862745.

66. Shah J, Okubote T, Alkhouri N. Overview of updated practice guidelines for pediatric nonalcoholic fatty liver disease. *Gastroenterol Hepatol (NY).* 2018;14(7):407-414. PubMed PMID: 30166956; PMCID: PMC6111502.

67. Wrotniak BH, Epstein LH, Paluch RA, Roemmich JN. Parent weight change as a predictor of child weight change in family-based behavioral obesity treatment. *Arch Pediatr Adolesc Med.* 2004;158(4):342-347. PubMed PMID: 15066873.

68. Golan M. Parents as agents of change in childhood obesity–from research to practice. *Int J Pediatr Obes.* 2006;1(2):66-76. PubMed PMID: 17907317.

69. Vollmer RL, Mobley AR. Parenting styles, feeding styles, and their influence on child obesogenic behaviors and body weight. A review. *Appetite.* 2013;71:232-241. PubMed PMID: 24001395.

70. Kitzmann KM, Dalton WT III, Stanley CM, et al. Lifestyle interventions for youth who are overweight: a meta-analytic review. *Health Psychol.* 2010;29(1):91-101. PubMed PMID: 20063940.

71. Rhee KE, Jelalian E, Boutelle K, Dickstein S, Seifer R, Wing R. Warm parenting associated with decreasing or stable child BMI during treatment. *Child Obes.* 2016;12(2):94-102. PubMed PMID: 26895374; PMCID: PMC4817557.

72. Mitchell TB, Amaro CM, Steele RG. Pediatric weight management interventions in primary care settings: a meta-analysis. *Health Psychol.* 2016;35(7):704-713. PubMed PMID: 27089458.

73. Hayes JF, Fitzsimmons-Craft EE, Karam AM, Jakubiak J, Brown ML, Wilfley DE. Disordered eating attitudes and behaviors in youth with overweight and obesity: implications for treatment. *Curr Obes Rep.* 2018;7(3):235-246. PubMed PMID: 30069717; PMCID: PMC6098715.

74. Whitlock EP, O'Connor EA, Williams SB, Beil TL, Lutz KW. Effectiveness of weight management interventions in children: a targeted systematic review for the USPSTF. *Pediatrics.* 2010;125(2):e396-e418. PubMed PMID: 20083531.

75. Danielsson P, Kowalski J, Ekblom O, Marcus C. Response of severely obese children and adolescents to behavioral treatment. *Arch Pediatr Adolesc Med.* 2012;166(12):1103-1108. PubMed PMID: 23108856.

76. Srivastava G, Fox CK, Kelly AS, et al. Clinical considerations regarding the use of obesity pharmacotherapy in adolescents with obesity. *Obesity.* 2019;27(2):190-204. PubMed PMID: 30677262; PMCID: PMC6449849.

77. O'Connor EA, Evans CV, Burda BU, Walsh ES, Eder M, Lozano P. Screening for obesity and intervention for weight management in children and adolescents: evidence report and systematic review for the US preventive Services Task Force. *J Am Med Assoc.* 2017;317(23):2427-2444. PubMed PMID: 28632873.

78. Ryder JR, Kaizer A, Rudser KD, Gross A, Kelly AS, Fox CK. Effect of phentermine on weight reduction in a pediatric weight management clinic. *Int J Obes.* 2017;41(1):90-93. PubMed PMID: 27773937; PMCID: PMC5891125.

79. Tamborlane WV, Barrientos-Perez M, Fainberg U, et al.; for the Ellipse Trial Investigators. Liraglutide in children and adolescents with type 2 diabetes. *N Engl J Med.* 2019;381(7):637-646. PubMed PMID: 31034184.

80. Kelly AS, Auerbach P, Barrientos-Perez M, et al.; for the NN8022-4180 Trial Investigators. A randomized, controlled trial of liraglutide for adolescents with obesity. *N Engl J Med.* 2020;382(22):2117-2128. PubMed PMID: 32233338.

81. Armstrong SC, Bolling CF, Michalsky MP, Reichard KW; Section on Obesity, Section on Surgery. Pediatric metabolic and bariatric surgery: evidence, barriers, and best practices. *Pediatrics.* 2019;144(6):e20193223. PubMed PMID: 31656225.

82. Inge TH, Courcoulas AP, Jenkins TM, et al. Five-year outcomes of gastric bypass in adolescents as compared with adults. *N Engl J Med.* 2019;380(22):2136-2145. PubMed PMID: 31116917.

12

GESTIÓN DEL CONSULTORIO

Ethan A. Lazarus, Adam H. Gilden

CASO DE ESTUDIO

Un hombre de 62 años de edad con hipertensión y obesidad se ha retirado hace poco. Quiere disfrutar de una mejor calidad de vida, pero su osteoartritis de rodilla limita sus movimientos. Ha luchado contra su peso por décadas y sabe que la pérdida ponderal podría mejorar su salud global y su funcionamiento diario. Sus medicamentos incluyen losartán/hidroclorotiazida 50/12.5 mg e ibuprofeno prn. Tiene una esposa que lo apoya y está lista para ayudar. No está interesado en unirse a un grupo, pero estaría dispuesto a tomar un medicamento si le ayuda con la pérdida ponderal. Su seguro médico no incluye cobertura para medicamentos de pérdida ponderal. No quiere someterse a cirugía bariátrica.

A la exploración, mide 172.7 cm, pesa 109 kg (240 lb), presión arterial 128/86 mm Hg, frecuencia cardiaca 88 lpm e índice de masa corporal (IMC) 37.0 kg/m^2. El electrocardiograma (ECG) es normal. El resto de la exploración física y pruebas de laboratorio no muestran datos patológicos.

IMPORTANCIA CLÍNICA

Tratar la obesidad en la práctica clínica requiere una estrategia multidisciplinaria para lograr desenlaces clínicamente significativos para el paciente. Sin embargo, dado que los médicos de atención primaria cuentan con tiempo limitado durante las consultas y dado que los tratamientos utilizados para obesidad tienen reembolso variables, los profesionales de servicios de salud (PSS) que quieren brindar atención competente y compasiva para obesidad se enfrentan a múltiples desafíos en el consultorio. En este capítulo se explican aspectos de la provisión de personal, infraestructura del consultorio, protocolos clínicos, cobranza y seguros de gastos médicos, sesgo por peso y la ética de incorporar la obesidad a la práctica clínica.

PROVISIÓN DE PERSONAL, EQUIPAMIENTO Y CONSIDERACIONES EDUCATIVAS PARA BRINDAR ATENCIÓN COMPETENTE PARA OBESIDAD

El personal profesional de múltiples disciplinas se involucra, de manera directa o indirecta, en el tratamiento de la obesidad. Éste incluye personal de recepción que hace servicios de llegada y salida de pacientes; asistentes clínicos, los cuales obtienen los signos vitales (incluida la medición del peso y la estatura); PSS (médico, asistente médico y practicante de enfermería) que llevan a cabo el encuentro médico; otros miembros del equipo (nutriólogo dietista registrado [NDR], especialista en ejercicio, trabajador social, psicólogo clínico) brindan asesoría/consulta; y personal administrativo, el cual apoya con la cobranza y otras actividades de la empresa. Mientras que numerosos PSS no *cuentan* con todo este personal en el consultorio, la mayoría cuenta con por lo menos *algunos*. Estos individuos constituyen el equipo de servicios de salud.

La obesidad es una enfermedad multifactorial compleja y, como tal, el tratamiento se logra mejor mediante la incorporación de un equipo multidisciplinario. Esto es consistente con el manejo de otras enfermedades crónicas, como diabetes, depresión y dolor lumbar, para las cuales se emplea de modo rutinario a educadores certificados en diabetes, asesores de salud mental y fisioterapeutas, respectivamente. La estrategia del equipo para la atención de la obesidad se explica con mayor detalle en el capítulo 13.

Por décadas, la investigación ha demostrado que la atención multidisciplinaria es más eficaz que el tratamiento brindado por un solo profesional. Por ejemplo, un estudio de asignación aleatoria a 12 meses demostró mayor pérdida ponderal con la combinación de una intervención intensiva en el estilo de vida (ILI, *intensive lifestyle intervention*), farmacoterapia y reemplazos de comidas (pérdida de peso corporal inicial de 16.5%), en comparación con medicamentos solos (4.1%) o medicamentos más ILI (10.8%).[1] Otro estudio encontró que ILI con un equipo multidisciplinario provocó mayor pérdida ponderal que la atención habitual en pacientes con diabetes tipo 2 (8.6 *vs.* 0.7% después de un año), y que esta pérdida ponderal continuó siendo significativa después de 8 años.[2] El valor de un equipo interprofesional yace en su habilidad para brindar asistencia experta en múltiples aspectos de la atención del paciente. Por ejemplo, si el asistente clínico tiene la capacitación adecuada para obtener mediciones antropométricas, estatura, peso, circunferencia de cintura y tomar signos vitales, y se dispone de un NDR para brindar asesoría en la implementación de cambios del estilo de vida, esto deja más tiempo al PSS para enfocarse en los aspectos médicos de la atención para obesidad.

La provisión de atención para obesidad debe incluir idealmente una variedad completa de recursos profesionales. Aunque es probable que las prácticas de atención primaria no cuenten con todos los miembros del equipo en el mismo sitio, deben contar con un proceso de referencia para asistir en la atención integral del paciente con obesidad. Los miembros del equipo pueden incluir:

- Profesional médico (médico, asistente médico, practicante de enfermería)
- Cirujano metabólico y bariátrico
- Nutriólogo dietista regristrado (NDR)
- Personal de apoyo en el consultorio
- Psicólogo u otro profesional de salud mental (p. ej., asesor profesional certificado [APC])
- Fisiólogo del ejercicio/fisioterapeuta

Los papeles y responsabilidades de los miembros del equipo se muestran en la tabla 12-1.

Miembros del equipo

Profesional médico

Debido a que la obesidad se reconoce como una enfermedad crónica, es importante que un PSS con capacitación apropiada dirija la atención del paciente. Con mayor frecuencia, este papel lo asume el médico. Aunque todos los profesionales son *capaces* de tratar la obesidad, es desafortunado que con frecuencia sientan que tienen la *capacitación* inadecuada para hacerlo. En un estudio reciente se encontró que muchos profesionales hacen recomendaciones que no son consistentes con la evidencia médica actual.[3] Pese a que hay múltiples oportunidades para obtener consejos prácticos y actualizaciones relativas a la atención en obesidad mediante conferencias de educación médica continua, capacitación en línea y artículos de revisión, los estudios muestran que la educación alrededor de la obesidad y la nutrición continúa siendo limitada.[4,5] El papel del PSS es contar con la comprensión fundamental de todos los aspectos de la atención de la obesidad (p. ej., cómo obtener una historia de obesidad, buscar comorbilidades, hacer una exploración física enfocada en la obesidad y discutir las opciones terapéuticas que incluyan el manejo del estilo de vida, la farmacoterapia y cirugía bariátrica) y luego dirigir al paciente a los recursos más necesitados. El PSS también es responsable de establecer la filosofía general y dirección

TABLA 12-1 Clínicos involucrados en el tratamiento de la obesidad

PERSONAL	SERVICIO
PSS	Prescribe farmacoterapia Maneja comorbilidades Refiere a otros servicios —NDR, ejercicio, conducta, psicología, cirugía Proporciona atención perioperatoria para los pacientes sometidos a cirugía bariátrica Organiza el seguimiento
NDR	Dentro de la práctica o por referencia Hace la valoración dietética Revisa los diarios alimenticios Proporciona planes alimenticios estructurados individualizados, intervención intensiva en el estilo de vida Proporciona educación dietética y nutricional
Fisiólogo del ejercicio/entrenador	En general, por referencia Evalúa las limitaciones y habilidades físicas Desarrolla un programa individualizado de actividad física
Psicólogo/terapeuta	En general, por referencia Evalúa los factores estresantes y barreras psicológicas Hace una entrevista motivacional Proporciona terapia cognitiva conductual
Cirujano bariátrico	En general, por referencia Evalúa la adecuación del paciente para procedimientos bariátricos Realiza procedimientos y organiza el seguimiento

PSS, profesional de servicios de salud; NDR, nutriólogo dietista registrado.

de la práctica. Como ejemplo específico de filosofía/dirección, algunos PSS pueden favorecer personalmente planes alimenticios específicos (p. ej., basados en plantas, con pocos carbohidratos, mediterráneo) para el manejo ponderal. No obstante, aquellos PSS que pueden asesorar a los pacientes acerca de una amplia variedad de planes alimenticios basados en evidencias tienen mayor probabilidad de tener éxito al tratar la obesidad.

Cirujano metabólico y bariátrico

Para algunos pacientes, en particular aquellos con un IMC ≥ 40 kg/m^2 (o ≥ 35 kg/m^2 con una comorbilidad como diabetes tipo 2) que no han tenido éxito para lograr y mantener una pérdida ponderal de importancia médica a través de medios no invasivos, está indicada la referencia a un cirujano metabólico y bariátrico con capacitación adecuada. La cirugía puede mejorar la esperanza de vida, reducir la carga de comorbilidades médicas y mejorar la calidad de vida. Se ha comprobado que la cirugía es una herramienta poderosa para el tratamiento de la obesidad. (*Al igual que los demás campos de la Medicina, estos lineamientos cambian constantemente. Los lineamientos quirúrgicos más recientes pueden disminuir estos intervalos de referencia de IMC. Con frecuencia, la cobertura por las aseguradoras para este tratamiento tiene un retraso respecto a los cambios de lineamientos.*)

A pesar de que algunos cirujanos generales realizan cirugía bariátrica, muchos eligen especializarse en esta área. En general, es preferible para el PSS referir a un cirujano que sólo (o por lo menos en su mayoría) hace este tipo de cirugías. Muchos de estos cirujanos han completado un posgrado en procedimientos bariátricos. Idealmente, el cirujano debe practicar en un "centro de excelencia" bariátrico certificado por el MBSAQIP (*Metabolic and Bariatric Surgery Accreditation and Quality Improvement Program*). Los pacientes o PSS pueden buscar el sitio en línea de la *American Society of Metabolic and Bariatric Surgeons* para encontrar al proveedor en su área.[6] Para más información relativa a la cirugía bariátrica, favor de revisar el capítulo 9.

Nutriólogo dietista registrado (NDR)

Los NDR están certificados por la *Academy of Nutrition and Dietetics.* Los NDR deben completar la licenciatura en una universidad estadounidense con certificación regional y un curso certificado por el *Accreditation Council for Education in Nutrition and Dietetics* (ACEND) de la *Academy of Nutrition and Dietetics.* Luego deben completar un programa práctico supervisado y certificado por el ACEND, que consiste en un mínimo de 1 200 horas de práctica supervisada y aprobar un examen nacional administrado por la *Commission on Dietetic Registration* (CDR). Una vez satisfechas las credenciales para el NDR, éste debe mantener 75 horas de educación médica continua cada 5 años. En sitios donde hay estándares legales para el NDR, el término "nutricionista/nutriólogo" está menos estandarizado y menos regulado. Un nutricionista puede tener capacitación o no en nutrición. Por tanto, si el PSS refiere a un paciente para tratamiento dietético/conductual, es preferible colaborar con un NDR.

Los NDR juegan papeles importantes en la valoración y tratamiento del paciente con obesidad. Son excelentes para implementar estrategias dietéticas específicas individualizadas. La CDR también ofrece un certificado en capacitación de manejo ponderal adulto y una certificación como especialista interdisciplinario (*Interdisciplinary Specialist Certification*) en obesidad y manejo ponderal. El NDR puede ser útil en la valoración inicial del paciente con obesidad al obtener una historia completa de nutrición utilizando diversas herramientas que pueden incluir un cuestionario de frecuencia de alimentos, un cuestionario de historia de alimentos, un diario dietético de 24 horas o un muestreo de ingesta de alimentos típica en un día. Luego puede implementar una intervención nutricional que sea apropiada para el paciente (véase el capítulo 5).

Los NDR también son excelentes en ILI. En un programa de manejo ponderal de alta intensidad, es típico ver a los pacientes cada semana o cada 2 semanas. Muchas de estas consultas las hace el NDR. Además de supervisar el plan alimenticio, el NDR puede trabajar con el paciente en cambios conductuales específicos. Esto se logra durante las consultas individuales o en reuniones grupales. En un estudio de asignación aleatoria, se demostró que el grupo de intervención tuvo por lo menos la misma eficacia que las consultas individuales, incluso cuando los participantes expresaron preferir el tratamiento individual. El NDR puede cubrir temas relacionados con la modificación de conductas (véase el capítulo 7).

Perder peso y mantener la pérdida ponderal es desafiante. Con frecuencia es difícil para los pacientes mantenerse motivados, comprometidos e involucrados en el cambio. Los NDR pueden ayudar a los pacientes a mantener un alto grado de motivación y mejorar los desenlaces terapéuticos. Los lineamientos de la AHA/ACC/TOS de 2013 relativos al tratamiento para obesidad recomiendan tener contacto por lo menos mensual para ayudar a mantener la pérdida ponderal; los NDR están bien capacitados para apoyar el tratamiento a largo plazo.

Personal de apoyo en el consultorio

Al igual que con otras enfermedades crónicas, un personal que funciona bien ayudará a mejorar la satisfacción del paciente y los desenlaces de salud. El personal clave incluye:

- Personal de recepción: registro de llegada y salida, programación de citas, llamadas telefónicas, cobranza.
- Asistentes y enfermeras clínicas: evaluar signos vitales, peso, obtención de muestras, ECG. Los estudios específicos para obesidad pueden incluir estudios de composición corporal o tasa metabólica en reposo (TMR).
- Gerente de personal administrativo: cobranza de aseguradoras, autorizaciones previas.
- Gerente de casos/defensor de pacientes.

El personal de apoyo debe asegurar que el paciente tenga una buena experiencia. Deben tener capacitación relativa al tema de sesgo por peso (véase la sección de Sesgo por peso). La confidencialidad del paciente siempre debe respetarse. El peso debe revisarse en privado y el personal debe estar capacitado para proporcionar aliento.

Psicólogo o terapeuta

Hay varios tipos de capacitación en Psicología. El título PhD tradicional en Psicología indica que la persona está capacitada para trabajar en Psicología clínica o terapia. También pueden elegir enseñar a nivel universitario, practicar en clínicas y hospitales de salud mental, o tener una práctica privada. Al candidato típico le toma de 4 a 8 años obtener un título de PhD en Psicología. El PsyD es un grado basado más en la práctica. Como resultado, este grado requiere menos cursos de investigación y estadística, por lo que toma menos tiempo, de manera típica de 4 a 6 años. Por último, el APC debe contar con un grado de maestría en consulta o un campo relacionado y tener 2 años de experiencia clínica supervisada antes de obtener la certificación para brindar psicoterapia por su cuenta. De este modo, el grado de APC puede incluir trabajadores sociales clínicos. Todos estos tipos de clínicos (PhD, PsyD, APC) están calificados para tratar pacientes con problemas ponderales y de salud mental simultáneos, aunque no todos tienen el interés o la pericia en esta población de pacientes.

Muchos pacientes con obesidad tienen problemas coexistentes de salud mental o barreras para el tratamiento psicosocial. Pueden tener apoyo social inadecuado o saboteadores, lo cual incrementa la dificultad para implementar las recomendaciones terapéuticas. Puede haber una historia de abuso verbal, físico o sexual. Los pacientes pueden sufrir depresión clínica, trastornos de ansiedad, trastornos de la alimentación, que incluyen el trastorno por atracones, y otros problemas que contribuyen a su obesidad. Para pacientes con obesidad y problemas coexistentes de salud mental, el tratamiento con un psicólogo con las herramientas adecuadas basadas en evidencias puede proporcionar mejores resultados. Además, un psicólogo puede participar en la ILI y manejar muchos de los aspectos psicosociales comunes en la obesidad, que incluyen el manejo del estrés, construir apoyo y aumentar la asertividad. Por último, es típico que se requiera una evaluación psicológica antes de embarcarse en la cirugía bariátrica (véase el capítulo 9 para más detalles).

Fisiólogo del ejercicio/fisioterapeuta

Se ha demostrado que las dietas con calorías reducidas son la estrategia más efectiva para lograr la pérdida ponderal inicial. La actividad física regular es clave para mantener la pérdida ponderal y mejorar la aptitud física y la salud en general. Muchos pacientes con obesidad tienen limitaciones físicas significativas. Por ello, las recomendaciones generales de simplemente "moverse más" o comenzar un programa de ejercicio vigoroso pueden provocar lesiones o una mayor resistencia a incorporar la actividad física a la rutina diaria. En su lugar, el objetivo es desarrollar un programa estructurado individualizado de actividad física que integre las preferencias, aversiones y limitaciones físicas.

Un fisiólogo del ejercicio tiene la capacitación adecuada para valorar la habilidad del paciente para practicar alguna actividad física. Un fisiólogo clínico del ejercicio está certificado por el *American College of Sports Medicine* (ASCM-CEP) y tiene: 1) una licenciatura en ciencias del ejercicio o su equivalente y 1 200 horas de experiencia clínica práctica, o 2) una maestría en fisiología clínica del ejercicio y 600 horas de experiencia clínica práctica. El ASCM-CEP puede hacer análisis de composición corporal, TMR y pruebas de ejercicio, fuerza muscular y flexibilidad, e incluso análisis de la marcha. Al trabajar con el paciente de manera individual, el fisiólogo del ejercicio puede ayudar a desarrollar un programa personalizado de actividad física para el paciente, que incluya objetivos y métricas específicas. Un fisioterapeuta certificado puede ayudar a poner en práctica el plan de ejercicios desarrollado por el fisiólogo del ejercicio (o el PSS) (véase el capítulo 6 para más detalles).

Equipo del consultorio

Los pacientes con obesidad deben ser capaces de sentirse cómodos tanto física como psicológicamente en el consultorio del PSS. Por ejemplo, las sillas del consultorio y la sala de exploración no deben tener descansabrazos, o deben tener una anchura adicional (70 cm) para adecuarse a los pacientes que pesan 136 kg o más. Si el consultorio tiene sofás, sería ideal que tengan asientos firmes a una altura mayor para permitir que los pacientes se sienten y levanten con facilidad. Las recomendaciones para la sala de espera incluyen tener varias sillas robustas sin descansabrazos (de nuevo, para sostener a los pacientes que pesan 136 kg o más) con por lo menos 15 a 20 cm de espacio entre ellas y sillones altos y firmes, si es posible. Las revistas pueden incluir aquéllas de organizaciones como la *Obesity Action Coalition* (OAC) (obesityaction.org), una organización nacional que promueve una mejor atención en salud para personas con obesidad. Las revistas no deben incluir fotografías que ilustren una forma corporal poco realista (p. ej., supermodelos). La medición precisa de la estatura y el peso es vital al tratar pacientes con obesidad. Las básculas del consultorio deben ser capaces de sostener pacientes con peso de hasta 270 kg, idealmente con una base amplia y un manillar para soporte, si es necesario. Un estadímetro montado a la pared es el más preciso para medir la estatura, pero un estadímetro fijo a la báscula se considera adecuado. El personal del consultorio siempre debe obtener permiso para pesar a los pacientes, en especial para aquellos con una estatura visiblemente alta. Como ya se mencionó, el personal del consultorio debe tener la capacitación para no hacer comentarios despectivos relativos al peso de los pacientes.

Las salas de exploración deben tener batas regulares y grandes, así como un banco de altura fuerte para subir a las mesas de exploración. En algunas prácticas puede considerarse tener una mesa de exploración bariátrica con controles electrónicos. El equipo para la atención de pacientes con peso normal también debe incluir distintos tamaños (p. ej., espéculos para frotis de Papanicolaou). Además de los mangos adultos estándar para presión arterial, la práctica debe contar con mangos adultos grandes y ajustados para presión arterial para asegurar la medición precisa y correcta de la presión arterial en pacientes de todos los tamaños (véase el capítulo 2 para detalles adicionales). Por último, debe disponerse de una cinta métrica de tela, vinilo o metal para la medición de la circunferencia de cintura.

Cómo iniciar el tratamiento para obesidad

El PSS puede no tener acceso a todos los profesionales listados antes. En algunas partes de Estados Unidos, puede no haber fisiólogos del ejercicio o cirujanos bariatras. O, un PSS puede trabajar en una práctica pequeña y no tener acceso a todo el personal de apoyo mencionado. Aunque un equipo multidisciplinario sería ideal, cualquier tratamiento (si está disponible) es mejor que ninguno. Los pacientes afectados por la obesidad y sus PSS pueden trabajar juntos utilizando la toma de decisiones compartidas para implementar un plan terapéutico realista y práctico.

Por ejemplo, un PSS puede prescribir medicamentos y vigilar el peso, el IMC y los efectos farmacológicos colaterales. Si el PSS cuenta con un NDR en su práctica o en su sistema de salud, puede referir al paciente para consulta. Si está indicado un tratamiento más agresivo para el estilo de vida, el PSS puede referir al paciente a un programa grupal intensivo. Éste llega a incluir un programa basado en un centro médico académico, el *Diabetes Prevention Program* con base en YMCA, un programa comercial basado en evidencias (como WW) o un programa autodirigido que incorpore algunos de los principios del tratamiento conductual (automonitoreo y retroalimentación), como Noom. Si el paciente sí tiene el tiempo y recursos para involucrarse en el tratamiento intensivo, el PSS puede pedirle que comience con el automonitoreo de su dieta con una aplicación gratuita para teléfono móvil, como *Lose It!* o *MyFitnessPal*.

Con la actividad física, si el PSS no tiene acceso a un fisiólogo del ejercicio, podría referir al paciente a un entrenador personal capacitado con experiencia en pacientes con obesidad. De manera típica, los fisioterapeutas son más accesibles en la práctica clínica, en comparación con los fisiólogos del ejercicio, y crean planes individualizados de actividad. Por ejemplo, un fisioterapeuta puede hacer una visita de enseñanza para que los pacientes aprendan a utilizar Therabands o Theratubes en casa, lo que permitirá al paciente comenzar un programa de ejercicio sin las barreras de tiempo, costo o estigmas por el peso de ejercitarse en un gimnasio. Los pacientes también pueden participar en actividades físicas autodirigidas —caminar, nadar o andar en bicicleta (p. ej., bicicleta estacionaria, más fácil para pacientes con obesidad, ya que no conlleva la carga de peso).

Una opción terapéutica para el PSS es prescribir farmacoterapia para obesidad. Como se detalló en el capítulo 8, los pacientes que comienzan la farmacoterapia deben evaluarse de manera mensual durante los primeros 3 meses y luego por lo menos cada 3 meses. Es probable que los contactos del paciente con la práctica entre estas valoraciones por el PSS las lleve a cabo un NDR u otro médico. Dependiendo de varios factores que incluyen las necesidades del paciente, así como la disponibilidad/acceso al PSS, la valoración después de los primeros 3 meses de tratamiento podría tomar diferentes formas. La valoración puede incluir una consulta presencial individual con el PSS o, para reducir los costos directos, podría ser una consulta de enfermería para evaluar los signos vitales, y enviar los datos al PSS para la prescripción. El PSS siempre debe prestar atención al ajuste de las terapias para las enfermedades relacionadas con el peso (p. ej., diabetes, hipertensión), las cuales pueden requerir un decremento de la dosis si el paciente pierde con éxito 5 a 10% del peso corporal inicial.

Cuando los pacientes logran una pérdida ponderal clínicamente significativa, un desafío importante es cómo ayudarles a mantener el éxito. Como ya se mencionó, los lineamientos de la AHA/ACC/TOS de 2013 recomiendan el contacto por lo menos mensual para ayudar a los pacientes a mantener la pérdida ponderal. El PSS y el NDR pueden brindar un programa de consultas que funciona para la práctica, dado que tiene la intensidad suficiente para que el paciente continúe practicando las conductas que ocasionaron la pérdida ponderal inicial. Algunos pacientes

pueden requerir apoyo más intensivo en cuanto a dieta, actividad física o conducta durante el mantenimiento de la pérdida ponderal y algunos pacientes pueden lograr una pérdida ponderal inicial de 5 a 10%, pero no estar satisfechos con su progreso. Para pacientes en esta última categoría, está indicada una consulta con el PSS para determinar los pasos siguientes para la intensificación del tratamiento. Se incluye una inspección en el consultorio para comenzar la atención por obesidad (tabla 12-2).

SESGO POR PESO

La estigmatización por obesidad es un problema importante en nuestra sociedad. Este tipo de estigmas tiene efectos negativos en los pacientes y debe manejarse y minimizarse. El sesgo por peso comprende actitudes negativas, creencias, críticas, estereotipos y actos discriminatorios dirigidos contra individuos principalmente debido a su peso. Puede ser manifiesta o sutil, y ocurrir en cualquier ámbito, incluido el empleo, los servicios de salud, la educación, medios masivos y relaciones con familiares y amigos. También toma numerosas formas —verbal, escrita, por medios de comunicación, en línea y más—. Un ejemplo sutil de sesgo por peso es el uso común de fotografías que sólo muestran cuerpos de individuos con obesidad (sin mostrar sus caras). El sesgo por peso es deshumanizante y dañino; puede causar desenlaces adversos para salud física y psicológica, y promueve una norma social que margina a las personas.[7]

Las percepciones de que la obesidad se produce por la ausencia de autodisciplina contribuyen al sesgo por peso. Muchas personas creen que la obesidad no es una enfermedad metabólica crónica, sino que es consecuencia de la selección voluntaria de opciones dietéticas y de actividad deficientes. Esto provoca un tratamiento discriminatorio en muchas áreas, incluido el trabajo, la educación y los servicios de salud. Las personas afectadas por obesidad tienen más problemas para ser contratadas y promovidas, y se les paga menos que a sus contrapartes sin obesidad. Tienen menores tasas de aceptación en universidades y sufren victimización por sus pares, así como actitudes negativas por otros estudiantes y educadores. Inclusive, los pacientes con obesidad son vistos por sus profesionales de servicios de salud como menos motivados, honestos, cumplidores e inteligentes, en comparación con sus contrapartes con peso normal. En un estudio, 69% de quienes respondieron informaron que sus médicos eran la fuente del sesgo por peso.[8] Estos sesgos pueden tener consecuencias adversas para la salud, que incluyen depresión, ansiedad, poca autoestima, mala imagen corporal, calidad reducida de las relaciones interpersonales, prácticas insalubres del control ponderal, atracones, actividad física disminuida y elusión del sistema de salud, que incluye atención preventiva rutinaria.

Es importante que trabajemos para aceptar a las personas de todos los pesos y tamaños, y que fomentemos un tratamiento equitativo y justo. Una manera específica en que los PSS pueden reducir el sesgo por peso es utilizar un "lenguaje que pone primero a la persona". Este término se refiere a describir a las personas con enfermedades en lugar de etiquetar a las personas por su enfermedad. Por ejemplo, utilizar el término "paciente con obesidad" en

TABLA 12-2 Inspección del consultorio para la administración de atención para obesidad

CATEGORÍAS DE INSPECCIÓN

¿Evalúa y atiende de manera rutinaria a los pacientes en busca de sobrepeso y obesidad?

a. Mide la estatura, peso, circunferencia de cintura y calcula el índice de masa corporal (IMC)

b. Obtiene una historia enfocada en obesidad (véase el capítulo 2)

c. Evalúa la disposición y barreras para la pérdida ponderal

¿Qué tipos de servicios o programas brinda de manera rutinaria a sus pacientes que tienen obesidad?

a. Asesoría de alta intensidad relativa a la dieta y ejercicio (individual o grupal)

b. Referencia a nutriólogo dietista registrado (NDR), especialista en ejercicio, especialista en medicina de obesidad o cirugía bariátrica

c. Correos electrónicos

d. Uso de medicamentos antiobesidad o dietas con supervisión médica

¿Cuáles son los servicios o programas registrados en el expediente del paciente?

a. Los cambios conductuales dietéticos y de ejercicio recomendados

b. Objetivo de pérdida ponderal porcentual

c. Correspondencia a un NDR, psicólogo clínico o especialista en ejercicio

d. Usos y riesgo de los medicamento antiobesidad

¿Cuáles son las políticas y procedimientos que ha implementado para brindar atención por obesidad?

a. Se mide la estatura, el peso, la circunferencia de cintura y el IMC en todos los pacientes, y se registran en el expediente

b. Se evalúa la disposición del paciente antes de comenzar el tratamiento

c. Se establecen objetivos de pérdida ponderal y se registran en las notas de progreso

d. Se cuenta con servicios para brindar un tratamiento conductual de alta intensidad, planes individualizados de actividad física y tratamiento conductual

e. Los pacientes con un IMC ≥ 30 kg/m^2 o ≥ 27 kg/m^2 con una comorbilidad se evalúan para medicamentos antiobesidad

f. Los pacientes con un IMC de ≥ 40 kg/m^2 o ≥ 35 kg/m^2 con una comorbilidad se evalúan para cirugía bariátrica

¿Qué formularios, folletos y materiales educativos utiliza?

a. Formulario enfocado en la historia de obesidad

b. Formularios de historia de la dieta y ejercicio

c. Guías relativas a dietas (incluidos los planes alimenticios populares), actividad física y cambio conductual, así como alimentación emocional o por estrés

d. Diarios de alimentos y actividad

e. Hojas educativas acerca de medicamentos antiobesidad

f. Hojas educativas de cirugía bariátrica

¿De qué manera el ambiente de su consultorio apoya o inhibe la administración de servicios para obesidad?

a. Sillas fuertes sin descansabrazos

b. Mangos grandes y ajustados para presión arterial

c. Batas grandes

d. Medir el peso corporal en una sala privada

e. Personal sensible e informado que incluye el uso de lenguaje que pone primero a la persona respecto a la obesidad

¿Cuáles son las funciones actuales del personal al brindar atención para obesidad?

a. Enfermera o MA obtiene el peso, estatura e IMC

b. El PSS (MD, NP o AM) revisa los diarios de alimentos y actividad, y los efectos colaterales de los medicamentos

c. Recepcionista programa las citas para referencia con NDR, especialista en ejercicio o psicólogo clínico

Adaptada de Agency for Healthcare Research and Quality. 10 Steps: Implementation Guide. Put Prevention Into Practice. Adaptado de The Clinicians' Handbook of Preventive Services. *2nd ed. Publication No. 98-0025. Agency for Healthcare Research and Quality; 1998.*

lugar de "paciente obeso". De manera típica, el PSS ya no se refiere a los pacientes como "diabéticos" ni "epilépticos". Sin embargo, se requiere más atención para limitar el uso de la palabra "obeso" como un adjetivo en la atención del paciente. Se promueve que el PSS se comprometa a utilizar un lenguaje en que la persona es primero en www.obesityaction.org/ow2019/people-first-language. Los PSS que se comprometen tienen acceso a *A guide for Health Providers Working with Individual Affected by Obesity* (una guía para profesionales de servicios de salud que trabajan con personas afectadas por obesidad). Esta guía de la OAC incluye temas útiles para el PSS para reducir el sesgo en la práctica diaria. Además de la OAC, otras organizaciones han trabajado para educar y reducir el sesgo por peso. Éstas incluyen las siguientes:

- La *American Medical Association* (AMA): emitió sus directrices en 2017 en las cuales se fomenta el uso del lenguaje que pone primero a la persona respecto a obesidad, al utilizar términos privilegiados de obesidad y educar a los profesionales de servicios de salud (Policy H-440.821).
- La *American Academy of Family Physicians*: emitió sus directrices en 2019 para reducir la estigmatización ponderal en el ámbito de la práctica clínica y promueve estrategias de comunicación centradas en el paciente para reducir el sesgo por peso en escuelas, comunidades y los medios de comunicación.[9]
- El *Rudd Center at the University of Connecticut* (www.uconnruddcenter.org).

PROVISIÓN DEL TRATAMIENTO CONDUCTUAL

Los lineamientos de 2013 relativos a la evaluación y tratamiento de la obesidad estipulan "… prescribir intervenciones integrales de alta intensidad ($\geq$ 14 sesiones en 6 meses) para pérdida ponderal en el sitio, como sesiones individuales o grupales por un intervencionista capacitado". Algunos sistemas de salud han comenzado programas de manejo ponderal que brindan estos servicios. Aunque numerosos pacientes se beneficiarían al participar en dichos programas, no están disponibles con facilidad.

En Estados Unidos, las aseguradoras médicas tienen un papel importante en la cobertura. Si un paciente participa en un "plan sin exención" (establecido desde el inicio de la *Affordable Care Act* en 2014) mediante el intercambio de un seguro de gastos médicos, entonces se requiere legalmente que dicho plan brinde tratamiento conductual de alta intensidad sin costo directo para el paciente. Para otros pacientes, puede haber cierto costo directo por este servicio, pero existen varias opciones. La expansión del *National Diabetes Prevention Program* (https://www.cdc.gov/diabetes/prevention/index.html) ha provocado que este programa pueda estar más disponible, en especial en áreas urbanas. Los médicos también pueden utilizar el reembolso para "TCI" (terapia conductual intensiva) para la obesidad, reembolsada por Medicare desde 2011 (véase la sección de Seguro de gastos médicos y obesidad para una descripción detallada).[10]

Los programas comerciales de pérdida ponderal también son una opción para pacientes que buscan tratamiento conductual de alta intensidad para obesidad. Aunque tienen un costo directo para el paciente, los programas comerciales están respaldados por los lineamientos de 2013 del tratamiento para obesidad como una opción terapéutica razonable, dado que cuentan con evidencia publicada de su eficacia en las publicaciones expertas. El *Take Off Pounds Sensibly* (TOPS) es un programa para pérdida ponderal sin fines de lucro de bajo costo, dirigido por legos capacitados y ofrece contacto frecuente. Algunas intervenciones basadas en tecnología (p. ej., Noom) ahora ofrecen instrucción en pérdida ponderal, que satisface los criterios señalados en los lineamientos de tratamiento para obesidad (contacto de alta intensidad con retroalimentación personalizada de un intervencionista capacitado). Por último, algunas intervenciones pueden no satisfacer los criterios indicados en los lineamientos de tratamiento para obesidad, pero brindan estructura y apoyo útiles para los pacientes. Por ejemplo, los sitios en internet como www.sparkpeople.com ofrecen apoyo por correo electrónico y una comunidad de individuos que buscan la pérdida ponderal. Los pacientes también pueden utilizar aplicaciones gratuitas para teléfono móvil, como *MyFitnessPal* o *Lose It!* para registrar ingesta de alimentos. Para los PSS que trabajan en prácticas pequeñas o en áreas donde no hay grupos locales de pérdida ponderal, pueden ofrecer un registro grupal regular para sus pacientes.

NORMAS Y PROTOCOLOS

El PSS debe establecer protocolos de práctica para atender al paciente que cumpla los lineamientos clínicos publicados. Por ejemplo, los médicos y otros profesionales en la práctica grupal deben mantener estilos de práctica y patrones de prescripción similares. Un ejemplo adecuado de una pregunta de protocolo que surge inevitablemente es el uso a largo plazo de fentermina, un medicamento que sigue siendo el prescrito con mayor frecuencia para pérdida ponderal en Estados Unidos, pero que no está aprobado por la FDA para usarse a largo plazo. Algunos sitios médicos en línea usados con frecuencia (p. ej., *WebMD*) sugieren que el uso de fentermina debe limitarse a 12 semanas. Los lineamientos de 2015 de la *Endocrine Society* indican que el uso de fentermina a largo plazo puede ser apropiado en tanto se satisfagan ciertos criterios (el paciente ha perdido peso y mantenido la pérdida ponderal; el paciente recibe seguimiento regular; no desarrolla contraindicaciones para el tratamiento durante la terapia; ha sido informado acerca de terapias aprobadas por la FDA para usarse a largo plazo). Dado el reconocimiento marginal de la obesidad como una enfermedad crónica y la ausencia de reembolso para la farmacoterapia, parece apropiado utilizar fentermina como único medicamento para usar a largo plazo, en tanto el paciente tenga éxito con esta terapia. Los PSS que prescriben fármacos para pérdida ponderal deben contar con protocolos para este uso sin autorización de fentermina. El léxico en el siguiente recuadro es un ejemplo del que puede usarse con los pacientes (p. ej., en el "resumen después de la consulta" impreso).

Muestra de protocolo de palabras para prescribir fentermina a largo plazo

Le prescribiremos fentermina para que la use a largo plazo.

La fentermina está aprobada por la FDA sólo para usarse a corto plazo, por lo que la manera en que la utilizamos está "fuera de indicación". Esto significa que usamos el medicamento de tal modo que no está aprobado formalmente por la FDA. Puede haber riesgos con el uso de fentermina a largo plazo que aún desconocemos, incluido el riesgo de enfermedad cardiaca.

Creemos que los beneficios con el uso a largo plazo de fentermina superan los riesgos, dado que:

1. la prescripción inicial para la medicina se hizo cuando su índice de masa corporal era de 30 (o su IMC de 27, con una enfermedad médica relacionada con el peso);

2. usted ha perdido por lo menos 5% de su peso corporal desde que comenzó a usar el medicamento y ha seguido manteniendo la pérdida de peso; y

3. acude a sus consultas por lo menos cada 3 meses, ya sea con su médico o profesional de atención primaria, o con su especialista en manejo ponderal para monitoreo ponderal, de presión arterial y pulso.

COMUNICACIÓN CULTURALMENTE INDIVIDUALIZADA

La elevada prevalencia de obesidad en Estados Unidos enmascara algunas de las disparidades raciales y étnicas que existen en cuanto al peso y comorbilidades relacionadas con el mismo.[11] Estas disparidades se basan principalmente en factores socioeconómicos, culturales y ambientales. Los individuos con un ingreso 350% mayor al nivel de pobreza federal, así como aquellos con educación universitaria, tienen una prevalencia significativamente menor de obesidad, en comparación con aquellos con menos ingresos y grado educativo (28 a 30% para grupos SES más altos, en contraste con alrededor de 40% para grupos con SES menores o intermedios). Los afroamericanos y latinos en Estados Unidos tienen la prevalencia más alta de obesidad (46.8 y 47%, respectivamente), en tanto los caucásicos tienen una prevalencia intermedia (37.9%) y los asiáticos estadounidenses tienen la mínima (12.7%). Aún persisten diferencias importantes dentro de estas categorías raciales/étnicas. Por ejemplo, las mujeres afroamericanas tienen la prevalencia más alta de obesidad de cualquier subgrupo (54.8%), y los hombres asiáticos estadounidenses tienen la más baja (10.1%).

La relación entre obesidad, raza/etnia, género y estado socioeconómico es compleja.[11] Por ejemplo, las tasas de obesidad son menores en mujeres afroamericanas y caucásicas con mayor SES, en comparación con mujeres afroamericanas y caucásicas con menor SES, respectivamente. Sin embargo, las tasas de obesidad son similares en hombres afroamericanas de todos los niveles de SES. Las razones para estas diferencias no son claras y pueden ser multifactoriales. Por ejemplo, la obesidad puede ser

un poco más aceptable a nivel cultural entre afroamericanos y, en general (en todos los grupos étnicos), los hombres se sienten menos estigmatizados por la obesidad, en contraste con las mujeres.

Los PSS deben ser conscientes de las diferencias raciales/étnicas y socioeconómicas en la percepción del peso y riesgo de salud relacionado. Por ejemplo, en un estudio de datos nacionales en Estados Unidos, 37.2% de los individuos con IMC de 25 a 29.9 kg/m^2 y 7.8% de aquellos con un IMC $\geq$ 30 kg/m^2 declararon que estaban "cerca de su peso correcto", en lugar de "sobrepeso". De los hombres, fue más probable que los afroamericanos y quienes tenían una educación menor a bachillerato juzgaran mal su peso, al igual que las mujeres afroamericanas y mexicoestadounidenses, y aquellas con una educación menor a bachillerato.[12]

Es importante reconocer que hay diferencias biológicas basadas en la raza/etnicidad. Las mujeres afroamericanas tienen un TMR menor, en comparación con las caucásicas, incluso después de ajustar para la composición corporal.[13] Los pacientes afroamericanos, comparados con los caucásicos en el mismo IMC, tienen una tasa más baja de dislipidemia.[14] Los pacientes asiáticos orientales y asiáticos sureños tienen mayor riesgo de diabetes con la misma circunferencia de cintura, en contraste con los caucásicos.[15] Pese al consenso internacional en torno a la diferencia étnica en el riesgo para la salud relacionado con el peso, los lineamientos de obesidad para Norteamérica no recomiendan puntos de corte diferentes para IMC ni circunferencia de cintura basados en la raza o la etnicidad. Un principio unificador de esfuerzos para asesoría es que los pacientes, sin importar su etnicidad, deben buscar un grado de pérdida ponderal que mejore el nivel de energía y funcionamiento (subjetivo) y que también disminuya la gravedad de las comorbilidades (objetivo). Por ejemplo, un paciente con un IMC inicial de 50 kg/m^2 no necesita lograr un peso "normal" en las tablas de IMC para lograr una salud óptima.

CONDUCTAS DE SALUD DEL MÉDICO

Debido a que el peso corporal es visiblemente notable, es muy probable que los pacientes contemplen lo que hace su PSS y su personal respecto a su propio autocuidado. La pregunta de "autorrevelación" es una decisión personal y controversial. Todos los médicos deben estar preparados para preguntas que surgirán de manera inevitable de los pacientes.

Respecto a su estado ponderal, es importante que el PSS y su personal sean modelos de conductas saludables. Las percepciones de los pacientes variarán con base en el IMC del médico. Por un lado, los profesionales con menor IMC pueden servir como mejores modelos a seguir para pacientes que intentan perder peso. Por otro lado, los practicantes que han luchado con su peso pueden empatizar mejor con sus pacientes. En una muestra nacional de 500 médicos, aquellos con un IMC en el intervalo saludable tuvieron mayor probabilidad de iniciar discusiones relativas al peso y sentirse cómodos al brindar asesoría. En el mismo estudio, si la percepción del médico acerca del peso de su paciente excedía la percepción de su propio peso, el profesional tuvo una probabilidad mucho mayor de iniciar la discusión. Así, los médicos parecen utilizar una comparación del estado ponderal más que su propio estado ponderal.[16] Estudios cualitativos indican una gama de puntos de vista acerca de si prefieren un médico con un menor IMC ("discordante ponderal") *vs.* uno con un peso similar al propio ("concordante ponderal").[17-19] Un estudio cualitativo sugirió que los pacientes de sexo masculino tienden a preferir un médico que sea modelo a seguir, mientras que los de sexo femenino tienden a preferir una mayor empatía.[18]

ÉTICA EN LA PRÁCTICA CLÍNICA

El campo de la medicina de obesidad hace surgir varios aspectos éticos que ameritan una discusión. Pese a los lineamientos basados en evidencias, artículos de postura y buena práctica, algunas clínicas privadas de manejo ponderal continúan ofreciendo terapias que no están basadas en evidencias, como inyecciones de vitamina B$_{12}$, gotas de HCG, suplementos dietéticos sin comprobación o venden polvos para espolvorear que cambian el sentido de gusto y olfato del paciente. Aquí se explican dos temas éticos a enfrentar con frecuencia.

Caso de fentermina

Un ejemplo práctico de ética en medicina de obesidad es la elección de agentes de farmacoterapia. Los cuatro medicamentos aprobados por la FDA para usar a largo plazo en el tratamiento de la obesidad (orlistat, fentermina-topiramato, naltrexona-bupropión y liraglutida) se han evaluado en estudios de asignación aleatoria prospectivos con una duración de por lo menos un año, con datos de seguridad en varios miles de participantes. Además, todos los medicamentos aprobados por la FDA para obesidad ahora deben someterse a estudios grandes de seguridad poscomercialización que duran varios años e incluyen a miles de pacientes. En comparación, la fentermina sólo se ha estudiado por 6 meses, con tamaños de muestra mucho más pequeños y tiene datos limitados de seguridad y eficacia a largo plazo.[20,21] El costo de medicamentos más nuevos varía entre $100 y $1 200 USD por mes, mientras que la fentermina cuesta $10 a $20 por mes. La fentermina genérica puede combinarse con topiramato genérico que es menos costoso que el medicamento de patente (fentermina-topiramato de liberación prolongada). La pérdida ponderal en los primeros 6 meses es cercana a 6% del peso corporal inicial con fentermina genérica *vs.* 9 a 10% con el más efectivo de los medicamentos más nuevos (incluido fentermina-topiramato de liberación prolongada). No se cuenta con datos publicados del uso de la combinación de las formas genéricas de fentermina y topiramato. Por otra parte, tanto la fentermina como el topiramato tienen

expedientes de seguridad de varias décadas. Los lineamientos actuales del uso de farmacoterapia para tratar la obesidad especifican las condiciones bajo las cuales es apropiado el uso a largo plazo de fentermina (véase la sección Normas y protocolos).[21] De este modo, el PSS se enfrenta al problema de la beneficencia (querer prescribir el tratamiento más benéfico) y de no maleficencia (no querer presionar al paciente a tomar un medicamento costoso que necesitará a largo plazo y puede no proporcionar el grado de pérdida ponderal que busca).

En el contexto del reembolso inadecuado del tratamiento médico por una enfermedad crónica, puede ser apropiado ayudar a los pacientes a ahorrar dinero (no maleficencia) al utilizar medicamentos genéricos de menor costo. Cuando el PSS prescribe los medicamentos genéricos, tiene la responsabilidad de explicar el fundamento a sus pacientes para facilitar la autonomía del paciente y la toma de decisiones compartidas. Por ejemplo, el PSS puede explicar que: 1) el medicamento genérico es parecido al compuesto aprobado por la FDA; 2) los dos medicamentos componentes son los mismos, pero la dosis y esquema de dosificación no son exactamente iguales; 3) no hay datos de seguridad y eficacia publicados en torno a la combinación genérica; y 4) deben tomarse las mismas precauciones de seguridad con topiramato genérico que con el de patente (anticoncepción muy confiable y pruebas de embarazo regulares en mujeres en edad reproductiva). También sería razonable que el PSS siga las guías de la FDA y no prescriba la combinación de topiramato genérico y fentermina fuera de indicación, y sólo prescriba la combinación de patente que se ha evaluado.

El caso de vender productos comerciales en el consultorio

Un segundo ejemplo de ética en la práctica clínica es la venta de productos médicos en el consultorio médico. El PSS puede decidir, como parte de su programa terapéutico para obesidad, vender productos para reemplazo de comidas directamente en el consultorio. El PSS debe asegurarse de que toda venta de cualquier producto a los pacientes no los presiona demasiado, ni erosiona la confianza del paciente o socava la obligación de considerar primero los intereses del paciente. La *AMA Code of Medical Ethics* ha resumido lineamientos bajo los cuales pueden venderse productos directamente en el consultorio médico:[22]

1. Los pacientes deben ser libres de elegir. No obligar a los pacientes a comprar los productos en el consultorio.
2. Sólo ofrecer productos que cuenten con datos publicados de eficacia o como parte de una estrategia con datos publicados de su efectividad.
3. Una declaración completa de que el uso de los productos es opcional y que los pacientes pueden comprar los productos donde ellos lo deseen. Además, evitar arreglos de distribución exclusiva con los fabricantes.

4. Proporcionar un consentimiento informado adecuado respecto al uso de estos productos.
5. Limitar las ventas de productos a aquellos que satisfacen las necesidades inmediatas de los pacientes.

SEGURO DE GASTOS MÉDICOS Y OBESIDAD

La obesidad fue reconocida formalmente como una enfermedad en Estados Unidos por la AMA en 2013.[23] Sin embargo, el reembolso de aseguradoras por servicios para pérdida ponderal aún sigue siendo un desafío. Con frecuencia, los seguros de gastos médicos no brindan cobertura para el tratamiento conductual de la obesidad. La cobertura para medicamentos antiobesidad es incluso más limitada, y muchas aseguradoras niegan categóricamente todas las opciones terapéuticas basadas en evidencias. Por ejemplo, Medicare excluye de manera específica la farmacoterapia para obesidad y sólo siete programas estatales de Medicaid tienen cobertura actual para los medicamentos.

No obstante, la situación ha mejorado. Antes de la aprobación de la *Affordable Care Act* y antes de la resolución de la AMA 2013, pocas aseguradoras tenían cobertura para servicios de pérdida ponderal que incluyeran programas conductuales de pérdida ponderal, medicamentos antiobesidad o cirugía bariátrica. Ahora numerosas aseguradoras cubren algunos servicios, medicamentos o procedimientos quirúrgicos. Al momento de la publicación de este libro, casi la mitad de los estados en EU incluían beneficios quirúrgicos bariátricos en su paquete de beneficios de salud esenciales. Además, en el pasado, los PSS dudaban de codificar la obesidad como diagnóstico médico por el temor a que las aseguradoras no pagaran la consulta. Ahora, la mayoría de las aseguradoras requieren que la obesidad y el IMC se codifiquen de manera apropiada. La transición a CIE-10 agregó numerosos códigos nuevos (incluidos códigos específicos para IMC) para describir con mayor precisión el peso de un paciente. Se espera que esto cambie de nuevo cuando el CIE-11 esté completo.

Modelos de práctica basados en efectivo *vs.* basados en seguros médicos

Debido a los desafíos implicados en la cobranza a las aseguradoras médicas por servicios para obesidad, numerosos PSS que tratan la obesidad han operado fuera del mundo de las aseguradoras. Dado que la mayoría de los pacientes afectados por obesidad que buscan tratamiento aún buscan programas comerciales de pérdida ponderal (que no son reembolsados por los seguros de gastos médicos) en lugar de acudir a su profesional médico, este modelo ha sido popular entre los médicos que ofrecen programas de pérdida ponderal. Estas denominadas "prácticas en efectivo" cobran directamente a los pacientes por los servicios provistos. Con frecuencia, los servicios están reunidos en paquetes, lo cual simplifica el costo del programa para los pacientes, en comparación con cobrar cada servicio por separado. Algunas de estas prácticas proporcionan recibos con códigos CIE-10 y códigos de tecnología de procedimientos actuales (CPT, *Current Procedural Technology*) para que los pacientes los presenten a sus compañías aseguradoras. Por el contrario, algunas prácticas ofrecen servicios de pérdida ponderal dentro de su atención y presentan directamente

los recibos a las aseguradoras para su reembolso. Esto ofrece a los pacientes la conveniencia de que su compañía aseguradora reembolse su tratamiento, de modo similar que el tratamiento para otras enfermedades crónicas. Esta estrategia requiere prácticas de cobranza médica cualificadas para asegurar el reembolso preciso y apropiado. También puede haber numerosos modelos de práctica utilizados para la atención de la obesidad (véase la tabla 12-3).

Debido a todos estos aspectos, incluida la poca capacitación en medicina de obesidad, la ausencia de cobertura de seguro y las preocupaciones de los pacientes y el PSS de que los medicamentos para pérdida ponderal puedan tener efectos colaterales excesivos, se estima que sólo 2% de los pacientes son elegibles para tratamiento con medicamentos antiobesidad recibe una prescripción. Además, pese a los beneficios documentados de la cirugía bariátrica y metabólica de la pérdida ponderal, la resolución de comorbilidades y longevidad, sólo alrededor de 1% de los individuos elegibles para cirugía recibe esta terapia.[24] Se ha propuesto una ley en el Congreso de Estados Unidos llamada *Treat and Reduce Obesity Act* (https://www.obesit yaction.org/troa). Al momento de escribir este libro, no había sido aprobada. En caso de aprobarse, se eliminaría la exclusión de la farmacoterapia para obesidad de la parte D de Medicare y se expandiría la lista de profesionales capaces de brindar TCI para obesidad.

Códigos CIE-10

Los códigos según la Clasificación Internacional de Enfermedades (CIE-10) se utilizan para codificar los diagnósticos médicos.[25] La siguiente lista de códigos para obesidad queda plasmada en las tablas 12-4A y 12-4B. No

TABLA 12-3 Modelos de atención para obesidad	
Atención primaria, basada en aseguradoras	La obesidad se trata como una enfermedad crónica, similar a otras enfermedades. Se cobra a las aseguradoras por los tratamientos proporcionados.
Atención de especialidad, basada en aseguradoras	Práctica de manejo integral de obesidad, que incluye servicios médicos especializados y otros específicos para obesidad, como modificación intensiva del estilo de vida, entrenamiento de ejercicio, planes alimenticios estructurados, entre otros.
Atención integral, basada en aseguradoras	Similar a los anteriores, pero ofrece servicios adicionales como terapeutas en ejercicio, psicólogos, consultas individuales y grupales, y cirugía bariátrica.
Práctica basada en pago en efectivo	Estas prácticas ofrecen atención para obesidad, pero optan por no tratar con las aseguradoras. Los pacientes pagan directamente a la práctica en un modelo de pago por servicio o en ocasiones por paquetes de servicios (como un programa de pérdida ponderal de 12 semanas que incluye monitoreo médico, consultas con nutriólogo, etcétera).

TABLA 12-4A Códigos de obesidad

CÓDIGO CIE-10	DESCRIPCIÓN
E65	Adiposidad localizada Panículo adiposo
E66	Sobrepeso y obesidad Usar el código adicional para identificar el índice de masa corporal (IMC) Excluye: • distrofia adiposogenital (E23.6) • lipomatosis NOS (E88.2) • lipomatosis dolorosa (Dercum) (E88.2) • síndrome de Prader-Willi (Q87.1)
E66.0	Obesidad debida a calorías excesivas
E66.01	Obesidad mórbida (grave) debida a calorías excesivas Excluye: • obesidad mórbida (grave) con hipoventilación alveolar (E66.2)
E66.09	Otro tipo de obesidad debida a calorías excesivas
E66.1	Obesidad inducida por fármacos Usar el código adicional de efecto adverso, si es aplicable, para identificar el medicamento (T36-T50 con el 5 o 6 carácter 5)
E66.2	Obesidad mórbida (grave) con hipoventilación alveolar Síndrome de Pickwickian
E66.8	Otro tipo de obesidad
E66.9	Obesidad, no especificada Obesidad NOS
R60.9	Lipedema
Z86.39	Antecedente personal de otra enfermedad endocrina, nutricional y metabólica • incluye historia de obesidad, adultos • antecedente de obesidad IMC percentil 95-100
Z98.84	Estado de cirugía bariátrica Estado de bandeo gástrico Estado de derivación gástrica por obesidad Estado de cirugía para obesidad Excluye: • estado de cirugía bariátrica que complica embarazo, parto o puerperio (O99.84) Excluye: • estado de derivación intestinal y anastomosis (Z98.0)

obstante, a todos los médicos que ofrecen servicios para obesidad se les recomienda consultar un especialista calificado en cobranza. Hay otros muchos códigos que incluyen códigos de manejo ponderal pediátrico y comorbilidades relacionadas, entre otros. Todos están disponibles como parte de la CIE-10 y pueden encontrarse en www.cdc.gov. Es importante codificar tanto el diagnóstico médico de obesidad como el código de IMC correspondiente. Por ejemplo, para un paciente con obesidad y un IMC de 33.4 kg/m², el PSS debe codificar E66.0 (obesidad debida a exceso de calorías) y Z68.33 (IMC de 33.0 a 33.9 kg/m², adulto).

Códigos según la tecnología de procedimientos actuales

Los códigos de CPT se utilizan para reportar procedimientos y servicios médicos, quirúrgicos y diagnósticos para entidades como médicos, compañías aseguradoras de gastos médicos y organizaciones certificadoras.[26] Algunos de los códigos utilizados con mayor frecuencia se listan en la tabla 12-5; sin embargo, es importante revisar sus prácticas de facturación con un especialista en cobranza médica.

Beneficio de Medicare respecto a la terapia conductual intensiva para obesidad

Los beneficiarios de Medicare con IMC ≥ 30 kg/m² pueden calificar para asesoría conductual intensiva.

TABLA 12-4B Códigos para índice de masa corporal (IMC)

CÓDIGO CIE-10	DESCRIPCIÓN (KG/M²)
Z68.3	IMC 30-39, adulto
Z68.30	IMC 30.0-30.9, adulto
Z68.31	IMC 31.0-31.9, adulto
Z68.32	IMC 32.0-32.9, adulto
Z68.33	IMC 33.0-33.9, adulto
Z68.34	IMC 34.0-34.9, adulto
Z68.35	IMC 35.0-35.9, adulto
Z68.36	IMC 36.0-36.9, adulto
Z68.37	IMC 37.0-37.9, adulto
Z68.38	IMC 38.0-38.9, adulto
Z68.39	IMC 39.0-39.9, adulto
Z68.4	IMC 40 o mayor, adulto
Z68.41	IMC 40-44.9, adulto
Z68.42	IMC 45.0-49.9, adulto
Z68.43	IMC 50.0-59.9, adulto
Z68.44	IMC 60.0-69.9, adulto
Z68.45	IMC 70 o mayor, adulto

TABLA 12-5 Códigos según la tecnología de procedimientos actuales		
CÓDIGOS DE EVALUACIÓN DE SALUD Y CONDUCTA	**NOTAS**	**TIEMPO**
96150	Valoración inicial	Cobrada en incrementos de 15 minutos
96151	Valoración de seguimiento	Cobrada en incrementos de 15 minutos
Códigos para intervención de salud y conducta		
96152	Individual	Cobrada en incrementos de 15 minutos
96153	Grupal	Cobrada en incrementos de 15 minutos
96154	Familia (paciente presente)	Cobrada en incrementos de 15 minutos
96155	Familia (paciente ausente)	Cobrada en incrementos de 15 minutos
Códigos para consulta preventiva		
99381-99387	Paciente nuevo	N/A
99391-99397	Paciente establecido	N/A
Códigos para asesoría/reducción de factores de riesgo		
99401	Asesoría preventiva	15 minutos
99402	Asesoría preventiva	30 minutos
99403	Asesoría preventiva	45 minutos
99404	Asesoría preventiva	60 minutos
Códigos para terapia médica nutricional		
97802	Valoración inicial	Cobrada en incrementos de 15 minutos
97803	Revaloración	Cobrada en incrementos de 15 minutos
97804	Grupal	Cobrada en incrementos de 15 minutos
Códigos de pruebas		
0358T	Valoración de composición de cuerpo completo mediante BIA	

BIA, análisis de impedancia bioeléctrica.

Ésta debe llevarse a cabo por el profesional de atención primaria en el ámbito de servicios de atención primaria. Se cubren hasta 22 consultas en los primeros 12 meses. Durante el primer mes, los pacientes pueden ser atendidos cada semana. Durante el 2° al 6° mes, los pacientes pueden ser atendidos cada 2 semanas. Después, desde el 7° al 12° mes, pueden ser atendidos una vez al mes. Para que Medicare cubra las consultas durante el 7° al 12° mes, los pacientes deben haber sido evaluados al 6° mes y haber perdido por lo menos 3 kg.

Códigos:

G0447: asesoría individual presencial para obesidad, 15 minutos.

G0473: asesoría grupal presencial, 30 minutos.

Códigos para evaluación y manejo (Códigos E&M:).

Códigos para paciente nuevo: 99201 a 99205.

Códigos para paciente establecido: 99211 a 99215.

DEFENSA Y SALUD PÚBLICA

Dada la presencia continua de sesgo por peso en los servicios de salud y la sociedad estadounidenses, es importante que el PSS abogue por sus pacientes. La promoción de un tratamiento mejorado para obesidad puede incluir cualquiera de los siguientes: 1) respaldo para una atención clínica apropiada; 2) educación a otros médicos; y 3) educación del público, que incluye trabajar con grupos defensores de personas con obesidad.[27]

La defensa en favor de los pacientes es un aspecto importante al proveer atención clínica. Como ya se describió, el PSS debe ir más allá para ayudar a sus pacientes a encontrar el tratamiento conductual de alta intensidad que ahora se recomienda como el estándar de atención. En algunos casos, esto podría implicar escribir a los pagadores de aseguradoras para documentar la necesidad médica de dicho tratamiento. La exclusión de la farmacoterapia de la mayoría de los formularios de las aseguradoras también puede requerir cartas de apelación o de la necesidad médica. Aunque es desafortunado para el PSS tener que dedicar tiempo a estas tareas, puede ser necesario para asegurar que los pacientes reciban los tratamientos basados en evidencias.

Los PSS que tratan la obesidad pueden elegir educar a sus colegas respecto al concepto de obesidad como enfermedad crónica con recaídas, incluida la necesidad de un tratamiento a largo plazo. Esto puede incluir conferencias, seminarios en línea, pláticas informales durante las comidas o detalles académicos por parte de los PSS que tratan la obesidad, ya que los médicos de atención primaria cuentan con conocimientos limitados relativos a la obesidad, por lo que la educación debe comenzar con los principios básicos. Por ejemplo, menos de 20% de los internistas y médicos familiares conoce los criterios de la FDA para comenzar farmacoterapia como tratamiento para la obesidad.[3] La comprensión de las barreras biológicas para la pérdida ponderal exitosa a largo plazo puede ser un prerrequisito para una discusión más abierta acerca de tratamientos farmacológicos o quirúrgicos para la obesidad.

La educación al público es un aspecto importante de la promoción respecto a la condición crónica de la obesidad. Los médicos y otros profesionales pueden elegir participar en eventos públicos en su área local, incluidas entrevistas por radio o periódico, o participar en medios sociales como *Twitter*, *Facebook* o blogs personales. Asociarse con los pacientes que han perdido peso con éxito puede ser una herramienta útil para demostrar al público los beneficios del tratamiento estructurado para obesidad. Por último, el PSS que trata pacientes con obesidad puede involucrarse en la defensa pública mediante el avance legislativo, en especial la *Treat and Reduce Obesity Act*, como ya se describió.

PUNTOS CLÍNICOS RELEVANTES

- En este capítulo se han revisado aspectos prácticos del tratamiento para obesidad en el ámbito clínico, que incluyen los equipos clínicos y el equipamiento necesario para llevarlo a cabo, así como las herramientas disponibles para ayudar a los pacientes a comenzar la modificación conductual e involucrarlos en programas de modificación del estilo de vida de alta intensidad.
- En este capítulo también se revisó el importante problema del sesgo por peso y sugerencias para mitigarlo.
- Las recomendaciones para protocolos terapéuticos, comunicación con pacientes de distintos trasfondos y aspectos de cobranza también se explicaron.

CUÁNDO REFERIR

Nutriólogo dietista registrado
- Pacientes que necesitan educación básica en nutrición (recuento calórico, macronutrientes).
- Pacientes que necesitan ayuda para implementar una intervención dietética específica.
- Pacientes que necesitan una intervención conductual de alta intensidad.

Fisiólogo del ejercicio/fisioterapeuta
- Pacientes que requieren un plan de ejercicio individualizado o supervisión.
- Pacientes que requieren una asesoría avanzada (pruebas de tasa metabólica o fuerza muscular).

Psicólogo
- Pacientes con un alto grado de angustia emocional acerca de su peso.
- Pacientes con un trastorno de la alimentación, que incluye trastorno por atracones, bulimia o síndrome de ingesta nocturna.
- Pacientes con una larga historia de múltiples intentos de pérdida ponderal con dificultad para perder peso debido a factores estresantes/emocionales.

CASO DE ESTUDIO

Discusión

El caso de estudio ilustra dos aspectos de la gestión del consultorio que son relevantes para la atención clínica. Primero está el problema de ofrecer y proporcionar apoyo conductual intensivo para pérdida ponderal. Los lineamientos de la AHA/ACC/TOS 2013 relativos al manejo de obesidad estipulan que un tratamiento presencial de alta intensidad (≥ 14 sesiones en los primeros 6 meses, con por lo menos contacto mensual para mantener la pérdida ponderal) es apropiado para este paciente. Es responsabilidad del PSS ayudar a sus pacientes a obtener acceso al tratamiento si lo desea. Los seguros de gastos médicos pagan cada vez más por dichas intervenciones, pero el reembolso sigue siendo inconsistente. Si el PSS no es capaz de proporcionar un programa como éste en su consultorio, entonces debe recomendar la participación en dicho programa y ser consciente de las opciones de alta calidad y bajo costo en su práctica o comunidad local que pueden brindar un tratamiento intensivo basado en evidencias para obesidad. La intervención puede ofrecerse en un sistema de salud en el cual practique el profesional o a través de la referencia externa a un grupo comercial o sin fines de lucro para intervención conductual. En este caso, el paciente se resiste a participar en dichas intervenciones y ha intentado llevar a cabo un cambio de estilo de vida por su cuenta, pero sin éxito. La responsabilidad del PSS es explicar los beneficios de una intervención de alta intensidad del estilo de vida, la importancia del automonitoreo y de los objetivos específicos para una ingesta calórica reducida y el aumento de la actividad física. Si el paciente se rehúsa a integrarse a la intervención grupal, entonces el PSS debe intentar involucrarlo en una intervención del estilo de vida con automonitoreo más agresivo y una estrategia 1:1 con un NDR. El PSS también debe asesorar a su paciente respecto a que: 1) la farmacoterapia para obesidad no causa pérdida ponderal por sí sola, sino que se utiliza como herramienta para ayudarlo a llevar a cabo cambios en el estilo de vida; y 2) se espera que la combinación de una intervención conductual de alta intensidad y farmacoterapia casi duplique la pérdida ponderal lograda, en comparación con cualquier terapia sola.

El segundo problema en este caso se relaciona con la elección del agente de farmacoterapia, en el contexto de la falta de cobertura por la aseguradora. Medicare Parte D excluye los medicamentos para manejo ponderal, y numerosos empleadores y aseguradoras privadas tampoco cubren los medicamentos. Los nuevos fármacos (naltrexona HCL/bupropión HCL, fentermina-topiramato de

liberación prolongada y liraglutida 3.0 mg) pueden tener un precio que varía entre $100 y $1 200 USD por mes, colocándolos fuera del alcance de muchos pacientes. Algunos médicos pueden preocuparse por los efectos de un estimulante cardiaco en el paciente de edad avanzada, como el descrito en este caso (p. ej., el riesgo de inducir una arritmia cardiaca). Una respuesta apropiada en este caso sería explicar al paciente el problema de cobertura de su seguro. Si el paciente aún quiere utilizar la farmacoterapia, pueden emplearse medicamentos con menor riesgo, como dosis bajas de fentermina (8 mg, 15 mg o ½ de 37.5 mg). El PSS también debe explicarle a su paciente que si el medicamento es benéfico, deberá tomarlo a largo plazo y someterse a monitoreo regular para asegurar su eficacia y seguridad. *Es importante señalar que al momento de escribir este libro, algunos estados tenían leyes que restringían o limitaban la prescripción de fentermina a largo plazo, por lo que es fundamental que el PSS conozca las leyes en su estado respecto a esta práctica.*

PREGUNTAS DE EXAMEN

1. Un paciente con índice de masa corporal (IMC) de 38.3 kg/m² acude para consulta de manejo ponderal. El paciente también tiene prediabetes e hipertensión.

   ¿Cuáles de los siguientes son los códigos más apropiados para cobranza?

   A. Diagnóstico primario I10 (hipertensión); diagnóstico secundario E66.01 (obesidad grave).
   B. Diagnóstico primario E66.9 (obesidad); diagnóstico secundario Z68.38 (IMC 38 a 38.9).
   C. Diagnóstico primario E66.01 (obesidad grave); diagnóstico secundario Z68.38 (IMC 38 a 38.9).
   D. Diagnóstico primario Z68.38 (IMC 38 a 38.9); diagnóstico secundario E66.01 (obesidad grave).

   Respuesta: C. *A no es correcta porque usted atiende al paciente por manejo ponderal; por ello, el peso debe cobrarse como el diagnóstico primario. B no es correcta porque el IMC del paciente está en el intervalo de "equivalente a obesidad grave" (IMC 35 a 39.9 con una comorbilidad). D no es correcta porque el diagnóstico médico de obesidad se cobra primero, seguido por el código de IMC.*

2. En cuanto a la comunicación culturalmente personalizada respecto al peso y la salud, ¿cuál de los siguientes subgrupos étnicos-raciales tiene el *menor* riesgo de complicaciones médicas según el índice de masa corporal (IMC)?

   A. Caucásicos
   B. Mexicoestadounidenses
   C. Asiáticos orientales
   D. Afroamericanos
   E. Asiáticos sureños

   Respuesta: D. *Con un IMC dado, los pacientes del este y sur de Asia tienen mayor grado de adiposidad visceral, en comparación con los caucásicos; y los afroamericanos tienen una adiposidad visceral ligeramente menor que los caucásicos.*

RECURSOS PRÁCTICOS

Lineamientos clínicos y recursos para gestión de prácticas

- *The Obesity Society* (www.obesity.org)
- *The Obesity Medicine Association* (www.obesityme dicine.org)
- *The American Board of Obesity Medicine* (www.abom.org)

- *American Academy of Clinical Endocrinologists* (obesity. aace.com)

Materiales educativos para pacientes y protocolos terapéuticos (otros listados en los capítulos 5 y 13)

- *Academy of Nutrition and Dietetics* (www.eatright.org)
- *The Model-IBT Program* (Intensive Behavioral Therapy) *for Obesity* (https://onlinelibrary.wiley.com/doi/full/10.1002/oby.22594)

- Recursos gratuitos o de bajo costo para pacientes
  - *Spark People* (www.sparkpeople.com)
  - *Calorie King* (www.calorieking.com)
  - *MyFitnessPal* (www.myfitnesspal.com)
  - *Take Off Pounds Sensibly* (www.tops.org)

Defensa del paciente

- *Obesity Action Coalition* (www.obesityaction.org)
- *Rudd Center* (www.uconnruddcenter.org)

REFERENCIAS

1. Wadden TA, Berkowitz RI, Sarwer DB, Prus-Wisniewski R, Steinberg C. Benefits of lifestyle modification in the pharmacologic treatment of obesity: a randomized trial. *Arch Intern Med.* 2001;161(2):218-227.

2. Wadden TA; Look AHEAD Research Group. Eight-year weight losses with an intensive lifestyle intervention: the look AHEAD study. *Obesity.* 2014;22(1):5-13.

3. Turner M, Jannah N, Kahan S, Gallagher C, Dietz W. Current knowledge of obesity treatment guidelines by health care professionals. *Obesity.* 2018;26(4):665-671.

4. American Medical Association. *CME Report 3.* AMA Annual Meeting; 2017.

5. Kushner RF, Butsch WS, Kahan S, Machineni S, Cook S, Aronne LJ. Obesity coverage on medical licensing examinations in the United States. What is being tested? *Teach Learn Med.* 2017;29:(2):123-128. doi:10.1080/10401334.2016.1250641

6. American Society for Metabolic, Bariatric Surgery. Find a Provider. Accessed May 26, 2020. https://www.asmbs.org/find-a-provider

7. Obesity Action Coalition. Action Through Advocacy: Weight Bias. Accessed October 28, 2019. https://www.obesityaction.org/action-through-advocacy/weight-bias

8. Puhl R, Brownell KD. Confronting and coping with weight stigma: an investigation of overweight and individuals with obesity. *Obesity.* 2006;14(10):1802-1815.

9. American Academy of Family Physicians. 2019 Congress of Delegates. Accessed October 28, 2019. https://www.aafp.org/news/2019-congress-fmx/20191002cod-hops.html

10. Center for Medicare and Medicaid Services. Decision memo for intensive behavioral therapy for obesity (CAG-00423N). Published November 29, 2011. Accessed April 2, 2019. https://www.cms.gov/medicare-coverage-database/details/nca-decision-memo.aspx?NCAId=253

11. Ogden CL, Fakhouri TH, Carroll MD, *et al.* Prevalence of obesity among adults, by household income and education — United States, 2011-2014. *MMWR Morb Mortal Wkly Rep.* 2017;66:1369-1373. doi:10.15585/mmwr.mm6650a1

12. Dorsey RR, Eberhardt MS, Ogden CL. Racial/ethnic differences in weight perception. *Obesity.* 2009;17(4):790-795.

13. Foster GD, Wadden TA, Vogt RA. Resting energy expenditure in obese African American and Caucasian women. *Obes Res.* 1997;5(1):1-8.

14. Zhu S, Heymsfield SB, Toyoshima H, Wang Z, Pietrobelli A, Heshka S. Race-ethnicity-specific waist circumference cutoffs for identifying cardiovascular disease risk factors. *Am J Clin Nutr.* 2005;81(2):409-415.

15. IDF Consensus Statement on Metabolic Syndrome. 2006. Accessed May 26, 2020. https://www.idf.org/e-library/consensus-statements/60-idfconsensus-worldwide-definitionof-the-metabolic-syndrome.html

16. Bleich SN, Bennett WL, Gudzune KA, Cooper LA. Impact of physician BMI on obesity care and beliefs. *Obesity.* 2012;20:999-1005.

17. Forhan M, Risdon C, Solomon P. Contributors to patient engagement in primary health care: perceptions of patients with obesity. *Prim Health Care Res Dev.* 2013;14:367-372.

18. Leske S, Strodl E, Hou XY. Patient-practitioner relationships desired by overweight/obese adults. *Patient Educ Couns.* 2012;89(2):309-315. doi:10.1016/j.pec.2012.07.002

19. Stewart-Higgins S. *Perspective of Obese Minority Women on Weight Issues within a Primary Care Setting: A Qualitative Study.* PhD Defense. University of Missouri-Kansas City; 2008.

20. Lewis KH, Fischer H, Ard J, *et al.* Safety and effectiveness of longer-term phentermine use: clinical outcomes from an electronic health record cohort. *Obesity.* 2019;27(4):591-602. doi:10.1002/oby.22430

21. Apovian CM, Aronne LJ, Bessesen DH, *et al.* Pharmacological management of obesity: an endocrine Society clinical practice guideline. *J Clin Endocrinol Metab.* 2015;100(2):342-362. doi:10.1210/jc.2014-3415

22. American Medical Association. Code of Medical Ethics: Sale of Health-Related Products. Accessed May 19, 2020. https://www.ama-assn.org/delivering-care/ethics/sale-health-related-products

23. American Medical Association Policy H440.842. Recognition of Obesity as a Disease. Accessed May 19, 2020. https://policysearch.ama-assn.org/policyfinder/detail/H-440.842?uri=%2FAMADoc%2FHOD.xml-0-3858.xml

24. Thomas CE, Mauer EA, Shukla AP, Rathi S, Aronne LJ. Low adoption of weight loss medications: a comparison of prescribing patterns of antiobesity pharmacotherapies and SGLT2s. *Obesity.* 2016;24(9):1955-1961. doi:10.1002/oby.21533

25. Center for Disease Control and Prevention. International Classification of Diseases, 10th revision, clinical modification (ICD-10-CM). Accessed October 28, 2019. www.cdc.gov/nchs/icd/icd10cm.htm

26. Current Procedural Technology. Accessed October 28, 2019. https://www.ama-assn.org/amaone/cpt-current-procedural-terminology

27. Costa SA, Ferris E, Huang TT. What the obesity prevention field can learn from the gay marriage movement. *Obesity.* 2015;23(10):1939-1940. doi:10.1002/oby.21225

CUIDADO DEL EQUIPO, REFERENCIAS Y RECURSOS PARA LA PRÁCTICA

Deborah Bade Horn

Deborah Bade Horn

CASO DE ESTUDIO

Grace es una mujer de 50 años de edad con hipertensión, diabetes tipo 2 descontrolada y artritis en ambas rodillas. Tres meses atrás usted abordó el tema de su peso durante la consulta de seguimiento de diabetes y sus efectos en sus otros problemas de salud. En dicho momento, ella eligió implementar cambios dietéticos autodirigidos e intentar ser más activa. Sin embargo, se dio cuenta de que caminar le lastima las rodillas y regresa hoy frustrada porque no perdió peso.

Sus medicamentos incluyen ramipril 5 mg, metformina 1 000 mg BID y diclofenaco de sodio 50 mg/día. A la exploración, la presión arterial (PA) es 136/88, la frecuencia cardiaca (FC) de 92 lpm e índice de masa corporal (IMC) de 34 kg/m^2. Los estudios de laboratorio muestran HgbA1c de 8.1%. Le pide considerar herramientas adicionales para el manejo ponderal y utilizar un medicamento antiobesidad (MAO).

IMPORTANCIA CLÍNICA

La atención para obesidad dentro de una práctica de atención primaria puede ser desafiante, pero es esencial para el tratamiento exitoso de la enfermedad. Al igual que nunca ha habido suficientes endocrinólogos para tratar a los 30 millones de personas que viven con diabetes en Estados Unidos, tampoco habrá suficientes especialistas en medicina de obesidad para tratar a los 93 millones de personas que viven con obesidad.[1,2] Los pacientes creen que es "responsabilidad del profesional de atención primaria" comenzar la conversación relativa al manejo ponderal y hacerlo de manera respetuosa, sin críticas y experta.[3] Inclusive, administrar cuidados para obesidad depende del reconocimiento de la enfermedad

y utilización de los recursos esenciales y variados para el manejo de esta enfermedad crónica.

Los desenlaces de los pacientes variarán según cómo funcione la práctica. Por ejemplo, la falla para diagnosticar la obesidad se relaciona con menor probabilidad de mantener con éxito una pérdida ponderal significativa.[4] Si el profesional de servicios de salud (PSS) reconoce los intentos previos de pérdida ponderal de un paciente, aumenta la probabilidad de éxito. Identificar la enfermedad, reconocer el esfuerzo y brindar recursos para mejorar la motivación puede mejorar los resultados del paciente.[4] Estos ejemplos breves destacan la importancia de los tres temas clave tratados en este capítulo: Cuidado del equipo, referencias y recursos para la práctica.

Al revisar cada una de estas tres áreas clave, es importante reconocer que los modelos de práctica de atención primaria varían en gran medida. Algunas prácticas existen como parte de un sistema o red de salud más grande, mientras otras operan como prácticas privadas en sitios únicos o múltiples. También hay una amplia gama de modelos de negocio colaborativos que se encuentran en el medio. Esta variación en los modelos de práctica puede producir numerosas modificaciones en la estructura de los miembros del equipo, que incluyen elementos que practican como empleados directos, otros como empleados subcontratados, otros trabajan en múltiples sitios o se comparten por el sistema/red. Sin importar la estructura, los recursos disponibles para los pacientes con obesidad deben ser consistentes en todos los modelos de práctica, desde el acceso del equipo hasta las referencias para las opciones terapéuticas.

ATENCIÓN BASADA EN UN EQUIPO

Los servicios de salud basados en equipos los define la *National Academy of Medicine* como "...la provisión de servicios de salud a individuos, familias o sus comunidades por lo menos por dos profesionales de la salud que trabajan en colaboración con los pacientes y sus cuidadores —hasta el grado preferido por cada paciente— para lograr los objetivos compartidos dentro y a través de distintos ámbitos para lograr una atención coordinada de alta calidad".[5] Las ventajas de la atención basada en equipos en atención primaria incluyen la mejora de la eficacia y efectividad para proporcionar educación al paciente, salud conductual y coordinación de la atención.[6] Las ventajas prácticas de la atención basada en equipos incluyen mayor satisfacción laboral y provisión de atención de alta calidad. La atención basada en equipos puede implementarse a través de diferentes experiencias y para diversas enfermedades crónicas. Por ejemplo, un PSS puede tratar la lumbalgia con consejos básicos y analgésicos, pero la implementación de un plan terapéutico la brinda mejor un fisioterapeuta.

La obesidad compleja y su tratamiento exitoso requieren consultas frecuentes y recursos adicionales más allá del encuentro breve típico entre paciente y PSS. Éste por sí solo indica la necesidad de la atención basada en equipo. Como ya se mencionó, esta estrategia puede mejorar tanto la calidad como la eficiencia de la atención del paciente.[7] Por ejemplo, la atención en equipo es esencial para hacer el diagnóstico de obesidad, ya que requiere una documentación precisa del peso y la talla, típicamente obtenida por un asistente médico, para que pueda iniciarse una discusión significativa entre el paciente y el PSS.[8] Los miembros adicionales del equipo (nutriólogo dietista registrado [NDR], psicólogo) pueden implementar el tratamiento y brindar recursos individualizados más allá del encuentro médico breve. Además, se ha reconocido que la asesoría conductual de alta intensidad es eficaz para promover la pérdida ponderal y puede administrarse por diferentes tipos de miembros del equipo de salud en atención primaria.[9,10] El tratamiento de la obesidad requiere un equipo multidisciplinario para proporcionar atención exitosa y tomar ventaja de las fortalezas de cada miembro del equipo.

El líder del equipo

El primer paso para conformar un equipo de atención para obesidad es identificar al líder del equipo. Con mayor frecuencia éste es un médico, pero también puede asignarse un profesional de práctica avanzada (PPA: practicante de enfermería [NP, *nurse practitioner*] o asistente médico [AM]) con supervisión médica. En algunos estados de Estados Unidos, los practicantes de enfermería pueden ejercer de manera independiente. En una práctica privada de un solo profesional, el líder del equipo puede ser el PSS solo. Desde una perspectiva de equipo, en una práctica de sitio único con múltiples PSS, se identifica con frecuencia a un PSS que funge como líder. De manera similar, en un sistema de salud multisitio o una práctica privada con sitios múltiples, es necesario un líder de equipo general para llevar a cabo las iniciativas de atención consistentes para obesidad en todos los sitios. En dicho caso, cada sitio identificaría un PSS líder que trabaja en conjunto con el líder de equipo general para asegurar la implementación consistente de los protocolos y mejoras de la práctica.

Idealmente, el líder del equipo tendrá o buscará contar con pericia adicional en el tratamiento de la obesidad. Esto puede tomar la forma de educación médica continua (CME, *continuing medical education*), certificados de finalización de CME enfocada en la obesidad o la obtención del diplomado por la *American Board of Obesity Medicine*. Véase Educación del equipo más adelante para más información. El líder del grupo debe planear la estrategia de la práctica para atender al paciente y los pasos a seguir para las actividades para aumentar y mantener la calidad de la atención de la obesidad. Algunos ejemplos incluyen involucrar a todos los miembros del equipo en capacitación del sesgo y estigmatización por obesidad, agregar una pregunta a las encuestas de satisfacción del paciente que ya se utilizan y documentar el diagnóstico de obesidad en el expediente clínico electrónico para ayudar a fomentar que los profesionales y equipos traten a la obesidad como enfermedad. El *Healthy Teams Model* es una estrategia para construir un equipo de servicios de salud efectivo. Se basa en las seis características clave de un equipo productivo: propósito, objetivos, comunicación, liderazgo, cohesión y respeto mutuo.[7] El líder del equipo puede basarse en estas características clave para ayudar a los miembros a involucrarse y adoptar los nuevos procedimientos prácticos respecto a la atención para obesidad. Algunos ejemplos de estos procedimientos enfocados en el equipo pueden incluir documentar discusiones en torno al peso para propósitos de mejora de la calidad o capacitar a los miembros acerca de los principios y técnicas de utilizar la entrevista motivacional para pedir al paciente que cambie de tema. Crear un ambiente laboral de "equipo" unificado es crítico para la atención exitosa del paciente con obesidad.

Miembros del equipo y estructura del equipo

El equipo que atiende obesidad involucra a numerosos jugadores clave que pueden tener papeles superpuestos. Es esencial identificar y planear cuáles miembros del equipo se emplearán de manera interna (dentro de la práctica) *vs.* a cuáles se referirán de manera externa (permanecerán fuera de la práctica, pero se emplearán de manera consistente). Muchos de los miembros del equipo necesarios para administrar tratamiento para obesidad ya son parte de la práctica de atención primaria existente, éstos se mencionan a detalle en el capítulo 12. Por ejemplo, incluyen personal de recepción y administración: recepcionistas, organizadores, defensores de pacientes y asistentes médicos. Otros miembros del equipo clave pueden o no ser parte de una práctica existente. Éstos incluyen NDR, APP, fisiólogos del ejercicio/entrenadores o fisioterapeutas, especialistas conductuales (entrenadores, trabajadores sociales, consejeros y psicólogos) y farmaceutas clínicos. Hay numerosas opciones que brindan acceso a esta red más amplia de miembros del equipo. En un sistema universitario o un sistema de salud integrado, estos elementos pueden existir en otro sitio en el sistema práctico y estar disponibles para referencia. En una práctica privada grupal, pueden contratarse y compartirse entre múltiples sitios de la misma. Para las prácticas privadas únicas, puede subcontratarse a la comunidad al construir una red de referencia de profesionales con quienes se colabora respecto a la atención del paciente.

Por ejemplo, en la actualidad es infrecuente que una práctica de atención primaria cuente con un fisiólogo del ejercicio o un entrenador personal certificado en la plantilla de personal, aunque la actividad física es un componente esencial del tratamiento para obesidad. (La capacitación y experiencia de un fisiólogo del ejercicio se describen en el capítulo 12.) Por tanto, puede referirse al paciente a recursos fuera de la práctica, pero dentro de un sistema de salud más grande o comunitario para recibir este componente de la atención. Como alternativa, la práctica puede contratar a un fisiólogo del ejercicio o entrenador personal certificado como consultor contratado (no empleado) para brindar conferencias interactivas o talleres a los pacientes en el ámbito grupal. Es común que las prácticas que usan esta estrategia paguen una tarifa por clase o por hora al fisiólogo del ejercicio y cobren a los pacientes una cuota por clase asistida. Esta opción puede mantener el costo bajo tanto para la práctica como para los pacientes, dada la guía esencial de actividad física para los pacientes y proporcionará una ganancia a la práctica. En este ejemplo, un recurso que cuesta dinero a la práctica se convierte en un recurso que aumenta las ganancias de la misma.

A medida que se define el equipo de atención para obesidad, es importante recordar que no todo paciente necesita ver a cada tipo de médico en el equipo; el plan de atención debe individualizarse. Por ejemplo, algunos pacientes pueden necesitar supervisión y apoyo conductual adicional provisto por un entrenador conductual para obtener un conjunto de habilidades para el éxito a largo plazo, mientras otros pueden necesitar la guía de un fisioterapeuta o entrenador personal certificado para desarrollar un programa de actividad física que satisfaga sus necesidades terapéuticas y habilidades físicas. Esta individualización de la atención debe considerarse cuando la práctica determina las necesidades del paciente y los planes para proveerle de recursos.

Cuando un miembro especializado del equipo de atención para obesidad no está disponible, se puede capacitar a otros miembros para proporcionar dichos aspectos del tratamiento. Por ejemplo, en algunas prácticas, los asistentes médicos reciben capacitación adicional en nutrición, higiene del sueño, reducción de estrés y guía para actividad física. Esta capacitación adicional les permite dar clases grupales a los pacientes utilizando transparencias, una guía por escrito y folletos. El contenido proporcionado ha sido preaprobado por el equipo completo y brinda un mensaje consistente a los pacientes. Esta consistencia es importante porque asegura que los pacientes reciban la misma educación sin importar quién está disponible para dar la clase cualquier día en la clínica. Las prácticas deben tener cierta flexibilidad de personal, ya que las clases pueden comenzar o terminar fuera de un día laboral común para ajustarse a los horarios del paciente.

Al considerar si contratar, referir a un recurso dentro de un sistema o subcontratar miembros del equipo, es importante confirmar que cuentan con una comprensión profunda de los objetivos terapéuticos generales y filosofía de la práctica, lo que asegura que los pacientes reciban un mensaje consistente de su tratamiento y enfermedad. Si un paciente recibe un conjunto de instrucciones del PSS en una consulta, pero un conjunto diferente de recomendaciones en una clase o de otro profesional, puede crear confusión, frustración e implementación inconsistente.

Flujo del equipo terapéutico

Se refiere a la frecuencia y secuencia de consultas del paciente dentro de la práctica. Las preguntas a considerar incluyen si el flujo terapéutico cambia con base en la intervención elegida por un paciente y su PSS, cuándo un paciente ve a cada miembro del equipo y qué datos de salud deben recolectarse. Cada una de estas decisiones afectará el flujo terapéutico. El tratamiento de alta intensidad es la estrategia más efectiva para el tratamiento exitoso de la obesidad, sin importar la intervención nutricional elegida. Los tratamientos de intensidad moderada o baja con frecuencia producen resultados mínimos, y es común que no satisfagan las expectativas de los pacientes y profesionales.[10-12] Esta evidencia puede guiar las decisiones de la frecuencia de las consultas, así como cuál y cuándo se utilizará a los profesionales.

¿Cómo se ve el flujo de tratamiento en un plan terapéutico efectivo de alta intensidad? El tratamiento de alta intensidad se define como ≥ 14 consultas en 6 meses que pueden ser individuales o grupales,[13] e incluyen por lo menos el contacto mensual para mantener la pérdida ponderal. Los datos emergentes apoyan que el PSS no siempre tiene que ser el miembro del equipo que provee esta atención. Estudios demuestran el uso efectivo de asistentes médicos, el NDR y psicólogos para el tratamiento exitoso de la obesidad entre consultas con el PSS.[14,15] La obesidad es una enfermedad metabólica crónica y la valoración y evaluación iniciales del paciente deben llevarse a cabo por un profesional médico (médico, NP o AM). La habilidad para delegar la atención entre PSS y otros profesionales destaca la necesidad de un equipo efectivo.

El flujo terapéutico también depende de los miembros del equipo disponibles y la estructura de la clínica. Al considerar las rutas del flujo terapéutico, deben tomarse en cuenta todos los tipos de visitas posibles: consultas individuales, citas médicas compartidas (visitas grupales), programas conductuales intensivos (tanto dentro como fuera de la práctica o sistema de salud), grupos de apoyo de iguales o cualquier consulta en la cual pueda involucrarse la red de apoyo del paciente (familiares/amigos). Algunos pacientes pueden ser renuentes a las reuniones grupales, pero los clínicos deben ser conscientes de que las intervenciones grupales son por lo menos tan efectivas como el tratamiento 1:1, incluso entre pacientes que expresan su preferencia por el tratamiento individual.[16]

Ser flexible al considerar diferentes tipos de estructuras de consultas alivia algunas barreras que pueden percibirse inicialmente en una práctica al brindar atención. Por ejemplo, el paciente puede ver al PSS al inicio del tratamiento y luego ver al NDR, enfermera o asistente médico para registros frecuentes durante un periodo de 3 a 6 meses de tratamiento intensivo. El paciente luego regresa con el PSS después de un periodo establecido de tratamiento o después de lograr una pérdida ponderal de 5 a 10% del peso corporal inicial.

Aunque hay múltiples vías para organizar el flujo terapéutico; en general, puede ser útil para la práctica intentar ajustarse a los modelos terapéuticos de alta intensidad (≥ 14 consultas en los primeros 6 meses) que los estudios han demostrado ser los más efectivos. Con esta frecuencia, las consultas podrían ser semanales al inicio y luego menos frecuentes en los meses ulteriores o las consultas podrían ser cada 2 semanas durante 6 meses. El objetivo es brindar la oportunidad de un seguimiento frecuente a los pacientes para permitir ajustes individualizados en su plan terapéutico, según lo requieran, y la supervisión motivadora enfocada en los cambios del estilo de vida.

Cuando una práctica evalúa el flujo terapéutico para administrar una intervención de alta intensidad, es importante considerar que los pacientes también pueden ser referidos a un especialista en medicina de obesidad o a un programa terapéutico intensivo que ya se encuentra en el sistema o comunidad de servicios de salud de la práctica. Sin embargo, como el profesional de atención primaria del paciente, el PSS debe seguir involucrado. Por ejemplo, el PSS puede continuar manejando de manera conjunta las comorbilidades, mientras el paciente pierde peso, al reducir la necesidad de medicamentos necesarios para diabetes, hipertensión, hiperlipidemia o dolor.

Comunicación entre los miembros del equipo

La mayoría de las prácticas de atención primaria ya cuentan con un método para comunicarse entre proveedores, profesionales de salud aliados y cada uno de los miembros del personal de atención directa y administración. Es probable que los servicios para obesidad evalúen la fortaleza de dicha estructura de comunicación. A diferencia de un paciente que acude para una consulta de atención aguda o una exploración rutinaria, la obesidad es como la diabetes, ya que requiere atención crónica. En este sentido, la obesidad tiene similitudes con la depresión mayor o la lumbalgia crónica, ya que la enfermedad requiere contacto frecuente para producir una mejoría clínicamente significativa. En las primeras semanas de tratamiento, cuando la frecuencia de las consultas y la cantidad de profesionales involucrados son mayores, la comunicación con el equipo es esencial. La buena comunicación entre los miembros del equipo implica la comunicación de procesos nuevos o actualizados de atención, así como información específica para el plan terapéutico de cada paciente.

Un ejemplo simple de la necesidad de comunicación de procesos es la delegación de tareas para una práctica que ha decidido dar un pequeño paso hacia una sobresaliente atención de obesidad al mejorar la identificación de la enfermedad y luego referirla, conocida como analizar, aconsejar, referir (*Assess-Advise-Refer*). En esta secuencia de atención, el PSS documenta el IMC como normal, sobrepeso o una de las clasificaciones de la obesidad; revisa el diagnóstico con

el paciente; y le refiere a una intervención de alta intensidad. El asistente médico puede dar seguimiento con folletos para educar al paciente y brindarle información de contacto si es referido a un programa terapéutico externo. Por último, puede capacitarse al personal de recepción para reconocer cuándo un paciente es referido para tratamiento para obesidad y programar el seguimiento con el PSS (p. ej., a los 3 meses de iniciado el tratamiento). En este flujo terapéutico bien planeado, el PSS puede mantener una conexión vital con el paciente y vigilar su progreso. Los tres miembros del equipo en este caso están bien preparados para el paso siguiente y el paciente tiene una experiencia positiva y productiva de salud.

La comunicación entre profesionales es esencial en el plan de atención de cada paciente. Hay numerosos ejemplos de esta atención colaborativa multidisciplinaria en otras áreas de la medicina. Uno de los mejores ejemplos son los equipos de atención para lesiones de médula espinal y su reunión semanal para revisar el progreso y plan de atención. Con frecuencia, estas reuniones involucran al médico físico y de rehabilitación como los líderes del equipo, un terapeuta respiratorio, un especialista en cuidado de heridas, enfermeras, trabajadoras sociales, farmaceutas clínicos y, en algunas reuniones, al paciente y su familia. Los miembros análogos en una reunión del equipo de obesidad podrían incluir al PSS, enfermeras, asistentes médicos o personal de recepción, NDR y quizá miembros del equipo aliados adicionales, como terapeuta conductual o fisiólogo del ejercicio/fisioterapeuta.

La estructura de la comunicación del tratamiento del paciente varía en gran medida. Como mínimo, los miembros del equipo pueden comunicarse a través del expediente clínico electrónico (ECE), tanto al revisar las notas mutuas como al enviarse mensajes dentro del ECE. Sin embargo, esto puede ser laborioso. Una segunda opción es programar reuniones con el equipo para revisar los planes terapéuticos del paciente, como una junta matutina, que brinda una oportunidad diaria para revisar con rapidez qué pacientes acuden ese día a la clínica y qué recursos necesita el equipo para proporcionar una atención efectiva y eficiente. Esto ayuda a identificar pacientes que tienen resultados diagnósticos/laboratoriales relevantes, medicamentos antes de autorizaciones u otras referencias a profesionales y asegura que el médico que atiende al paciente ese día cuente con los resultados y recursos listos para revisarlos con el paciente. Por lo general, la junta matutina para un día promedio puede llevarse a cabo en 10 minutos. Esto da tiempo al equipo, de manera específica al asistente médico, de localizar cualquier dato faltante antes de que comience la consulta, en lugar de intentar localizar los datos cuando se llevan a cabo otras tantas tareas simultáneas. También brinda un intercambio eficiente entre profesionales. Por ejemplo, si el NDR del equipo ha visto al paciente durante una de las tres visitas previas y está presente en la junta, puede ofrecer información relativa a los cambios nutricionales y objetivos para los cuales el paciente necesita motivación durante la siguiente consulta con un profesional. Esto refuerza los mensajes unificados al paciente y puede ayudar a promover el éxito.

Por último, el equipo de la práctica podría considerar una junta mensual para revisar casos complicados de obesidad o a pacientes que necesitan una referencia fuera de la práctica para un programa médico más intensivo o para tratamiento quirúrgico. Un ejemplo exitoso se ha observado en prácticas de cirugía bariátrica. En algunas prácticas quirúrgicas, el equipo de cirugía bariátrica y los especialistas en medicina de obesidad se reúnen una vez al mes en lo que se denomina "reunión de revisión del equipo". Esta reunión se enfoca en la revisión de los casos quirúrgicos por obesidad que se han sometido a algún procedimiento quirúrgico bariátrico primario, pero están recuperando peso. Juntos como un equipo de médicos, cirujanos, NDR, psicólogos, profesionales de práctica avanzada y defensores de pacientes, discuten qué opciones terapéuticas deben considerarse para mejorar la evolución a largo plazo del paciente. Este ejemplo no debe limitarse a la atención quirúrgica bariátrica. Cualquier práctica podría considerar una reunión mensual o trimestral para discutir los casos que luchan por obtener el éxito en el tratamiento inicial o a largo plazo para obesidad.

Educación del equipo

Una vez que la práctica se ha dedicado a tratar la obesidad, identificado al equipo terapéutico y ensamblado los recursos para su atención, es momento de planear la educación de obesidad para el equipo. El tratamiento médico actualizado para obesidad en el ámbito de atención primaria aún es una novedad ofrecida a la mayoría de las prácticas. Cada miembro del personal debe tener conocimientos básicos de obesidad y la información apropiada para ejercer su papel en el equipo.

Al nivel más fundamental, la atención debe ser empática y libre de los sesgos y estigmas de los cuales son víctimas muchos pacientes con obesidad en todas las áreas de la medicina. La obesidad es diferente de la mayoría de las enfermedades crónicas que se tratan en atención primaria, ya que es común que los pacientes tengan una sensación de remordimiento y autoculpa de su peso corporal excesivo. Incluso ahora, muchos pacientes y PSS no comprenden que la obesidad es una enfermedad y continúan sintiendo que es una "elección" que el paciente debe corregir por sí solo. De este modo, el primer paso para la educación efectiva del equipo es proporcionar recursos acerca de cómo identificar y corregir los sesgos y estigmas explícitos e implícitos de la obesidad. Véase el capítulo 12 para una explicación adicional relativa al sesgo por peso.

Los PSS (y el público) necesitan una mejor educación acerca de la naturaleza de la obesidad como enfermedad crónica. Con frecuencia, tanto los pacientes como los PSS creen que la obesidad es una elección de estilo de vida, en lugar de una enfermedad metabólica crónica. En el estudio ACTION (*Awareness, Care, and Treatment In Obesity MaNagement*), 82% de los pacientes con obesidad consideraban que perder peso era completamente su responsabilidad.[8] De modo similar, 72% de los PSS en el estudio ACTION comentaron que tenían una responsabilidad de "contribuir de manera activa al éxito del esfuerzo de pérdida ponderal de mi paciente", pero sólo 30% de ellos

consideró que prescribir un medicamento antiobesidad (MAO) era un tratamiento efectivo.[8] En otro estudio, 51% de los PSS prescribió MAO "en raras ocasiones" o "nunca", y sólo 9% (14 de 160) indicó prescribir medicamentos en el manejo de la obesidad.[17] Por tanto, la creencia del PSS de que la obesidad es una elección de estilo de vida se traduce en la renuencia a utilizar farmacoterapia como modalidad terapéutica. Es desafortunado que el punto de vista del PSS respecto a la obesidad no sea consistente con la ciencia subyacente. La obesidad, una vez establecida, es una enfermedad metabólica crónica, con frecuencia progresiva, con alteraciones en las hormonas y neuropéptidos que afectan el control del apetito.[18] Del mismo modo, el metabolismo decae de manera desproporcionada en respuesta a la pérdida ponderal exitosa, funcionando contra los esfuerzos del paciente.[19] La investigación ha demostrado que los PSS no consideran tener la capacitación adecuada para tratar la obesidad, por lo que no creen tener las habilidades para proporcionar una atención efectiva.[20-22] Así, las prácticas pueden considerar educación adicional de obesidad, que puede incluir los conceptos fundamentales respecto a la obesidad, como enfermedad para algunos miembros del equipo y una capacitación más avanzada para el PSS que proporcionará la atención directa.

REFERENCIAS

Referencias salientes y referencias más allá del equipo interno de la práctica

Como se explicó, es probable que una práctica refiera algunos componentes de la atención a médicos/profesionales fuera de la práctica. Dependiendo del flujo terapéutico y recursos de la práctica, los pacientes pueden referirse para acudir con un NDR, fisiólogo del ejercicio, fisioterapeuta, intervencionistas conductuales, especialistas en medicina de obesidad o cirujanos bariátricos. En esta situación, la variable más importante es el mensaje consistente para el paciente. El PSS debe esperar y recibir reportes/retroalimentación de estos otros PSS para ayudar a manejar un tratamiento cohesivo.

Al igual que otras áreas de enfermedades crónicas, también habrá referencias para estudios necesarios que pueden estar fuera del alcance de la práctica, como estudios de sueño, pruebas de esfuerzo/evaluaciones cardiacas y evaluaciones de imagen/ortopédicas. Muchas de estas referencias ya se encuentran en el flujo terapéutico proporcionado en un consultorio de atención primaria, y sólo deben aplicarse al tratamiento de la obesidad. Una lista selecta de especialistas que pueden utilizarse para las referencias y compartirse con facilidad con los pacientes mejora la eficiencia de la atención. Por ejemplo, la práctica debe conocer qué gastroenterólogo tiene experiencia en hepatopatía grasa no alcohólica o cuál endocrinólogo reproductivo tiene experiencia en obesidad e infertilidad.

Entre las referencias específicas para el manejo ponderal, hay tres que son las más comunes, esperadas de un PSS. La primera es la referencia a un programa conductual intensivo (cuando la práctica no brinda este servicio). La segunda es la referencia a un especialista en medicina de obesidad para tratamiento médico avanzado. La tercera es la referencia a cirugía bariátrica. ¿Cómo sabe el profesional cuándo referir un paciente a estos tipos de atención especializada?

El primer paso es saber cuándo considerar la referencia. Como las demás enfermedades crónicas, los profesionales médicos deben tomar decisiones respecto a si comenzará el tratamiento con el paciente o lo referirán a otro sitio para su cuidado. Considere la diabetes como una analogía. El PSS puede sentirse cómodo con los hipoglucemiantes orales y la insulina 1 o 2 veces al día, pero luego referirlo a un endocrinólogo para comenzar la terapia con una bomba de insulina si el paciente solicita esta forma de tratamiento. El mismo modelo debe utilizarse para la obesidad. Quizás un profesional se siente cómodo para iniciar una intervención del estilo de vida para un paciente y un solo MAO (fentermina o dietilpropión), pero podría referirlo a un especialista en medicina de obesidad si se requiere un esquema médico más complejo. Cada PSS debe decidir su grado de provisión de atención y, si es insuficiente para controlar la enfermedad, proporcionar una referencia al paciente para una intervención avanzada. Visto de otro modo, el PSS debe tratar la obesidad por sí mismo o referirla a un profesional que pueda tratarla.

Referencia a un programa de estilo de vida intensivo

¿Cuándo es apropiado referir para un programa terapéutico intensivo del estilo de vida? Dependiendo de qué recursos ha decidido proporcionar la práctica dentro del consultorio, es importante recordar que el tratamiento de alta intensidad ($\geq$ 14 consultas en los primeros 6 meses, seguidas por contacto mensual para mantener la pérdida ponderal) proporciona la mejor oportunidad para el manejo exitoso del estilo de vida por obesidad.[9,10] Por ello, después del diagnóstico, es poco probable que la referencia a un NDR para una sesión de asesoría ayude al paciente a tener éxito a lograr un cambio. Si los recursos actuales de la práctica no brindan el tratamiento de alta intensidad, entonces el PSS debe comenzar la atención y educación de que dispone y referir al paciente a un programa terapéutico en el sistema o comunidad que administre la intervención de alta intensidad. Por ejemplo, el PSS suele sugerir un MAO al paciente y referirlo para una intervención más intensiva fuera de la práctica. De modo similar, puede haber datos o evaluaciones con los cuales un paciente se beneficie durante la atención por obesidad que pueden obtenerse al enviar al paciente a una clínica especializada en obesidad. Éstos incluyen un análisis de composición corporal, tasa metabólica en reposo o evaluación genética.

Referencia a una clínica especializada en medicina de obesidad

De manera típica, los especialistas en medicina de obesidad brindan atención consultiva integral basada en equipos. Como en la interconsulta de cualquier otra especialidad médica, el PSS referente debe esperar tener comunicación con el especialista en medicina de

obesidad con recomendaciones prácticas para el tratamiento. La comunicación de seguimiento también debe ocurrir cuando hay un cambio de medicamentos, se dispone de nuevos resultados de estudios o el paciente tiene éxito al alcanzar hitos de pérdida ponderal.

Algunos especialistas en medicina de obesidad ajustarán o suspenderán los medicamentos que deben cambiarse como resultado de la pérdida ponderal, como aquellos para diabetes, hipertensión, hiperlipidemia o control del dolor. Por el contrario, algunos especialistas en medicina de obesidad no ajustan los medicamentos que no sean MAO y dejan el manejo de las comorbilidades al PSS. El especialista en medicina de obesidad también puede revisar la farmacoterapia simultánea del paciente y recomendar cambios (p. ej., cambiar paroxetina [ganancia ponderal] como tratamiento de depresión a bupropión [relacionado con pérdida ponderal]). Es importante que el PSS y el especialista en medicina de obesidad establezcan una relación colaborativa respecto al manejo conjunto del paciente. En cierto momento, el manejo a largo plazo de la obesidad del paciente regresará al PSS.

Referencia para considerar la cirugía bariátrica

Para pacientes en quienes una intervención de alta intensidad del estilo de vida con o sin el uso adyuvante de un MAO no tiene éxito (una pérdida ponderal clínicamente significativa que reduce la carga de las comorbilidades) y satisfacen los criterios de IMC para cirugía bariátrica, debe ofrecerse la referencia a cirugía bariátrica para discutir las opciones quirúrgicas. Los pacientes tienen el derecho a conocer todas las opciones terapéuticas basadas en evidencias disponibles para tratar su enfermedad y confiar en sus PSS y especialistas para ayudarles a determinar la mejor estrategia terapéutica. Para calificar a cirugía bariátrica, un paciente debe tener un IMC $\geq$ 40 kg/m^2 o un IMC $\geq$ 35 kg/m^2 con por lo menos una comorbilidad. Las comorbilidades que pueden usarse para la segunda de estas cualificaciones se han restringido con el tiempo por las aseguradoras y pueden variar entre planes.[23] Pese a la variabilidad, el PSS debe tener por lo menos cierta comprensión de las comorbilidades que hacen elegibles a los pacientes para cirugía. Los PSS también tienen un papel importante en el manejo de las comorbilidades antes de la cirugía para reducir el riesgo quirúrgico. Véase el capítulo 9 para una explicación detallada de cirugía bariátrica.

Numerosos cirujanos llevan a cabo el cuidado prequirúrgico y posquirúrgico inmediato de sus pacientes de cirugía bariátrica. Las actualizaciones de pacientes compartidos deben ser similares a las descritas antes para las referencias médicas. Al igual que para el tratamiento médico de la obesidad, en cierto momento posquirúrgico, el paciente regresará a atenderse con su PSS. Para estar preparados ante estos cambios en la atención y las complicaciones potenciales que vienen con la cirugía bariátrica, los PSS deben familiarizarse con los aspectos más comunes de la atención perioperatoria. Comprender las deficiencias nutricionales para su vigilancia y manejo es un área esencial de atención para el paciente posquirúrgico. (Véase el capítulo 10 para detalles adicionales sobre este tema.)

Los lineamientos acerca de la atención perioperatoria del paciente bariátrico son un excelente recurso.[23]

Barreras para la referencia y atención apropiada

Es desafortunado que cada una de las tres referencias principales y sus intervenciones terapéuticas explicadas antes sean subutilizadas en el sistema de salud de Estados Unidos. En un reporte reciente de la *Government Accountability Office* (GAO) de agosto de 2019 se encontró que, de los adultos estadounidenses con obesidad que también informaron tratar de perder peso, sólo 3% reportó tomar un medicamento de prescripción como parte de este esfuerzo.[24] Se ha predicho que de todos los individuos que podrían calificar para un MAO, menos de 2% recibe un medicamento. De igual manera, aunque 62% de los PSS encuestados indicó que la cirugía para obesidad es una opción efectiva, menos de 1% de los pacientes que califican para cirugía bariátrica la recibirá.[8,25] Con la proyección de que 50% de los estadounidenses vivirá con obesidad para 2030, este patrón de subutilización de los tratamientos efectivos debe cambiar.[26]

Hay numerosas barreras potenciales para una referencia a un especialista en medicina de obesidad, que incluyen:

- sesgo por el PSS para reconocer a la obesidad como enfermedad y la ausencia de familiaridad con la atención efectiva,
- desinformación del paciente relativa a la eficacia del tratamiento,[8]
- voluntad del paciente para completar la referencia y la ausencia de una necesidad percibida de atención por el paciente,
- el estigma de recibir el diagnóstico de obesidad y recibir atención,
- el costo de la atención si el especialista no está dentro del sistema de servicios de salud del paciente o la aseguradora no lo acepta,
- cobertura general deficiente del seguro de gastos médicos para atención de la obesidad, que incluye consultas con profesionales, con NDR y educación en actividad física,
- ausencia de cobertura de MAO por las aseguradoras.

Quizás una de las barreras más preocupantes para la atención es el sesgo potencial por los PSS y los pacientes, así como la falta de información respecto a la eficacia del tratamiento. Cuando se encuestaron, sólo 36% de los pacientes con obesidad y 53% de los PSS percibieron la referencia a un especialista en medicina de obesidad como una opción terapéutica efectiva. Incluso, menos en ambos grupos consideraron que los MAO fueran una opción efectiva.[8] De hecho, tanto los pacientes como los PSS consideraban que "la mejoría general de los hábitos alimenticios/reducir las calorías" era la terapia más efectiva. Es probable que este punto de vista dificulte la referencia a un especialista. En resumen, las barreras para la referencia a un especialista en medicina de obesidad se relacionan con el sesgo por peso, los estigmas y la falta de familiaridad con las opciones terapéuticas, así como con factores económicos (costo, ausencia de cobertura por las aseguradoras).

¿Cómo puede el PSS ayudar a mitigar estas barreras? El PSS puede explicar que los especialistas en medicina de obesidad tienen experiencia en el manejo médico de la obesidad y acceso a una amplia gama de recursos. Sin embargo, la cobertura por las aseguradoras sigue siendo un problema. En 2020, la mayoría de los planes de Medicare aún no cubrían algún MAO para cualquier paciente.[27] La cobertura por los seguros médicos privados ha mejorado, pero la GAO reportó que sólo 42% de los pagos por medicamentos para obesidad fueron a través de aseguradoras.[24] Las consultas con el NDR bajo terapia médica nutricional con frecuencia se limitan a pacientes con diabetes o nefropatía crónica. Algunos sujetos cuentan con seguros que brindan una cantidad limitada de consultas con un NDR por año para obesidad. Otros profesionales han utilizado la cobranza por "incidente", combinada con códigos de consulta de medicina preventiva para permitir el reembolso del NDR.

Es claro que incluso después de una discusión breve acerca de la naturaleza compleja de la cobranza y la ausencia de reembolso a las que se enfrentan con frecuencia los especialistas en medicina de obesidad intentando resolver problemas de cobranza, en su lugar prefieren desarrollar una práctica de pago por servicio. Han surgido dos problemas principales con esta solución práctica: 1) crea una disparidad en la atención, ya que sólo algunos pacientes serán capaces de solventar la atención basada en efectivo; y 2) la práctica nunca podrá integrarse por completo al proceso de referencia tradicional debido a que muchos pacientes no buscarán atención que no esté cubierta por sus seguros médicos. (Véase el capítulo 12 para una explicación adicional de la cobranza.) Al referir a un especialista en medicina de obesidad, es importante que el PSS pueda dirigir a los pacientes a programas que satisfacen las expectativas tanto de la necesidad médica como del costo.

Las barreras para las referencias a cirugía bariátrica, la asequibilidad y cobertura de la atención son, de nuevo, el problema principal. Resulta irónico que la mayoría de los pacientes ahora tengan cobertura para cirugía bariátrica, pese a un reembolso inconsistente por las consultas con un NDR, programas conductuales intensivos, consultas con especialistas en medicina de obesidad y medicamentos. Con frecuencia, los pacientes con cobertura para cirugía tienen un copago muy alto (de 30 a 50% del costo total de la cirugía). Bajo *Affordable Care Act*, un poco más de la mitad de los estados de Estados Unidos tiene cobertura para cirugía de obesidad en su intercambio de seguro de gastos médicos estatal. En comparación, sólo cinco estados tienen cobertura para tratamiento médico de la obesidad. Inclusive, las creencias de los PSS de la obesidad afectan el acceso a la cirugía bariátrica.[28] Como ya se describió, algunos PSS reconocen a la obesidad como enfermedad,[8] pero otros estudios informan que 50% de los médicos de atención primaria, cardiólogos y endocrinólogos piensan que la causa de la obesidad es la ausencia de autocontrol del paciente.[29]

¿De qué manera puede el PSS mitigar las barreras para el tratamiento quirúrgico de la obesidad? El PSS puede explicar al paciente que la obesidad es una enfermedad crónica y que, en la actualidad, la cirugía bariátrica es el tratamiento más efectivo y duradero para ayudar a los pacientes que no han tenido éxito con las estrategias no quirúrgicas.

Referencias entrantes a la práctica

El esfuerzo que hace una práctica para construir un equipo y mejorar la atención para obesidad puede producir beneficios también para la práctica. A medida que los colegas en la práctica, en el sistema de servicios de salud y la comunidad se dan cuenta del enfoque en la atención integral para obesidad, será más probable que la práctica reciba referencias. Al inicio, éstas pueden provenir de socios dentro de la práctica del PSS que han desarrollado experiencia en el manejo de la obesidad. Los pacientes mismos también buscarán un médico de atención primaria que esté dispuesto a ayudarlos con su manejo ponderal. Por último, brinda a la práctica una oportunidad para ayudar a otras prácticas a hacer la transición hacia una mejor atención para obesidad al ver que sus propios pacientes tienen éxito.

En resumen, es claro que aún queda trabajo por hacer para reducir las barreras para todos los pacientes que necesitan tratamiento para obesidad. Utilizando una analogía con la práctica de atención primaria, es probable que un PSS decidido a no tratar la diabetes no pueda sobrevivir en la práctica. Lo mismo sería verdad al tratar la obesidad, aunque en 2020 esto aún no era el caso. La decisión de tratar o referir puede cambiar el enfoque y detalle con el tiempo, pero como ya se comentó, el PSS debe ser capaz de evaluar y tratar pacientes con obesidad o referirlos para su tratamiento.

RECURSOS

Recursos internos específicos para obesidad

El continuo de recursos para tratar la obesidad es amplio. Desde folletos educativos simples hasta mediciones de alta tecnología, los recursos (tanto dentro como fuera del sitio) elegidos por la práctica afectan directamente el flujo terapéutico y el grado de atención provista (véase la tabla 13-1). Una práctica podría elegir ofrecer algunos recursos para brindar la mejor atención al paciente, pero también referirlo a una clínica especializada en medicina de obesidad para una valoración avanzada. Entonces, los resultados los llega a usar el PSS en el plan terapéutico global. Por ejemplo, un PSS tiene la posibilidad de elegir una máquina de análisis de impedancia bioeléctrica (BIA, *bioelectrical impedance analysis*) para el análisis de la composición corporal, pero referir al paciente fuera para una evaluación de tasa metabólica en reposo. De modo similar, los pacientes con dispositivos cardiacos implantables no pueden usar una máquina BIA, por lo que a este grupo de pacientes se les refiere para pletismografía de desplazamiento de aire y luego el PSS llega a utilizar los resultados para manejar la atención.

Recursos tecnológicos para salud (*mHealth*)

La tecnología inteligente suele ser un recurso formidable para los PSS y pacientes en el tratamiento de la obesidad. Ayuda a compartir la información que brindan los pacientes para que el equipo trabaje en objetivos individualizados centrados en el paciente. Cincuenta por ciento de la población mundial utiliza una o dos aplicaciones de salud para manejar sus enfermedades.[30] Hay más de 2.7 millones de aplicaciones para usuarios de Android y 1.8 millones de aplicaciones disponibles en la tienda de Apple.[31] Sólo 15% de los individuos no utilizan una aplicación para salud, y 35% restante son usuarios extremos de *mHealth*. Las personas que tienen éxito para mantener la pérdida ponderal a largo plazo comparten varias conductas; una de las cuales es el automonitoreo. Los que mantienen su pérdida ponderal de manera exitosa, autocontrolan sus hábitos saludables, ya sea con dieta, manejo del estrés, sueño y actividad física, además de su peso corporal.[32] Hay cientos de aplicaciones gratuitas y de suscripción para nutrición y actividad física. Algunas combinan dispositivos portátiles, mientras otras sólo permiten el

TABLA 13-1 Recursos prácticos internos para el tratamiento de la obesidad

RECURSO	OPCIONES	EJEMPLOS
Folletos educativos	Desarrollados por la práctica Descargables	AACE (www.aace.com), OMA (obesitymedicine.org), OAC (www.obesityaction.org), TOS (www.obesity.org)
Bancos de imágenes positivas de pacientes, para utilizar en folletos/mercadotecnia	Desarrollados por la práctica Bancos de imágenes	*Obesity Canada* (www.obesitycanada.ca) *World Obesity Federation* (www.worldobesity.org) *Rudd Center* (www.uconnruddcenter.org)
Grupos de apoyo de iguales	Dirigidos por la práctica Respaldados por la práctica, pero dirigidos por pacientes	Los programas de cirugía bariátrica privados y hospitalarios con frecuencia tienen grupos de apoyo en conjunto con el personal
BIA (análisis de impedancia bioeléctrica) (para medir la composición corporal)	Frecuencia única Frecuencia triple A nivel investigación	Inbody (www.inbodyusa.com) Seca (www.seca.com) Tanita (www.tanita.com/en/howbiaworks)
Bod Pod (pletismografía de desplazamiento de aire) (para medir la composición corporal)		Cosmed (https://www.cosmed.com/en/)
Tasa metabólica en reposo, calorimetría indirecta (para medir el gasto energético)	Requiere dispositivos de un solo uso	Med Gem (https://metabolicratetest.com/medgem-fda-approved-indirect-calorimeter/) Korr (https://korr.com/)

TABLA 13-2 Aplicaciones y recursos para actividad física		
APP	**CATEGORÍA**	**CARACTERÍSTICAS ESPECIALES**
MapMyFitness MapMyWalk MapMyRun	Registro y análisis de la actividad física	Registra el tiempo, distancia, velocidad y actividades en tierra. Puede sincronizarse con dispositivos portátiles como Fitbit, Garmin o Polar
Fitocracy	Registro de actividad física + motivación	Usa redes sociales. Dispone de entrenadores virtuales
Daily Yoga	Ejercicio específico de esta disciplina	
7-Minute Workout	Rutinas de actividad física	Dirigido por tiempo para un uso rápido; proporciona videos con instrucciones
Sworkit	Rutinas estructurables de actividad física	Personalizado según las áreas de necesidad; proporciona videos demostrativos para corregir la forma
Fitbit	Registro de actividad física y sueño Usado con un dispositivo portátil	Resúmenes semanales de distancia, calorías, peso, sueño

ingreso de datos. En la tabla 13-2 se muestran aplicaciones de actividad física para telefonía móvil (las aplicaciones de registro alimenticio se listan en el capítulo 5). Además de las aplicaciones donde el paciente interactúa o ingresa manualmente los datos, uno de cada seis consumidores estadounidenses utiliza tecnología portátil para cuantificar el apego a los objetivos o mejorar la conducta y los cambios de hábitos mediante la "autorresolución".[33] Las razones principales para utilizar un dispositivo portátil como podómetros, acelerómetros u otra tecnología como relojes inteligentes incluyen el registro de la actividad física (54%); pérdida ponderal (40%); mejoría del sueño (24%); y manejo del estrés (18%). Los datos son inconsistentes acerca de si la tecnología portátil mejora la pérdida ponderal. Estudios iniciales más pequeños demostraron una mayor pérdida ponderal con la tecnología portátil.[34] Sin embargo, un estudio más grande y más reciente en 471 sujetos encontró que aquellos que utilizaron tecnología portátil perdieron ligeramente menos peso que el grupo con intervención estándar.[35] Quizá más interesante es la idea de que una aplicación o tecnología portátil sea necesaria para ser capaz de evolucionar y personalizar su mensaje a cierto usuario con el tiempo para ser exitoso al apoyar un cambio de conducta a largo plazo. Por ejemplo, cuando se sondeó a los individuos en torno a una aplicación para teléfono móvil y se cambió el ciclo de mensajes con base en las respuestas individuales a estas encuestas intermitentes, la caminata general aumentó 1.6 km por día y los pasos basales aumentaron 4000 pasos por día.[36]

Ayudar a un paciente a elegir una aplicación o dispositivo portátil puede individualizarse, al igual que otras áreas del tratamiento para obesidad. La tabla 13-3 lista las características específicas que deben considerarse al elegir un producto. Las características específicas serán más o menos importantes para ciertos pacientes, y pueden afectar la adopción exitosa de su uso.

Recursos en el hogar

Desarrollar un plan terapéutico incluye evaluar con cuáles recursos cuenta el paciente en casa o está dispuesto a comprar. Algunos ejemplos que apoyan la asesoría dietética incluyen básculas para alimentos, tazas y utensilios medidores. Una báscula para peso corporal es importante para el automonitoreo ponderal entre consultas. Para un plan de práctica y flujo terapéutico, contar con una báscula Wi-Fi, que transmite datos a la práctica, permite al PSS utilizar códigos de evaluación y manejo para reembolso por monitoreo ponderal entre consultas y el ajuste de la atención si es necesario. Con frecuencia, este monitoreo puede hacerse por un NDR o enfermero. El tratamiento de la obesidad utilizando los pesos medidos objetivamente en casa es similar al monitoreo casero de la presión arterial o al monitoreo cardiaco. Por ejemplo, una báscula para monitoreo remoto que cumple con la *Health Insurance Portability and Accountability Act* (HIPAA) llega a costar $50 USD, pero puede recuperarse en el primer mes de la adquisición de datos de monitoreo remoto que puede cobrarse al seguro del paciente.

TABLA 13-3 Características de las aplicaciones de pérdida ponderal para telefonía móvil	
CARACTERÍSTICAS DE LAS APP A CONSIDERAR	
Sincronización con otras aplicaciones/dispositivos	Retroalimentación personalizada en tiempo real
Uso en redes sociales/ apoyo de iguales	Personalizable según el grado de habilidad o aptitud física
Resúmenes periódicos	Disponibilidad de entrenamiento/mensajes instantáneos
Información basada en evidencias	Adaptabilidad a la retroalimentación del usuario
Amigable con el usuario	Usa modelos conductuales basados en la ciencia
Permite establecer objetivos	Prueba gratuita *vs.* gratuita *vs.* tiene costo

Quizá los recursos caseros más importantes a evaluar implican la actividad física. Muchos pacientes disfrutan de ejercitarse y prefieren ser activos en un club de salud o gimnasio. Sin embargo, algunos individuos no se sienten cómodos o no les gusta el ambiente del gimnasio. Esto puede relacionarse con numerosas variables, que incluyen la preferencia, la poca confianza en la habilidad física o estigmas relacionados con la apariencia física. Los pacientes también pueden requerir una consideración especial respecto a problemas ortopédicos o físicos de otro tipo que limitan sus elecciones de actividad física. Por ejemplo, algunos necesitan un entorno acuático o mediado por gravedad para manejar su dolor por osteoartritis. Es esencial desarrollar recursos prácticos y recomendaciones para ser activo en casa. Considere tener un folleto con una lista de recursos recomendados, ejercicios y equipamiento. Algunas prácticas enseñan a sus pacientes alguna actividad física como parte de su tratamiento. Por ejemplo, la práctica puede desarrollar un paquete de actividad física que incluya equipo de bajo costo y bajo riesgo para realizar actividad física, como bandas elásticas y pelotas fisiológicas. Puede proporcionarse un folleto con un entrenamiento preplaneado en el que se utilice el equipo. Algunas prácticas dan clases para enseñar a los pacientes cómo utilizar el equipo en casa. El uso de *mHealth* y aplicaciones puede ayudar a facilitar el ejercicio en casa. Al igual que para la nutrición, los objetivos y planes de actividad física deben individualizarse. La actividad física se explica con mayor detalle en el capítulo 6.

Por último, muchos pacientes necesitan apoyo conductual en casa. Éste puede incluir salud del sueño, reducción del estrés, planes de manejo de contingencias, manejo del tiempo, de la ansiedad y motivación. Los recursos caseros pueden incluir aplicaciones para ejercicios de respiración profunda, recordatorios calendáricos y aliento motivacional. El entrenamiento conductual por teléfono desde el consultorio del PSS o el uso de un servicio de entrenamiento también puede permitir el apoyo conductual en casa.

Recursos laborales

El espacio laboral por sí mismo proporciona apoyo a los esfuerzos de manejo ponderal del paciente, pero puede requerir asertividad e ingenio. El trabajo es donde los individuos pasan la mayor parte de su tiempo de vigilia y con frecuencia contribuye al ambiente obesogénico. Sin embargo, algunas dificultades comunes llegan a superarse. Por ejemplo, algunos pacientes solicitan un escritorio para estar de pie o un escritorio con caminadora para hacer la transición de un día laboral sedentario a uno de actividad ligera al añadir varias horas de pie. Las pelotas fisiológicas suelen usarse como sillas para fomentar la posición sedente activa. Algunos ambientes laborales brindan tiempo para que los empleados sean más activos, algunos dan descuentos para membresías de gimnasios, mientras otros tienen horarios laborales flexibles que permiten la actividad física más consistente y dirigida a mejorar la salud. Los programas de bienestar del empleado también ofrecen, con frecuencia, programas alrededor del manejo del estrés. Los empleadores también proporcionan incentivos financieros para empleados que logran los hitos de mejora de la salud.

Los denominados planes de salud sin exención, ofrecidos a través de intercambios estatales de seguros de gastos médicos son necesarios para cubrir el tratamiento conductual de alta intensidad para obesidad según la *Affordable Care Act* (ACA). La ACA obliga la cobertura de servicios que han recibido una recomendación positiva del *US Preventive Services Task Force*.

Muchos de los recursos caseros descritos antes también podrían mantenerse en el trabajo. Por ejemplo, los pacientes a quienes les cuesta realizar actividad física debido a barreras de tiempo, podrían considerar hacer ejercicio en episodios de 5 a 10 minutos en el trabajo. Pueden hacer ejercicios de fuerza con rapidez utilizando bandas de resistencia mientras están en teleconferencias, a la hora de la comida o mientras esperan que baje la hora pico del tráfico. Un gimnasio en la oficina o programa de bienestar también es útil para reducir las barreras relacionadas con el tiempo.

De modo similar, mantener refrigerios saludables, alimentos ricos en proteína y suplementos en el trabajo ayuda a los pacientes a tomar mejores decisiones cuando de otro modo podrían omitir las comidas o retrasarlas. Si el ambiente laboral incluye espacio de oficina personal, los pacientes pueden contar con un pequeño refrigerador con opciones saludables de alimentos. De otro modo, tener un cajón de refrigerios saludables (p. ej., barras de proteína) o incluso una hielera, son recursos simples a considerar. Ya sea que en relación con alimentos, estrés o actividad física, considere tener un folleto que comparta estas ideas con los pacientes para promover una sesión de asesoría más eficiente durante la consulta médica.

Recursos comunitarios

Los programas comerciales de pérdida ponderal (explicados en el capítulo 5 y de manera breve en el capítulo 12) son un recurso útil a considerar cuando los objetivos del tratamiento para obesidad no se logran dentro de la práctica. Los programas comerciales basados en evidencias se recomiendan en los lineamientos terapéuticos para obesidad como una alternativa para proporcionar tratamiento conductual de alta intensidad. Con frecuencia, los hospitales con prácticas de cirugía bariátrica cuentan con grupos de apoyo de iguales que están abiertos para todos, sin importar el régimen dietético que utilicen.

A nivel nutricional, los pacientes pueden querer utilizar servicios que les ayuden a elegir alimentos más saludables con mayor facilidad. Ahora se dispone de numerosos planes de entrega de alimentos que llevan comidas completas proporcionales y están listas para cocinar. Las comidas precocidas y predivididas en porciones también están disponibles para recoger en comercios de nutrición. Estos servicios nutricionales proporcionarán los datos nutricionales que pueden ingresarse con facilidad a la aplicación de registro de alimentos.

Respecto a los recursos de actividad física en la comunidad, hay diferentes tipos de gimnasios, clubes de salud y talleres de ejercicios especializados entre los cuales elegir. Si el costo es un problema, los recursos comunitarios como centros recreativos locales, YMCA, parques y escuelas son buenas opciones. Estas instalaciones de actividad física con frecuencia tienen tarifas reducidas con base en la residencia geográfica, escalas proporcionales con base en la necesidad financiera y programas gratuitos como Silver Sneakers y programas acuáticos para artritis. Muchos tienen instalaciones de guarderías gratuitas o de tarifa mínima para apoyar a los padres que tienen responsabilidades de crianza. El PSS también debe considerar los recursos comunitarios virtuales, como Sparkpeople.com, que combina tecnología con recursos para vincular a los individuos entre sí para juntos proporcionar apoyo.

CAPACITACIÓN DE LA GENERACIÓN ACTUAL Y SIGUIENTE EN ATENCIÓN PRIMARIA

Ejecución de los conocimientos relativos a la obesidad

En el sistema de capacitación médica actual, la educación integral de obesidad, desde la fisiología fundamental hasta el tratamiento clínico, es mínima, si no es que inexistente.[37] Mejorar los conocimientos del tratamiento de la obesidad puede lograrse a través de tres vías básicas: 1) educación médica continua (CME), 2) capacitación de pregrado, grado y posgrado, 3) tutorías. En 2019, la *Obesity Medicine Education Collaborative* (OMEC) publicó la primera capacitación enfocada en obesidad para PSS, resumida en seis áreas principales de conocimiento y habilidades que debe tener para tratar la obesidad.[38] La capacitación de la OMEC puede descargarse y utilizarse como guía para la educación de estudiantes, residentes, posgraduados, profesionales practicantes y sistemas de servicios de salud. Por ejemplo, todos los PSS deben ser capaces de "aplicar los conocimientos acerca de los lineamientos para el tratamiento de obesidad al desarrollo de un plan terapéutico integral personalizado" para un paciente. Los PSS también deben ser capaces de "obtener una historia clínica completa enfocada en obesidad... y exploración física para la evaluación de la misma". A un nivel más individualizado, la capacitación puede utilizarse para guiar al PSS en su educación continua. La capacitación y la guía llegan a encontrarse en www.obesitymedicine.org/omec. Los PSS se encuentran en la primera línea de tratamiento y deben tener conocimientos, habilidades y la confianza para tratar la obesidad, al igual que tratan otras enfermedades crónicas.

Posgrado

Aunque la medicina de obesidad aún está en proceso de obtener el reconocimiento formal por la *American Board of Medical Specialties* (ABMS), los posgrados médicos para capacitar especialistas en medicina de obesidad han existido por más de una década. Tanto los residentes graduados como los médicos practicantes pueden ser aceptados para el posgrado. De manera típica, el trasfondo de los aspirantes para un posgrado en medicina de obesidad es en medicina familiar, medicina interna, endocrinología o pediatría. La mayoría de los posgrados en medicina de obesidad duran un

año y tienen un enfoque en la atención clínica. Terminar el posgrado también cumple los requisitos necesarios para tomar el examen de consejo de la ABMS. La información detallada para aspirar al posgrado o iniciar uno nuevo está disponible en www.omfellowship.org.

Educación médica continua

Para los PSS que ya practican, la educación relativa a la atención para obesidad está disponible en conferencias de CME, seminarios y conferencias en línea grabados o en vivo, contenido perdurable en línea y revistas enfocadas en obesidad. La mayoría de la capacitación ofrecida es valiosa tanto para los médicos como para los PPA, y puede ofrecer diplomas o certificados. En la tabla 13-4 se muestran algunos de los recursos de obesidad que proporcionan educación continua enfocada en obesidad.

La educación como equipo

Aunque hay numerosas oportunidades para la educación y capacitación específicas en la disciplina, varias de las sociedades enfocadas en obesidad tienen diversas opciones de capacitación en conferencias anuales presenciales. Éstas son una opción para que los miembros del equipo acudan a las sesiones de su elección y luego se reagrupen como equipo para formular estrategias para mejorar la atención del paciente en la práctica. Por ejemplo, la *Obesity Medicine Association*, y la *The Obesity Society y American Society of Metabolic and Bariatric Surgeons* tienen reuniones educativas nacionales anuales que son una oportunidad para aprender de colegas en el campo de los avances científicos y de atención clínica. En la ASMBS hay un registro de las sesiones específicas para practicantes de salud aliados simultáneo con un registro de las sesiones para médicos. En la *Obesity Week* (*The Obesity Society*), hay varios cursos que abarcan diversos tópicos, los cuales incluyen ciencias básicas, atención clínica, conducta y salud poblacional. También hay reuniones seccionales que permiten que los profesionales con intereses específicos en obesidad, como pediatría, cirugía, gastroenterología, atención clínica e investigación se reúnan. En la *Obesity Medicine Association* (OMA), hay algunos días de reunión donde el equipo de la práctica puede aprender en conjunto y algunos días donde ciertos miembros del equipo pueden elegir a qué conferencias asistir en diferentes áreas de la atención al paciente. Muchas de estas sesiones en la OMA proporcionan educación basada en casos, lo cual es valioso para el equipo clínico. Cada una de estas reuniones tiene descansos en los cuales el equipo puede reunirse y discutir los cambios a implementar en la práctica para aumentar la eficacia y eficiencia. Además de la educación formal que da los créditos típicos de la CME, las oportunidades para las relaciones públicas permiten a los miembros del equipo platicar con los de otras prácticas y compartir sus éxitos, desafíos y perlas clínicas.

Además de las reuniones nacionales anuales, también hay programas educativos locales que pueden ser un primer paso hacia estas conferencias más grandes y de mayor duración. Muchas de las organizaciones tienen

TABLA 13-4 Sociedades, certificaciones y recursos académicos que apoyan la educación y tratamiento para obesidad

ORGANIZACIONES

AACE	*American Academy of Clinical Endocrinologists*	www.aace.org
ASMBS	*American Society of Metabolic and Bariatric Surgery*	www.asmbs.org
OMA	*Obesity Medicine Association*	www.obesitymedicine.org
TOS	*The Obesity Society*	www.obesity.org
Obesity Canada	*Obesity Canada*	www.obesitycanada.ca
WOF	*World Obesity Federation*	www.worldobesity.org

Certificaciones	**Organización auspiciadora**	**Sitio en internet y candidatos**
ABOM *Certification*	*American Board of Obesity Medicine*	www.abom.org Certificación basada en exámenes sólo para médicos
Certificación en manejo interdisciplinario ponderal y de obesidad de CDR	*Commission on Dietetic Registration*	www.cdrnet.org/interdisciplinary Certificación basada en exámenes para practicantes avanzados, fisiólogos del ejercicio, psicólogos clínicos, trabajadores sociales, farmaceutas, fisioterapeutas o dietistas
Enfermera bariátrica certificada	*American Society of Metabolic and Bariatric Surgery*	https://asmbs.org/integrated-health/cbn-certification

Certificados en aprendizaje	**Organización auspiciadora**	**Requisitos**
Certificado de NP/AM en educación avanzada de medicina de obesidad	*Obesity Medicine Association*	Conclusión de 60 horas CE (sin examen) www.obesitymedicine.org
Certificado en manejo de la obesidad en atención primaria	*Obesity Medicine Association*	Para practicantes de enfermería y asistentes médicos
Strategic Center for Obesity Professional Education (SCOPE)	*World Obesity Federation*	Ofrece una serie de módulos de enseñanza en línea y una certificación. Disponible para cualquier profesional de servicios de salud

Revistas sobre obesidad		
Obesity	*Obesity Reviews*	*Obesity Science and Practice*
Surgery for Obesity and Related Diseases	*Obesity Surgery*	*Pediatric Obesity*
Clinical Obesity	*Diabetes, Obesity and Metabolism*	*International Journal of Obesity*
Journal of the Academy of Nutrition and Dietetics	*American Journal of Clinical Nutrition*	

eventos educativos regionales de un día o de un fin de semana que son más fáciles y más costo-efectivos. Por ejemplo, la OMA cuenta con un curso de un día acerca de fundamentos del tratamiento para obesidad en cuatro a seis ciudades de Estados Unidos cada año. Además, ahora hay organizaciones locales para obesidad que ofrecen oportunidades para reunirse y aprender la atención de obesidad con colegas en la propia comunidad de la práctica. Es típico que sean cenas trimestrales y es probable que crezcan en número y tamaño los próximos años. Por ejemplo, *Illinois Obesity Society* se reúne en Chicago, HOPE (*Houston Obesity Partnership in Excellence*) se reúne cada 3 meses en Texas, y otras organizaciones similares en muchas otras ciudades estadounidenses.

RESUMEN

Los profesionales de atención primaria son esenciales en el tratamiento de la obesidad. Las prácticas de PSS siempre tendrán grados variables de recursos a ofrecer a sus pacientes con base en su estructura clínica, el conocimiento de ellos y la disponibilidad de recursos. Decidir el grado de atención para obesidad que una práctica puede ofrecer y luego asegurar que el equipo de la práctica esté preparado incluye desarrollar y evaluar los elementos siguientes: estructura del equipo, flujo terapéutico, educación de los profesionales, acceso a estudios adicionales para obesidad, recursos para la intervención del estilo de vida, referencias, medicamentos y tratamientos quirúrgicos, recursos de salud móviles/en línea, y recursos comunitarios. La provisión de estos recursos es esencial para el tratamiento exitoso de la obesidad. Dada la prevalencia de obesidad, todos los PSS necesitan tener, por lo menos, los conocimientos básicos de la evaluación y tratamiento de la obesidad. Colaborar con especialistas en el manejo de la obesidad es esencial para comprender e implementar atención excelente y, al final, mejorar la experiencia y evolución de los pacientes. La obesidad es una enfermedad crónica progresiva seria para la cual todos los PSS deben estar preparados a tratar.

CUÁNDO REFERIR?

Necesidad de un programa de intervención terapéutica de alta intensidad.

Necesidad de una evaluación médica avanzada y la consideración para farmacoterapia con un especialista en medicina de obesidad.

Necesidad de recursos de evaluación avanzados, como estudios metabólicos o de composición corporal.

Ganancia ponderal continua o incapacidad para perder peso, utilizando las herramientas disponibles.

Comorbilidades que complican la toma de decisiones respecto a los MAO.

Necesidad de una consulta para cirugía bariátrica.

CASO DE ESTUDIO

Discusión

En la actualidad, Grace se clasificaría con obesidad clase I (IMC entre 30 y 34.9 kg/m^2). En su última consulta de atención primaria, usted le ayudó a comenzar a vincular su peso y la enfermedad por obesidad con sus otros problemas de salud. Ella tuvo la oportunidad de iniciar cambios saludables, pero se ha topado con algunas barreras: su fisiología y su dolor. Al abrir la puerta al cambio conductual en su primera visita, ya está lista para considerar otras opciones, y es más probable que tome la iniciativa. Desde un punto de vista como equipo, ya tuvieron éxito. Usted y su equipo documentaron su IMC, reconocieron la relación con otras afecciones crónicas y comenzaron la conversación con su paciente.

Los pasos siguientes en el tratamiento de Grace para obesidad son considerar sus recursos y capacidad para proporcionar una intervención terapéutica de alta intensidad para

brindarle la mejor oportunidad para alcanzar el éxito. Su paciente podría beneficiarse con una valoración más detallada de su enfermedad, que incluye una historia detallada de su dieta, actividad física, sueño, medicamentos actuales y barreras para el cambio. Considerar pedir a Grace que comience un registro más formal de su ingesta de alimentos y actividad física, con base en los objetivos que establezcan juntos. Los objetivos nutricionales incluirán una reducción de la ingesta calórica, así como cambiar el tipo y cantidad de los alimentos o la cantidad de comidas/refrigerios a lo largo del día. Este nivel de detalle y el aprendizaje de la paciente requieren tiempo. Grace puede empezar utilizando una aplicación para facilitar el registro de alimentos. Considerar una referencia a un NDR definido con anterioridad expandirá los detalles de los objetivos que establezcan juntos.

Esta consulta también es un momento apropiado para discutir comenzar un MAO con Grace. Si se siente cómodo prescribiendo, considere comenzar un MAO en esta consulta. Si no está bien familiarizado para prescribir un MAO en este momento, entonces considere tomar ventaja de las múltiples oportunidades educativas. Una opción para esta consulta sería referirla a un especialista en medicina de obesidad para comenzar un MAO y apoyar sus esfuerzos de cambio conductual al cambiar su fisiología (controlar su hambre). Por último, con base en las necesidades de Grace, considerar otros recursos que podría incluir en su plan de atención. ¿Necesita una evaluación de fisioterapia para guiar su actividad física debido a su dolor de rodilla? ¿Grace tiene acceso a opciones de ejercicios mediados por gravedad en lugar de caminar? Los aerobics acuáticos, nadar, las bicicletas estacionarias o las elípticas son posibilidades que aligeran en parte las fuerzas sobre las rodillas causadas por la gravedad, pero le permiten empezar a reclutar grandes grupos musculares y aumentan su frecuencia cardiaca. Por último, programar el seguimiento, de tal modo que pueda registrar su progreso y ofrecer cambios en su plan terapéutico según sea necesario.

PUNTOS CLÍNICOS RELEVANTES

- Todos los profesionales de atención primaria pueden y deben manejar la obesidad en sus pacientes.
- La atención en equipo es esencial para proporcionar atención efectiva para obesidad.
- El tratamiento exitoso requiere un ambiente libre de sesgos y estigmas, incluida la capacitación del personal y el equipamiento apropiado.
- Deben utilizarse las referencias para extender la atención necesaria cuando se exceden los recursos de la práctica.
- Los recursos para el paciente incluyen folletos, aplicaciones para dispositivos móviles, estudios avanzados y programas de tratamiento conductual intensivo.
- El tratamiento exitoso para obesidad depende de la existencia de pacientes comprometidos y profesionales comprometidos.
- Las herramientas de *mHealth* pueden extender la atención y proporcionar un monitoreo significativo.
- La capacitación y educación de los profesionales son clave para mejorar los conocimientos, confianza y administración de atención efectiva de los mismos.

PREGUNTAS DE EXAMEN

1. Un equipo de atención primaria considera cómo mejorar su tratamiento para obesidad. El expediente clínico electrónico calcula automáticamente el IMC. Sin embargo, los PSS en la práctica (dos médicos, un practicante de enfermería) no discuten de manera rutinaria el peso con todos los pacientes. El paso más apropiado a seguir es:

A. El asistente médico marca los expedientes de los pacientes con IMC $\geq$ 30 kg/m^2.
B. El PSS hace una auditoría de expedientes para evaluar la frecuencia de la asesoría de manejo ponderal.
C. El PSS refiere a todos los pacientes con IMC $\geq$ 30 kg/m^2 a un NDR.
D. La práctica emplea una enfermera registrada para llevar a cabo el manejo ponderal.

Respuesta: B. *A no es correcta porque el expediente electrónico ya calcula el IMC y el PSS es consciente de ello. B es la respuesta más correcta para obtener una basal para mejorar la calidad. C no es correcta, ya que es trabajo del PSS hacer el diagnóstico inicial y elegir una estrategia terapéutica. D no es correcta debido a que la enfermera no tiene la práctica de un PSS para evaluar el riesgo de salud relacionado con el peso de los pacientes.*

2. Un PSS considera cómo decidir qué pacientes referir para una evaluación de cirugía bariátrica. El criterio más apropiado para que el PSS utilice es:

A. El paciente ha probado sin éxito la farmacoterapia para obesidad.
B. El paciente satisface los criterios de IMC.
C. El paciente tiene los conocimientos nutricionales necesarios para tener éxito con la cirugía.
D. El paciente ha probado sin éxito ciclos repetidos de modificación del estilo de vida.

Respuesta: D. *A no es correcta porque no hay un requisito de haber probado con medicamentos antes de ser referido para una evaluación quirúrgica. B es un prerrequisito para la referencia quirúrgica, pero no es una indicación apropiada por sí sola. C no es correcta porque el conocimiento o la motivación percibida no son factores predictivos confiables de la evolución después de cirugía bariátrica. D es la más correcta, ya que los ciclos repetidos de modificación del estilo de vida con incapacidad para mantener la pérdida ponderal son un criterio apropiado para referencia.*

RECURSOS PRÁCTICOS

- *Obesity Action Coalition* (www.obesityaction.org); este recurso proporciona folletos para pacientes, lenguaje el paciente es primero y cómo convertirse en defensor del paciente.
- *The Obesity Society* (www.obesity.org); este recurso ofrece educación en línea, en todos los niveles de información científica, desde investigación hasta el trato con el paciente, y la revista *Obesity*.
- *American Association of Clinical Endocrinologists* (www.aace.com); AACE ofrece un algoritmo terapéutico centrado en las complicaciones.
- *Obesity Medicine Association* (www.obesitymedicine.org); esta organización proporciona educación en línea para médicos/personal de práctica avanzada y un sitio educativo clínico continuo.

- *American Society of Metabolic and Bariatric Surgery* (www.asmbs.org); este recurso ofrece pautas de cirugía bariátrica y una descripción de las calificaciones del centro de excelencia.
- *Positive Patient-Focused Image Banks*
  - *Rudd Center Image Gallery* (www.uconnruddcenter.org/image-library)
  - *Obesity Canada Image bank* (https://obesitycanada.ca/resources/image-bank/)
  - World Obesity federation Image bank (www.worldobesity.org/resources/image-bank)
- *Project Implicit* (www.implicit.harvard.edu/implicit/); este recurso incluye pruebas de sesgo de obesidad.
- Sparkpeople (www.sparkpeople.com); ésta es una comunidad en línea de vida saludable.
- TOPS—*Take Off Pounds Sensibly* (www.TOPS.org); TOPS es una organización sin fines de lucro de apoyo a la pérdida ponderal y educación para el bienestar.

REFERENCIAS

1. Diabetes policy brief. Centers for Disease Control and Prevention website. Accessed January 2020. https://www.cdc.gov/ruralhealth/diabetes/policybrief.html
2. Hales CM, Carroll MD, Fryar CD, Ogden CL. *Prevalence of Obesity Among Adults and Youth: United States, 2015-2016. NCHS Data Brief No. 288.* National Centre for Health Statistics; 2017. Accessed January 2020. https://www.cdc.gov/nchs/data/databriefs/db288.pdf
3. Torti J, Luig T, Borowitz M, Johnson JA, Sharma AM, Campbell-Sherer DL. The 5A's team patient study: patient perspectives on the role of primary care in obesity management. *BMC Fam Pract.* 2017; 18:19.
4. Dhurandhar NV, Kyle T, Stevenin B, Tomasceqski K; The ACTION Steering Group. Predictors of weight loss outcomes in obesity care: results of the National ACTION Study. *BMC Public Health.* 2019; 19:1422.

5. Mitchell P, Wynia M, Golder R, McNellis B, Okun S, Webb CE. *Core Principles and Values of Effective Team-Based Health Care*. Discussion Paper. 2012. Accessed April 2020. https://nam.edu/wp-content/uploads/2015/06/VSRT-Team-Based-Care-Principles-Values.pdf

6. Schottenfeld L, Petersen D, Peikes D, Ricciardi R, Burack H, McNellis R, Genevro J. *Creating Patient-Centered Team-Based Primary Care*. White Paper for Agency for Healthcare Research and Quality. Accessed April 2020. https://pcmh.ahrq.gov/sites/default/files/attachments/creating-patient-centered-team-based-primary-care-white-paper.pdf

7. Mickan SM, Rodger SA. Effective health care teams: a model of six characteristics developed from shared perceptions. *J Interprof Care*. 2005;19(4):358-370.

8. Kaplan LM, Golden A, Jinnett KJ, *et al*. Perceptions of barriers to effective obesity care: results from the national ACTION study. *Obesity*. 2018;26:61-69.

9. Wadden TA, Butryn ML, Hong BA, Tsai AG. Behavioral treatment of obesity in patients encountered in primary care settings: a systematic review. *J Am Med Assoc*. 2014;213(17):1779-1791.

10. Tsai AG, Remmert JE, Butryn ML, Wadden TA. Treatment of obesity in primary care. *Med Clin North Am*. 2018;102:35-47.

11. Martin PD, Dutton GR, Rhode PC, Horswell RL, Ryan DH, Brantley PJ. Weight loss maintenance following a primary care intervention for low income minority women. *Obesity*. 2008;16(11):2462-2467.

12. Christian JG, Bessesen DH, Byers TE, Christian KK, Goldstein MG, Bock BC. Clinic-based support to help overweight patients with type 2 diabetes increase physical activity and lose weight. *Arch Intern Med*. 2008;168(1):141-146.

13. Jensen MD, Ryan DH, Apovian CM, *et al*. 2013 AHA/ACC/TOS guidelines for the management of overweight and obesity in adults: a report of the American College of Cardiology/American Heart Association task force on practice guidelines and the Obesity Society. *J Am Coll Cardiol*. 2014;63(25 pt B):2985-3023.

14. ter Bogt NCW, Bemelmans WJE, Beltman FW, Broer J, Smit AJ, van der Meer K. Preventing weight gain by lifestyle intervention in a general practice setting: three-year results of a randomized controlled trial. *Arch Intern Med*. 2011;171(4):306-313.

15. Kumanyika SK, Fassbender JE, Sarwer DB, *et al*. One-year results of the Think Health! study of weight management in primary care practices. *Obesity*. 2012;20(6):1249-1257.

16. Renjilian DA, Perri MG, Nezu AM, McKelvey WF, Shermer RL, Anton SD. Individual versus group therapy for obesity: effects of matching participants to their treatment preferences. *J Consult Clin Psychol*. 2001;69(4):717-721.

17. Falvo AM, Philp FH, Eid GM. Primary care provider management of patients with obesity at an integrated health network: a survey of practices, views, and knowledge. *Surg Obes Relat Dis*. 2018;14(8):1149-1154.

18. Sumithran P, Prendergast LA, Delbridge E, *et al*. Long-term persistence of hormonal adaptations to weight loss. *N Engl J Med*. 2011;365(17):1597-1604.

19. Lam YY, Ravussin E. Analysis of energy metabolism in humans: a review of methodologies. *Mol Metab*. 2016;5(11):1057-1071.

20. Rueda-Clausen CF, Benterud E, Bond T, Olszowka R, Vallis MT, Sharma AM. Effect of implementing the 5As of Obesity Management framework on provider-patient interactions in primary care: 5As of obesity management in primary care. *Clin Obes*. 2014;4(1):39-44.

21. Jay M, Kalet A, Ark T, *et al*. Physicians' attitudes about obesity and their associations with competency and specialty: a cross-sectional study. *BMC Health Serv Res*. 2009;9(1):106.

22. Fitzpatrick SL, Wischenka D, Appelhans BM, *et al; on behalf of the Society of Behavioral Medicine*. An evidence-based guide for obesity treatment in primary care. *Am J Med*. 2016;129(1):115.e1-115.e7.

23. Mechanick JI, Apovian C, Brethauer S, *et al*. Clinical practice guidelines for the perioperative nutrition, metabolic, and nonsurgical support of patients undergoing baritric procedures – 2019 update: Cosponsored by American Association of Clinical Endocrinologists/American College of Endocrinology, The Obesity Society, American Society for Metabolic & Bariatric Surgery, Obesity Medicine Association, and American Society of Anesthesiologists. *Endocr Pract*. 2019;25(12):1346-1359.

24. US Government Accountability Office. *Report to Congressional Committees. Obesity Drugs: Few Adults Used Prescription Drugs for Weight Loss and Insurance Coverage Varied*. 2019. Accessed January 2020. https://www.gao.gov/assets/710/700815.pdf

25. Ponce J, Nguyen NT, Hutter M, Sudan R, Morton JM. American Society for Metabolic and Bariatric Surgery estimation of bariatric surgery procedures in the United States, 2011-2014. *Surg Obes Relat Dis*. 2015;11(6):1199-1200.

26. Ward ZJ, Bleich SN, Cradock AL *et al*. Projected U.S. State-level prevalence of adult obesity and severe obesity. *N Engl J Med*. 2019;381(25):2440-2450.

27. Centers for Medicare and Medicaid Services. *Decision Memo for Intensive Behavioral Therapy for Obesity*. 2011. Accessed January 2011. https://www.cms.gov/medicare-coverage-database/details/nca-decision-memo.aspx?NCAId=253

28. Imbus JR, Voils CI, Fund LM. Bariatric surgery barriers: a review using Andersen's Model of Health Services Use. *Surg Obes Relat Dis*. 2018;14:404-412.

29. Glauser TS, Roepke N, Stevenin B, Dubois AM. Physician knowledge about and perceptions of obesity management. *Obes Res Clin Pract* 2015:9(6):573-583.

30. The Statistics Portal. Number of health apps being used by patients worldwide to manage their conditions as of 2017. Accessed July 2018. https://www.statista.com/statistics809394/health-apps-number-usage-share-by-known-patients

31. The Statistics Portal. Number of apps available in leading app stores as of 2nd quarter of 2020. Accessed November. https://www.statista.com/statistics/276623/number-of-apps-in-leading-app-stores/

32. Thomas JG, Bond DS, Phelan S, Hill JO, Wing RR. Weight-loss maintenance for 10 years in the national weight control registry. *Am J Prev Med*. 2014;46(1):17-23.

33. Piwek L, Ellis DA, Andrews S,Joinson A. The rise of consumer health wearables: Promises and Barriers. *PLoS Med*. 2016;13(2):e1001953.

34. Pellegrini CA, Verba SD, Otto AD, Helsel DL, Davis KK, Jakicic JM. The comparison of a technology-based system and an in-person behavioral weight loss intervention. *Obesity (Silver Spring)*. 2012;20(2):356-363.

35. Jakicic JM, Davis KK, Rogers RJ, *et al.* Effect of wearable technology combined with a lifestyle intervention on long-term weight loss: the IDEA randomized clinical trial. *J Am Med Assoc*. 2016;316(11):1161-1171.

36. Korinek EV, Phatak SS, Martin CA, *et al.* Adaptive step goals and rewards: a longitudinal growth model of daily steps for smartphone-based walking intervention. *J Behav Med*. 2018;41(1):74-86.

37. Butsch WS, Kushner RF, Alford S, Smolarz BG. Low priority of obesity education leads to lack of physician' preparedness to effectively treat patients with obesity: results from the U.S. medical school obesity education curriculum benchmark study. Presentation at WGEA/WGSA/WOSR Collaborative Spring Conference. 2019.

38. Kushner RF, Horn DB, Butsch WS, *et al.* Development of obesity competencies for medical education: a report from the obesity medicine education collaborative. *Obesity*. 2019;27(7):1063-1067.

Apéndices

RECURSOS PARA EL PROFESIONAL DE SERVICIOS DE SALUD

TABLA 2-3 Uso de la mnemotecnia "OPQRST" para obtener la historia del peso	
	PREGUNTAS MUESTRA
O*nset* **(inicio)**	"¿Cuándo comenzó a subir de peso?" "¿Ha batallado con su peso desde la infancia?" "¿Recuerda cuánto pesaba en el bachillerato, la universidad, cuando tenía 20, 30, 40 años?" "¿La ganancia de peso comenzó cuando empezó a tomar un nuevo medicamento?"
P*recipitating* **(factores precipitantes)**	"¿Qué eventos importantes provocaron que aumentara de peso, p. ej., universidad, traslados prolongados, matrimonio, divorcio, pérdida económica, depresión, enfermedad, etc.?" "¿Cuánto peso aumentó con el embarazo?" "¿Cuánto peso aumentó cuando dejó de fumar?" "¿Cuánto peso aumentó cuando comenzó a usar insulina?"
Q*uality of life* **(calidad de vida)**	"¿Con qué peso se ha sentido mejor?" "¿Qué le cuesta llevar a cabo con su peso actual?" "¿Cómo afecta su peso en la manera en cómo se siente y funciona?"
R*emedy* **(remedio)**	"¿Qué ha hecho o intentado antes para controlar su peso?" "¿Ha hecho algún cambio en su dieta?" "¿Ha hecho algún cambio en su actividad física?" "¿Ha tomado algún medicamento para ayudar a controlar su peso?" "¿Cuál ha sido la estrategia más exitosa que ha intentado para perder peso?" "¿A qué atribuye la pérdida de peso?" "¿Qué provocó que recuperara el peso?" "¿Cuáles son los mayores desafíos para mantener su peso?"
S*etting* **(circunstancias)**	"¿Qué estaba sucediendo en su vida la última vez que sintió que controlaba su peso?" "¿Qué sucedió cuando subió de peso?" "¿Qué papel juega el estrés en su ganancia de peso?" "¿Qué tan importante es el apoyo social o tener un compañero que le ayude?" "¿En la actualidad tiene apoyo social de su familia y amigos para ayudarle a manejar su peso?"
T*emporal pattern* **(patrón temporal)**	"¿Cuál es el patrón de su ganancia de peso?" "¿Subió de peso de manera gradual, o es más cíclico (yo-yo)?" "¿Su peso tiene subidas y bajadas? De ser así, ¿cuál es el cambio de peso?" "¿Cuánto ha sido su peso mínimo y máximo como adulto?"

Reimpresa de Kushner RF, Batsis JA, Butsch WS, et al. Weight history in clinical practice: The state of the science and future directions. Obesity. *2020;28:9-17.*

1. ¿Cuál ha sido su menor peso como adulto (a partir de los 21 años de edad)? _____

2. ¿Cuál ha sido su mayor peso como adulto, sin incluir el embarazo (a partir de los 21 años de edad? _____

3. ¿A qué edades ha tenido sobrepeso? *(Marque todos los que sean aplicables.)*

   ☐ Infancia (menos de 12 años de edad).   ☐ Adultez media (40 a 65 años de edad).

   ☐ Adolescencia (12 a 18 años de edad).   ☐ Adultez tardía (a partir de los 65 años de edad).

   ☐ Adultez temprana (18 a 40 años de edad).

4. ¿Cuál fue la causa de que aumentara de peso? *(Marque todos los que sean aplicables.)*

   ☐ Genética.   ☐ Menopausia.

   ☐ Dieta no saludable.   ☐ Dejar de fumar.

   ☐ Actividad física insuficiente.   ☐ Medicamentos.

   ☐ Embarazo.   ☐ Depresión/duelo/estrés.

   ☐ Problemas médicos.   ☐ No lo sé.

5. ¿Qué le preocupa acerca de su exceso de peso?

   _____

   _____

6. ¿Qué métodos ha intentado para perder peso? *(Marque todos los que sean aplicables.)*

   ☐ Nada.   ☐ Programas dietéticos comerciales.

   ☐ Registrar los alimentos que como.   ☐ Consulta continua con un dietista registrado.

   ☐ Contar calorías.   ☐ Medicamento para perder peso.

   ☐ Ejercicio.   ☐ Cirugía para perder peso (bariátrica).

   ☐ Planes alimenticios específicos
      (Atkins/ceto, South Beach, Zone, etcétera).

7. ¿Cuál fue la mayor cantidad de peso que ha perdido, y qué estrategias usó esa vez?

   _____

   _____

8. ¿Cuáles son las barreras que le impiden perder peso o mantener el peso perdido?

   _____

   _____

9. Por favor, liste lo que come y bebe típicamente en las comidas y entre comidas. Sea tan detallado como pueda (tamaño de la porción, método de preparación, etcétera).

Comida	Alimentos y bebidas que ingiere de manera habitual
Desayuno	
Refrigerio	
Comida	
Refrigerio	
Cena	
Refrigerio	

FIGURA 2.2 (Continúa)

10. Por lo general, ¿planea sus comidas y colaciones? *Marque* **SÍ** *o* **NO.**

11. Por favor, marque el recuadro sobre la frecuencia con la que come o bebe lo siguiente.

	Nunca	Una vez por semana	Varias veces por semana	Diario
Comida rápida				
Frutas y verduras				
Cualquier bebida azucarada (refresco, jugo, té endulzado, bebidas deportivas)				

12. ¿Cómo podemos ayudarle a manejar su peso y hábitos alimenticios? *(Marque todos los que sean aplicables.)*

☐ Educación de dieta y nutrición.　　☐ Educación de ingesta inducida por estrés.

☐ Educación de control de porciones.　　☐ Educación de comilonas.

☐ Educación de planeación de comidas.　　☐ Educación de preparación de alimentos.

¿Cuántas horas pasa sentado al día? _____

13. ¿Lleva un registro de su actividad o su total de calorías quemadas en un dispositivo? *Marque* **SÍ** *o* **NO.**

En caso de ser **SÍ**, ¿cuál es su grado de actividad diaria habitual (pasos, minutos, distancia)?

_____

14. ¿Cuántos minutos por semana hace actividad física (como caminata enérgica)?

_____

15. ¿Se ejercita (nadar, andar en bicicleta, correr o usar una máquina de cardio)? *Marque* **SÍ** *o* **NO.**

SÍ, ¿qué hace y con qué frecuencia?

_____

_____

16. ¿Hace entrenamiento de fuerza? *Marque* **SÍ** *o* **NO.**

SÍ, ¿cuántas veces por semana? _____

17. ¿Qué barreras le impiden aumentar su actividad física? *(Marque todos los que sean aplicables.)*

☐ Tiempo limitado.　　☐ Acceso a equipo o entorno seguro.

☐ No lo disfruto.　　☐ Falta de apoyo de iguales o familia.

☐ Limitaciones físicas.　　☐ No lo sé.

18. ¿Le interesa alguna de las siguientes opciones de asistencia? *(Marque todos los que sean aplicables.)*

☐ Folletos/libros de pérdida ponderal.　　☐ Consulta con un psicólogo clínico.

☐ Sitios en Internet de pérdida ponderal.　　☐ Medicamento para perder peso.

☐ Programa de pérdida ponderal comercial.　　☐ Cirugía bariátrica.

☐ Consulta con un dietista registrado.　　☐ No estoy listo para hacerlo en esta ocasión.

19. En caso de interesarse en la asistencia, ¿cuál método de apoyo prefiere?
(Marque todos los que sean aplicables.)

☐ Consulta presencial.　　☐ Clases presenciales.

☐ Consulta telefónica.　　☐ Seminarios en línea.

FIGURA 2-2 Cuestionario preconsulta para manejo ponderal.

TABLA 2-5 Criterios según DSM-5 para el diagnóstico de trastorno por atracones (DSM-5)

A. Episodios recurrentes de atracones. Un episodio de atracón se caracteriza por los dos puntos siguientes:

1. Ingerir, en un periodo determinado (p. ej., en un lapso de 2 horas), una cantidad de alimento que es definitivamente mayor a la que la mayoría de las personas comerían durante un tiempo similar bajo circunstancias semejantes.

2. Sensación de falta de control de la ingesta durante el episodio (p. ej., no poder dejar de comer o controlar aquello o cuánto está comiendo).

B. Los episodios de atracones se relacionan con tres (o más) de lo siguiente:

1. Comer mucho más rápido de lo normal.

2. Comer hasta sentirse incómodamente lleno.

3. Comer grandes cantidades de alimento cuando no se siente físicamente hambriento.

4. Comer solo debido al sentimiento de vergüenza por cuánto se está comiendo.

5. Sentirse a disgusto consigo mismo, deprimido o muy culpable después.

C Angustia marcada respecto al atracón.

D. El atracón ocurre, en promedio, por lo menos una vez por semana durante tres meses.

E. El atracón no se relaciona con el uso recurrente de una conducta compensatoria inapropiada, como en la bulimia nerviosa, y no ocurre exclusivamente durante el transcurso de la bulimia nerviosa o anorexia nerviosa.

Especifique si:

En remisión parcial: Después de satisfacer todos los criterios para trastorno por atracones, ocurre un atracón con una frecuencia promedio menor a un episodio por semana durante un periodo prolongado.

En remisión completa: Después de satisfacer todos los criterios para trastorno por atracones, ninguno de los criterios se ha satisfecho durante un periodo prolongado.

Especifique la gravedad actual:

El nivel mínimo de gravedad se basa en la frecuencia de los episodios de atracones (véase más adelante). El nivel de gravedad puede aumentar para reflejar otros síntomas y el grado de discapacidad funcional.

Leve: 1-3 episodios de atracones por semana.

Moderado: 4-7 episodios de atracones por semana.

Grave: 8-13 episodios de atracones por semana.

Extremo: 14 o más episodios de atracones por semana.

TABLA 2-6 Valoración práctica de la actividad física

- ¿Cuál es la mayor actividad física que realiza durante el día? (p. ej., caminar lo necesario, pasear al perro, subir escaleras, arreglar la casa o el jardín, ejercitarse).
- ¿Qué hace durante su tiempo de descanso y en su día laboral?
- ¿Qué tipos de actividad física disfruta? ¿Con qué frecuencia los realiza?
- ¿Cuántas horas ve televisión al día? ¿Cuántas horas pasa frente a la computadora o sentado frente al escritorio al día?
- En la actualidad, ¿se ejercita con regularidad?
- Si la respuesta es sí (pregunte lo siguiente):
  - ¿Cuántos días a la semana se ejercita?
  - ¿Cuánto dura su sesión de ejercicio?
  - ¿Qué tipo de actividad realiza?
  - ¿Cuál es la intensidad de su ejercicio? Leve, moderada o vigorosa.
- Si la respuesta es no (pregunte lo siguiente):
  - ¿Cómo se siente/qué piensa sobre iniciar/hacer alguna actividad física?
  - ¿Cuáles son las barreras que le impiden hacer actividad física (acceso al gimnasio, acceso a un entorno seguro, lesiones o limitaciones físicas)?
  - ¿Cuáles serían los beneficios de la actividad física para usted?
  - Describa sus experiencias previas con el ejercicio.
- ¿Tiene algún sentimiento negativo sobre el ejercicio o ha tenido alguna mala experiencia con él?
- ¿Cuenta con un sistema de apoyo que le motive a ejercitarse o que se ejercite con usted?
- ¿Cuánto tiempo es capaz de comprometerse a ejercitarse?

TABLA 2-7 Valoración práctica del sueño

- ¿Cuál es su hora habitual para irse a dormir?
- ¿Cuál es su hora habitual para despertar por la mañana?
- ¿Se queda dormido en los siguientes 30 minutos de estar en la cama?
- ¿Cuántas veces despierta por la noche?
- ¿Cuál es la razón por la que despierta por la noche?
- ¿Se siente descansado en la mañana?
- ¿Cuántas veces ha utilizado remedios para dormir en el último mes?

TABLA 2-8 Valoración práctica del estrés

ESCALA DE ESTRÉS PERCIBIDO 4

Para cada una de las cuatro preguntas, las calificaciones asignadas se basan desde 0 = nunca hasta 4 = muy frecuente.
Invierta las puntuaciones para las preguntas 2 y 3 de este modo: 0 = 4, 1 = 3, 2 = 2, 3 = 1, 4 = 0.
Ahora agregue las puntuaciones para cada elemento para obtener una calificación total que varíe entre 0 y 16. Puntuaciones mayores indican un mayor estrés percibido.

(Continúa)

TABLA 2-8 Valoración práctica del estrés (Continuación)

ESCALA DE ESTRÉS PERCIBIDO 4

_____ 1. Durante el último mes, ¿con cuánta frecuencia ha sentido que es incapaz de controlar las cosas importantes en su vida?

_____ 2. Durante el último mes, ¿con cuánta frecuencia se ha sentido confiado de su habilidad para manejar sus problemas personales?

_____ 3. Durante el último mes, ¿con cuánta frecuencia ha sentido que las cosas marchaban como usted quiere?

_____ 4. Durante el último mes, ¿con cuánta frecuencia ha sentido que las dificultades se acumulan tanto que no puede superarlas?

Modificada de Cohen S, Kamarck T, Mermelstein R. A global measure of perceived stress. J Health Soc Behav. 1983;24:385-396.

TABLA 2-9 Revisión por aparatos y sistemas relacionada con la obesidad

Cardiovascular	Respiratorio
Hipertensión	Disnea/desacondicionamiento
Insuficiencia cardiaca congestiva	Apnea obstructiva del sueño
Cor pulmonar	
Venas varicosas	Síndrome de hipoventilación por obesidad, también conocido como síndrome de Pickwickian
Embolia pulmonar	Asma
Cardiopatía coronaria Fibrilación auricular	**Gastrointestinal**
Endocrino	Enfermedad por reflujo gastroesofágico
Síndrome metabólico	Hepatopatía grasa no alcohólica
Diabetes tipo 2	Colelitiasis
Dislipidemia	Hernias
Síndrome de ovario poliquístico	Cáncer de colon
Síndrome de Cushing	
Hipogonadismo/disfunción eréctil	
Musculoesquelético	**Genitourinario**
Hiperuricemia y gota	Incontinencia urinaria por esfuerzo
Inmovilidad	Glomerulopatía relacionada con obesidad

TABLA 2-9 Revisión por aparatos y sistemas relacionada con la obesidad (Continuación)

Osteoartritis (rodillas y caderas)	Cáncer mamario y uterino
Dolor en la región inferior de la espalda	Complicaciones del embarazo
Síndrome de túnel del carpo	
Psicológico	**Neurológico**
Depresión/autoestima baja	Evento vascular cerebral
Alteración de la imagen corporal	Hipertensión intracraneal idiopática
Estigmatización interna	Meralgia parestésica
Tegumentario	Demencia
Estrías por distensión	
Pigmentación por estasis en las piernas	
Linfedema	
Celulitis	
Intertrigo, forúnculos	
Acantosis nigricans	
Acrocordones (fibromas)	
Hidradenitis supurativa	

TABLA 2-10 Exploración física del paciente con obesidad: dominios de especial interés

DOMINIO	QUÉ ESPERAR	QUÉ HACER
Signos vitales	El índice de masa corporal (IMC) requiere una medición precisa del peso y la estatura. Usar un mango inadecuado en circunferencias de brazo grandes provoca lecturas espurias de la presión arterial.	Tener básculas con base amplia y límite de peso > 160 kg; usar un estadímetro montado a la pared, si es posible. Disponer de mangos para presión arterial grandes.
Cabeza y cuello	Una orofaringe abultada puede sugerir apnea obstructiva del sueño. Los pacientes pueden tener resistencia a insulina.	Usar la puntuación de Mallampati de I a IV (fig. 2.4) para describir la faringe. Examinar el cuello y axilas en busca de acantosis nigricans (fig. 2.5).

TABLA 2-10 Exploración física del paciente con obesidad: dominios de especial interés   (Continuación)

DOMINIO	QUÉ ESPERAR	QUÉ HACER
Abdomen	La distribución de grasa en la parte superior del cuerpo significa riesgo incrementado para síndrome metabólico.	Disponer de una cinta métrica de papel o plástico para obtener la circunferencia de cintura (si el IMC está entre 25 y < 35 kg/m^2). Exploración de la piel abdominal.
Cardio-vascular	Los pacientes pueden tener edema periférico y estasis venosa de las extremidades inferiores.	Buscar edema con fóvea y examinar las extremidades inferiores sin calcetines.
Piel	Los pacientes con pliegues cutáneos excesivos son propensos a desarrollar forúnculos, abscesos e infecciones micóticas. La equimosis fácil y las estrías purpúreas > 1 cm pueden significar síndrome de Cushing.	Examinar todos los pliegues cutáneos, en particular debajo de las mamas y el panículo abdominal.

Adaptada de Silk AW, McTigue KM. Reexamining the physical examination for obese patients. J Am Med Assoc. *2011;305:193-194.*

TABLA 2-11 Valores étnicos específicos para la circunferencia de cintura (cm)

REGIÓN/GRUPO ÉTNICO	HOMBRES	MUJERES
Norte-americanos	≥ 102 cm	≥ 88 cm
Europeos	≥ 94 cm	≥ 80 cm
Sur de Asia/China	≥ 90 cm	≥ 80 cm
Japón	≥ 85 cm	≥ 90 cm
Étnico de Centroamérica y Sudamérica	Usar las recomendaciones para el Sur de Asia	Usar las recomendaciones para el Sur de Asia
África Subsahariana	Usar datos para Europa	Usar datos para Europa

TABLA 2-11 Valores étnicos específicos para la circunferencia de cintura (cm)   (Continuación)

REGIÓN/GRUPO ÉTNICO	HOMBRES	MUJERES
Este del Mediterráneo y Oriente Medio (poblaciones árabes)	Usar datos para Europa	Usar datos para Europa

Modificada de Alberti KG, Zimmet P, Shaw J. Metabolic syndrome – A new world-wide definition. A Consensus Statement from the International Diabetes Federation. Diabet Med. *2006;23:469-480.*

TABLA 3-1 Factores agravantes y determinantes sociales y ambientales

	FACTORES QUE AFECTAN EL PLAN DE ATENCIÓN INDIVIDUALIZADO	POSIBLES INTERVENCIONES
Medicamentos	Ejemplos: insulina, TZD, sulfonilureas; bloqueadores de los receptores adrenérgicos β; antipsicóticos; ciertos antidepresivos; antiepilépticos; glucocorticoides	• Valorar la necesidad del medicamento causal • Sustituir con una alternativa neutra para el peso

Factores psicológicos/ psiquiátricos	• Depresión
	• Trastorno de ansiedad
	• Psicosis
	• Trastorno por atracones
	• Síndrome de ingesta nocturna
	• Estigmatización
	• Estrés
		• Tamizaje psicológico
		• Asesoría
		• Referencia
		• Medicamentos
		  • Antidepresivos
		  • Ansiolíticos
		  • Medicamentos antiobesidad para tratar los antojos

Determinantes sociales y ambientales	• Conductas • Factores culturales • Manejo del tiempo • Acceso a alimentos no procesados • Recursos de actividad física • Relacionados con el trabajo • Conocimientos sobre salud • Acceso a clínicas/hospitales • Estado económico • Seguro médico	• Entrevista motivacional • Asesoría (personal y familiar) • Referencia a dietista • Educación • Referencia a trabajo social • Información respecto a recursos comunitarios

TZD, tiazolidinedionas.

TABLA 3-2 Causas de la obesidad o factores agravantes subyacentes

CAUSA DE OBESIDAD	AFECCIÓN ESPECÍFICA	SIGNOS Y SÍNTOMAS
Monogénica o sindrómica	Síndrome de Prader-Willi	• Inicio en la infancia
	Deficiencia de MC4R	• Antecedentes familiares fuertes
	Deficiencia de leptina	• Infertilidad/hipogonadismo
		• Pubertad retrasada o ausente
	Deficiencia del receptor de leptina	• Estatura corta o macrosomía
	Deficiencia de POMC	• Discapacidad intelectual
	Síndrome de Alström	• Problemas de conducta
		• Defectos orgánicos inexplicables (p. ej., corazón, riñón)
	Síndrome de Bardet-Biedl	• Alteración visual u olfatoria
	Síndrome de Beckwith-Wiedemann	• Rasgos dismórficos (p. ej., rostro, dedos)
	Síndrome de WAGR-O (deficiencia de BDNF)	
	Síndrome de Wilson-Turner	
Alteraciones endocrinas agravantes	Hipotiroidismo	• Intolerancia al frío, letargo, debilidad
		• Estreñimiento
		• Reflejos retardados
		• Bradicardia
	Hipercortisolismo	• Debilidad, poca concentración
		• Equimosis y estrías purpúreas
		• Acné, facies de luna
		• Piel delgada y redistribución central de la grasa
	Lesión hipotalámica/SNC	• Letargo
		• Libido disminuida
		• Poliuria
Agravada por discapacidad	Inmovilización	• Debilidad muscular
	Enfermedad o lesión neuromuscular	• Marcha anormal
		• Discapacidad evidente a la presentación
	Alteraciones del movimiento	
Idiopática/tipo común		• Más común
		• Diagnóstico de exclusión
		• No hay una influencia causal identificable

BDNF (brain-derived neurotrophic factor), factor neurotrófico derivado cerebral; SNC, sistema nervioso central POMC, proopiomelanocortina, WAGR-O, tumor de Wilms, aniridia, anomalías genitourinarias, retraso mental y obesidad.

TABLA 3-3 Exploración, revisión por sistemas (RPS) y hallazgos de laboratorio para la identificación de complicaciones relacionadas con el peso

SISTEMA ORGÁNICO	RPS	EXPLORACIÓN	HALLAZGO DE LABORATORIO	COMPLICACIÓN	EVALUACIÓN ADICIONAL
Componente antropométrico del diagnóstico de obesidad					
Tejido adiposo		IMC, circunferencia de cintura Excluir: musculatura, edema, sarcopenia, masa de tumor sólido, lipodistrofia		• **Masa de tejido adiposo aumentada**	Pletismografía de impedancia, rastreo por DEXA
Componente clínico del diagnóstico de obesidad					
Diabetes	Síntomas de hiperglucemia	Exploración de los pies	Glucosa en ayuno, HbA1c	• **Prediabetes** • **Diabetes**	HbA1c 5.7-6.4% o glucosa en ayuno 100-125 mg/dL HbA1c $\geq$ 6.5% o glucosa en ayuno $\geq$ 126 mg/dL
Resistencia a insulina		Circunferencia de cintura, presión arterial, acantosis nigricans	Glucosa en ayuno, perfil de lípidos	• **Síndrome metabólico** • **Dislipidemia** • **Hipertensión**	Colesterol no HDL o apoB-100 pueden definir el riesgo; vigilancia ambulatoria de PA
Hígado		Hígado aumentado, borde hepático firme	PFH, puntuación de biomarcadores para EHNA	• **HGNA** • **EHNA**	Ecografía, considerar referencia, biopsia
Cardiovascular	Dolor torácico, síncope, ortopnea, SOB, claudicación, EVC/AIT	Exploración cardiaca, ABI, auscultación carotídea, edema	ECG	• **CC** • **ECV** • **EVP** • **ICC**	Prueba de esfuerzo, imagen, arteriografía o ecografía, considerar referencia
Pulmonar	Fatiga, ronquidos, sueño deficiente, SOB, poca tolerancia al ejercicio	Circunferencia cervical, exploración pulmonar (sibilancias, estertores)		• **Apnea obstructiva del sueño** • **Asma**	Polisomnografía (laboratorio clínico o prueba casera), espirometría, considerar referencia
Endocrino	Letargo, debilidad, cambios cutáneos, pérdida de pelo, problemas para concentrarse, acné, libido disminuida, intolerancia al frío	Anomalías pilosas y cutáneas, estrías pigmentadas, distribución grasa, debilidad muscular proximal, reflejos musculares anormales, tiroides anormal		• **Hipotiroidismo** • **Hipercortisolismo** • **Hipopituitarismo** • **Lesión hipotalámica/ SNC**	Valoración hormonal, imagenología de glándulas endocrinas, considerar referencia
Esteroides sexuales	Oligomenorrea, infertilidad	Hirsutismo	Testosterona, estradiol LH/ FSH	• **SOPQ** • **Infertilidad**	Imagenología ovárica, considerar referencia

(Continúa)

TABLA 3-3 Exploración, revisión por sistemas (RPS) y hallazgos de laboratorio para la identificación de complicaciones relacionadas con el peso (Continuación)

SISTEMA ORGÁNICO	RPS	EXPLORACIÓN	HALLAZGO DE LABORATORIO	COMPLICACIÓN	EVALUACIÓN ADICIONAL
Musculoesquelético	Dolor articular, movimiento limitado	Tumefacción, crepitación		• **Osteoartritis**	Imagenología radiológica
Gastrointestinal	Pirosis, dolor abdominal	Hipersensibilidad abdominal	PFH	• **ERGE** • **Colelitiasis/cistitis**	Endoscopia, estudio de motilidad esofágica, imagenología abdominal, considerar referencia
Vías urinarias	Incontinencia de esfuerzo			• **Incontinencia urinaria por esfuerzo**	Urocultivo, considerar referencia, evaluación urodinámica
Psicológico	Depresión, ideación suicida, ansiedad, estigmatización, atracones, drogas y alcohol			• **Depresión** • **Trastorno de ansiedad** • **Psicosis** • **Síndrome de atracones** • **Síndrome de ingesta nocturna** • **Estigmatización** • **Estrés**	Cuestionarios validados, evaluación psicológica, considerar referencia
Capacidad funcional alterada	Actividades de la vida diaria alteradas, inmovilidad	Debilidad, parálisis, movimiento limitado		• **Inmovilización** • **Enfermedad/lesión neurológica**	La evaluación funcional puede ser útil

ABI, índice tobillo-brazo; IMC, índice de masa corporal; PA, presión arterial; CC, cardiopatía coronaria; ICC, insuficiencia cardiaca congestiva; SNC, sistema nervioso central; ECV, enfermedad cardiovascular; DEXA, absorciometría de rayos X de energía dual; ECG, electrocardiografía; ERGE, enfermedad por reflujo gastroesofágico; EVC, evento vascular cerebral; HDL-c, colesterol de lipoproteína de alta densidad; PFH, pruebas de función hepática; LH/TSH, hormona luteinizante/hormona foliculoestimulante; HGNA, hepatopatía grasa no alcohólica; EHNA, esteatohepatitis no alcohólica; SOPQ, síndrome de ovario poliquístico; EVP, enfermedad vascular periférica; SOB, dificultad para respirar; AIT, ataque isquémico transitorio.

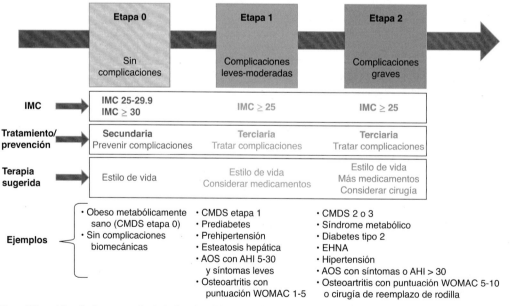

FIGURA 3-4 Estadificación de la gravedad de la obesidad según los lineamientos de práctica clínica de AACE. AHI, índice apnea-hipopnea; IMC, índice de masa corporal; CMDS, estadificación de la enfermedad cardiometabólica; EHNA, esteatohepatitis no alcohólica; AOS, apnea obstructiva del sueño; WOMAC, Western Ontario and McMaster Universities Osteoartritis Index (índice de las universidades Western Ontario y McMaster para osteoartritis) y es una medida de la evolución informada por el paciente para osteoartritis en la que se registra el dolor, la rigidez y la función.[12]

TABLA 3-5 Criterios de ATP III para síndrome metabólico (debe tener por lo menos tres de estos cinco factores de riesgo)	
FACTOR DE RIESGO	**GRADO DEFINIDO**
1. Cintura	≥ 102 cm (40 in) hombres ≥ 88 cm (35 in) mujeres
2. Triglicéridos	≥ 150 mg/dL (1.7 mmol/L)
3. HDL-c	< 40 mg/dL (1.03 mmol/L) hombres < 50 mg/dL (1.29 mmol/L) mujeres
4. Presión arterial	≥ 130/≥ 85 mm Hg
5. Glucosa en ayuno	≥ 100 mg/dL (5.6 mmol/L)

ATP III, Adult Treatment Panel III; HDL-c, colesterol de lipoproteína de alta densidad.

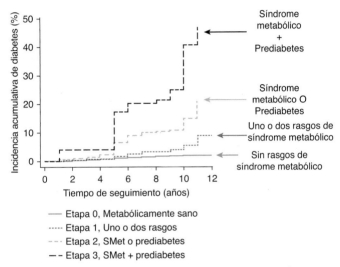

FIGURA 3-6 Riesgo acumulativo para desarrollar diabetes en pacientes con sobrepeso u obesidad. Validación de la predicción de diabetes incidental en la cohorte del estudio CARDIA. (Modificada de Guo F, Moellering DR, Garvey WT. *The progression of cardiometabolic disease: validation of a new cardiometabolic disease staging system applicable to obesity. Obesity.* 2014;22:110-118.)

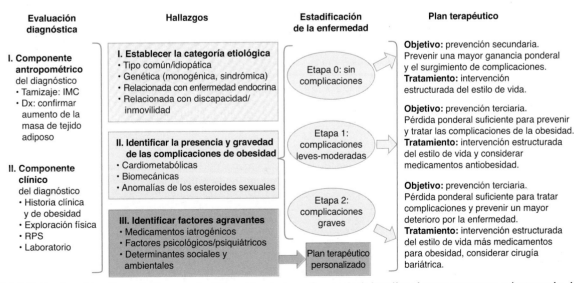

FIGURA 3-7 Evaluación diagnóstica y estadificación de la enfermedad: implicaciones respecto a la terapia. La estadificación proporciona una guía para elegir la modalidad e intensidad de la terapia, así como los objetivos terapéuticos. IMC, índice de masa corporal; RPS, revisión por sistemas.

TABLA 3-6 Estadificación de la enfermedad para la paciente de alto riesgo de este estudio de caso

COMPLICACIÓN		ETAPA AACE	FUNDAMENTO
Cardiometabólica	Síndrome metabólico	AACE Etapa 2	Satisface los criterios para prediabetes y síndrome metabólico, colocándola en el estrato de riesgo máximo de CMDS para futura diabetes
	Prediabetes		
	Hipertensión	AACE Etapa 2	Presión arterial descontrolada pese a dos antihipertensivos
Biomecánica	Apnea obstructiva del sueño	AACE Etapa 2	AHI a la polisomnografía consistente con gravedad moderada, pero el síntoma de letargo diurno marcado indica que esta complicación debe tratarse en el mayor nivel de gravedad

Factores agravantes a considerar al desarrollar un plan terapéutico efectivo

Categoría	Factor	Solución
Iatrogénica	Atenolol y paroxetina podrían contribuir a la obesidad	Cambiar a un bloqueador de los canales de calcio para hipertensión y bupropión o venlafaxina para depresión
Psicológica	Depresión	Considerar la referencia al psicólogo; continuar medicamentos
	Antojos nocturnos	Medicamento antiobesidad para reducir el antojo; referencia a dietista
	Estigmatización (cautela en entorno social)	Considerar referencia al psicólogo; terapia; educación acerca de la obesidad como enfermedad; entrevista motivacional
	Sentimientos de incompetencia	
Social y ambiental	Trabajo sedentario (asistente jurídica)	Caminatas progresivamente más prolongadas con el perro por la tarde
	Dependencia en comida rápida	Motivación a tener cenas con compañeros de trabajo tomando turnos varias veces por semana para preparar los alimentos con las sobras para la comida del día siguiente. Referencia a dietista

AACE, American Association of Clinical Endocrinologists; CMDS, Estadificación de la enfermedad cardiometabólica.

TABLA 4-1 Criterios para el diagnóstico de HTN[a]

NORMAL	MENOR DE 120/80 MM HG
Elevada	Sistólica entre 120 y 129 y diastólica menor de 80 mm Hg
Etapa 1	Sistólica entre 130 y 139 o diastólica entre 80-89 mm Hg
Etapa 2	Sistólica de por lo menos 140, o diastólica de por lo menos 90 mm Hg
Crisis hipertensiva	Sistólica mayor de 180 o diastólica mayor de 120 mm Hg, los pacientes requieren cambios rápidos de medicamento si no hay otras indicaciones o problemas, u hospitalización inmediata si hay signos de lesión aguda de órgano blanco

[a]Basada en mediciones precisas y al promediar por lo menos dos lecturas en mínimo dos ocasiones.
Adaptada de Whelton PK, Carey RM, Aronow WS, et al. 2017 ACC/AHA/AAPA/ABC/ACPM/AGS/APhA/ASH/ASPC/NMA/PCNA guideline for the prevention, detection, evaluation, and management of high blood pressure in adults: a report of the American College of Cardiology/American Heart Association Task Force on Clinical Practice Guidelines.
J Am Coll Cardiol. *2018;71(19):e127-e248.*

TABLA 4-2 Modificación del estilo de vida y su efecto en la presión arterial y el tratamiento de la hipertensión

	INTERVENCIÓN NO FARMACOLÓGICA	DOSIS	IMPACTO APROXIMADO EN PAS	
			HIPERTENSO	NORMOTENSO
Pérdida ponderal	Peso/grasa corporal	El peso corporal ideal es el mejor objetivo, pero una reducción debe buscar por lo menos 1 kg del peso corporal para la mayoría de los adultos con sobrepeso. Se espera un decremento cercano a 1 mm Hg por cada 1 kg de peso corporal perdido	–5 mm Hg	–2/3 mm Hg
Dieta saludable	Patrón dietético DASH	Dieta rica en frutas, vegetales, granos enteros y productos lácteos con poca grasa y contenido reducido de grasas trans y saturadas	–11 mm Hg	–3 mm Hg
Ingesta reducida de sodio dietético	Sodio dietético	< 1 500 mg/día es el objetivo óptimo, pero debe buscarse por lo menos una reducción de 1 000 mg/día en la mayoría de los adultos	–5/6 mm Hg	–2/3 mm Hg
Ingesta reforzada de potasio dietético	Potasio dietético	3 500-5 000 mg/día, de preferencia mediante una dieta rica en potasio	–4/5 mm Hg	–2 mm Hg
Actividad física	Aeróbica	• 90-150 minutos/semana • 65-75% de la reserva de frecuencia cardiaca	–5/8 mm Hg	–2/4 mm Hg
	Resistencia dinámica	• 90-150 minutos/semana • 50-80% 1 rep máximo • Seis ejercicios, tres series/ejercicio, 10 repeticiones/serie	–4 mm Hg	–2 mm Hg
	Resistencia isométrica	• 4 × 2 minutos (empuñadura), 1 minuto de descanso entre ejercicios, 30-40% contracción voluntaria máxima, tres sesiones/semana • 8-10 semanas	–5 mm Hg	–4 mm Hg
Moderación en la ingesta de alcohol	Consumo de alcohol	En personas que beben alcohol, reducir el alcohol a • Hombres: ≤ 2 tragos al día • Mujeres: ≤ 1 trago al día	–4 mm Hg	–3 mm Hg

DASH, Dietary Approaches to Stop Hypertension; PAS, presión arterial sistólica.
Modificada de Whelton PK, Carey RM, Aronowthe WS, et al. 2017 ACC/AHA/AAPA/ABC/ACPM/AGS/APhA/ASH/ASPC/NMA/PCNA guideline for the prevention, detection, evaluation, and management of high blood pressure in adults: a report of the American College of Cardiology/American Heart Association Task Force on Clinical Practice Guidelines. J Am Coll Cardiol. 2018;71(19):e127-e248.

TABLA 4-3 Factores de riesgo para hacer estudios para diabetes o prediabetes en adultos asintomáticos

1. Familiar de primer grado con diabetes
2. Raza/etnicidad de alto riesgo (p. ej., afroamericano, latino, nativo americano, asiático americano, de las islas del Pacífico)
3. Antecedentes de enfermedad cardiovascular
4. Hipertensión
5. Dislipidemia (colesterol HDL < 35 mg/dL o triglicéridos > 250 mg/dL)
6. Síndrome de ovario poliquístico
7. Otras afecciones clínicas relacionadas con resistencia a insulina

Modificada de American Diabetes Association. Standards of Medical Care in Diabetes-2019 Abridged for Primary Care Providers. Clin Diabetes. 2019;37(1):11-34.

TABLA 4-5 Factores específicos de los fármacos y pacientes al elegir el tratamiento hipoglucemiante en adultos con DMT2

	HIPOGLUCEMIA	EFECTOS SOBRE EL PESO	EFECTOS CARDIOVASCULARES		ORAL/SC	EFECTOS RENALES	OTROS
			ECVAS	ICC		PROGRESIÓN DE ERC	
Biguanida: Metformina	No	Pérdida ponderal moderada	Beneficio potencial	Neutro	Oral	Neutro	Efectos colaterales gastrointestinales Deficiencia de B12
Inhibidores de SGLT-2: Canagliflozina Empagliflozina Dapagliflozina Ertugliflozina	No	Pérdida	Benéfico	Benéfico	Oral	Benéfico	FDA, precaución por efectos adversos: Riesgo de amputación (canagliflozina)
Agonistas de GLP-1: Liraglutida Semaglutida Exenatida ER Dulaglutida	No	Pérdida	Basado en el fármaco	Neutro	SC	Benéfico	FDA, precaución por efectos adversos: tumores tiroideos de células C. Efectos colaterales GI
Inhibidores de DPP-4: Saxagliptina Alogliptina Sitagliptina Linagliptina	No	Neutral	Neutro	Riesgo	Oral	Neutro	Riesgo de pancreatitis aguda
Tiazolidinedionas: Pioglitazona	No	Ganancia	Benéfico	Riesgo	Oral	Neutro	FDA, precaución por efectos adversos: ICC
Sulfonilureas: Gliburida Glipizida Glimepirida	Sí	Ganancia	Neutro	Neutro	SC	Neutro	Reacciones en el sitio de inyección
Insulina	Sí	Ganancia	Neutro	Neutro	SC	Neutro	Mayor riesgo de hipoglucemia con insulina humana vs. análogos

ECVA, enfermedad cardiovascular aterosclerótica; ICC, insuficiencia cardiaca congestiva; NC, nefropatía crónica; DMT2, diabetes mellitus tipo 2; ER, liberación prolongada; FDA, U.S. Food and Drug Administration; GI, gastrointestinal; SC, subcutáneo. Modificada de American Diabetes Association. 9. Pharmacologic approaches to glycemic treatment: standards of medical care in diabetes-2019. Diabetes Care. 2019;42(suppl 1):S90-S102.

TABLA 4-6 Cuestionarios para detección de AOS y herramientas de predicción

CUESTIONARIO BERLÍN[49]	ESCALA DE SOMNOLENCIA DE EPWORTH[50]	STOP-BANG[51]
¿Su peso ha cambiado? **Categoría 1:** ¿Usted ronca? Volumen de los ronquidos Frecuencia de los ronquidos ¿Su ronquido molesta a otros? Frecuencia de apnea presenciada **Categoría 2:** ¿Fatiga matutina? Frecuencia de la fatiga matutina ¿Se ha quedado dormido al volante? **Categoría 3:** Historia de hipertensión IMC ≥ 30 mg/m²	¿Qué tan probable es que cabecee o se quede dormido en las situaciones siguientes, a diferencia de sentirse cansado (0-3)? 1. Sentado y leyendo 2. Viendo TV 3. Sentado, inactivo en un espacio público 4. Como pasajero en un automóvil durante una hora sin descanso 5. Recostado para descansar por la tarde cuando las circunstancias lo permiten 6. Sentado y platicando con alguien 7. Sentado en silencio después de una comida sin alcohol 8. En el automóvil, mientras está detenido unos cuantos minutos en el tráfico	¿Es ruidoso cuando ronca (**S**nore)? ¿Se siente cansado (**T**ired), fatigado o somnoliento durante el día? ¿Alguien ha observado (**O**bserved) que deja de respirar o jadea/se asfixia durante el sueño? ¿Tiene presión (**P**ressure) arterial alta? IMC (**B**MI) ≥ 35 mg/m² Edad (**A**ge) ≥ 50 años de edad Tamaño del cuello (**N**eck) (≥ 40.6 cm en mujeres, ≥ 43 cm en hombres) Género (**G**ender) = masculino
Alto riesgo: Si hay dos o más categorías con una puntuación positiva	**Alto riesgo:** Puntuación ≥ 10	**Alto riesgo:** Respuesta afirmativa a 5-8 respuestas Respuesta afirmativa a más de dos preguntas STOP + género masculino o IMC ≥ 35 kg/m² o circunferencia cervical

IMC, índice de masa corporal; AOS, apnea obstructiva del sueño.

TABLA 4-8 Recomendaciones de tamizaje según las sociedades contra cáncer

Recomendaciones A y B de *United States Preventive Services Task Force* (USPSTF)

Tamizaje para cáncer de mama	Mamografía de tamizaje para mujeres, con o sin exploración clínica mamaria, cada 1-2 años para mujeres 50 años de edad. La decisión de comenzar la mamografía de tamizaje en mujeres < 50 años de edad debe individualizarse.
Tamizaje para cáncer cervicouterino	El USPSTF recomienda el tamizaje para cáncer cervicouterino cada 3 años con citología cervicouterina sola en mujeres de 21-29 años de edad. Para las de 30-65 años, el USPSTF recomienda el tamizaje cada 3 años con citología cervicouterina sola, cada 5 años con prueba para papilomavirus humano de alto riesgo (hrHPV) sola o cada 5 años con prueba de hrHPV, combinada con citología.
Tamizaje para cáncer colorrectal	El USPSTF recomienda comenzar el tamizaje para cáncer colorrectal a los 50 años de edad y continuar hasta los 75 años.

Recomendaciones de la *American Association for the Study of Liver Disease*

Tamizaje para cáncer hepático*	La AASLD recomienda ecografía abdominal o AFP cada 6 meses para pacientes con cirrosis por HGNA, con base en estudios de laboratorio, de imagen o biopsia. No se recomienda el tamizaje para HGNA sin cirrosis.

AASLD, American Association for the Study of Liver Diseases; AFP, alfa-fetoproteína; HGNA, hepatopatía grasa no alcohólica.
*No se recomienda tamizaje para cáncer del cardias (gástrico), cáncer pancreático o cáncer de vesícula biliar en la población asintomática.
Adaptada de Heimbach JK, Kulik LM, Finn RS, et al. AASLD guidelines for the treatment of hepatocellular carcinoma. Hepatology. 2018;67(1):358-380.

TABLA 4-9 Comparación entre las pruebas para detección de depresión (Cuestionario de salud del paciente) PHQ9 y PHQ2

PATIENT HEALTH QUESTIONNAIRE-9 (PHQ-9[B])	PATIENT HEALTH QUESTIONNAIRE-2 (PHQ-2[A])
Durante las últimas 2 semanas, ¿con cuánta frecuencia le ha molestado alguno de los problemas siguientes? (0-Para nada, 1-Varios días, 2-Más de la mitad de los días, 3-Casi todos los días).	
Poco interés en hacer cosas	Poco interés en hacer cosas
Sentirse decaído, deprimido o pesimista	Sentirse decaído, deprimido o pesimista
Problemas para quedarse dormido o para mantenerse dormido, o dormir demasiado	
Sentir cansancio o tener poca energía	
Poco apetito o comer demasiado	
Sentirse mal consigo mismo, sentirse fracasado	
Problemas para concentrarse	
Moverse o hablar con lentitud, o lo opuesto, agitado e inquieto	
Pensamientos de que estaría mejor muerto o pensamientos de lastimarse a sí mismo	

[a]PHQ-2: Una puntuación > 3 es positiva, proceder con PHQ-9.
[b]PHQ-9: Puntuación de 1 a 4 = depresión mínima; 5 a 9 = depresión leve; 10 a 14 = depresión moderada; 15 a 19 = depresión moderadamente grave; 20 a 27 = depresión grave.
Adaptada de Maurer DM, Raymond TJ, Davis BN. Depression: screening and diagnosis. Am Fam Physician. 2018;98(8):508-515.

TABLA 4-10 Efecto de los antidepresivos en el peso

GANANCIA PONDERAL	NEUTRAL CON EL PESO/MENOR GANANCIA PONDERAL	PÉRDIDA PONDERAL
Tricíclicos	ISRS (fluoxetina, sertralina)	Bupropión
IMAO		
ISRS (paroxetina)	IRNS (duloxetina, venlafaxina)	
Mirtazapina		

IMAO, inhibidores de monoaminooxidasa; ISRS, inhibidores selectivos de la recaptura de serotonina; IRNS, inhibidores de la recaptura de noradrenalina y serotonina.
Adaptada de Igel LI, Kumar RB, Saunders KH, Aronne LJ. Practical use of pharmacotherapy for obesity. Gastroenterology. 2017;152(7):1765-1779.

TABLA 5-1 Recursos para el manejo ponderal, herramientas de registro y aplicaciones para teléfono móvil[a]

RECURSOS PARA MANEJO PONDERAL, HERRAMIENTAS DE RASTREO Y APLICACIONES PARA TELÉFONO MÓVIL	CARACTERÍSTICAS ESPECIALES
Calorie King www.calorieking.com	Base de datos de nutrición y alimentos
Bitesnap www.bitesnap.com	Monitor de alimentos con fotografía
Cooking Light www.cookinglight.com	*Cooking Light*, recetas de revista
EatingWell www.eatingwell.com	Recetas saludables y planes alimenticios
Fitday www.fitday.com	Monitor de alimentos
Fooducate www.fooducate.com	Registra los códigos de barras de los productos, da una calificación nutricional con información
Hungry Girl www.hungrygirl.com	Recetas con pocas calorías
Livestrong www.livestrong.com	Monitor de alimentos
Lose It! www.loseit.com	Monitor de alimentos
MyFitnessPal www.myfitnesspal.com	Monitor de alimentos
My-Food-Diary www.myfooddiary.com	Monitor de alimentos
Noom www.noom.com	Programa digital de manejo ponderal que usa terapia cognitiva conductual
Skinny Taste www.skinnytaste.com	Recetas saludables
Spark People www.sparkpeople.com	Programa de manejo ponderal en línea
USDA Foodkeeper www.choosemyplate.gov	Monitor de alimentos de *US Department of Agriculture*, que usa los grupos *MyPlatefood* y planes alimenticios
WW (formalmente Weight Watchers) www.weightwatchers.com	Programa integral digital y presencial de manejo ponderal

[a]Elementos seleccionados hasta mayo de 2020.

TABLA 5-2 Asesoría dietética en el consultorio

PATRONES DIETÉTICOS	CONSIDERACIONES CLÍNICAS	CARACTERÍSTICAS NUTRICIONALES CLAVE	RECURSOS (ACCESO EN MAYO DE 2020)
DASH (*dietary approaches to stop hypertension*)	Hipertensión	Ingesta elevada de fruta (4-5 porciones/día); vegetales (4-5 porciones/día); leguminosas; lácteos con poca grasa	https://www.nhlbi.nih.gov/files/docs/public/heart/dash_brief.pdf https://www.nhlbi.nih.gov/files/docs/public/heart/new_dash.pdf http://www.healthyinfo.com/consumers/ho/nut.dash.diet.pdf
Mediterránea	Diabetes mellitus tipo 2 Prediabetes Síndrome metabólico ECV	Vegetales (3-9 porciones/día); fruta fresca (hasta 2 porciones/día); cereales: en su mayoría granos enteros (de 1 a 13 porciones/día); aceite (hasta 8 porciones de aceite de oliva/día); grasa en su mayoría insaturada hasta 37% de las calorías totales; frutos secos, leguminosas, pescado y aves	https://health.usnews.com/best-diet/mediterranean-diet https://oldwayspt.org/traditional-diets/mediterranean-diet https://www.medicalnewstoday.com/articles/149090
Dieta con poco contenido graso	Hiperlipidemia ECV	< 30% de las calorías totales por grasas < 10% grasas saturadas	https://health.usnews.com/wellness/food/articles/what-is-a-low-fat-diet https://www.healthline.com/nutrition/healthy-low-fat-foods

ECV, enfermedad cardiovascular.

TABLA 5-3 Tres programas comerciales estadounidenses nacionales basados en evidencias

	WW (FORMALMENTE WEIGHT WATCHERS)	JENNY CRAIG	NUTRISYSTEM
Plan alimenticio	Basado en un sistema de puntos, los suscriptores eligen uno de tres programas basados en alimentos.	Proporciona alimentos prepreparados envasados con pocas calorías para las tres comidas y dos colaciones por día; los pacientes complementan con frutas, vegetales y lácteos.	Proporciona alimentos prepreparados envasados con pocas calorías, y los pacientes complementan con frutas y vegetales. Se come seis veces al día. Los alimentos se entregan cada 4 semanas.
Servicios de asesoría	Comienza con una evaluación personal, seguida por opciones de talleres digitales, presenciales y virtuales, y asesoría personal: apoyo comunitario social.	Reunión semanal 1:1 con un instructor para guiar la pérdida ponderal (presencial o telefónica), retroalimentación personalizada y planeación de comidas.	No ofrece servicios de asesoría.

TABLA 5-4 Estrategias de ayuno intermitente

Estrategias de ayuno intermitente	Día de ayuno	Día sin ayuno
ADF (ayuno de día alterno)	Ayuno completo	Alimentación a libre demanda
mADF (ayuno de día alterno modificado)	Ayuno modificado = 25% de las calorías diarias	125% de las calorías diarias
1:6	Ayuno 1 día/semana	6 días de alimentación a libre demanda
2:5	75% de los requerimientos diarios 2 días/semana	Dieta isocalórica 5 días/semana
Estrategias de alimentación restringida por tiempo	**Periodo de ayuno**	**Periodo de alimentación**
18:6[a]	18 horas de ayuno	6 horas de alimentación
16:8	16 horas de ayuno	8 horas de alimentación

[a]*La alimentación temprana restringida por tiempo de 8 am a 3 pm (cena antes de las 3:00 pm) se ha relacionado con un mayor beneficio metabólico.*

TABLA 6-1 Resumen de las recomendaciones clave de los lineamientos de 2018 de actividad física para estadounidenses

RECOMENDACIONES CLAVE

1. Los adultos deben moverse más y sentarse menos en el transcurso del día. Cualquier actividad física es mejor que ninguna. Los adultos que se sientan menos y hacen cualquier cantidad de actividad física moderada a vigorosa obtienen algunos beneficios de salud.

2. Para obtener beneficios sustanciales de salud, los adultos deben hacer por lo menos de 150 minutos (2 horas y 30 minutos) a 300 minutos (5 horas) a la semana de actividad física aeróbica de intensidad moderada, o de 75 minutos (1 hora y 15 minutos) a 150 minutos (2 horas y 30 minutos) a la semana de actividad física aeróbica de intensidad vigorosa, o una combinación equivalente de actividad aeróbica de intensidad moderada y vigorosa. De preferencia, la actividad aeróbica debe distribuirse a lo largo de la semana.

3. Los beneficios de salud adicionales se obtienen al ejercitarse más allá del equivalente a 300 minutos (5 horas) de actividad física de intensidad moderada por semana.

4. Los adultos también deben hacer actividades de fortalecimiento muscular de intensidad moderada o mayor, y que incluya todos los grupos musculares principales 2 o más días a la semana, ya que estas actividades brindan beneficios adicionales para la salud.

TABLA 6-2 Terminología de actividad física y ejercicio	
TÉRMINO	**DEFINICIÓN**
Equivalentes metabólicos (MET)	Un método de estandarizar la intensidad de una actividad. Este método se basa en el costo energético de una actividad. Un MET es equivalente al gasto energético en reposo. Tres MET, que se consideran actividad física de intensidad moderada, significa que la actividad tiene un costo energético tres veces el gasto energético en reposo.
Actividad aeróbica	Las actividades en que la demanda energética se satisface mediante las vías aerobias, también conocida como actividad cardiovascular; tiene una relación típica con el aumento de la respiración y de la frecuencia cardiaca.
Actividad de fuerza/resistencia	Una forma de actividad física enfocada en la contracción muscular, que busca mejorar la fuerza y resistencia musculares. Es típico que se haga durante periodos breves, en comparación con la actividad aeróbica.
Puntuación de ejercicio percibido (RPE)	La intensidad percibida de una actividad. Por lo general se califica en una escala de 0-10. Es típico que la intensidad moderada se relacione con una RPE de 3-5.
Conducta sedentaria	Tiempo transcurrido despierto con un gasto energético bajo (< 1.5 MET) en postura sedente/reclinada. Ejemplos: ver TV, trabajo de escritorio, conducir.
Actividad física ligera	Actividades en que la frecuencia cardiaca no aumenta más allá del reposo ($\geq$ 1.5-< 3.0 MET). Ejemplos: actividad de la vida diaria, periodos intermitentes de caminata normal, ciertas formas de yoga.
Actividad física moderada	Actividades en que la frecuencia cardiaca tiene un aumento moderado (50-70% de la frecuencia cardiaca máxima); $\geq$ 3.0-< 6.0 MET. Ejemplos: caminata enérgica, ciclismo < 16 km/h, aerobics acuáticos.
Actividad física vigorosa	Actividades en que la frecuencia cardiaca es elevada (70-85% de la frecuencia cardiaca máxima); $\geq$ 6.0 MET. Ejemplos: correr, nadar, ciclismo > 16 km/h.
Actividad física moderada a vigorosa	Cualquier actividad $\geq$ 3.0 MET. Usada con frecuencia en recomendaciones de salud pública. Es una medida resumida que incluye tanto la actividad física moderada como vigorosa.
Dosis/volumen	Por lo general, la dosis o volumen total de la actividad es un resumen de la actividad semanal. Para obtener beneficios globales para la salud, la dosis de actividad física debe progresar hasta 300 minutos/semana. Para aumentar y mantener la pérdida ponderal, pueden ser necesarias aún mayores cantidades de actividad física. Gasto energético por semana: puede prescribirse actividad física y ejercicio con base en el gasto energético de la actividad. Este tipo de prescripción es difícil y requiere mediciones cuidadosas. Es típico que se realice en estudios de investigación controlados. MET-minutos por semana: esta prescripción toma en cuenta la intensidad y duración de la actividad física. El valor de MET de cada actividad se multiplica por la duración de la misma. Es típico medir la actividad física como MET-min sólo en estudios de investigación.

TABLA 6-3 Estrategias para superar las barreras comunes para la actividad física

BARRERAS COMUNES PARA LA ACTIVIDAD FÍSICA	ESTRATEGIAS SUGERIDAS PARA SUPERAR LAS BARRERAS
Tiempo	¿Es cierto que no tiene tiempo para dar un paso más? ¿O es que no cuenta con 30 minutos seguidos por lo que piensa que no vale la pena hacer nada? La mayoría de las personas sabe que es esto último. Casi siempre puede elegir modificar sus planes y sólo moverse —incluso si sólo son unos cuantos pasos más.
Compromisos familiares	1. Comuníquese con su familia acerca de sus necesidades de autocuidado. Integre a su pareja e hijos a sus planes y hágales saber las cosas con las que puede necesitar ayuda para ser más activo. Algunos ejemplos incluyen pedir a su pareja que haga la cena dos noches por semana, decirle a su hijo que mientras está en práctica de soccer usted estará cerca caminando, pero que regresará a tiempo para recogerle, etcétera. 2. Incorpore a su familia a sus actividades físicas. Pueden salir a caminar juntos, andar en bicicleta o hacer senderismo. Puede jugar con sus hijos en el parque, en lugar de sentarse y verlos jugar.
Compromisos laborales	La actividad física y sus compromisos laborales no deben entrar en conflicto. De hecho, la actividad física puede ayudarle a ser más productivo en el trabajo, reducir la ansiedad/estrés y mejorar su memoria y cognición. 1. Comuníquese con su jefe o colaboradores acerca de sus necesidades de autocuidado. Algo que puede decir es: "Sé que están acostumbrados a que esté en la oficina después de la 5:00 pm, pero quiero comentarte que estoy tratando de cuidar mejor de mí mismo(a). Quisiera planear salir de la oficina a las 5:00 pm lunes y miércoles para poder ir a clase de zumba. Esos días me aseguraré de estar aquí a las 8:00 am". 2. Junta/trabajo mientras camina: muchas personas se dan cuenta de que tienen mejores ideas y se sienten más creativos cuando caminan y trabajan fuera del ambiente de la oficina. 3. Estación de trabajo de pie: en lugar de sentarse al escritorio, intente ponerse de pie y trabajar.
Clima	Piense de manera creativa las cosas que puede hacer cuando hay mal tiempo. 1. Caminar en el centro comercial. 2. Utilizar la vestimenta adecuada para que pueda ejercitarse al aire libre. Durante el invierno, actividades como esquiar a campo traviesa o caminar con raquetas de nieve pueden ser bastante agradables. 3. Intente usar su gimnasio local. La mayoría de los gimnasios ofrece un pase de día complementario. 4. Busque en YouTube videos de ejercicios que puede hacer en casa.
Enfermedad/lesión	1. Para cualquier lesión/enfermedad grave, busque un profesional de servicios de salud. 2. Reduzca su actividad física y tómelo con calma. 3. Modifique la actividad. Para lesiones de la región inferior del cuerpo, pruebe un ergómetro para brazo. Para lesiones por uso excesivo, pruebe la natación o aeróbics acuáticos —pueden ayudar a aliviar la presión de las articulaciones.
Aburrimiento	1. Enfóquese en divertirse. ¿Cuáles son los movimientos que disfruta hacer? ¡Pruebe con esos! 2. Intente moverse mientras pasa tiempo con amigos o familia. Salga a caminar, llame a alguien sólo para ponerse al corriente mientras caminan en el parque. 3. Pruebe algún deporte. Por ejemplo, pickleball (parecido al bádminton) es fácil de aprender y es gentil con su cuerpo.

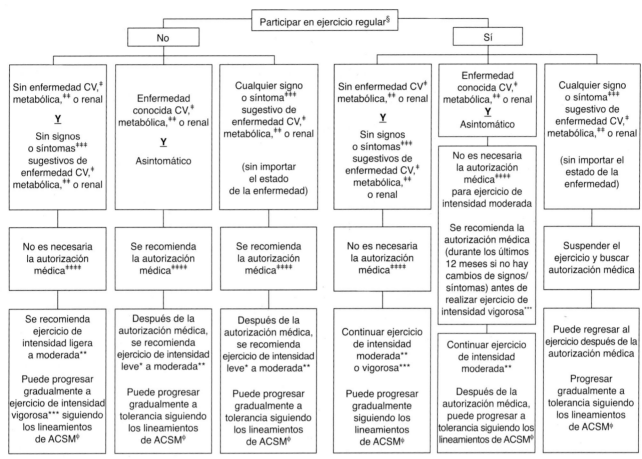

§Participación en ejercicio, hacer actividad física estructurada planeada por lo menos 30 min a intensidad moderada durante por lo menos 3 días/semana, en un lapso de por lo menos 3 meses.

*Ejercicio de intensidad ligera, 30 a < 40% HRR o VO_2R, 2 a < 3 MET, 9-11 PEP, una intensidad que causa incrementos leves de FC y frecuencia respiratoria.

**Ejercicio de intensidad moderada, 40 a < 60% HRR o VO_2R, 3 a < 6 MET, 12-13 PEP, una intensidad que causa aumentos notables de FC y frecuencia respiratoria.

***Ejercicio de intensidad vigorosa ≥ 60% HRR o VO_2R, ≥ 6 MET, ≥ 14 PEP, una intensidad que causa un incremento sustancial de FC y frecuencia respiratoria.

‡ECV, enfermedad cardiaca, vascular periférica o cerebrovascular.

‡‡Enfermedad metabólica, diabetes mellitus tipo 1 y 2.

‡‡‡Signos y síntomas, en reposo o durante la actividad. Incluyen dolor, malestar en el pecho, cuello, mandíbula, brazos u otras áreas que puedan ser resultado de isquemia; dificultad para respirar en reposo o con el ejercicio leve; mareo o síncope; ortopnea o disnea paroxística nocturna; edema de tobillos; palpitaciones o taquicardia; claudicación intermitente; soplo cardiaco conocido; o fatiga inusual o dificultad para respirar con las actividades habituales.

‡‡‡‡Autorización médica, aprobación de un profesional de servicios de salud para practicar algún ejercicio.

φLineamientos de ACSM, véase *ACSM's Guidelines for Exercise Testing and Prescription, 9th edition, 2014.*

FIGURA 6-2 Algoritmo de tamizaje preparticipación de la *American College of Sports Medicine*. (Reimpresa de Riebe D, Franklin BA, Thompson PD, *et al.* Updating ACSM's recommendations for exercise preparticipation health screening. *Med Sci Sports Exerc.* 2015;47(11):2473-2479.)

Nombre: _____ Fecha: _____

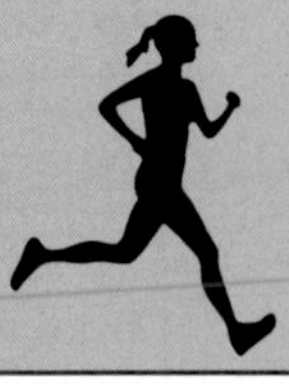

Recetario de actividad física

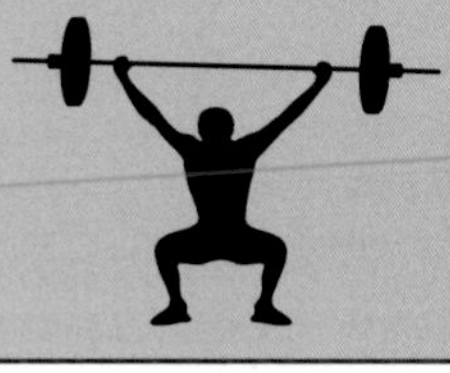

Nivel actual de actividad física: _____

Objetivos del paciente (pérdida ponderal, aumentar el nivel de aptitud física, subir un tramo de escaleras, etcétera):

a. _____

b. _____

c. _____

Prescripción de ejercicio:

Frecuencia (días/semana): ☐ 1   ☐ 2   ☐ 3   ☐ 4   ☐ 5   ☐ 6   ☐ 7

Intensidad: ☐ Ligera (caminata casual)   ☐ Moderada (caminata enérgica)   ☐ Vigorosa (trotar)

Tiempo (minutos/día): ☐ 10   ☐ 20   ☐ 30   ☐ 40   ☐ 50   ☐ 60   ☐ Otro_____

Tipo: ☐ Caminar   ☐ Correr   ☐ Andar en bicicleta

              ☐ Clase grupal   ☐ Entrenamiento de fuerza   ☐ Nadar

              ☐ Otro _____

Detalles (progresiones, objetivo de FC, seguimiento en un mes, etcétera): _____

_____

_____

_____

Firma de quien prescribe: _____

FIGURA 6-3 Recetario de actividad física.

TABLA 7-1 Pasos para la resolución de problemas

PASO	DESCRIPCIÓN
1. Identificación del problema	• Establecer que el paciente concuerda con que hay un problema. • Estar de acuerdo en la definición del problema/objetivo para intervención.
2. Lluvia de ideas	• Desarrollar una lista de posibles soluciones. • Usar el análisis conductual para facilitar el desarrollo de una amplia variedad de soluciones potenciales.
3. Análisis de ventajas y desventajas	• Ayudar al paciente a elegir una estrategia aceptable y que también sea probable de resolver el problema con eficacia. • Discutir los beneficios y costos percibidos del paciente relacionados con cada posible solución.
4. Selección de un plan	• Elegir y escribir un plan de acción que incluya un problema/conducta objetivo, un objetivo bien definido, un plan detallado de acción personalizado, un periodo especificado durante el cual se evaluará la eficacia y se defina el objetivo especificado en términos objetivos.
5. Evaluación de la eficacia	• Después de un periodo específico, evaluar la estrategia para determinar si logró el objetivo predeterminado. • Si tiene éxito, continuar la solución. • Si no tiene éxito, discutir el proceso de cambio conductual, los problemas para su implementación y examinar nuevas opciones de intervención; repetir los pasos.

TABLA 7-2 Las 5 *A* para el tratamiento de la obesidad en atención primaria

5 *A* DE CMS	DEFINICIÓN	EJEMPLOS
Analizar	Pregunte si el paciente se siente cómodo teniendo una discusión de su peso. Evalúe la disposición del paciente para manejar su peso mediante cambios conductuales. Evalúe el IMC, la circunferencia de cintura, las causas fundamentales de la obesidad y los efectos del peso en los factores psicosociales.	"¿Está bien si platicamos de su peso?" "¿Podría hablarme acerca de sus hábitos dietéticos y de ejercicio?" "¿Qué tan confiado está de que será capaz de cambiar sus hábitos de alimentación y ejercicio?"
Aconsejar	Motive al paciente respecto a los beneficios de estilos de vida más saludables sin importar su peso. Brinde recomendaciones de cambios conductuales personalizados y específicos.	"¿Podría automonitorearse con un diario de alimentos y de actividad?" "Ya que al parecer viaja mucho por trabajo, hagamos una lluvia de ideas de algunas comidas sobre la marcha que puedan ajustarse a sus objetivos calóricos."
Acordar	Colabore con el paciente para elaborar cambios conductuales realistas y objetivos teniendo en cuenta los intereses personales del paciente. Enfatice el cambio de conducta en lugar de los kilos perdidos.	"Siendo realistas, ¿cuántos días a la semana cree que pueda ir al gimnasio después del trabajo?" "¿Qué le parece intentar registrar sus alimentos sólo los días entre semana para comenzar?"
Asistir	Ayude al paciente a identificar y superar cualquier barrera u obstáculo que pueda ser un reto para sus objetivos. Recomiende recursos para manejo ponderal o refiera al paciente a programas de TCI que puedan proporcionar una atención más especializada.	"¿De qué manera podría su familia y amigos ayudarle a hacer los cambios en su dieta?" "¿Le interesaría hacer una cita con un dietista?
Arreglar	Programe contactos de seguimiento con el paciente para revisarlo y ajustar el plan terapéutico según sea necesario.	"Le llamaré en 2 semanas para saber qué tal va nuestro plan."

IMC, índice de masa corporal; CMS, Centers for Medicare and Medicaid Services; TCI, tratamiento conductual intensivo.

TABLA 8-3 Medicamentos aprobados en Estados Unidos: efectos colaterales comunes y aspectos de seguridad[a]

MEDICAMENTO, NOMBRE GENÉRICO	EFECTOS COLATERALES COMUNES	CONTRAINDICACIONES Y ASPECTOS DE SEGURIDAD
Fentermina	• Cefalea, PA elevada, FC aumentada • Insomnio, boca seca, estreñimiento, ansiedad • Cardiovascular: palpitaciones, taquicardia, PA elevada, eventos isquémicos • Sistema nervioso central: sobreestimulación, agitación, mareo, insomnio, euforia, disforia, temblor, cefalea, psicosis • Gastrointestinal: boca seca, sabor desagradable, diarrea, estreñimiento, otras alteraciones gastrointestinales • Alérgico: urticaria • Endocrino: impotencia, cambios en la libido	• Trastornos de ansiedad (estados agitados), antecedente de cardiopatía, hipertensión descontrolada, • Epilepsia • Inhibidores de MAO • Embarazo y lactancia • Hipertiroidismo • Glaucoma • Antecedente de abuso de sustancias • Aminas simpaticomiméticas
Orlistat	• Esteatorrea • Manchas de grasa • Flatulencia con evacuación • Urgencia fecal • Evacuación oleosa • Aumento de la defecación • Incontinencia fecal	• Contraindicado en el embarazo • Advertencia: ↑ exposición a ciclosporina • Insuficiencia hepática (rara) • Requiere coadministración con multivitamínico • Riesgo aumentado de enfermedades de la vesícula biliar • Aumento de oxalato urinario; vigilar la función renal

(Continúa)

TABLA 8-3 Medicamentos aprobados en Estados Unidos: efectos colaterales comunes y aspectos de seguridad[a] (Continuación)

MEDICAMENTO, NOMBRE GENÉRICO	EFECTOS COLATERALES COMUNES	CONTRAINDICACIONES Y ASPECTOS DE SEGURIDAD
Fentermina/ Topiramato ER	• Insomnio • Boca seca • Estreñimiento • Parestesias • Mareo • Disgeusia (alteración del gusto)	• Contraindicado en el embarazo • Toxicidad fetal; se sugiere prueba de embarazo mensual • Contraindicado en hipertiroidismo, glaucoma • No utilizar con IMAO o aminas simpaticomiméticas • Acidosis metabólica y nefrolitiasis • Miopía aguda —glaucoma de ángulo cerrado (raro)
Naltrexona SR/ Bupropión SR	• Náusea • Estreñimiento • Cefalea • Vómito • Mareo	• Advertencia de precaución de riesgos adversos: riesgo de suicidio en depresión • Contraindicada en el embarazo • Contraindicada en epilepsia, hipertensión descontrolada • No usar con opioides, IMAO • Hepatotoxicidad (rara) • Advertencia: glaucoma de ángulo cerrado
Liraglutida 3.0 mg	• Náusea • Vómito • Diarrea • Estreñimiento • Cefalea • Dispepsia • Fatiga • Mareo • Dolor abdominal	• Advertencia de precaución de riesgos adversos: tumores tiroideos de células C en roedores • Contraindicada con antecedentes personales o familiares de cáncer tiroideo medular o neoplasia endocrina múltiple • Pancreatitis • Hipoglucemia en diabetes • Riesgo aumentado de enfermedades de la vesícula biliar

PA, presión arterial; FC, frecuencia cardiaca; IMAO, inhibidor de monoaminooxidasa.
[a]Información de prescripción de las etiquetas del producto, excepto cuando se indica.

TABLA 8-4 Beneficios dobles para guiar la selección de medicamentos contra obesidad

SI EL PACIENTE TIENE OBESIDAD Y	CONSIDERAR ESTE MEDICAMENTO (PERO NO TIENE APROBACIÓN EXPLÍCITA)
Tabaquismo	Naltrexona/bupropión
Depresión	Naltrexona/bupropión
Migrañas	Fentermina/topiramato
Diabetes	Liraglutida 3.0 mg
Estreñimiento crónico	Orlistat
LDL incrementada	Orlistat

LDL, colesterol de lipoproteína de baja densidad.

TABLA 8-5 Medicamentos que promueven la ganancia ponderal y opciones alternativas

GANANCIA PONDERAL RELACIONADA CON SU USO	ALTERNATIVAS (REDUCTOR PONDERAL ENTRE PARÉNTESIS)
Medicamentos para diabetes • Insulina • Sulfonilureas • Tiazolidinedionas • Meglitinida	• (Metformina) • Inhibidores de alfa-glucosidasa • Inhibidores de DPP-4 • (Pramlintida) • (Agonistas del receptor GLP-1) • (Inhibidores de SGLT 2)
Antidepresivos/ estabilizadores del estado de ánimo: Antidepresivos tricíclicos • Amitriptilina • Doxepina • Imipramina • Nortriptilina • Trimipramina • Mirtazapina	• (Bupropión) • Nefazodona • Fluoxetina, a corto plazo • Sertralina, administrada < 1 año
Antidepresivos/ estabilizadores del estado de ánimo: Inhibidores selectivos de la recaptación de serotonina • Paroxetina • Fluvoxamina	
Antidepresivos/ estabilizadores del estado de ánimo: Inhibidores de monoaminooxidasa • Fenelzina • Tranilcipromina	
Estabilizadores del estado de ánimo • Litio	
Antipsicóticos • Clozapina • Risperidona • Olanzapina • Quetiapina • Haloperidol • Perfenazina	• Ziprasidona • Aripiprazol
Anticonvulsivos • Carbamacepina • Gabapentina • Valproato	• Lamotrigina • (Topiramato) • (Zonisamida)

TABLA 8-5 Medicamentos que promueven la ganancia ponderal y opciones alternativas (Continuación)

GANANCIA PONDERAL RELACIONADA CON SU USO	ALTERNATIVAS (REDUCTOR PONDERAL ENTRE PARÉNTESIS)
Antihipertensivos • α-bloqueador • β-bloqueador: atenolol, metoprolol, nadolol, propranolol	• Inhibidores de ECA • Bloqueadores de los canales de calcio • Antagonistas del receptor de angiotensina 2
Anticonceptivos • Progesterona inyectable • Progesterona oral	• Métodos de barrera • DIU • Anticonceptivos orales, de preferencia inyectables
Tratamiento de endometriosis • Acetato de leuprolida de depósito	• Tratamiento quirúrgico
Enfermedades inflamatorias crónicas • Glucocorticoides	• Antiinflamatorios no esteroideos • Antirreumáticos modificadores de la enfermedad
Tratamiento para sida • Las terapias antirretrovirales pueden afectar de modo adverso la distribución de la grasa corporal	• No hay alternativas terapéuticas, pero el monitoreo y asesoría son apropiados

ECA, enzima convertidora de angiotensina; sida, síndrome de inmunodeficiencia adquirida; DIU, dispositivo intrauterino.
Adaptada de Apovian CM, Aronne LJ, Bessesen DH, et al. *Pharmacological management of obesity: An Endocrine Society clinical practice guideline.* J Clin Endocrinol Metab. 2015;100(2):342-362. Erratum in: J Clin Endocrinol Metab. 2015;100(5):2135-2136.

TABLA 9-1 Lista de verificación prequirúrgica

LISTA DE VERIFICACIÓN PREQUIRÚRGICA PARA CIRUGÍA METABÓLICA Y BARIÁTRICA

• Historia clínica y exploración física completas	• Identificar causas tratables de la obesidad y atenderlas, si están presentes. • Buscar los criterios de inclusión que satisfacen los criterios de los *National Institutes of Health* y de la aseguradora. • Registrar las contraindicaciones para cirugía, si están presentes. • Documentar la necesidad médica de cirugía, incluidas comorbilidades relacionadas con obesidad, peso, índice de masa corporal. • Evaluar el grado de compromiso del paciente. • Identificar antecedentes de cáncer, si están presentes. • Evaluar el consumo de nicotina (tabaquismo, vapeo, parche, goma de mascar, etc.) y requerir el cese de nicotina; referir para asesoría si es necesario.

(Continúa)

TABLA 9-1 Lista de verificación prequirúrgica (Continuación)

LISTA DE VERIFICACIÓN PREQUIRÚRGICA PARA CIRUGÍA METABÓLICA Y BARIÁTRICA

Estudios de laboratorio habituales	• Biometría hemática y perfil metabólico completos, que incluye glucosa sanguínea en ayuno y pruebas de función hepática, son rutinarios durante la consulta inicial. • Otros estudios de laboratorio recomendados, si están indicados, comprenden función tiroidea, perfil de lípidos y hemoglobina glucosilada, examen general de orina, tiempo de protrombina y tiempo parcial de tromboplastina. • Tipo de sangre y pruebas cruzadas antes de la cirugía.
Estudios nutricionales adicionales, si están indicados	• Valores de hierro, TIBC, ferritina, vitamina B12, ácido fólico, 25-OH vitamina D, hormona paratiroidea.
Evaluación dietética	• Educar acerca de la conducta dietética requerida después de la cirugía. • Educar acerca del potencial de deficiencias de vitaminas y minerales en el periodo posquirúrgico. • Revisar la composición corporal y el balance energético. • Establecer objetivos de pérdida ponderal y manejar discrepancias.
Evaluación psicológica (incluye valoración del estilo de vida)	• Evaluar el índice de alimentación saludable e identificar atracones y trastorno de la alimentación nocturna; tratar, si están presentes. • Evaluar el estado de ánimo general e identificar o tratar la depresión no diagnosticada/tratada. • Buscar abuso de sustancias y alcohol, y tratar si están presentes. • Identificar medicamentos que pueden contribuir a la pérdida ponderal subóptima. • Evaluar la estructura de apoyo general. • Identificar la necesidad de apoyo y asesoría conductuales adicionales.
Evaluación por cardiología, si está indicada	• Electrocardiograma • Ecocardiograma • Prueba de esfuerzo • Cateterismo cardiaco • Optimización de la hipertensión

Evaluación pulmonar, si está indicada	• Detección de apnea del sueño
	  • Cuestionario STOP-BANG
	  • Escala de somnolencia de Epworth
	• Optimización de EPOC, asma

TABLA 9-1 Lista de verificación prequirúrgica (Continuación)

LISTA DE VERIFICACIÓN PREQUIRÚRGICA PARA CIRUGÍA METABÓLICA Y BARIÁTRICA

Evaluación gastrointestinal (GI), si está indicada	• Esofagogastroduodenoscopia • Estudio contrastado GI superior • Tamizaje para *Helicobacter pylori* • Ecografía de vesícula biliar • Colonoscopia
Evaluación endocrina, si está indicada	• Optimización de diabetes mellitus • Hemoglobina glucosilada • Prueba con dexametasona • Cortisol urinario de 24 horas • Hormona estimulante de tiroides • Testosterona • Dehidroepiandrosterona
Prerrequisitos de la aseguradora, si es aplicable	• Confirmar que el paciente tiene cobertura para cirugía bariátrica y metabólica • Documentación del manejo ponderal prequirúrgico • Pérdida ponderal documentada antes de la cirugía

TABLA 9-2 Escala de somnolencia de Epworth y cuestionario STOP-BANG utilizados para detectar apnea obstructiva del sueño

Escala de somnolencia de Epworth	Use la siguiente tabulación para cada pregunta:
0-10: Intervalo normal 10-12: Limítrofe 12-24: Anormal	0: Probabilidad nula de dormitar 1: Probabilidad mínima de dormitar 2: Probabilidad moderada de dormitar 3: Probabilidad alta de dormitar

¿Qué tan probable es que dormite o se duerma durante lo siguiente?

1. Al estar sentado o leyendo
2. Viendo televisión
3. Sentado inactivo en un sitio público
4. Como pasajero de un automóvil durante una hora sin descanso
5. Recostado descansando cuando las circunstancias lo permiten
6. Sentado y hablando con alguien
7. Sentado en silencio después de una comida sin alcohol
8. En un automóvil cuando se detiene unos cuantos minutos por el tráfico

TABLA 9-2 Escala de somnolencia de Epworth y cuestionario STOP-BANG utilizados para detectar apnea obstructiva del sueño (Continuación)

Cuestionario STOP-BANG	Use la siguiente tabulación para cada pregunta
0-2: Bajo riesgo 3-4: Riesgo intermedio 5-8: Alto riesgo	0: No 1: Sí S: ¿Sus ronquidos son ruidosos? T: ¿Se siente cansado durante el día? O: ¿Alguien ha presenciado alguna apnea mientras duerme? P: ¿Recibe tratamiento para hipertensión arterial? B: Índice de masa corporal ≥ 35 kg/m² A: Edad ≥ 50 años N: Circunferencia cervical • Hombres ≥ 43.2 cm • Mujeres ≥ 40.6 cm G: Género - masculino

TABLA 10-2 Tamizaje de laboratorio y monitoreo de la salud ósea después de la cirugía

LINEAMIENTOS PARA EL MONITOREO DE LA SALUD ÓSEA DESPUÉS DE CIRUGÍA METABÓLICA

Pruebas de laboratorio usadas en la evaluación de la salud ósea.

- Calcio, fósforo, magnesio
- 25(OH) vitamina D (y 1, 25(OH) vitamina D en caso de disfunción renal)
- Fosfatasa alcalina específica de hueso u osteocalcina
- Hormona paratiroidea (PTH)
- Excreción urinaria de calcio en 24 horas
- Cifras de vitamina A y K_1
- Albúmina, prealbúmina
- DEXA al inicio y a los 2 años de seguimiento

DEXA, absorciometría de rayos X de energía dual.

TABLA 9-4 Complicaciones tardías después de cirugía metabólica y bariátrica

DGYR	Incidencia
Estenosis anastomótica de gastroyeyunostomía	5.4-7.3%
Ulceración anastomótica de gastroyeyunostomía (marginal)	2.3-4%
Hernia interna	0.2-2.6%
Obstrucción del intestino delgado	1.4-5.2%
Colelitiasis que requiere colecistectomía	3-13%
Nefrolitiasis	7.7-11%
GVM	**Incidencia**
Estenosis luminal	0.1-1.0%
Fuga de la línea de grapas (después de 30 días)	1.1-3.3%
ERGE sintomático	28-33%
ERGE refractario (que requiere revisión a DGYR)	1.4-2.9%
Esófago de Barrett de inicio reciente	4-17%

ERGE, enfermedad por reflujo gastroesofágico; DGYR, derivación gástrica en Y de Roux; GVM, gastrectomía vertical en manga.

TABLA 10-3 Monitoreo rutinario para enfermedad ósea metabólica en pacientes de cirugía bariátrica

SG/DGYR	BPD CON/SIN DS
Cada 3-6 meses durante el primer año y luego anual: 25(OH)D Opcional: PTH El monitoreo con DEXA puede estar indicado al inicio y alrededor de 2 años después	Cada 3 meses durante el primer año, luego cada 3-6 meses: 25(OH)D Albúmina/prealbúmina Cada 6-12 meses: Hormona paratiroidea (PTH) Calcio en orina de 24 horas Anual: N-telopéptido en orina Según sea necesario: Osteocalcina El monitoreo con DEXA puede estar indicado al inicio y alrededor de 2 años después.

BPD con/sin DS, derivación biliopancreática con o sin cruce duodenal; DEXA, absorciometría de rayos X de energía dual; DGYR, derivación gástrica en Y de Roux; SG, gastrectomía en manga.

TABLA 10-4 Estrategia para el tratamiento dietético de la hipoglucemia

Principios del tratamiento dietético de la hipoglucemia posprandial

- Evitar alimentos y bebidas con carbohidratos con alto índice glucémico (cereal, dulces, arroz, refrescos, jugos).
- Dar prioridad a la proteína en cada comida y colación (pollo, pescado, huevo, carne).
- Consumir pequeñas porciones de alimentos con carbohidratos de bajo índice glucémico (quinoa, vegetales sin almidón, bayas).
- Dejar al final los alimentos con carbohidratos y consumirlos en porciones pequeñas.

Cortesía de Nicole Rubenstein, RD, Kaiser Permanente Colorado.

TABLA 10-5 Suplementación recomendada de vitaminas y minerales después de cirugía bariátrica[a]

	AGB	SG	DGYR	BPD/DS
Vitamina B1[b]	• Mínimo 12 mg/día • En riesgo: por lo menos 50-100 mg/día			
Vitamina B12[b]	• 300-500 µg/día por vía oral, tableta desintegrable, SL o nasal o • 1 000 µg/mes IM			
Folato[b]	• 400-800 µg/día por vía oral • 800-1 000 µg/día M en edad reproductiva			
Calcio	1 200-1 500 mg/día	1 200-1 500 mg/día	1 200-1 500 mg/día	1 800-2 400 mg/día
Vitamina A	5 000 UI/día	5 000-10 000 UI/día	5 000-10 000 UI/día	10 000 UI/día
Vitamina E[b]	15 mg/día			
Vitamina K	90-120 µg/día	90-120 µg/día	90-120 µg/día	300 µg/día
Vitamina D[b]	Por lo menos 3 000 UI/día para mantener D, 25 (OH) > 30 ng/mL			
Hierro	Por lo menos 18 mg/día	M que no menstrúan y H 18 mg/día de multivitamínicos	Por lo menos 65-60 mg/día en M que menstrúan después de SG	DGYR, BPD/DS y pacientes con antecedentes de anemia
Zinc	8-11 mg/día	8-11 mg/día	8-11 mg/día	16-22 mg/día
Cobre	1 mg/día	1 mg/día	1-2 mg/día	2 mg/día

AGB, banda gástrica ajustable; BPD/DS, derivación biliopancreática con cruce duodenal; M, mujeres; IM, intramuscular; H, hombres; DGYR, derivación gástrica en Y de Roux; SG, gastrectomía en manga; SL, sublingual.

Hay varias preparaciones multivitamínicas especializadas disponibles para pacientes de cirugía bariátrica. Estas preparaciones tienen cantidades más altas de vitamina B12, hierro y vitamina D, en comparación con muchos multivitamínicos completos estándar para satisfacer las necesidades suplementarias establecidas por ASMBS. Los multivitamínicos específicos para pacientes con BPD/DS también tienen vitaminas liposolubles adicionales (A, D, E y K). Utilizar dichos productos puede ayudar a asegurar que el paciente obtiene las dosis recomendadas, disminuye la carga farmacológica y aumenta el apego.

[a]Adaptada de Parrott J, Frank L, Rabena R, Craggs-Dino L, Isom KA, Greiman L. American society for metabolic and bariatric surgery integrated health nutritional guidelines for the surgical weight loss patient 2016 update: micronutrients. Surg Obes Relat Dis. 2017;13(5):727-741.

[b]La suplementación vitamínica recomendada es la misma en todos los procedimientos bariátricos.

TABLA 10-6 Monitoreo nutricional recomendado después de cirugía metabólica y bariátrica[a]

	TAMIZAJE (ESTUDIOS ADICIONALES)	PREQX	3 MESES POSQX	6 MESES POSQX	ANUAL
Vitamina B1	Tiamina en sangre total	X	Cualquier momento N/V-	–	–
Vitamina B12	B12 sérica (MMA, homocisteína)	X	DGYR SG BPD/DS	DGYR SG BPD/DS	X
Folato	Folato (folato eritrocitario, homocisteína, MMA)	X	X	X	X
Vitamina A	Retinol plasmático (RBP-proteína de unión a retinol)	X		BPD/DS	X
Vitamina D	25(OH)D	X	X	X	X
Vitamina E/K	α-tocoferol/filoquinona en plasma (PT-tiempo de protrombina)	X			X
Hierro[b]	Ferritina (hierro en suero, TSAT, TIBC, BHC)	X	X	X	X
Zinc[b]	Zinc en plasma o suero (zinc eritrocitario, zinc urinario)	X			DGYR SG BPD/DS
Cobre[b]	Cobre en suero (ceruloplasmina, superóxido dismutasa eritrocitaria)	X			DGYR SG BPD/DS
PTH	PTH, calcio en suero	X	X	X	X
Calcio	Combinación: vitamina D25(OH), ALP, P sérico, calcio en orina de 24 h en comparación con el calcio dietético	X	X	X	X
DEXA		X			Cada 2 años

X = todos los procedimientos bariátricos.

ALP, fosfatasa alcalina; BPD/DS, derivación biliopancreática con cruce duodenal; BHC, biometría hemática completa; DEXA, absorciometría de rayos X de energía dual; MMA, ácido metilmalónico; N/V, náusea y vómito; P, fósforo; PTH, hormona paratiroidea; DGYR, derivación gástrica en Y de Roux; preqx/posqx, pre y posquirúrgico; SG, gastrectomía en manga; TIBC, capacidad total de unión a hierro; TSAT, saturación de transferrina.

[a]Adaptada de Parrott J, Frank L, Rabena R, Craggs-Dino L, Isom KA, Greiman L. American society for metabolic and bariatric surgery integrated health nutritional guidelines for the surgical weight loss patient 2016 update: micronutrients. Surg Obes Relat Dis. 2017;13(5):727-742.

[b]Ferritina, zinc y cobre son reactantes de fase aguda. Sus cifras pueden fluctuar según la edad o la presencia de infección o inflamación.

TABLA 10-7 Hallazgos clínicos de deficiencias de vitaminas/minerales[a]

	SIGNOS Y SÍNTOMAS DE DEFICIENCIA
Vitamina B1 (tiamina)	Debilidad muscular, ataxia, pérdida de reflejos Disfunción oculomotora (nistagmo/oftalmoplejia), parestesias, confusión, insuficiencia cardiaca/edema (*beriberi* húmedo) Tríada de la encefalopatía de Wernicke: cambios del estado mental, cambios oculomotores, marcha atáxica
Vitamina B12 (cobalamina)	Neuropatía sensitiva distal Pérdida de la propiocepción, ataxia Anemia macrocítica Demencia, depresión Glositis
Folato	Anemia macrocítica, defectos del tubo neural Pancitopenia leve
Hierro	Anemia microcítica, fatiga, desempeño laboral disminuido, glositis, coiloniquia, pica, piernas inquietas
Calcio	Enfermedad ósea, hiperparatiroidismo secundario
Vitamina D	Osteomalacia, debilidad y dolor muscular, calambres, sensación de hormigueo, dolor óseo, hipocalcemia, tetania
Vitamina A	Manchas de Bitot, ceguera nocturna Hiperqueratosis Ceguera
Vitamina E	Neuropatía (sensitiva y motora) Ataxia Hemólisis
Vitamina K	Coagulación alterada Osteoporosis
Zinc	Gusto/olfato disminuidos, cicatrización alterada, exantema, pérdida de cabello, glositis, diarrea
Cobre	Anemia hipocrómica, neutropenia, ataxia, parestesias, mieloneuropatía

[a]Adaptada de Parrott J, Frank L, Rabena R, Craggs-Dino L, Isom KA, Greiman L. *American society for metabolic and bariatric surgery integrated health nutritional guidelines for the surgical weight loss patient 2016 update: micronutrients.* Surg Obes Relat Dis. *2017;13(5):727-743.*

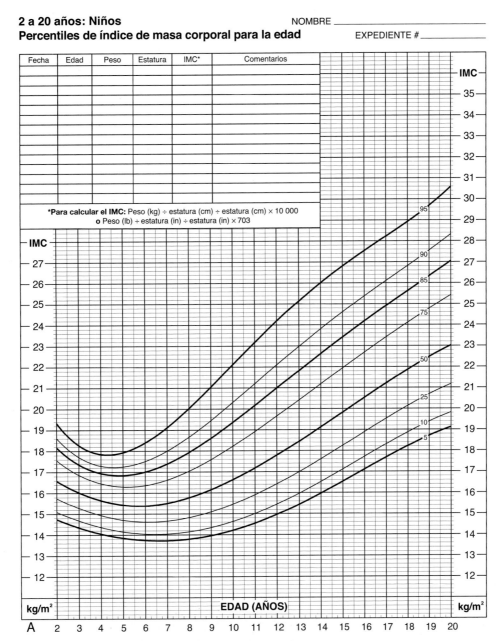

2 a 20 años: Niños
Percentiles de índice de masa corporal para la edad

NOMBRE _____

EXPEDIENTE # _____

Fecha	Edad	Peso	Estatura	IMC*	Comentarios

Para calcular el IMC: Peso (kg) ÷ estatura (cm) ÷ estatura (cm) × 10 000
o Peso (lb) ÷ estatura (in) ÷ estatura (in) × 703

FIGURA 11-1 Gráficas de crecimiento según el índice de masa corporal para la edad de los *Centers for Disease Control and Prevention* de 2002. **A** Niños. **B** Niñas. (Reimpresa de Centers for Disease Control and Prevention. *Clinical Growth Charts.* https://www.cdc.gov/growthcharts/clinical_charts.htm#Set1)

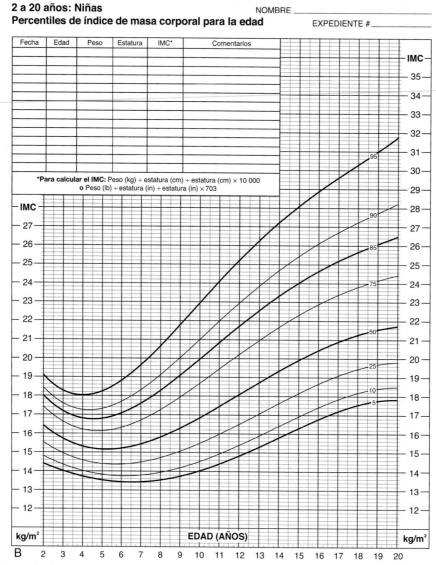

FIGURA 11-1 (Continuación)

TABLA 11-1 Clasificación de las categorías de índice de masa corporal pediátrico

PERCENTIL DE IMC PARA EDAD Y SEXO	CLASIFICACIÓN PONDERAL
< percentil 5	Peso bajo
Percentil 5 a 84	Peso saludable
Percentil 85 a 94	Sobrepeso
≥ percentil 95 o IMC absoluto ≥ 30 kg/m²	Obesidad
IMC ≥ percentil 95 o IMC absoluto ≥ 30 kg/m²	Obesidad Clase 1
IMC ≥ 120% del percentil 95 apropiado para edad y sexo o IMC absoluto ≥ 35 kg/m²	Obesidad Clase 2[a]
IMC ≥ 140% del percentil 95 apropiado para edad y sexo o IMC absoluto ≥ 40 kg/m²	Obesidad Clase 3[a]

IMC: índice de masa corporal.
[a]La obesidad Clases 2 y 3 puede clasificarse también como obesidad grave.

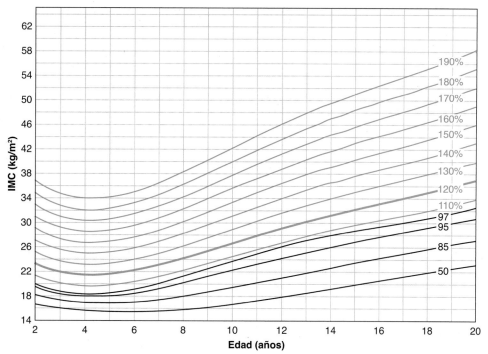

Fuente: IMC de CDC. IMC calculado como % del percentil 95.

A

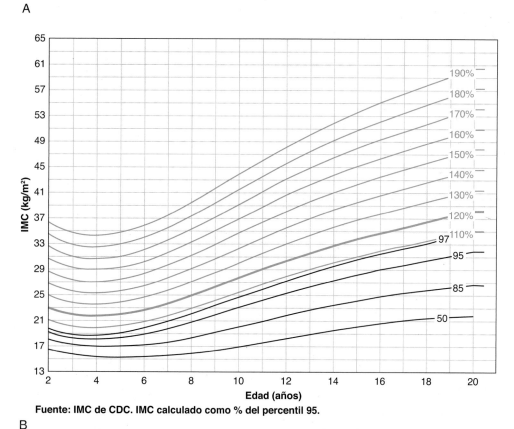

Fuente: IMC de CDC. IMC calculado como % del percentil 95.

B

FIGURA 11-2 Curvas de crecimiento modificadas de índice de masa corporal (IMC) según los *Centers for Disease Control and Prevention* (CDC) para obesidad grave en niños (A) y niñas (B). (Reimpresa con permiso de Kelly AS, Barlow SE, Rao G, *et al.* Severe obesity in children and adolescents: identification, associated health risks, and treatment approaches. A scientific statement from the American Heart Association. *Circulation.* 2013;128:1689-1712.)

TABLA 11-2 Cuestionario pediátrico de dieta y actividad física

Favor de completar este formulario con la mayor precisión posible. No hay respuestas correctas o incorrectas. Esta información nos ayudará a tener un mejor panorama de los patrones dietéticos actuales de su hijo.

<u>**Patrones dietéticos:**</u>
¿Cuántas comidas ingiere su hijo en un día típico? _____ al día

Su hijo come regularmente:

Desayuno	Sí _____ No _____
Comida	Sí _____ No _____
Cena	Sí _____ No _____

¿Cuántos refrigerios/colaciones come su hijo en un día típico? _____ al día
¿Qué tipo de refrigerio come su hijo en un día típico? _____

¿Cuántas porciones de fruta come su hijo en un día típico? (Marque uno)

| Ninguna | 1 | 2 | 3 | 4 | 5 o más |

¿Cuántas porciones de vegetales come su hijo en un día típico? (Marque uno)

| Ninguna | 1 | 2 | 3 | 4 | 5 o más |

Elija los tipos de bebidas que consume normalmente su hijo:

☐ Jugo   ☐ Limonada   ☐ Bebidas deportivas   ☐ Café endulzado

☐ Refresco regular   ☐ Té endulzado   ☐ Bebidas energéticas

En un día típico, ¿cuántos de estos tipos de bebidas consume su hijo? (Cuéntelas todas juntas y anote el total)
_____

Normalmente, ¿quién prepara los alimentos en su casa?

☐ Mamá   ☐ Papá   ☐ Abuelo/a   ☐ Este niño/a   ☐ Hermano/a   ☐ Otro: _____

Normalmente, ¿quién hace las compras en la casa?

☐ Mamá   ☐ Papá   ☐ Abuelo/a   ☐ Este niño/a   ☐ Hermano/a   ☐ Otro: _____

¿Cuántas veces por semana comen juntos como familia? (Marque uno)

| Nunca | 1 | 2 | 3 | 4 | 5 o más |

¿Cuántas veces por semana su hijo come comida rápida? (Marque uno)

| Nunca | 1 | 2 | 3 | 4 | 5 o más |

<u>Preocupaciones sobre los hábitos alimenticios de su hijo:</u>

¿Está satisfecho con los hábitos alimenticios de su hijo?	Sí _____ No _____
¿Tiene alguna preocupación de los tamaños de las porciones de su hijo?	Sí _____ No _____
¿Alguna vez su hijo ha comido en secreto o escondido comida?	Sí _____ No _____
¿Alguna vez su hijo ha comido para sentirse mejor o más feliz?	Sí _____ No _____
¿El peso de su hijo afecta cómo se siente consigo mismo?	Sí _____ No _____

<u>**Actividad física y tiempo de pantalla:**</u>
¿Cuántas veces por semana su hijo hace actividad física (su respiración se vuelve más rápida)? (Marque el que describa mejor una semana típica.)

| Nunca | 1-2 días/semana | 3-4 días/semana | 5-6 días/semana | Diario |

¿En qué tipo de actividad física le gusta participar a su hijo? _____

TABLA 11-2 Cuestionario pediátrico de dieta y actividad física (Continuación)

¿Cuántas horas pasa su hijo viendo TV/películas, sentado a la computadora, jugando videojuegos o al teléfono o tableta **en un día típico entre semana**? _____ horas/día.

¿Cuántas horas pasa su hijo viendo TV/películas, sentado a la computadora, jugando videojuegos o al teléfono o tableta **en un día típico de fin de semana**? _____ horas/día.

Conductas de sueño:

¿Su hijo ve TV u otro dispositivo (p. ej., teléfono móvil) en la habitación donde duerme?

Sí _____ No _____

¿A qué hora se acuesta su hijo a dormir un día típico **entre semana**? _____

¿A qué hora se queda dormido su hijo después de acostarse un día típico **entre semana**? _____

¿A qué hora despierta su hijo un día típico **entre semana**? _____

¿A qué hora se acuesta su hijo a dormir un día típico **en fin de semana**? _____

¿A qué hora se queda dormido su hijo después de acostarse un día típico **en fin de semana**? _____

¿A qué hora despierta su hijo un día típico **en fin de semana**? _____

¿Con cuál de los siguientes hábitos (si los tiene) se siente listo para ayudar a cambiar a su hijo y familia? Marque todos los que sean aplicables:

☐ Beber menos refrescos y jugo
☐ Elegir refrigerios saludables
☐ Comer más frutas y vegetales
☐ Comer menos comida rápida
☐ Comer más comidas en familia
☐ Planear las comidas
☐ Jugar al aire libre/ser más activos con mayor frecuencia
☐ Pasar menos tiempo viendo TV y jugando videojuegos o en la computadora
☐ Sacar la TV/computadora de la habitación donde duerme

TABLA 11-3 Tamizaje para trastorno de la alimentación

1. ¿Te preocupa haber perdido el control de cuánto has comido? SÍ[a] NO
2. ¿Alguna vez has comido en secreto? SÍ[a] NO
3. ¿Has tenido o tienes algún trastorno de la alimentación? SÍ[a] NO
4. ¿Has intentado vomitar cuando te sientes demasiado lleno? SÍ[a] NO

Para utilizar en adolescentes de 12 a 18 años de edad.
[a]Considerar la referencia a un especialista en trastornos de la alimentación si hay dos o más respuestas afirmativas o si la respuesta a la Pregunta 3 es SÍ.
Adaptada de Cotton M, Ball C, Robinson P. Four simple questions can help screen for eating disorders. J Gen Int Med. 2003;18:53-56.

TABLA 11-4 Duración recomendada para un sueño saludable en lactantes, niños y adolescentes

CATEGORÍA	INTERVALO DE EDAD	DURACIÓN DE SUEÑO RECOMENDADA (HORAS CADA DÍA)
Neonatos	0-3 meses	14-17
Lactantes menores	4-11 meses	12-15
Lactantes mayores	1-2 años	11-14
Preescolares	3-5 años	10-13
Niños en edad escolar	6-13 años	9-11
Adolescentes	14-17 años	8-10
Adultos	18-64 años	7-9

Adaptada de Hirshkowitz M, Whiton K, Albert SM, et al. National Sleep Foundation's sleep time duration recommendations: methodology and results summary. Sleep Health. 2015;1(1):40-43.

TABLA 11-5 Puntuación de madurez sexual en niñas y niños

	DESARROLLO MAMARIO	DESARROLLO DE VELLO PÚBICO	DESARROLLO TESTICULAR/PENEANO
Prepúber (Etapa 1)	Ausencia de botones mamarios	Prepúber (puede incluir algunos vellos)	Prepúber
Etapa 2	Botón mamario subareolar	Vello púbico escaso, fino, recto, de manera típica en la base del pene o a lo largo de los labios	Aumento de tamaño testicular y escrotal, sin aumento de tamaño peneano
Etapa 3	Elevación del contorno mamario y aumento de tamaño de la areola	Vellos púbicos largos, oscuros y rizados limitados al monte púbico	Aumento de tamaño testicular y escrotal, el pene crece en longitud
Etapa 4	La areola forma un montículo secundario por arriba del contorno de la mama	Vello púbico de calidad adulta, aún sin extenderse a los muslos	Mayor aumento de los testículos y escroto, el pene crece en longitud
Etapa 5	Mama femenina madura con contorno mamario colgante, recesión de la areola	El vello púbico tiene una distribución de triángulo invertido y se extiende a los muslos	Genitales masculinos maduros

Adaptada de Wolf RM, Long D. Pubertal Development. Pediatr Rev. *2016;37(7):292-300.*

TABLA 11-6 Tamizaje de laboratorio recomendado para factores de riesgo cardiometabólico en jóvenes con sobrepeso y obesidad

IMC	PRUEBAS RECOMENDADAS
Percentil > 85 a 94, sin factores de riesgo	Perfil de lípidos en ayuno
Percentil > 85 a 94, con factores de riesgo[a]	Perfil de lípidos en ayuno Tamizaje para intolerancia a la glucosa[b] Cifras de AST y ALT
Percentil ≥ 95	Perfil de lípidos en ayuno Tamizaje para intolerancia a la glucosa[b] Cifras de AST y ALT

ALT: *alanina aminotransferasa;* AST: *aspartato aminotransferasa;* IMC:, *índice de masa corporal.*
[a]*Los factores de riesgo incluyen antecedentes familiares de enfermedades relacionadas con obesidad, como diabetes mellitus tipo 2 (DMT2); presión arterial elevada; lípidos aumentados; o consumo de tabaco.*
[b]*Detección de intolerancia a la glucosa mediante uno de los siguientes: glucosa plasmática en ayuno, prueba de tolerancia a la glucosa oral o HgbA1c.*
Adaptada de Krebs NF, Himes JH, Jacobson D, Nicklas TA, Guilday P, Styne D. Assessment of Child and Adolescent Overweight and Obesity. Pediatrics. *2007;120(suppl 4):S193-S228 and Styne DM, Arslanian SA, Connor EL, et al. Pediatric obesity-assessment, treatment, and prevention: an endocrine society clinical practice guideline.* J Clin Endocrinol Metab. *2017;102(3):709-757.*

TABLA 11-7 Objetivos ponderales pediátricos según la edad y categoría de IMC

EDAD	CATEGORÍA DE IMC	OBJETIVO PONDERAL
2-5 años	Percentil 85 a 94 *sin* riesgos para la salud	Mantener la velocidad de incremento del peso
	Percentil 85 a 94 con riesgos para la salud	Mantener la velocidad de incremento del peso o ralentizar la ganancia ponderal
	Percentil ≥ 95	Mantener el peso (la pérdida ponderal de hasta 0.5 kg/mes puede ser aceptable si el IMC es > 21 kg/m^2)
6-11 años	Percentil 85 a 94 *sin* riesgos para la salud	Mantener la velocidad de incremento del peso
	Percentil 85 a 94 con riesgos para la salud	Mantener el peso
	Percentil 95 a 99	Pérdida ponderal gradual (1 lb/mes o 0.5 kg/mes)
	Percentil > 99	Pérdida ponderal (máximo 1 kg/semana)
12-18 años	Percentil 85 a 94 *sin* riesgos para la salud	Mantener la velocidad de incremento del peso; después de completado el crecimiento lineal, mantener el peso
	Percentil 85 a 94 con riesgos para la salud	Mantener el peso o pérdida ponderal gradual
	Percentil 95 a 99	Pérdida ponderal (máximo 1 kg/semana)
	Percentil > 99	Pérdida ponderal (máximo 1 kg/semana)[a]

IMC: índice de masa corporal.
[a]*Una pérdida ponderal más rápida puede ser apropiada en adolescentes con obesidad grave tratados con farmacoterapia o cirugía bariátrica y metabólica.*
Adaptada de Barlow SE; Expert Committee. Expert committee recommendations regarding the prevention, assessment, and treatment of child and adolescent overweight and obesity: summary report. Pediatrics. 2007;120(suppl 4):S164-S192.

TABLA 11-8 Objetivos conductuales clave para el tratamiento del sobrepeso y obesidad pediátricos

- Minimizar o eliminar la ingesta de bebidas endulzadas con azúcar.
- Consumir ≥ 5 porciones de frutas y vegetales diario.
- Comer un desayuno saludable diario.
- Establecer límites de tiempo de pantalla apropiados para la edad, que incluyen establecer zonas (p. ej., habitaciones por la noche) y momentos (p. ej., durante las comidas) libres de pantallas.
- Ser físicamente activos un total de ≥ 60 minutos a diario.
- Preparar más comidas en casa.
- Comer en familia a la mesa cinco o seis veces por semana.
- Establecer un horario regular para dormir según las recomendaciones específicas para la edad.

Adaptada de Barlow SE; Expert Committee. Expert committee recommendations regarding the prevention, assessment, and treatment of child and adolescent overweight and obesity: summary report. Pediatrics. 2007;120(suppl 4):S164-S192.

TABLA 11-9 Necesidades calóricas diarias pediátricas estimadas (kcal/día) por edad y sexo[a]

EDAD (AÑOS)	HOMBRES	MUJERES[b]
2	1 000	1 000
3	1 000-1 400	1 000-1 200
4	1 200-1 400	1 200-1 400
5	1 200-1 400	1 200-1 400
6	1 400-1 600	1 200-1 400
7	1 400-1 600	1 200-1 600
8	1 400-1 600	1 400-1 600
9	1 600-1 800	1 400-1 600
10	1 600-1 800	1 400-1 800
11	1 800-2 000	1 600-1 800
12	1 800-2 200	1 600-2 000
13	2 000-2 200	1 600-2 000
14	2 000-2 400	1 800-2 000
15	2 200-2 600	1 800-2 000
16-18	2 400-2 800	1 800-2 000

Adaptada de U.S. Department of Health and Human Services and U.S. Department of Agriculture. 2015-2020 Dietary Guidelines for Americans. *8th ed. December 2015. https://health.gov/our-work/food-nutrition/2015-2020-dietary-guidelines/guidelines/appendix-2*
[a]Intervalo basado en un grado de actividad física sedentario a moderado; necesidades calóricas mayores pueden ser apropiadas para niños más activos. Pueden requerirse objetivos calóricos diarios menores para inducir un balance energético negativo necesario para la pérdida ponderal.
[b]Las estimaciones para mujeres no incluyen mujeres embarazadas ni lactantes.

TABLA 12-1 Clínicos involucrados en el tratamiento de la obesidad

PERSONAL	SERVICIO
PSS	Prescribe farmacoterapia Maneja comorbilidades Refiere a otros servicios —NDR, ejercicio, conducta, psicología, cirugía Proporciona atención perioperatoria para los pacientes sometidos a cirugía bariátrica Organiza el seguimiento
NDR	Dentro de la práctica o por referencia Hace la valoración dietética Revisa los diarios alimenticios Proporciona planes alimenticios estructurados individualizados, intervención intensiva en el estilo de vida Proporciona educación dietética y nutricional
Fisiólogo del ejercicio/ entrenador	En general, por referencia Evalúa las limitaciones y habilidades físicas Desarrolla un programa individualizado de actividad física
Psicólogo/ terapeuta	En general, por referencia Evalúa los factores estresantes y barreras psicológicas Hace una entrevista motivacional Proporciona terapia cognitiva conductual
Cirujano bariátrico	En general, por referencia Evalúa la adecuación del paciente para procedimientos bariátricos Realiza procedimientos y organiza el seguimiento

PSS, profesional de servicios de salud; NDR, nutriólogo dietista registrado.

TABLA 12-2 Inspección del consultorio para la administración de atención para obesidad

CATEGORÍAS DE INSPECCIÓN

¿Evalúa y atiende de manera rutinaria a los pacientes en busca de sobrepeso y obesidad?

a. Mide la estatura, peso, circunferencia de cintura y calcula el índice de masa corporal (IMC)

b. Obtiene una historia enfocada en obesidad (véase el capítulo 2)

c. Evalúa la disposición y barreras para la pérdida ponderal

¿Qué tipos de servicios o programas brinda de manera rutinaria a sus pacientes que tienen obesidad?

a. Asesoría de alta intensidad relativa a la dieta y ejercicio (individual o grupal)

b. Referencia a nutriólogo dietista registrado (NDR), especialista en ejercicio, especialista en medicina de obesidad o cirugía bariátrica

c. Correos electrónicos

d. Uso de medicamentos antiobesidad o dietas con supervisión médica

¿Cuáles son los servicios o programas registrados en el expediente del paciente?

a. Los cambios conductuales dietéticos y de ejercicio recomendados

b. Objetivo de pérdida ponderal porcentual

c. Correspondencia a un NDR, psicólogo clínico o especialista en ejercicio

d. Usos y riesgo de los medicamento antiobesidad

¿Cuáles son las políticas y procedimientos que ha implementado para brindar atención por obesidad?

a. Se mide la estatura, el peso, la circunferencia de cintura y el IMC en todos los pacientes, y se registran en el expediente

b. Se evalúa la disposición del paciente antes de comenzar el tratamiento

c. Se establecen objetivos de pérdida ponderal y se registran en las notas de progreso

d. Se cuenta con servicios para brindar un tratamiento conductual de alta intensidad, planes individualizados de actividad física y tratamiento conductual

e. Los pacientes con un IMC $\geq$ 30 kg/m^2 o $\geq$ 27 kg/m^2 con una comorbilidad se evalúan para medicamentos antiobesidad

f. Los pacientes con un IMC de $\geq$ 40 kg/m^2 o $\geq$ 35 kg/m^2 con una comorbilidad se evalúan para cirugía bariátrica

¿Qué formularios, folletos y materiales educativos utiliza?

a. Formulario enfocado en la historia de obesidad

b. Formularios de historia de la dieta y ejercicio

c. Guías relativas a dietas (incluidos los planes alimenticios populares), actividad física y cambio conductual, así como alimentación emocional o por estrés

d. Diarios de alimentos y actividad

e. Hojas educativas acerca de medicamentos antiobesidad

f. Hojas educativas de cirugía bariátrica

¿De qué manera el ambiente de su consultorio apoya o inhibe la administración de servicios para obesidad?

a. Sillas fuertes sin descansabrazos

b. Mangos grandes y ajustados para presión arterial

c. Batas grandes

d. Medir el peso corporal en una sala privada

e. Personal sensible e informado que incluye el uso de lenguaje que pone primero a la persona respecto a la obesidad

¿Cuáles son las funciones actuales del personal al brindar atención para obesidad?

a. Enfermera o MA obtiene el peso, estatura e IMC

b. El PSS (MD, NP o AM) revisa los diarios de alimentos y actividad, y los efectos colaterales de los medicamentos

c. Recepcionista programa las citas para referencia con NDR, especialista en ejercicio o psicólogo clínico

Adaptada de Agency for Healthcare Research and Quality. 10 Steps: Implementation Guide. Put Prevention Into Practice. *Adaptada de* The Clinicians' Handbook of Preventive Services. *2nd ed. Publication No. 98-0025. Agency for Healthcare Research and Quality; 1998.*

TABLA 12-3 Modelos de atención para obesidad

Atención primaria, basada en aseguradoras	La obesidad se trata como una enfermedad crónica, similar a otras enfermedades. Se cobra a las aseguradoras por los tratamientos proporcionados.
Atención de especialidad, basada en aseguradoras	Práctica de manejo integral de obesidad, que incluye servicios médicos especializados y otros específicos para obesidad, como modificación intensiva del estilo de vida, entrenamiento de ejercicio, planes alimenticios estructurados, entre otros.
Atención integral, basada en aseguradoras	Similar a los anteriores, pero ofrece servicios adicionales como terapeutas en ejercicio, psicólogos, consultas individuales y grupales, y cirugía bariátrica.
Práctica basada en pago en efectivo	Estas prácticas ofrecen atención para obesidad, pero optan por no tratar con las aseguradoras. Los pacientes pagan directamente a la práctica en un modelo de pago por servicio o en ocasiones por paquetes de servicios (como un programa de pérdida ponderal de 12 semanas que incluye monitoreo médico, consultas con nutriólogo, etcétera).

TABLA 12-4A Códigos de obesidad

CÓDIGO CIE-10	DESCRIPCIÓN
E65	Adiposidad localizada Panículo adiposo
E66	Sobrepeso y obesidad Usar el código adicional para identificar el índice de masa corporal (IMC) Excluye: • distrofia adiposogenital (E23.6) • lipomatosis NOS (E88.2) • lipomatosis dolorosa (Dercum) (E88.2) • síndrome de Prader-Willi (Q87.1)
E66.0	Obesidad debida a calorías excesivas
E66.01	Obesidad mórbida (grave) debida a calorías excesivas Excluye: • obesidad mórbida (grave) con hipoventilación alveolar (E66.2)
E66.09	Otro tipo de obesidad debida a calorías excesivas
E66.1	Obesidad inducida por fármacos Usar el código adicional de efecto adverso, si es aplicable, para identificar el medicamento (T36-T50 con el 5 o 6 carácter 5)

TABLA 12-4A Códigos de obesidad (Continuación)

CÓDIGO CIE-10	DESCRIPCIÓN
E66.2	Obesidad mórbida (grave) con hipoventilación alveolar Síndrome de Pickwickian
E66.8	Otro tipo de obesidad
E66.9	Obesidad, no especificada Obesidad NOS
R60.9	Lipedema
Z86.39	Antecedente personal de otra enfermedad endocrina, nutricional y metabólica • incluye historia de obesidad, adultos • antecedente de obesidad IMC percentil 95-100
Z98.84	Estado de cirugía bariátrica Estado de bandeo gástrico Estado de derivación gástrica por obesidad Estado de cirugía para obesidad Excluye: • estado de cirugía bariátrica que complica embarazo, parto o puerperio (O99.84) Excluye: • estado de derivación intestinal y anastomosis (Z98.0)

TABLA 12-4B Códigos para índice de masa corporal (IMC)

CÓDIGO CIE-10	DESCRIPCIÓN (KG/M²)
Z68.3	IMC 30-39, adulto
Z68.30	IMC 30.0-30.9, adulto
Z68.31	IMC 31.0-31.9, adulto
Z68.32	IMC 32.0-32.9, adulto
Z68.33	IMC 33.0-33.9, adulto
Z68.34	IMC 34.0-34.9, adulto
Z68.35	IMC 35.0-35.9, adulto
Z68.36	IMC 36.0-36.9, adulto
Z68.37	IMC 37.0-37.9, adulto
Z68.38	IMC 38.0-38.9, adulto
Z68.39	IMC 39.0-39.9, adulto
Z68.4	IMC 40 o mayor, adulto
Z68.41	IMC 40-44.9, adulto
Z68.42	IMC 45.0-49.9, adulto
Z68.43	IMC 50.0-59.9, adulto
Z68.44	IMC 60.0-69.9, adulto
Z68.45	IMC 70 o mayor, adulto

TABLA 12-5 Códigos según la tecnología de procedimientos actuales

CÓDIGOS DE EVALUACIÓN DE SALUD Y CONDUCTA	NOTAS	TIEMPO
96150	Valoración inicial	Cobrada en incrementos de 15 minutos
96151	Valoración de seguimiento	Cobrada en incrementos de 15 minutos
Códigos para intervención de salud y conducta		
96152	Individual	Cobrada en incrementos de 15 minutos
96153	Grupal	Cobrada en incrementos de 15 minutos
96154	Familia (paciente presente)	Cobrada en incrementos de 15 minutos
96155	Familia (paciente ausente)	Cobrada en incrementos de 15 minutos
Códigos para consulta preventiva		
99381-99387	Paciente nuevo	N/A
99391-99397	Paciente establecido	N/A
Códigos para asesoría/reducción de factores de riesgo		
99401	Asesoría preventiva	15 minutos
99402	Asesoría preventiva	30 minutos
99403	Asesoría preventiva	45 minutos
99404	Asesoría preventiva	60 minutos
Códigos para terapia médica nutricional		
97802	Valoración inicial	Cobrada en incrementos de 15 minutos
97803	Revaloración	Cobrada en incrementos de 15 minutos
97804	Grupal	Cobrada en incrementos de 15 minutos
Códigos de pruebas		
0358T	Valoración de composición de cuerpo completo mediante BIA	

BIA, análisis de impedancia bioeléctrica.

TABLA 13-1 Recursos prácticos internos para el tratamiento de la obesidad

RECURSO	OPCIONES	EJEMPLOS
Folletos educativos	Desarrollados por la práctica Descargables	AACE (www.aace.com), OMA (obesitymedicine.org), OAC (www.obesityaction.org), TOS (www.obesity.org)
Bancos de imágenes positivas de pacientes, para utilizar en folletos/mercadotecnia	Desarrollados por la práctica Bancos de imágenes	*Obesity Canada* (www.obesitycanada.ca) *World Obesity Federation* (www.worldobesity.org) *Rudd Center* (www.uconnruddcenter.org)
Grupos de apoyo de iguales	Dirigidos por la práctica Respaldados por la práctica, pero dirigidos por pacientes	Los programas de cirugía bariátrica privados y hospitalarios con frecuencia tienen grupos de apoyo en conjunto con el personal
BIA (análisis de impedancia bioeléctrica) (para medir la composición corporal)	Frecuencia única Frecuencia triple A nivel investigación	Inbody (www.inbodyusa.com) Seca (www.seca.com) Tanita (www.tanita.com/en/howbiaworks)
Bod Pod (pletismografía de desplazamiento de aire) (para medir la composición corporal)		Cosmed (https://www.cosmed.com/en/)
Tasa metabólica en reposo, calorimetría indirecta (para medir el gasto energético)	Requiere dispositivos de un solo uso	Med Gem (https://metabolicratetest.com/medgem-fda-approved-indirect-calorimeter/) Korr (https://korr.com/)

TABLA 13-2 Aplicaciones y recursos para actividad física

APP	CATEGORÍA	CARACTERÍSTICAS ESPECIALES
MapMyFitness MapMyWalk MapMyRun	Registro y análisis de la actividad física	Registra el tiempo, distancia, velocidad y actividades en tierra. Puede sincronizarse con dispositivos portátiles como Fitbit, Garmin o Polar
Fitocracy	Registro de actividad física + motivación	Usa redes sociales. Dispone de entrenadores virtuales
Daily Yoga	Ejercicio específico de esta disciplina	
7-Minute Workout	Rutinas de actividad física	Dirigido por tiempo para un uso rápido; proporciona videos con instrucciones
Sworkit	Rutinas estructurables de actividad física	Personalizado según las áreas de necesidad; proporciona videos demostrativos para corregir la forma
Fitbit	Registro de actividad física y sueño. Usado con un dispositivo portátil	Resúmenes semanales de distancia, calorías, peso, sueño

TABLA 13-4 Sociedades, certificaciones y recursos académicos que apoyan la educación y tratamiento para obesidad

ORGANIZACIONES

AACE	*American Academy of Clinical Endocrinologists*	www.aace.org
ASMBS	*American Society of Metabolic and Bariatric Surgery*	www.asmbs.org
OMA	*Obesity Medicine Association*	www.obesitymedicine.org
TOS	*The Obesity Society*	www.obesity.org
Obesity Canada	*Obesity Canada*	www.obesitycanada.ca
WOF	*World Obesity Federation*	www.worldobesity.org

Certificaciones	**Organización auspiciadora**	**Sitio en internet y candidatos**
ABOM *Certification*	*American Board of Obesity Medicine*	www.abom.org Certificación basada en exámenes sólo para médicos
Certificación en manejo interdisciplinario ponderal y de obesidad de CDR	*Commission on Dietetic Registration*	www.cdrnet.org/interdisciplinary Certificación basada en exámenes para practicantes avanzados, fisiólogos del ejercicio, psicólogos clínicos, trabajadores sociales, farmaceutas, fisioterapeutas o dietistas
Enfermera bariátrica certificada	*American Society of Metabolic and Bariatric Surgery*	https://asmbs.org/integrated-health/cbn-certification

Certificados en aprendizaje	**Organización auspiciadora**	**Requisitos**
Certificado de NP/AM en educación avanzada de medicina de obesidad	*Obesity Medicine Association*	Conclusión de 60 horas CE (sin examen) www.obesitymedicine.org
Certificado en manejo de la obesidad en atención primaria	*Obesity Medicine Association*	Para practicantes de enfermería y asistentes médicos
Strategic Center for Obesity Professional Education (SCOPE)	*World Obesity Federation*	Ofrece una serie de módulos de enseñanza en línea y una certificación. Disponible para cualquier profesional de servicios de salud.

Revistas sobre obesidad		
Obesity	*Obesity Reviews*	*Obesity Science and Practice*
Surgery for Obesity and Related Diseases	*Obesity Surgery*	*Pediatric Obesity*
Clinical Obesity	*Diabetes, Obesity and Metabolism*	*International Journal of Obesity*
Journal of the Academy of Nutrition and Dietetics	*American Journal of Clinical Nutrition*	

B

PREGUNTAS DE EXAMEN

Para las respuestas correctas, favor de revisar la página 292. Para explicaciones detalladas, favor de ver la sección "Preguntas de examen" al final de cada capítulo.

Capítulo 1: Obesidad como enfermedad

1. MJ es un hombre de 60 años de edad que acude a consulta por subir de peso. Ha tenido una ganancia ponderal progresiva y estable durante los últimos 40 años. Es ingeniero y dice que come exactamente igual que durante 40 años y sus hábitos de ejercicio (caminar 3.2 km 5 días a la semana) no han cambiado en todo este tiempo. Comenta que su ganancia ponderal debe ser por algún problema metabólico.

   ¿Cuál de las siguientes es la causa más probable de su ganancia ponderal progresiva?

   A. En realidad ha estado comiendo más y más calorías por día durante su vida y está infrarreportando su ingesta de alimento.

   B. Su tasa metabólica basal (TMB) ha disminuido de modo gradual mientras envejece, lo cual produce un balance energético positivo debido a que aún ingiere la misma cantidad de calorías al día.

   C. Sus hábitos de ejercicio se redujeron con los años, y está infrarreportando su actividad física.

   D. A medida que envejece presenta más resistencia a la insulina, y ésta es la causa de su ganancia ponderal.

2. DJ es una mujer de 47 años de edad que acude a revisión rutinaria de salud. Considera que su salud es buena y no tiene molestias. Informa tener una dieta estilo mediterráneo y ejercitarse con intensidad moderada durante 40 minutos 5 días a la semana. También lleva a cabo actividades de fortalecimiento muscular 3 días a la semana. No tiene antecedentes familiares de diabetes, hipertensión ni enfermedad cardiovascular. A la exploración, su IMC es 32 kg/m^2, circunferencia de

cintura 86.4 cm y presión arterial 122/74 mm Hg. Las pruebas de laboratorio muestran una glucosa en ayuno de 85 mg/dL, HbA1c 5.3%, triglicéridos 98 mg/dL, colesterol HDL 52 mg/dL, y colesterol LDL 93 mg/dL.

¿Cuál de los siguientes describe mejor su riesgo futuro para desarrollar complicaciones metabólicas de obesidad, como diabetes tipo 2 o enfermedad cardiovascular?

A. Su riesgo es el mismo que para otras personas con un IMC de 30 a 35 kg/m^2, ya que el peso es el principal generador de estas comorbilidades.

B. Su riesgo es el mismo que para una persona cuyo peso es normal, con hipertensión, hiperlipidemia y prediabetes.

C. Su riesgo es el mismo que para una persona con peso normal, cuyas cifras de lípidos, glucosa y presión arterial son normales, ya que estos marcadores son los precursores de futuras comorbilidades.

D. Su riesgo es mayor que el de una persona con peso normal con marcadores metabólicos normales pero menor que para una persona con peso normal que tiene marcadores metabólicos anormales.

Capítulo 2: Consulta por obesidad

1. Una mujer de 36 años de edad acude a consulta como nueva paciente. Está preocupada por aumentar (6.8 kg) en los últimos 10 años. Con la historia, se entera de que ha tenido varios eventos vitales importantes durante este periodo, que incluyen matrimonio, dos embarazos, mudanza a los suburbios y comenzó paroxetina por depresión. También indica que su madre y hermana sufren de obesidad. A la exploración, su índice de masa corporal es 31 kg/m^2. El resto de la exploración no tiene datos patológicos.

¿Cuál es el mejor paso a seguir?

A. Educarla acerca de los riesgos de salud de la ganancia ponderal y de la obesidad.

B. Recomendarle suspender el medicamento antidepresivo, ya que es probable que le provoque la ganancia ponderal.

C. Inquirir acerca del peso de sus dos hijos, ya que la obesidad tiene una contribución genética.

D. Preguntarle qué piensa que pudo haber contribuido a su ganancia ponderal.

E. Proporcionar asesoría dietética y de actividad física.

2. Durante la exploración física de un hombre de 48 años de edad con obesidad clase II (índice de masa corporal 36.5 kg/m²) y distribución superior de la grasa corporal (circunferencia de cintura 106.7 cm), se obtiene una medición de presión arterial de 146/94 mm Hg en el brazo derecho utilizando un mango de tamaño adulto. Ha estado sentado durante 5 minutos y ambos pies descansan sobre el suelo. Él no tiene antecedentes de hipertensión.

¿Qué puede estimar respecto a su presión arterial y cuál es el paso apropiado a seguir?

A. Es precisa, pero debe repetirse en el brazo derecho.

B. Resultado bastante equivocado, y debe repetirse con un mango adulto grande.

C. Resultado bastante equivocado, y debe repetirse a la altura de la muñeca.

D. Imprecisa y necesita repetirse después de otros 5 minutos de reposo.

E. Precisa y debe agregarse un nuevo diagnóstico de hipertensión a la lista de problemas.

Capítulo 3: Valoración y estadificación: identificación y evaluación del paciente de alto riesgo

1. SJ es una mujer de 49 años de edad que acude por varios síntomas, que incluyen fatiga marcada, dolor de rodillas y espalda, incontinencia urinaria por esfuerzo, reflujo gastroesofágico que no responde a terapia bloqueadora H2 y depresión. Debido a la fatiga marcada y el dolor articular, siente que ya no es capaz de trabajar como cajera en una tienda de comestibles. A la revisión por sistemas, comenta que su pareja dice que ronca y tiene cefalea matutina e hipersomnolencia diurna. Su situación está provocando que se sienta desesperada. A la exploración, tiene IMC = 38 kg/m², presión arterial de 155/98 mm Hg, rango de movimiento disminuido en las rodillas, edema 2+ en los tobillos y afecto deprimido.

Su HbA1c = 7.5%; su ECG muestra ondas Q inferiores.

¿En qué etapa del sistema de estadificación de obesidad de Edmonton se encuentra?

A. Etapa 1
B. Etapa 2
C. Etapa 3
D. Etapa 4

2. JB es un hombre de 35 años de edad que acude en busca de ayuda para manejar su peso. En la actualidad tiene un IMC de 29 kg/m². Su presión arterial es 125/81 mm Hg, y su circunferencia de cintura es 96.5 cm. Su glucosa en ayuno es 118 mg/dL, su colesterol HDL es 38 mg/dL y sus triglicéridos en ayuno son de 210 mg/dL.

¿En qué etapa del sistema de estadificación de la enfermedad cardiometabólica para predecir diabetes se encuentra?

A. Etapa 1
B. Etapa 2
C. Etapa 3
D. Etapa 4

Capítulo 4: Manejo conjunto de las comorbilidades relacionadas con obesidad: evaluación, tratamiento y supervisión

1. AS es un hombre de 50 años de edad evaluado por complicaciones de obesidad. Sus problemas médicos conocidos incluyen prediabetes y HTN tratada con losartán. No toma otros medicamentos y no fuma ni bebe alcohol. No tiene antecedentes familiares de enfermedad hepática. A la exploración física se encuentra IMC de 40 kg/m², presión arterial 130/78 mm Hg y frecuencia cardiaca 84 lpm. No tiene ictericia, ascitis ni signos de hepatopatía en etapa terminal. En estudios de laboratorio, AST de 95 UI/L, ALT 88 UI/L y recuento plaquetario de 100 000 células/L. Su ferritina es normal y sus pruebas serológicas para hepatitis son negativas. Se calcula una puntuación Fibrosis 4 con resultado de 5.1, que indica fibrosis avanzada probable.

¿Cuál de los siguientes es el mejor paso a seguir para manejar sus pruebas de función hepática anormales?

A. Asegurarle que su hígado mejorará con la pérdida ponderal.

B. Referirlo a Cirugía bariátrica.

C. Referirlo para un rastreo con elastografía.

D. Referirlo a Gastroenterología para una biopsia hepática.

2. DG es un hombre de 54 años de edad con prediabetes, dislipidemia y HGNA. Su HGNA se detectó de manera incidental en un rastreo por TC. Toma metformina y atorvastatina. La exploración física no muestra datos patológicos, excepto por su IMC de 39 kg/m² y obesidad abdominal. Los datos de laboratorio muestran HbA1c de 5.9%, HDL 32 mg/dL, triglicéridos en ayuno 178 mg/dL, y AST y ALT normales. El paciente ha estado leyendo acerca de la obesidad y riesgo elevado de cáncer, y quiere saber qué tamizajes para cáncer debe hacerse con base en su peso.

¿Cuál de las siguientes es la respuesta más apropiada?

A. Debe hacerse el mismo esquema de detección de cáncer que cualquier hombre de 54 años de edad con IMC normal.

B. Debe realizarse un tamizaje más frecuente para cáncer de colon que otros hombres de 54 años de edad, ya que ocurre con mayor frecuencia en personas con obesidad.

C. Debe hacerse un tamizaje más frecuente para cáncer de colon que otros hombres de 54 años de edad, así como tamizaje rutinario para cáncer esofágico, hepático y renal.

D. Debe hacerse un tamizaje más frecuente para cáncer hepático que otros hombres de 54 años de edad debido a su diagnóstico de HGNA

Capítulo 5: Tratamiento dietético

1. Nuestra paciente del caso de estudio se decidió por la dieta estilo mediterráneo. Está interesada en reducir sus riesgos de diabetes y cardiopatía. Ha consultado a un NDR y tiene un plan alimenticio para crear una restricción calórica de 500 cal/día.

¿Cuál de los siguientes es verdadero respecto a las expectativas de pérdida ponderal?

A. Perderá exactamente 0.45 kg por semana durante los primeros 6 meses.

B. Perderá menos peso en el primer año que si siguiera una dieta con muy poco contenido de carbohidratos.

C. Perderá más peso con una dieta mediterránea si mantiene un diario alimenticio.

D. No perderá peso adicional al unirse a un programa conductual en este momento.

2. Nuestra paciente regresa para seguimiento 4 meses después de la primera consulta para pérdida ponderal. Su peso inicial era 106 kg (233 lb), su peso actual es de 98.5 kg (217 lb) (= reducción de 7.1% del peso corporal inicial). Se ha apegado al plan alimenticio creado por el NDR. No ha estado registrando su ingesta de alimentos con tanta regularidad como lo hizo al inicio. No lleva a cabo el ejercicio planeado, pero intenta ser más activa durante el día e informa que su conteo de pasos varía entre 5 000 y 7 000 por día. Está frustrada porque no ha presentado más pérdida ponderal.

¿Cuál es la valoración más precisa sobre sus esfuerzos actuales?

A. Es poco probable que continúe perdiendo peso debido a las adaptaciones metabólicas a la pérdida ponderal.

B. Ha reducido su riesgo de desarrollar diabetes tipo 2 con la pérdida ponderal lograda hasta ahora.

C. Al momento está recibiendo todos los beneficios de realizar actividad física.

D. No sería una buena candidata para un medicamento de pérdida ponderal porque ya ha perdido más de 5% del peso corporal inicial.

Capítulo 6: Tratamiento mediante actividad física

1. La Sra. S es una mujer de 47 años de edad con un índice de masa corporal de 32 kg/m², prediabetes y enfermedad articular degenerativa leve de las rodillas, que acude a consulta por preocuparle su peso. Presenta su peso máximo en la vida y quiere hacer todo lo que pueda para perderlo. Aunque fue porrista en el bachillerato y disfrutaba ser activa, no ha realizado actividad física planeada durante los últimos 10 años debido a sus responsabilidades familiares. Se cohíbe por su apariencia, por lo que evita ejercitarse.

¿Cuál de los siguientes sería la mejor sugerencia para hacerle?

A. Reducir su tiempo viendo televisión de 2 a 1 hora/día.

B. Comenzar a caminar 10 minutos dos veces por semana.

C. Empezar a caminar a intensidad moderada durante 30 minutos 5 días a la semana.

D. Durante el siguiente mes, aumentar su actividad a 60 minutos de caminata 6 días/semana.

2. El Sr. J e un hombre de 39 años de edad con un índice de masa corporal de 35 kg/m² que ha venido a consulta varias veces para que se le ayude a manejar su peso. Se encuentra con una dieta de restricción calórica moderada de 1 500 kcal/día y comenzó un programa de caminata hace 6 meses. Ha aumentado su actividad de 15 minutos dos veces por semana a su nivel actual de 40 minutos, 5 días a la semana. Disfruta caminar, pero se le dificulta hacerse tiempo para ello. Está interesado en aumentar la intensidad de la actividad.

¿Cuál de los siguientes podría utilizar durante el ejercicio para que sepa que se está ejercitando a intensidad vigorosa?

A. Es capaz de decir unas cuantas palabras entre respiraciones.

B. Su nivel percibido de ejercicio es 5 de 10.

C. Su frecuencia cardiaca es 118 lpm.

D. Su paso al caminar es de > 5.6 km/h.

Capítulo 7: Tratamiento conductual

1. Un hombre de 48 años de edad hace una cita para discutir su peso corporal. Ha aumentado 4.5 kg en los últimos 6 meses y le preocupa su prueba de hemoglobina glucosilada más reciente de 6.1%. Su IMC es de 29 kg/m². Usted comienza a asesorarlo acerca del beneficio de la pérdida ponderal moderada y de prestar más atención a la dieta. En ese momento, el paciente responde: "Sé lo que va a decir. Anoche platiqué con mi esposa sobre esto. Me sugirió descargar una aplicación para teléfono para que pueda registrar todos los alimentos que ingiero. La vi esta mañana. Se ve bien, pero no estoy seguro de saber cómo usarla".

¿En qué etapa de cambio respecto a reducir su consumo de calorías dietéticas se encuentra este paciente?

A. Precontemplación

B. Contemplación

C. Preparación

D. Acción

2. Usted ha estado trabajando con una paciente de 38 años de edad con obesidad (IMC 32 kg/m²) e hipertensión (PA 138/90 mm Hg) para reducir su ingesta calórica y de sodio durante los últimos 4 meses. Ella registra su dieta en una aplicación móvil con el objetivo de consumir 1 300 kcal y 2 300 mg de sodio por día. Durante la visita de hoy, menciona que su esposo continúa llevando a casa botanas grasosas y saladas que le dificultan cumplir sus objetivos dietéticos, en especial cuando está estresada.

Le aconseja platicar con su esposo acerca de no llevar esos alimentos a casa, y en su lugar tener disponibles colaciones más saludables.

Esta sugerencia es un ejemplo de la siguiente técnica conductual para pérdida ponderal:

A. Automonitoreo

B. Control de estímulos

C. Reestructuración cognitiva

D. Reducción de estrés

E. Manejo de contingencias

Capítulo 8: Farmacoterapia para obesidad

1. Un hombre de 30 años de edad se presenta con su proveedor de atención primaria para su consulta anual. Su IMC ha aumentado de 30 a 32 kg/m² desde su última consulta un año atrás. El paciente tiene antecedentes de depresión mayor e informa un empeoramiento reciente de su estado de ánimo. Ha comenzado un ciclo de fluoxetina por su psiquiatra, quien le dijo que manejara su peso con su proveedor primario con la esperanza de que la pérdida ponderal pueda mejorar su estado anímico. El paciente era muy activo antes y hacía yoga con regularidad. Comenta que ha intentado manejar el tamaño de las porciones y los tentempiés, pero los dulces le son reconfortantes. Está interesado en escuchar más acerca de cualquier medicamento que pueda ayudarle a controlar su ganancia ponderal y antojos dulces. Médicamente, utiliza tramadol de manera intermitente para dolor de la región inferior de la espalda. A la evaluación, niega ideación suicida, sus signos vitales, exploración física y estudios de laboratorio son normales. El paciente tiene seguro gubernamental y tiene cobertura farmacológica limitada.

Además de optimizar su nutrición, sueño, estrés y actividad física, ¿qué medicamento antiobesidad sería el más apropiado?

A. Fentermina

B. Naltrexona/bupropión

C. Liraglutida

D. Fentermina/topiramato

E. Orlistat

2. Una mujer de 28 años de edad con IMC de 34 kg/m², acude en busca de ayuda por pérdida ponderal. Ha seguido un programa comercial de pérdida ponderal durante varios meses y ha perdido cerca de 6.8 kg, pero siente que ya se estancó y tiene hambre. Sus antecedentes personales indican ansiedad y un trastorno epiléptico manejado con levetiracetam. Tiene dos

hijos y se realizó ligadura tubaria. Muestra interés particular en los medicamentos que podrían ayudarle a controlar su apetito, en especial porque quiere continuar sin utilizar las comidas empacadas que proporcionaba su programa previo de pérdida ponderal. Su PA es 125/80 mm Hg, FC 70 lpm y el resto de su exploración física es normal. Su único valor de laboratorio anormal es la hemoglobina A1c de 6.1%.

Además de trabajar para optimizar su estilo de vida, ¿cuál de las opciones siguientes preferiría para esta paciente?

A. Fentermina/topiramato ER

B. Naltrexona ER/bupropión ER

C. Liraglutida

D. Fentermina

E. Orlistat

Capítulo 9: Cirugía metabólica y bariátrica

1. ¿Cuál de los siguientes pacientes tiene mayor probabilidad de presentar resolución completa de su diabetes mellitus tipo 2 (DMT2) durante el primer año después de derivación gástrica en Y de Roux laparoscópica?

   A. Una mujer de 25 años de edad (IMC 41 kg/m^2) con *DMT2* de 3 años de evolución tratada con metformina y hemoglobina glucosilada prequirúrgica de 6.9%.

   B. Un hombre de 55 años de edad (IMC 44 kg/m^2) con *DMT2* de 11 años de evolución que requiere insulina y dos hipoglucemiantes orales (metformina, gliburida) y hemoglobina glucosilada prequirúrgica de 6.5%.

   C. Una mujer de 40 años de edad (IMC 43 kg/m^2) con *DMT2* de 4 años de evolución que requiere insulina y dos hipoglucemiantes orales (metformina, gliburida) y hemoglobina glucosilada de 8.2%.

   D. Una mujer de 60 años de edad (IMC 38 kg/m^2) con *DMT2* de 10 años de evolución tratada con dos hipoglucemiantes orales (metformina, gliburida) y hemoglobina glucosilada prequirúrgica de 7.8%.

2. Una mujer de 39 años de edad se presenta al consultorio para una exploración física anual de rutina. Su historia clínica incluye obesidad, reflujo gastroesofágico, apnea obstructiva del sueño y trastorno bipolar. Fue admitida al hospital hace 6 meses por un episodio depresivo mayor e intento suicida. Desde entonces ha hecho un gran avance desde que fue dada de alta del hospital y en la actualidad recibe seguimiento psiquiátrico. Ha aumentado 4.5 kg en los últimos 6 meses y quiere someterse a cirugía bariátrica para ayudarle a perder peso. Su IMC es de 37.2 kg/m^2 y su exploración física no muestra datos patológicos, excepto por la obesidad.

¿Cuál de los siguientes enunciados es la mejor respuesta para esta paciente?

   A. Es una candidata apropiada para cirugía bariátrica y la referiré para una consulta de cirugía bariátrica.

   B. No satisface los criterios para cirugía bariátrica porque su IMC es muy bajo, pero me gustaría referirla con un especialista en medicina de obesidad para una evaluación médica para pérdida ponderal.

   C. No satisface los criterios para cirugía bariátrica porque tiene trastorno bipolar, pero me gustaría referirla con un especialista en medicina de obesidad para una evaluación médica para pérdida ponderal.

   D. En este momento no satisface los criterios para cirugía debido a su intento suicida reciente, pero podemos discutir referirla para una consulta de cirugía bariátrica en 6 meses

Capítulo 10: Cuidado posquirúrgico del paciente bariátrico

1. Una mujer de 45 años de edad con obesidad clase III, diabetes tipo 2 e hipertensión, regresa para seguimiento 2 meses después de un procedimiento de DGYR sin complicaciones. No tiene náusea, vómito, ni dolor abdominal. Consume tres comidas y dos colaciones al día que consisten en batidos proteicos, huevos, palitos de queso, rebanadas de pavo y caldo de pollo. Durante la última semana ha notado varios episodios de aturdimiento y diaforesis que se resuelven al comer yogur o varias galletas. Sus medicamentos incluyen ramipril 5 mg/día, metformina 500 mg BID, gliburida 5 mg/día y omeprazol 20 mg/día. Sus suplementos incluyen dos tabletas masticables de un multivitamínico con minerales.

A la exploración, pesa 99.8 kg (ha perdido 9 kg desde la cirugía), PA 100/68 mm Hg y FC 96 lpm. Está cómoda y no presenta angustia. El abdomen revela buena cicatrización de las heridas laparoscópicas, ruidos intestinales activos normales, ausencia de hipersensibilidad y no hay rebote.

¿Cuál es la acción más apropiada a seguir para manejar los síntomas de esta paciente?

A. Agregar alimentos con carbohidratos a su dieta.

B. Eliminar el ramipril.

C. Discontinuar la gliburida

D. Incrementar la ingesta de líquido.

2. Un hombre de 52 años de edad se presenta a la sala de urgencias 3 semanas después de una SG laparoscópica sin complicaciones por presentar náusea persistente, vómito y diplopía. Sólo ha sido capaz de tolerar pequeñas cantidades de agua y gelatina sin azúcar. Se siente aturdido, su orina es oscura y huele mal. No toma medicamentos ni suplementos nutricionales. A la exploración parece letárgico y deshidratado; afebril; PA 98/68 mm Hg, FC 108 lpm y FR 14 rpm. A la exploración cefálica presenta nistagmo y parálisis unilateral de los músculos extraoculares. La exploración cardiaca, pulmonar y abdominal no presenta datos patológicos. Tiene debilidad de brazos y piernas.

Además de insertar un catéter intravenoso, ¿cuál es el paso más importante a seguir en su manejo?

A. Infundir solución salina normal con dextrosa a 5%.

B. Inyectar vitamina B12, 1 000 μg IM.

C. Insertar una sonda nasogástrica.

D. Inyectar tiamina 200 mg IV.

Capítulo 11: Obesidad pediátrica y adolescente

1. Evalúa a un niño de 13 años de edad con obesidad. El IMC actual del paciente es de 31.8 kg/m². El valor de IMC que corresponde al percentil 95 según los CDC de 2000 para un varón de 13 años de edad es de 25.1 kg/m².

¿Cuál de las siguientes sería la clasificación más apropiada respecto a la gravedad de la obesidad del niño según las definiciones pediátricas?

A. Obesidad clase 1

B. Obesidad clase 2

C. Obesidad clase 3

D. Obesidad mórbida

2. Una niña de 10 años de edad regresa para seguimiento de su obesidad. Acude acompañada de su madre. En la consulta previa, la paciente y su madre identificaron reducir el consumo de postres con alta densidad calórica como un objetivo dietético en su plan familiar de modificación del estilo de vida. Cuando evalúa el progreso de la familia, la madre indica que ha habido un gran conflicto entre los miembros de la familia respecto a las mejores estrategias para lograr dicho objetivo. Como parte del tratamiento, ha apoyado a la madre a adoptar una crianza y alimentación más autoritativas.

¿Cuál de las siguientes respuestas de la madre sería más consistente con esta estrategia?

A. "Necesitamos hacer algunos cambios y todos en la familia dejaremos de comer postre."

B. "Todo aquel que coma sus vegetales durante la cena puede comer postre."

C. "Hemos decidido limitar el postre a una vez por semana. ¿Qué día les gustaría disfrutarlo esta semana?

D. "Esto no funcionará. Debemos escoger un objetivo diferente."

Capítulo 12: Gestión del consultorio

1. Un paciente con índice de masa corporal (IMC) de 38.3 kg/m² acude para consulta de manejo ponderal. El paciente también tiene prediabetes e hipertensión.

¿Cuáles de los siguientes son los códigos más apropiados para cobranza?

A. Diagnóstico primario I10 (hipertensión); diagnóstico secundario E66.01 (obesidad grave).

B. Diagnóstico primario E66.9 (obesidad); diagnóstico secundario Z68.38 (IMC 38 a 38.9).

C. Diagnóstico primario E66.01 (obesidad grave); diagnóstico secundario Z68.38 (IMC 38 a 38.9).

D. Diagnóstico primario Z68.38 (IMC 38 a 38.9); diagnóstico secundario E66.01 (obesidad grave).

2. En cuanto a la comunicación culturalmente personalizada respecto al peso y la salud, ¿cuál de los siguientes subgrupos étnicos-raciales tiene el *menor* riesgo de complicaciones médicas según el índice de masa corporal (IMC)?

A. Caucásicos

B. Mexicoestadounidenses

C. Asiáticos orientales

D. Afroamericanos

E. Asiáticos sureños

Capítulo 13: Cuidado del equipo, referencias y recursos para la práctica

1. Un equipo de atención primaria considera cómo mejorar su tratamiento para obesidad. El expediente clínico electrónico calcula automáticamente el IMC. Sin embargo, los PSS en la práctica (dos médicos, un practicante de enfermería) no discuten de manera rutinaria el peso con todos los pacientes.

   El paso más apropiado a seguir es:

   A. El asistente médico marca los expedientes de los pacientes con IMC ≥ 30 kg/m².

   B. El PSS hace una auditoría de expedientes para evaluar la frecuencia de la asesoría de manejo ponderal.

   C. El PSS refiere a todos los pacientes con IMC ≥ 30 kg/m² a un NDR.

   D. La práctica emplea una enfermera registrada para llevar a cabo el manejo ponderal.

2. Un PSS considera cómo decidir qué pacientes referir para una evaluación de cirugía bariátrica.

   El criterio más apropiado para que el PSS utilice es:

   A. El paciente ha probado sin éxito la farmacoterapia para obesidad.

   B. El paciente satisface los criterios de IMC.

   C. El paciente tiene los conocimientos nutricionales necesarios para tener éxito con la cirugía.

   D. El paciente ha probado sin éxito ciclos repetidos de modificación del estilo de vida.

Respuestas

CAPÍTULO 1
1. B
2. D

CAPÍTULO 2
1. D
2. B

CAPÍTULO 3
1. C
2. C

CAPÍTULO 4
1. C
2. A

CAPÍTULO 5
1. C
2. B

CAPÍTULO 6
1. B
2. A

CAPÍTULO 7
1. C
2. B

CAPÍTULO 8
1. A
2. C

CAPÍTULO 9
1. A
2. D

CAPÍTULO 10
1. C
2. D

CAPÍTULO 11
1. B
2. C

CAPÍTULO 12
1. C
2. D

CAPÍTULO 13
1. B
2. D

Para encontrar las explicaciones detalladas de todas las respuestas, véase "Preguntas de examen" al final de cada capítulo.

ÍNDICE ALFABÉTICO DE MATERIAS

Nota: el número de página seguido de "*f*" indica figura y "*t*", tabla.

Enfermedad cerebrovascular
  prevalencia de, 57
  tamizaje para, 57–59
Enfermedad crónica basada en adiposidad
  (ABCD), 40, 40*f*, 52
  complicaciones de, 42–43
Enfermedad de vesícula biliar, 68
Enfermedad por reflujo gastroesofágico
  (ERGE), 11, 67, 139
Enfermedades musculoesqueléticas, 68–69
Enfermedades respiratorias
  apnea obstructiva del sueño (AOS), 64–66
  síndrome de hipoventilación por obesidad
   (SHO), 66
Entrenamiento con intervalos de alta intensi-
  dad (HIIT), 100
Entrenamiento de resistencia, 96
Envejecimiento
  grasa corporal, 18
  sarcopenia y, 4
Enzima convertidora de angiotensina (ECA),
  164
Epífisis femoral capital deslizada (EFCD), 197
Epworth, escala de somnolencia de (ESE),
  65, 65*t*, 144, 144*t*
Equipo interno de la práctica, 231-232
Equivalentes metabólicos (MET), 93, 94*t*
Ertugliflozina, 61, 62*t*
Esofagogastroduodenoscopia (EGD), 143*t*, 144
Especialistas en medicina de obesidad, refe-
  rencias, 231
Estadificación de la enfermedad cardiometa-
  bólica (CMDS), 47, 47*t*
Esteatohepatitis no alcohólica (EHNA), 42
  manejo clínico, 68
  prevalencia de, 67
Esteroides progestacionales, 21, 24*t*
Estigmatización, 41, 41*t*
Estrategia de asesoría dietética
  en el consultorio, 79-80, 80*t*, 82*t*
  método del plato, 87, 87*f*
ETA. Véase Efecto térmico de la alimentación
  (ETA)
Exenatida ER, 61, 62*t*
Exercise is Medicine (EIM), 97
Expediente clínico electrónico (ECE), 230

F

Factores agravantes, 41–42, 41*t*, 43*t*, 51
Factores psicológicos/psiquiátricos, 41, 41*t*
Fenelzina, 21, 24*t*
Fentermina/topiramato ER, 125*t*, 127*t*, 129–130,
  204, 220
FIT Core, 104
Fitbit, 110, 234, 235*t*
Fugas anastomóticas, 162–163

G

Gabapentina, 24*t*
Ganancia ponderal, 4, 41, 132, 133*t*
  actividad física, 92–94
  anticonvulsivos, 24*t*
  antidepresivos tricíclicos (ATC), 21, 24*t*
  antidiabéticos, 21, 24*t*
  antihistamínicos, 24*t*

bloqueadores α, 24*t*
bloqueadores β, 24*t*
en jóvenes
  enfermedades endocrinas, 189
  enfermedades genéticas, 186–189
  obesidad hipotalámica, 189
  hipotiroidismo, 10
  hormonas esteroideas, 21, 24*t*
  inhibidores de monoaminooxidasa (IMAO),
   24*t*
  inhibidores selectivos de la recaptación de
   serotonina (ISRS), 24*t*
  neurolépticos, 21, 24*t*
Ganancia ponderal iatrogénica, 21
Gasto energético. Véase Gasto energético
  diario total (GEDT), 5
Gasto energético diario total (GEDT)
  componentes de, 5, 5*f*
  pérdida ponderal, 7–8
  tasa metabólica basal (TMB), 5
  vs. masa corporal magra, 5, 6*f*, 13
Gasto energético por actividad física (GEAF),
  5, 8
Gastrectomía en manga (SG), 162
Gastrectomía vertical en manga (GVM), 139,
  139*f*, 204
Gastroyeyunostomía, 139
GEAF. Véase Gasto energético por actividad
  física (GEAF)
Gelesis100, 134
Gestión del consultorio, 213*t*
  cirujano metabólico y bariátrico, 213–214
  conductas de salud del médico, 219–220
  defensa, 223–224
  equipo del consultorio, 215
  estudios de caso, 224–225
  fentermina, 220
  fisiólogo del ejercicio, 215
  fisioterapeuta, 215
  importancia clínica, 212
  intervención intensiva sobre el estilo de
   vida (ILI), 212
  normas, 218
  nutriólogo dietista registrado (NDR), 213–214
  personal de apoyo en el consultorio, 214
  profesionales de servicios de salud (PSS),
   218
  profesional médico, 213
  protocolos, 218
  salud pública, 223–224
  seguro de gastos médicos, 141
   Clasificación Internacional de Enfer-
    medades (CIE-10), códigos, 221–222,
    222*t*
   Medicare, beneficio para, 222–223
   Tecnología de procedimientos actuales
    (CPT), códigos, 222, 223*t*
   vs. modelos de práctica basados en efec-
    tivo, 221, 221*t*
  sesgo por peso, 216–218
  tratamiento conductual, 218
  tratamiento para obesidad, 215–216, 217*t*
  venta de productos comerciales, en el consultorio, 220–221
Glimepirida, 62*t*
Glipizida, 62*t*
Glucocorticoides, 24*t*

Glucosa plasmática en ayuno (GPA), 60
Gliburida, 61, 62*t*
Grelina, 7

H

Haloperidol, 21, 24*t*
Harris-Benedict, ecuación de, 81
*Health Insurance Portability and Accountability
  Act* (HIPAA), 235
Healthy Teams Model, 228
Helicobacter pylori, detección, 144
Hepatopatía grasa no alcohólica (HGNA), 55,
  198–199
  manejo clínico, 68
  prevalencia de, 67
Herceptina, 71
Hipercapnia, 66
Hipercortisolismo, 10
Hiperinsulinemia, 188
Hipertensión (HTN), 1
  actividad física, 92
  diagnóstico de, 57, 57*t*
  manejo clínico, 57, 58*t*
  presión arterial (PA), 197
  prevalencia de, 55–56
  tamizaje para, 57–58
Hipoglucemia hiperinsulinémica pospran-
  dial, 167–168
Hipoglucemia posderivación (HGPD), 167
Hipogonadismo, 63-64
Hipotálamo, balance energético, 6, 7*f*
Hipotiroidismo, 10
Hirsutismo, 63
Historia del padecimiento actual (HPA), 19
Hormona de crecimiento humano recombi-
  nante (hGH), 187
Hormona luteinizante (LH), 63

I

Imipramina, 21, 24*t*
Incontinencia urinaria, 11
Índice de apnea-hipopnea (IAH), 66, 165
Índice de masa corporal (IMC), 1, 2*f*
  adiposidad, 38
  cáncer, 70
  cardiopatía coronaria (CC), 57
  circunferencia de cintura y, 10, 11*f*
  clasificación de, 19, 19*t*
  códigos para, 222, 222*t*
  componente antropométrico, 39, 39*f*
  componentes clínicos, 39, 39*f*
  diabetes mellitus tipo 2, 10, 11*f*
  depresión, 72
  enfermedad cerebrovascular, 57
  hipertensión (HTN), 56
  infertilidad, 63
  medición de, 17–18
  mortalidad y, 4, 10
  osteoartritis (OA), 68–69
  puntajes estándar, 184
  puntajes z, 184
  síndrome de ovario poliquístico (SOPQ), 63
  sobrepeso pediátrico, 181–182
Infertilidad, 63-64
Ingesta de alimentos, 6–7, 7*t*